측정 및 평가

Measurement & Evaluation

| 측정 및 평가 교재편찬위원회 |

강태욱 김해대학교 물리치료학과
김경태 제주한라대학교 물리치료학과
김동훈 김천대학교 물리치료학과
김보경 창신대학교 물리치료학과
김성길 한국교통대학교 물리치료학과
김준석 동의대학교 물리치료학과
김희수 한림성심대학교 물리치료학과
남형천 경북전문대학교 물리치료학과
박시은 구미대학교 물리치료학과
박재효 대구한의대학교 물리치료학과
배주한 구미대학교 물리치료학과
손지원 안산대학교 물리치료학과
신선실 가야대학교 물리치료학과
신지원 제주한라대학교 물리치료학과
신형수 경운대학교 물리치료학과
양경한 대전과학기술대학교 물리치료학과
양용필 동신대학교 물리치료학과
양회송 청암대학교 물리치료학과
유경태 남서울대학교 물리치료학과
윤장원 호서대학교 물리치료학과
윤종혁 세한대학교 물리치료학과
이건철 경남정보대학교 물리치료학과
이경순 부산보건대학교 물리치료학과
이병준 경복대학교 물리치료학과
이상용 유원대학교 물리치료학과
이수영 백석대학교 물리치료학과
이준희 청주대학교 물리치료학과
이창렬 나사렛대학교 물리치료학과
전덕훈 대구대학교 물리치료학과
홍지헌 선문대학교 물리치료학과

(가나다순)

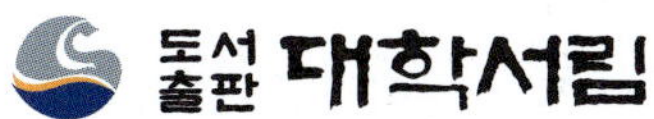

머리말

정확한 측정은 환자의 몸을 이해하게 해 주는 언어이며, 평가는 그 언어를 치료 계획으로 차분히 풀어내는 지혜와도 같다. 그러므로 '측정 및 평가'는 물리치료학의 기초이자 임상 추론의 뿌리이며, 근거중심치료(Evidence-Based Practice)의 핵심 축이라 할 수 있다.

물리치료는 '관찰하는 눈, 해석하는 마음, 개입하는 손'을 기르는 학문이다. 임상은 단순한 기술의 나열이 아니라, 관찰-해석-판단-개입이 끊임없이 순환하는 거대한 사고의 흐름이며, 그 중심에는 언제나 측정(Measurement)과 평가(Evaluation)가 놓여 있다. 인체는 끊임없이 변화하는 생명의 풍경이며, 그 속에서 물리치료는 환자의 움직임을 세심하게 읽고, 통증의 언어를 이해하며, 기능 회복의 길을 함께 찾아가는 전문적 실천 분야이다.

물리치료학을 전공하는 학생 여러분께 측정 및 평가는 임상을 바라보는 시야를 넓혀 주고, 단편적인 증상에 머무르지 않고 전체를 바라보는 능력(holistic vision)을 길러 준다. 또한 환자의 삶의 질을 중심에 두는 치유 철학을 배우도록 함으로써, 단순히 지식을 전달받는 것을 넘어 환자의 몸이 들려주는 조용한 목소리에 자연스럽게 귀 기울일 수 있는 전문가로 성장하도록 이끈다. 이때 측정과 평가는 그 목소리를 정확히 이해하기 위해 반드시 갖추어야 할 첫 번째 언어가 될 것이라 믿는다.

임상 현장에서 물리치료사의 역할은 단순히 중재를 제공하는 데서 끝나지 않는다. 환자의 상태를 정확하게 이해하고, 그에 근거한 치료를 설계하며, 그 결과를 다시 면밀히 분석하는 전 과정이 물리치료사의 본질적 직무이다. 그렇기에 측정 및 평가는 물리치료사의 핵심 직무능력(competency)과 직결되어 있다. 본 교재를 통해 학생 여러분은 다음과 같은 능력을 차근차근 키워 갈 수 있을 것이다.

» 환자의 상태를 다양한 관점에서 바라보는 정확한 진단적 시각
» 환자 상태를 문서화(SOAP)하여 의료진과 효과적으로 의사소통하는 능력
» 목표 설정과 중재 선택의 근거를 논리적이고 설득력 있게 설명하는 능력
» 치료 효과를 정량적으로 보고하여 자신의 전문성을 분명히 보여 줄 수 있는 능력

본 교재의 첫 부분인 총론에서는 측정 및 평가의 철학적·임상적 의미를 함께 조망하고, 전문적 문서화 방식인 SOAP 노트와 현대 물리치료 실무의 구조적 틀인 환자/고객 관리 모델을 제시하여 이후 각 장의 내용을 보다 쉽게 이해할 수 있도록 하였다. 이어지는 각 장에서는 실제 임상에서 가장 빈번하게 활용되는 검사·평가 기법들을 가능한 한 알기 쉽고 체계적으로 정리하였다.

• 제1장: 총론
• 제2장: 관절운동범위 측정
• 제3장: 근력 검사
• 제4장: 감각 및 반사 검사
• 제5장: 자세 검사 및 보행 검사
• 제6장: 균형 및 협조성 검사

저자들은 본 교재가 학생에게는 탄탄한 기초를 다지는 든든한 안내서가 되고, 임상가에게는 임상결정을 돕는 명확한 기준이 되며, 교수자에게는 교육 현장에서 활용할 수 있는 효과적인 지도의 틀이 되기를 진심으로 바란다. 이를 통해 변화하는 의료 환경 속에서도 "정확한 평가가 정확한 치료로 이어진다"는 물리치료의 본질적 가치를 잊지 않도록 비추어 주는 작은 등불이 되기를 희망한다.

향후 부족한 부분이 드러난다면, 독자 여러분의 의견을 겸허히 받아들여 보다 충실하고 완성도 높은 교재로 계속 발전시켜 나갈 것을 약속드린다. 바쁜 학사 일정 속에서도 본 교재 집필에 학문적 열정과 정성을 기울여 주신 저자 교수진께 깊은 감사를 드리며, 교재 출간을 위해 아낌없는 지원과 도움을 주신 윤진영 회장님, 그리고 대학서림 영업부 및 편집부 임직원 여러분께도 진심으로 감사의 마음을 전한다.

2026년 2월

측정 및 평가 교재편찬위원회 **대표저자 드림**

CONTENTS

1장

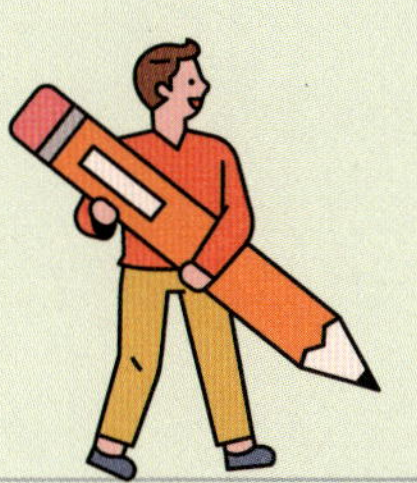

총론

2장

관절운동범위

CONTENTS

3장

도수근력검사

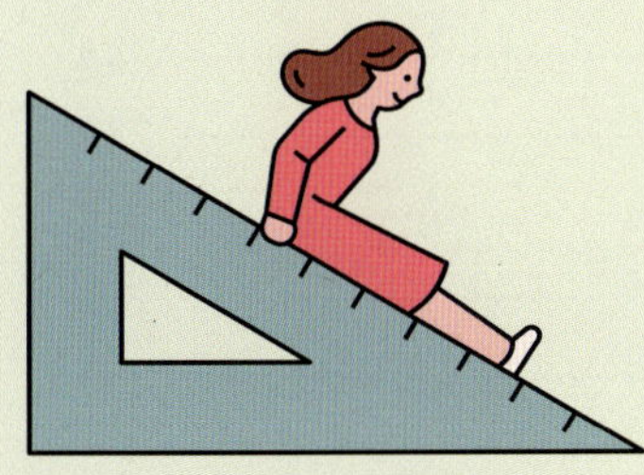

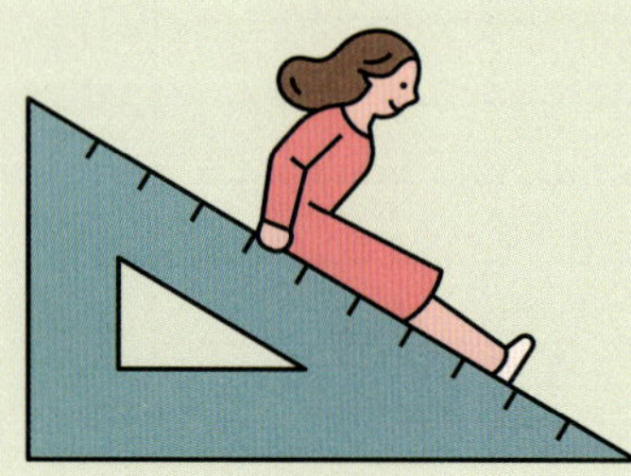

4장

감각 및 반사 검사

CONTENTS

5장

자세검사/보행검사

6장

균형 및 협조성 검사

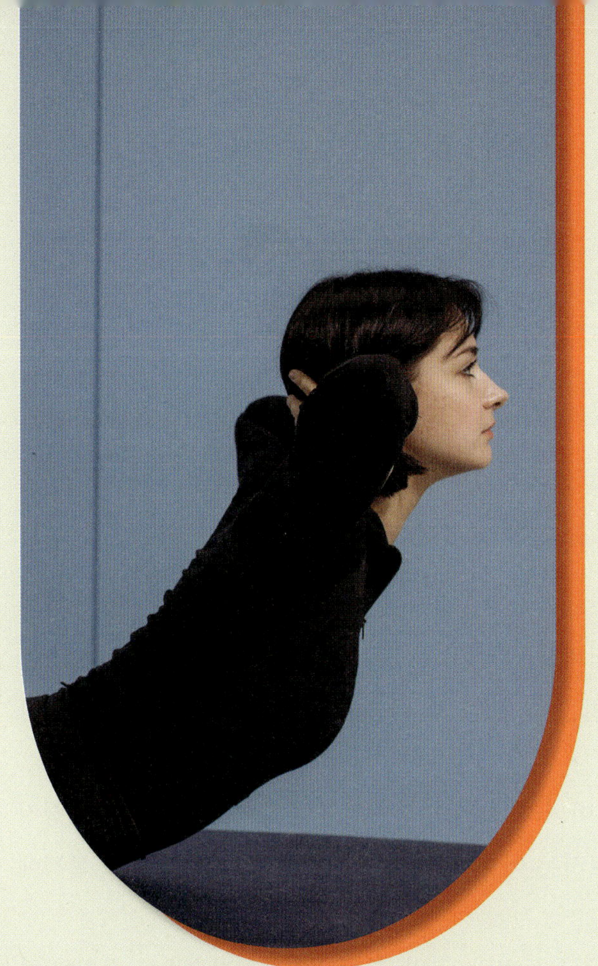

CHAPTER 01

총론

General Summary

학습목표

1. 측정 및 평가의 개요를 이해하고 설명할 수 있다.
2. 문서화를 이해하고 설명할 수 있다.
3. SOAP 노트를 이해하고 설명할 수 있다.
4. 환자/고객 관리모델을 이해하고 설명할 수 있다.

핵심용어

- 측정(Measurement)
- 평가(Evaluation)
- 문서화(Documentation)
- SOAP 노트

I 측정 및 평가의 개요

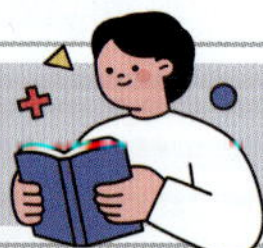

1. 정의

측정과 평가는 물리치료의 실천적·이론적 정당성을 확보하는 데 필수적 요소이다. 임상적 의사결정의 정확성, 치료의 효과성, 환자와의 소통, 다학제 협업 모두는 신뢰성 있는 평가 도구와 이를 정확히 해석할 수 있는 능력에 달려 있다. 따라서 물리치료사는 다양한 평가 방법을 체계적으로 학습하고 적용할 수 있는 능력을 갖추어야 한다.

측정 및 평가는 단순히 상태를 "기록"하기 위한 도구가 아니라, 치료의 정당성과 방향성을 결정짓는 핵심적인 임상 행위로서의 의의를 가진다. 따라서 모든 물리치료사는 이 절차의 목적을 명확히 이해하고, 그 목적에 부합하는 평가 방법을 선택하고 적용할 수 있어야 한다.

측정(Measurement)이란, 대상자의 기능적 상태(예: 관절운동범위, 근력, 통증 등)나 건강요소를 수치화 하거나 범주화하여 객관적인 데이터를 제공하고 정량화하는 절차를 의미한다.

평가(Evaluation)는 측정 결과를 기반으로 전문적인 해석을 통해 대상자의 기능 상태, 회복 가능성, 치료 목표 설정, 치료 방향을 설정하는 해석적 판단 과정이다.

즉, 측정은 무엇을 가지고 있는가를 밝히는 과정, 평가는 그 수치가 의미하는 바를 해석하고 임상에 반영하는 과정이며, 이러한 두 요소는 물리치료사의 전문성을 뒷받침하고 치료계획 수립, 중재의 타당성 검토, 치료 결과 분석에 이르기까지 전 과정에 걸쳐 활용된다(그림 1–1).

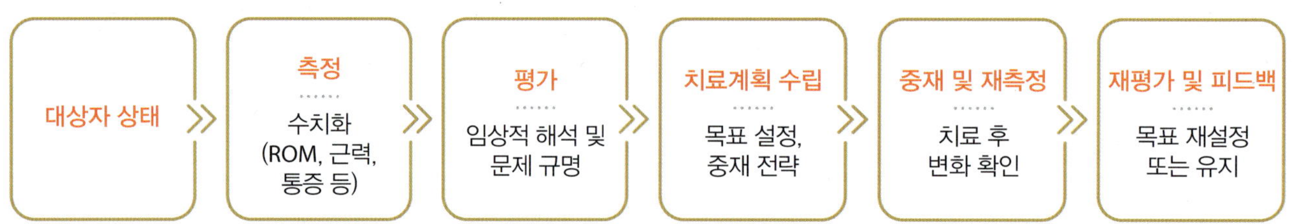

그림 1–1 측정 및 평가의 개념

2. 목적

물리치료에서의 측정 및 평가는 단순한 수치화 또는 상태 기록의 행위를 넘어, 치료 전반을 이끄는 임상적 의사결정의 출발점이자 치료 결과를 객관화하는 근거중심 실무(Evidence-based practice)의 핵심 도구로 기능한다. 평가의 목적은 단편적인 수치의 확보가 아니라, 환자의 상태를 종합적으로 파악하고, 치료의 방향성을 정립하며, 임상 현장에서의 신뢰성과 정당성을 확보하는 데 있다.

1) 대상자의 기능적 상태를 정확하게 파악하는 데 필수적인 도구로 작용

관절의 움직임 범위, 근력, 균형, 감각, 통증 등 다양한 기능적 요소에 대한 측정을 통해 현재의 능력 수준과 제한 요소를 구체적으로 밝혀내는 과정이다. 이로써 치료사는 대상자의 전반적인 기능 수준을 기반으로 중재의 필요성과 방향성을 결정할 수 있다.

2) 진단의 보조 자료로서의 역할 수행

물리치료사는 의학적 진단명만으로는 파악하기 어려운 기능적 결손의 구체적인 양상을 평가를 통해 명확히 할 수 있으며, 이는 진단과 치료 사이의 간극을 메우는 데 있어 중요한 임상적 가치를 지닌다.

3) 치료 전후의 변화를 비교하고, 치료 효과를 분석하는 수단으로 활용

치료의 결과는 환자의 주관적 호소만으로는 명확하게 판단하기 어렵기 때문에, 측정값의 전후 비교는 중재의 효과성을 입증하고 향후 치료 방침을 조정하는 데에 결정적인 역할을 한다. 또한 이는 치료의 객관성을 확보함으로써 다학제가 협진 및 제3자(보험자, 기관 등)에게도 타당성을 제공한다.

4) 개별화된 치료계획의 수립과 목표 설정에 근거 자료 제공

평가를 통해 얻은 정보는 치료 목표의 설정, 우선순위 결정, 치료 기간의 조절 등에 있어 핵심적인 기준이 되며, 환자 맞춤형 중재를 위한 근거가 된다.

5) 환자 및 보호자와의 효과적인 소통 도구 기능

수치화된 자료와 구조화된 해석은 치료 목표와 경과를 명확히 설명하는 데 유리하며, 이는 치료에 대한 신뢰와 협조도를 증진시키는 중요한 요소로 작용한다. 또한 환자가 자신의 변화 과정을 시각적으로 인식함으로써 치료에 대한 동기와 만족도를 높일 수 있다.

3. 중요성

물리치료에서 평가는 매우 중요한 의미를 갖고 있으며 평가를 시행하는 그 자체가 치료의 시작이고 그 환자의 치료 회복 및 예후를 결정한다고 해도 과언이 아니다. 따라서 평가가 곧 치료이고 치료를 진행하면서 평가를 시행할 수 있다.

임상에서는 일반적으로 체계적인 평가가 잘 이루어지지 않는 이유는 물리치료 평가에 관한 의료수가 항목이 없고 그에 따른 평가시간이 제대로 주어지지 않기 때문이다.

하지만 물리치료 평가를 실시하지 않으면 물리치료 효과에 대한 정확한 검증이 어렵기 때문에 물리치료 평가가 무엇보다도 중요하게 여겨진다. 물리치료 평가는 그 질환에 관한 정확한 개념과 지식, 이해가 필요하고 치료방법을 충분히 숙지하고 있어야 한다.

» 물리치료는 객관적 자료에 기반한 임상적 의사결정(Clinical decision making)을 요구한다.
» 임상추론의 출발점이자 치료 효과 판별의 기준은 언제나 신뢰도 있고 타당한 평가 자료이다.
» 특히 다학제가 협업 환경에서 물리치료사는 근거중심 실무(Evidence-based practice)를 바탕으로 환자 상태를 설명할 책임이 있다.

4. 분류

측정 및 평가는 그 목적, 방법, 대상 영역, 시행 시점 등에 따라 다양한 방식으로 분류할 수 있으며, 이를 통해 임상적 상황에 가장 적합한 평가 전략을 선택할 수 있다. 분류 기준에 따라 평가의 적용 방식과 해석의 방향이 달라지므로, 물리치료사는 이 분류체계를 정확히 이해하고 실무에 유연하게 적용할 수 있어야 한다.

1) 목적에 따른 분류

(1) 진단적 평가

진단적 평가(Diagnostic evaluation)는 대상자의 기능적 제한이나 손상의 원인을 규명하고, 그 원인이 특정 조직, 신경, 관절, 혹은 움직임 패턴과 연관되어 있는지를 확인하기 위한 평가이다. 진단적 평가는 의학적 진단을 보완하거나, 기능 중심의 분석을 통해 치료 목표를 설정하는 데 사용된다.

(2) 치료적 평가

치료적 평가(Therapeutic evaluation)는 중재 계획 수립과 직접적으로 연관되는 평가로, 기능 수준, 통증 정도, 근력, 관절운동범위 등을 정량화하여 치료 방향성을 설정한다. 치료 전 평가뿐 아니라 중재 진행 중의 변화 감시와 목표 조정을 위한 반복 평가도 포함된다.

(3) 예후적 평가

예후적 평가(Prognostic evaluation)는 회복 가능성, 치료 반응성, 재활 기간 등을 예측하기 위해 수행되며, 치료 목표 설정의 현실성과 환자 교육에 유용하다. 예를 들어, 신경학적 손상 후 기능 회복의 범위나 고령자의 낙상 위험도 예측 등이 이에 해당한다.

(4) 성과 평가

성과 평가(Outcome evaluation)는 중재 후의 기능 향상, 통증 감소, 삶의 질 개선 등 치료 효과를 판단하기 위해 시행되며, 치료의 타당성과 효율성을 객관적으로 입증하는 데 활용된다. 이는 의료서비스 평가, 보험 청구, 임상 연구 등에서도 핵심적인 역할을 한다.

2) 평가 영역에 따른 분류

(1) 운동 기능 평가

운동 기능 평가(Motor function assessment)는 대상자의 움직임 능력, 근육의 수축력, 조절력 등을 평가하는 과정으로, 물리치료의 핵심 기초 자료를 제공하며 치료 목표 설정, 운동처방 결정, 경과 평가 등에 매우 중요하다. 주요 평가 항목은 관절운동범위 측정, 근력검사, 근지구력 검사, 운동조절 능력 검사 등이 포함된다.

① 관절운동범위 측정

관절운동범위(Range of motion, ROM)는 능동적(AROM) 및 수동적(PROM) 움직임을 통해 관절의 유연성과 기능적 범위를 측정하며, 측정도구는 각도계(Goniometer) 또는 경사계(Inclinometer) 등이 주로 사용된다.

② 근력검사

근력(Muscle strength)은 도수근력검사(Manual muscle test, MMT)를 통해 주관적으로 평가되며, 보다 정량적인 측정이 필요할 경우 디지털 휴대용 역량계(Digital handheld dynamometer)를 활용하여 수치화할 수 있다(그림 1-2).

③ 근지구력 검사

근지구력(Muscle endurance) 검사는 동일한 동작을 반복 수행하거나 일정 시간 동안 유지 가능한 근수축의 지속 능력을 측정한다. 이는 노년층, 신경근계 질환자, 스포츠 손상 후 기능 회복 판단 등에 중요하다.

④ 운동조절 능력 검사 등

운동조절(Motor control) 능력은 운동의 정확성, 조화, 속도, 반응시간 등을 평가하며, 특정 과제 수행 시 근육 간 협응 및 시공간적 정밀성 등을 판단하는 데 사용된다.

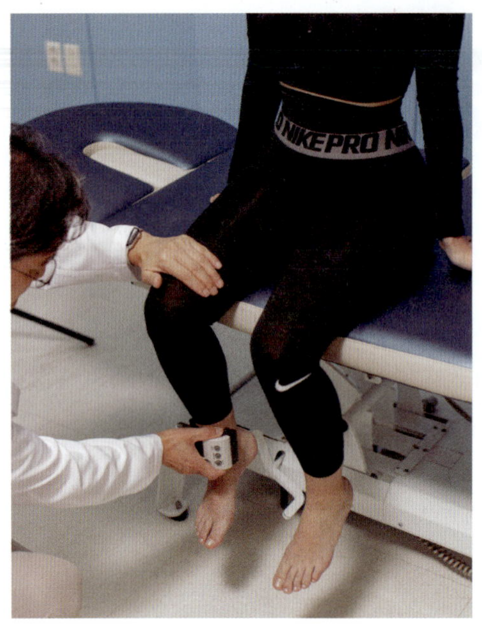

A

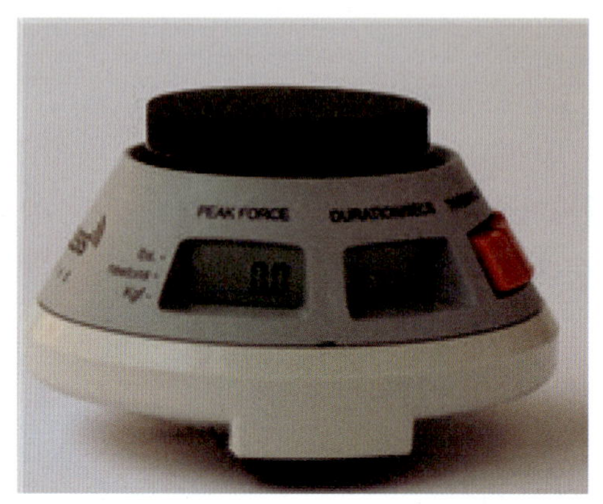

B

그림 1-2 디지털 휴대용 동력계

(2) 신경학적 평가

신경학적 평가(Neurological assessment)는 중추신경계(CNS) 또는 말초신경계(PNS)의 손상 여부 및 그로 인한 기능 변화에 대한 정보를 제공하는 과정이고 진단적 가치뿐 아니라 중재의 우선순위 결정과 예후 판단의 기준으로 기능한다. 주요 평가 항목은 감각, 반사, 협응력, 균형, 자세 조절 능력 등이 포함된다.

① 감각 검사

감각 검사(Sensory testing)는 솜, 안전핀, 튜닝포크 등의 기구를 사용하여 촉각, 통각, 온도감각, 진동감각, 고유수용감각(Proprioception) 등을 평가하여 신경 손상의 정도와 범위를 파악한다.

② 반사 검사

반사 검사(Reflex testing)는 깊은힘줄반사(Deep tendon reflex)를 통해 신경전달 경로의 정상 여부를 확인하며, 병적 반사의 유무는 위운동신경세포 손상의 가능성을 알 수 있다.

③ 협응력 검사

협응력(Coordination) 검사는 빠르고 정확한 연속 동작 수행 능력을 통해 소뇌 기능 및 운동조절 상태를 평가한다. 대표적인 검사로는 손가락-코 닿기 검사(Finger-to-nose test), 발꿈치-정강이 검사(Heel-to-shin test)가 속한다.

④ 균형 능력 검사

균형(Balance) 능력 검사는 정적 및 동적 상황에서의 자세 유지 능력을 평가하며, 버그 균형 검사(Berg balance scale test), 일어서서 걷기 검사(Timed up and go test) 등이 활용된다.

⑤ 자세 조절 능력 검사

자세 조절(Postural control) 능력 검사는 중력에 대항하여 신체를 안정적으로 유지하는 능력으로, 특히 낙상 위험이 높은 환자군에서 반드시 평가해야 할 요소이다.

(3) 보행 및 이동 평가

보행 및 이동 평가는 대상자의 독립적인 생활 수행 가능성과 전반적인 기능 수준을 결정하는 중요한 척도이고 보행 속도, 시간-거리 변수, 보행 질적 분석 등의 세 가지 요소가 핵심적으로 평가된다.

① 보행 속도

보행 속도(Gait speed)는 신체 기능의 전반적인 지표로 간주되며, 10미터 보행 검사(10MWT), 6분 보행 검사(6MWT) 등을 통해 측정된다. 속도는 생존율, 낙상 위험, 입원률과도 연관이 깊다.

② 시간-거리 변수

시간-거리 변수(Temporal-spatial parameters)는 보폭(Stride length), 보행 주기(Cycle), 지지 시간(Support time) 등의 데이터를 포함하며, 보행 분석 시스템(Gait analysis system)이나 보행 매트 등을 활용해 정밀하게 측정된다.

(4) 일상생활 수행능력 평가

일상생활 수행능력 평가(ADL assessment)는 환자가 가정이나 지역사회에서 독립적으로 생활할 수 있는 능력을 측정하는 지표로, 실제 사회 복귀 및 기능적 자립도 판단에 사용된다.

평가도구로는 기능적 독립성 측정(FIM), 바델 지수(Barthel index) 등이 포함된다.

① 기본적 일상생활활동

기본적 일상생활활동(BADL)에는 식사, 목욕, 배변, 옷 입기, 침대에서의 이동, 보행 등이 포함된다. Barthel Index가 대표적 평가 도구이다.

② 수단적 일상생활활동

수단적 일상생활활동(IADL)에는 전화 사용, 대중교통 이용, 재정 관리, 약물 복용관리 등 보다 복잡한 기능이 포함되며, 이는 주로 고령자나 퇴원 후 환자의 사회참여 능력판단에 중요하다.

③ 기능적 독립성 측정

기능적 독립성 측정(Functional independence measure, FIM)은 18개 항목을 통해 일상생활활동 수행 능력, 인지능력, 의사소통 능력 등을 7점 척도로 평가하는 도구로, 임상에서 널리 활용된다.

(5) 심리·사회적 평가

심리 및 사회적 요인은 물리치료의 효과에 직·간접적으로 큰 영향을 미치는 요소로, 특히 만성질환, 신경계 질환, 외상 후 회복 등에서 반드시 함께 고려되어야 하며 우울 척도, 삶의 질 척도 등이 포함된다.

이러한 평가를 통해 치료사는 단순한 신체 기능 회복뿐 아니라, 환자의 심리적 회복과 삶의 질 향상을 위한 전인적 치료 전략을 수립할 수 있다.

① 우울 척도

우울 척도(PHQ-9, Beck depression inventory)는 우울증 증상의 유무와 정도를 간략히 평가하며, 정서 상태가 기능 수행에 미치는 영향을 반영한다.

② 삶의 질 척도

삶의 질 척도(Quality of life scales)는 환자가 지각하는 신체적, 정신적, 사회적 복지 수준을 평가하는 도구로, SF-36, WHOQOL-BREF 등이 사용된다.

3) 평가 시점에 따른 분류(평가의 3 step)

(1) 초기 평가

초기 평가(Initial evaluation)는 치료 시작 전 시행되는 평가로, 대상자의 초기 기능 상태를 파악하고 치료 목표 및 계획을 수립하는 데 사용되고 초기 평가의 목적은 다음과 같다.

① 치료 시작에 앞서 환자의 질병이나 장애의 정도, 잔존능력을 파악하기 위해
② 치료 목적에 일치된 프로그램의 설정을 위해
③ 단기간 후에 도달하면 예측되는 회복단계의 설정을 위해
④ 치료 구성원에 대해서 회의(conference)에 제출하여 보고하는 의무를 위해

(2) 중간 평가

중간 평가(Midterm evaluation)는 1회만 평가하는 것이 아니라 치료 중 필요에 따라 일정 간격으로 진행되는 평가로, 치료 효과를 모니터링하고 계획의 수정 여부를 판단하는 기준이 되며 중간 평가의 목적은 다음과 같다.

① 환자의 도달된 회복과정의 실제 파악을 위해
② 중간기에 도달하면 예측되는 회복단계의 설정을 위해
③ 현재의 치료나 훈련에 있어서 효과적인 치료종목이나 계획의 변경에 대한 필요성 유무의 판정을 위해
④ 치료 구성원에 대해서 회의(conference)에 제출하여 보고하는 의무를 위해

(3) 최종 평가

최종 평가(Final or discharge evaluation)는 치료 종료 시점에 시행되는 평가로, 초기 평가와의 비교를 통해 치료 효과를 판단하며, 추후 관리 계획 수립 및 보고서 작성에도 사용된다.

① 초기 평가와 비교해서 치료가 유효할 때 어느 정도의 회복이 보이는가를 검토하기 위해
② 장래 치료 속행의 필요성 유무, 퇴원을 결정하는 최종자료로서 회의(conference)에 제출 의무를 위해
③ 초기 평가와 함께 보존 자료로써 퇴원 후 환자의 동향을 추구하기 위해

5. 평가 절차

물리치료에서의 측정 및 평가는 단순히 수치를 얻는 행위에 그치지 않고, 대상자의 전반적인 건강 상태와 기능 수준을 이해하며 임상적 결정을 내리기 위한 전문적인 절차이다. 이 절차는 일반적으로 병력 청취에서 시작하여 관찰, 검진, 문서화, 임상 해석을 거쳐 치료계획으로 이어지는 일련의 순환 구조를 갖는다(표 1-1).

[표 1-1] 평가 절차

단계	설명	구분
1. 병력 청취 History Taking	대상자의 의학적 과거, 현재 증상, 치료 경험, 생활양식 등 전반적 정보를 청취	평가의 기초자료 수집 단계
2. 관찰 Observation	자세, 움직임 패턴, 통증 반응, 표정 등 외부에서 눈으로 확인 가능한 요소 평가	정성적 평가
3. 신체검진 Physical Examination	ROM, 근력, 감각, 균형 등 측정 가능한 항목을 도구 또는 도수로 검사	정량적 평가 + 측정
4. 문서화 Documentation	수집된 정보를 체계적으로 정리 및 기록	평가 결과 정리
5. SOAP 기록 작성	주관적 자료(subjective), 객관적 자료(objective), 분석/평가(assessment), 계획(plan)의 구조로 임상기록	평가 보고 체계
6. 통합 및 해석 Synthesis and Interpretation	측정 및 관찰 결과를 종합하여 임상적 의미 도출, 치료 목표 및 계획 수립	평가의 핵심 해석 단계

1) 병력 청취

병력 청취(History taking)는 평가 과정의 출발점이자 가장 중요한 기초 단계이다. 치료사는 환자와의 대화를 통해 다음과 같은 정보를 수집하고 이러한 정보는 치료사가 환자의 상태를 정확히 파악하고, 검사 및 치료 계획을 수립하며, 위험 요인을 조기에 선별하는 데 결정적인 기초 자료가 된다.

병력은 환자로부터 단순히 청취하는 것이 아니라 치료에 초점을 두고 선별할 수 있어야 하며 예후 및 치료 목표와 치료 방향을 결정하는 데 의미 있는 정보를 제공한다.

» 현재 증상 및 발현 시기
» 통증의 양상(부위, 강도, 빈도, 유발 요인 등)
» 손상 또는 수술의 이력

» 약물 복용 상태 및 과거 병력
» 직업, 취미, 일상생활 수행 능력
» 환자의 기대 및 치료 목표

2) 관찰

관찰(Observation)은 병력 청취 직후 또는 동시에 진행되며, 환자의 외형적, 행동적, 기능적 특성을 시각적으로 평가하는 과정이다. 관찰 항목에는 다음과 같은 내용이 포함되며 관찰은 비접촉적이고 빠른 평가이지만, 경험이 풍부한 치료사에게는 많은 정보를 제공하며, 이후 수행할 검사의 방향을 결정하는 데 유용하다.

» 자세(정적/동적 자세 불균형, 측만증 등)
» 걸음걸이와 움직임의 질
» 근육의 위축, 비대 또는 비대칭
» 피부 상태(홍반, 부종, 흉터 등)
» 호흡 패턴, 표정, 통증 반응

3) 신체검진

신체검진(Physical examination)은 본격적인 측정 과정에 해당하며, 구조적 손상, 기능적 저하, 감각 이상 등을 파악하기 위해 다양한 도구와 기술이 사용된다. 각 검사는 표준화된 절차에 따라 시행되고 평가자의 숙련도와 환자의 협조 여부에 따라 결과의 신뢰도가 달라질 수 있으며 주요 평가 항목은 다음과 같다.

(1) 관절운동범위(Range of motion, ROM)

» 능동적/수동적 관절운동범위 측정
» 각도계, 경사계, 디지털 측정기 등 사용

(2) 근력(Muscle strength)

» 도수근력검사(Manual muscle test, MMT)
» 디지털 휴대용 동력계(HHD)를 통한 객관적 측정

(3) 감각(Sensation)

» 통각, 촉각, 압각, 고유감각 등 평가
» 모노필라멘트, 안전핀, 튜닝포크 등을 활용

(4) 균형(Balance)

» 동적/정적 균형 능력 평가(예: Berg balance scale, TUG)

(5) 보행(Gait)

» 관찰 및 시간-거리 변수 측정
» 보행 분석 시스템 또는 관찰표 사용

(6) 기능적 평가(Function)

» FIM, Barthel Index, 6분 보행 검사 등 사용

4) 문서화

수집된 정보는 반드시 체계적이고 일관성 있게 문서화(Documentation) 되어야 하며, 이는 치료의 연속성과 법적·윤리적 보호를 위한 필수 요건이다. 문서화는 다른 치료사와의 정보 공유, 환자 교육, 진료비 청구 및 연구 자료로도 활용될 수 있으며 문서화에는 다음 사항이 포함된다.

» 평가 날짜 및 시점
» 수행된 검사 목록 및 측정값
» 환자의 주관적 반응 또는 특이사항
» 치료사 소견 및 초기 계획

5) SOAP 노트(SOAP notes) 기록

임상 문서화 방식 중 가장 널리 사용되는 형식은 SOAP 노트이고, SOAP 노트 기록은 치료 과정의 일관성과 평가-중재-재평가의 연결을 명확하게 해준다. 이는 평가 및 중재 과정을 다음의 네 가지 범주로 체계화한다.

» S(Subjective): 환자가 호소하는 증상, 불편, 느낌 등
» O(Objective): 치료사가 직접 측정한 수치, 관찰된 사실
» A(Assessment): S와 O에서 수집된 정보에 대한 주요 문제 목록 작성, 치료 목표(단기 및 장기) 설정
» P(Plan): 중재 실시, 향후 치료계획 및 중재 전략

6) 통합 및 임상적 해석(Synthesis and clinical interpretation)

평가의 마지막 단계는 통합 및 임상적 해석(Synthesis and clinical interpretation)이고 이 단계는 모든 자료를 통합하고 해석하여 임상적 결정을 내리는 것이다. 이 과정에서는 수집된 주관적/객관적 자료를 분석하고, 기능 저하의 원인을 구조적/신경학적/심리사회적 요소로 구분하며, 치료 목표를 설정하고 중재 계획을 수립한다.

예를 들어, 근력 저하가 급성 외상성 탈구로 안정성 결여에 의한 것인지, 신경 손상에 기인한 것인지, 혹은

통증 회피로 인한 이차적 현상인지를 종합적 맥락에서 해석해야 한다.

이 단계는 치료사의 임상적 추론 능력과 경험이 가장 크게 작용하는 부분이며, 적절한 목표 설정과 환자 중심 치료의 기반이 된다.

측정 및 평가는 단순한 '숫자 수집'이 아닌, 대상자의 상태를 다면적으로 이해하고 임상적 결정을 이끌어내는 복합적 사고 과정이다. 병력 청취에서 시작된 절차는 관찰과 검진을 통해 구체화되고, 문서화와 SOAP 기록을 통해 구조화되며, 최종적으로 해석을 통해 환자 맞춤형 치료계획으로 완성된다. 이러한 절차의 정확성과 일관성은 치료의 질과 예후에 직접적인 영향을 끼치므로, 치료사는 평가의 각 단계에 대한 충분한 지식과 숙련된 기술을 갖추어야 한다.

Ⅱ 문서화

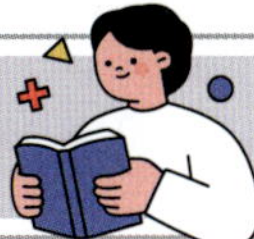

1. 정의

문서화(Documentation)란 물리치료사가 임상 현장에서 수행한 평가, 중재, 임상적 판단, 치료 계획, 경과 및 예후 등에 대한 모든 과정을 공식적인 서면 또는 전산 시스템을 통해 기록하는 행위를 말한다.

이는 단순한 메모나 정보 축적이 아니라, 대상자에 대한 치료의 흐름과 결과를 시간적, 논리적 순서에 따라 구성하여 기록으로 남기는 공식적인 의료 활동이다.

문서화는 환자 개개인에 대한 치료 이력의 축적과 더불어, 진료의 정당성 확보, 치료 결과의 객관화, 법적·윤리적 보호의 근거로서 법적 효력을 지니는 의무기록(Medical record)으로 간주되어진다.

문서화는 물리치료사의 임상적 사고(Clinical reasoning)와 치료과정(Clinical process)을 체계적이고 구조화된 방식으로 외부에 드러내는 지적·전문적 활동이라고 할 수 있고, 문서화는 임상 실무의 결과물을 기록으로 시각화하고, 체계화하며, 공유 가능한 형태로 전환하는 전문적 사고 활동이다. 이는 교육, 임상, 행정, 법적 측면에서 모두 중요한 의미를 가지고, 물리치료사의 필수 역량 중 하나로 간주되며, 보다 구체적인 사항으로는 다음과 같은 개념적 요소를 포함한다.

(1) 임상 정보의 보존 및 공유 수단

치료 전·중간·후의 상태, 중재 내용, 환자의 반응, 평가 결과 등을 일관된 형식으로 축적하여, 후속 치료자나 다학제 팀 간의 원활한 정보 공유를 가능하게 한다.

(2) 의료적 의사결정의 추적 가능성 확보

환자 상태에 대한 분석과 해석, 치료 계획의 수립 및 수정의 근거가 기록됨으로써, 임상 추론의 흐름이 외부에서도 이해 가능하도록 표현된다.

(3) 정량적 데이터와 정성적 판단의 통합 표현

수치화된 평가 결과뿐만 아니라, 환자의 주관적 호소, 치료사의 임상 소견, 행동 반응 등의 정성적 정보도 함께 기술되어 치료의 다면적 요소를 반영한다.

(4) 환자 중심 치료의 실현 수단

치료 목표와 계획, 환자의 기능 수준 변화, 반응 등을 구조적으로 기록함으로써, 환자 개인의 변화 과정을 맞춤형 기록으로 남길 수 있다.

(5) 전문직 윤리 실천의 수단

환자의 정보를 존중하고 보호하는 동시에, 치료사의 책임 있는 전문 활동을 투명하게 보여주는 수단으로 기능한다.

2. 목적

문서화는 단순한 기록을 넘어, 치료의 정당성과 일관성, 환자 중심 치료의 실현, 법적 책임의 보호, 학문적 발전의 출발점이 되는 임상적·행정적 핵심 행위이다. 따라서 물리치료사는 문서화의 목적과 기능을 깊이 이해하고, 이를 실제 실무에서 정확하고 일관되게 수행할 수 있는 역량을 갖추어야 한다.

(1) 치료의 연속성과 일관성 확보

물리치료는 한 명의 치료사가 아닌 다수의 의료인력이 협업하여 환자에게 서비스를 제공하는 특성을 갖는다. 문서화는 이들 간의 치료 내용을 공유하고 치료 계획의 일관성과 연속성을 유지하는 데 필수적인 자료를 제공한다. 특히 장기 치료가 필요한 환자의 경우, 정확한 초기 평가와 경과 기록은 후속 치료의 질을 결정짓는 중요한 기준이 된다.

(2) 임상적 의사결정의 근거 제공

문서화는 치료사의 판단과 개입이 어떠한 근거로 이루어졌는지를 명확히 기록하는 수단이다. 평가 결과, 환자의 반응, 기능 변화 등을 구조화하여 서술함으로써, 치료 중재의 적절성 여부를 판단하고 계획을 조정하는 데 근거가 된다. 이는 치료의 객관성과 정당성을 확보하는 데 중요한 역할을 하며, 특히 다학제 팀 내 협업과 상호 피드백에도 활용된다.

(3) 법적·윤리적 보호

문서화는 치료사가 수행한 모든 활동을 시간 순서에 따라 기록함으로써, 의료 사고나 분쟁 발생 시 법적 책임을 입증하거나 방어할 수 있는 중요한 증거 자료가 된다. 또한, 환자의 권리와 치료 과정을 명확히 기록함으로써 의료윤리의 실현 수단으로 기능한다. 따라서 정확하고 정직한 문서화는 치료사 개인의 전문성과 신뢰성을 보호하는 수단이 된다.

(4) 환자 및 보호자와의 소통 수단

치료의 전 과정을 기록한 문서화 자료는 환자 및 보호자에게 치료 내용을 설명하고, 예후를 공유하며, 협력을 이끌어내는 소통 도구로 활용된다. 환자는 자신의 기능 변화와 중재 과정을 이해함으로써 치료에 대한 신뢰와 만족도를 높일 수 있고, 치료사의 설명 또한 더욱 명확하고 설득력 있게 이루어진다.

(5) 교육 및 연구 자료로의 활용

임상 현장에서 축적된 문서화 자료는 학생 교육, 임상 지도, 치료 전략 개발, 임상 연구 등 다양한 학문적·교육적 영역에서 귀중한 자료로 활용된다. 특히 치료 경과의 체계적 기록은 치료 프로토콜 개발, 비교 연구, 사례 분석 등에서 근거중심 실무(Evidence-based practice)의 출발점이 된다.

(6) 의사소통 수단으로서의 기능

문서화는 치료사 간, 또는 타 의료 전문가 간의 의사소통을 매개하는 도구의 기능을 담당한다. 특히 병원 내 다학제 팀(Multidisciplinary team) 구성원 간의 연계 치료를 위해, 환자에 대한 정보 공유는 필수적이다. 의사, 간호사, 작업치료사, 다른 여러 분야의 재활 팀 전문가 등과 정확하고 일관된 치료 정보, 환자의 기능수준을 공유함으로써, 환자 중심의 통합 치료가 가능해진다.

(7) 보험 청구 및 보상 판단의 근거 제공

치료의 필요성과 적절성은 보험자(공보험 및 사보험)의 심사 기준이 되며, 이의 입증은 정확하게 문서화된 평가 및 중재 기록을 통해 가능하다. 환자의 상태, 치료의 빈도, 내용, 경과 등을 명시한 문서화 자료는 보험 청구의 정당성을 입증하고, 심사평가에서 불필요한 불이익을 예방하는 역할을 한다.

(8) 퇴원 계획 수립의 기초 자료

환자의 기능 회복 수준, 남아 있는 장애, 일상생활 수행 능력, 사회 복귀 가능성 등은 퇴원 시점 및 전원 계획 결정에 있어 핵심 자료가 된다. 이를 명확하게 판단하기 위해서는 일관된 경과 기록과 최종 평가 결과가 문서화되어 있어야 하며, 지역사회 연계, 가정 내 관리, 후속 치료 계획에도 실질적인 도움을 제공한다.

(9) 치료의 질 향상

문서화는 치료 결과의 누적된 기록을 바탕으로 치료 프로세스의 효과성과 효율성을 검토하고, 치료의 질을 향상시키기 위한 데이터 기반 의사결정에 기여한다. 이는 병원 인증 평가, 내부 진료 감사, 외부 질 평가 기준 등에서 중요한 항목으로 간주되며, 치료의 표준화와 근거 기반 중재 확립에도 영향을 미친다.

3. 특성

문서화는 단순한 메모 수준의 정보 정리를 넘어서는 전문적, 표준화된 기록 활동이다. 주요 특성은 다음과 같다.

▷ 객관성(Objectivity)
: 치료사의 주관적 판단이 아닌, 관찰된 사실과 측정값을 중심으로 서술해야 한다.

▷ 정확성(Accuracy)

: 기록된 내용은 실제 임상 상황을 왜곡 없이 반영해야 하며, 수치와 시간, 절차 등을 명확히 명시해야 한다.

▷ 시간성(Timeliness)

: 가능하면 진료 직후, 또는 동일 근무시간 내에 기록해야 하며, 지연 기록은 오류와 누락 가능성을 증가시킨다.

▷ 법적 효력(Legal validity)

: 문서화는 공식적인 의무기록으로 간주되며, 의료 사고 또는 분쟁 시 법적 근거자료로 사용될 수 있다.

▷ 비밀 유지(Confidentiality)

: 환자의 개인정보 보호 및 의무기록의 보안 유지가 전제되어야 하며, 무단 열람이나 유출은 엄격히 금지된다.

4. 역할

문서화는 물리치료사의 전문성과 임상적 사고를 구체적으로 반영하는 실천의 일부이며, 다음과 같은 주요 역할을 수행한다.

▷ 임상적 의사소통 수단

: 다학제 간 협력 또는 이관 시 환자 정보를 정확하게 전달하는 매개체가 된다.

▷ 중재 계획의 추적 및 조정 근거

: 반복 평가 및 경과 기록을 통해 중재 효과를 분석하고 계획을 수정할 수 있다.

▷ 임상 추론 과정의 가시화

: 치료사의 판단 근거와 해석을 기록함으로써, 임상적 사고의 흐름을 외부에서도 이해할 수 있게 한다.

▷ 의료서비스 품질 평가 자료

: 진료 기록은 내부 및 외부 평가에서 진료 질 향상의 기초 자료로 활용된다.

5. 작성 원칙

문서화는 단순한 임상 활동의 나열이 아니라, 정확하고 객관적인 정보 전달, 환자 안전 보장, 치료의 연속성 확보를 위해 구조화된 형식과 기준을 따라야 한다. 잘못된 문서화는 진료 오류, 법적 책임, 환자 불신으로 이어질 수 있으므로, 물리치료사는 다음과 같은 작성 원칙을 충실히 준수해야 한다.

1) 객관성

객관성(Objectivity)은 모든 임상 기록을 작성하는 데 있어서 치료사의 개인적 해석이나 감정에 의존해서는 안 되며, 객관적 사실과 관찰 가능한 증거에 근거하여 기술되어야 한다.

문서화의 객관성은 의료 기록의 신뢰성과 법적 정당성을 확보하는 기초가 되며, 후속 치료자에게 일관된 정보를 제공하는 데 필수적이다.

치료사의 추측이나 인상에 기반한 표현은 혼란을 초래할 수 있으므로, 구체적인 수치, 표준화된 평가 결과, 또는 관찰된 행동 등을 통해 정보가 제시되어야 한다. 환자가 표현한 증상도 직접 인용하거나 수치화하여 객관적으로 기술하는 것이 바람직하다.

ⓟ 예

» 잘못된 예(객관성 부족)

"환자는 병원에 도착했을 때 오른쪽 다리에 심한 통증을 느끼고 있었으며, 그 통증은 그녀가 계단을 오르거나 무거운 물건을 들려고 할 때마다 더욱 심해지는 양상을 보였습니다."

→ 치료사의 주관적 판단이 포함되어 있으며, 정량적·관찰적 근거가 부족하다.

» 바람직한 예(객관성 확보)

"환자 VAS 점수 8/10, 앉았다 일어날 때 얼굴을 찡그리며 엉덩관절을 손으로 만진다"

→ 환자의 주관적 진술과 치료사의 관찰 결과를 분리하여 객관적으로 기술하고 있음.

2) 정확성

정확성(Accuracy)은 문서화를 수행할 때 기록된 모든 내용은 사실 그대로 과장 없이, 거짓되게, 또는 날조하여 기록하지 않고 수치, 수단, 방법 등을 명확히 기록해야 한다.

임상 기록은 객관적인 정보 전달 수단이자 법적 문서로서의 기능을 가지므로, 허위, 누락, 또는 추측성 정보가 포함되어서는 안 되며, 치료자가 관찰하고 측정한 결과를 구체적 수치 및 절차에 따라 명확히 기재해야 한다.

기록 시에는 사용하는 평가 도구(Goniometer, MMT 등), 평가 날짜 및 시간, 해부학적 위치(오른쪽/왼쪽), 등급, 점수는 정확하고 구체적으로 가능한 한 정량적 수치로 표현하여 작성하는 것이 바람직하다.

ⓟ 예

» 잘못된 예(정확성 부족)

"무릎을 움직일 때 통증 있음."

→ 위치, 측정 방식, 통증 강도 등 핵심 정보가 누락되어 있음

» 바람직한 예(정확성 확보)

"오른쪽 어깨관절 능동 관절가동범위(AROM): 굽힘 140°, 벌림 120°"

"왼쪽 무릎관절 수동 폄(PROM) 시 통증 유발, 환자 VAS 6/10 보고함"

→ 정확한 부위, 움직임 방향, 측정 방법, 수치, 환자 반응까지 포함되어 있어 임상적으로 유의미하고 신뢰할 수 있는 기록이 됨.

3) 간결성

간결성(Brevity)은 문서화 과정에서 불필요한 반복, 장황한 문장, 중복된 정보의 사용을 피하고, 핵심 정보만을 간단명료하게 기술하는 것을 의미한다.

문서화는 학문적 논문이나 서사적인 글이 아니므로, 문장의 길이나 표현의 아름다움보다 임상적으로 의미 있는 정보를 얼마나 효과적으로 전달하는가가 중요하다.

간결한 기록은 작성자의 시간과 에너지를 절약할 뿐 아니라, 다른 치료자나 의료진이 빠르게 핵심 정보를 파악할 수 있도록 하여 임상적 의사소통의 효율성을 높인다.

ⓟ 작성시 유의사항

» 핵심 사실만 기술하며, 장황한 배경 설명은 배제한다.

» 동일한 의미를 반복하거나, 불필요한 형용사·부사를 사용하지 않는다.

» 각 항목은 요점 중심의 단문 위주로 기술한다.

» 약어의 사용은 문장을 짧게 줄이고 반복을 방지하여 작성 시간을 단축하고 기록의 간결성을 높여준다.

ⓟ 예

» 잘못된 예(간결성 부족)

"환자는 병원에 도착했을 때 오른쪽 다리에 심한 통증을 느끼고 있었으며, 그 통증은 그녀가 계단을 오르거나 무거운 물건을 들려고 할 때마다 더욱 심해지는 양상을 보였습니다."

» 바람직한 예(간결한 표현)

"계단 오르기 및 무거운 물건 들기 시 오른쪽 다리 통증 호소(VAS 7/10)"

» 약어

"Range of Motion" → ROM

"Manual Muscle Test" → MMT

"Visual Analogue Scale" → VAS

4) 명료성

명료성(Clarity)은 기록된 문장이 모호하지 않고, 누구나 읽었을 때 동일한 의미로 이해할 수 있도록 표현의 정확성과 구체성을 갖추는 것을 의미한다.

모든 의료 기록은 다른 의료인도 쉽게 해석할 수 있어야 하며, 해석상의 오류나 혼동이 발생하지 않도록 용어 선택, 문장 구조, 문맥 연결이 명확해야 한다.

명료한 문서는 환자의 상태와 치료의 방향을 명확하게 드러내며, 의사소통의 정확성을 높이고 법적 보호력도 강화하는 역할을 한다.

▷ 작성시 유의사항

» 추상적 표현(예: "조금 나아졌다", "그럭저럭 괜찮다")는 피하고, 수치화된 자료나 구체적 행동 묘사로 대체한다.

» 의료 전문 용어를 일관되게 사용하며, 축약어는 표준 약어만 사용한다.

» 문장의 주어·서술어 관계가 모호하지 않도록 문법적으로 정확하게 작성한다.

▷ 예

» 잘못된 예(명료성 부족)

"환자는 상태가 조금 좋아졌다고 말했다."

→ 어느 부분에서, 어떻게, 얼마만큼 나아졌는지 불명확함

» 바람직한 예(간결한 표현)

"보행 시 통증 감소 보고함(VAS 8 → 4), AROM 증가 확인됨(무릎 굽힘: 100°→120°)"

5) 일관성

일관성(Consistency)은 문서화 과정에서 사용하는 용어, 기록 형식, 표현 방식, 평가 기준 등이 전체 치료 과정에서 변함없이 유지되어야 함을 의미한다. 동일한 환자에 대해 치료 중 평가 항목이나 기술 방식이 매번 달라진다면, 기록 간 비교가 어렵고 치료의 신뢰성이 저하될 수 있다.

의료기관 내에서 정한 기록 양식(SOAP, POMR 등)과 표준화된 의학 약어 및 전문 용어를 준수하고, 환자 정보의 흐름이 논리적으로 연결되도록 기록하는 것이 중요하다.

치료계획, 평가 결과, 중재 내용, 재평가 간에 정보의 일치성과 연속성이 확보되어야 한다.

▷ 예

» 잘못된 예(일관성 부족)

1차 평가: "좌측 어깨 통증" → 2차 평가: "왼쪽 어깨 아픔"
→ 같은 부위와 증상을 의미하지만 용어가 바뀌어 해석상 혼란 가능

» 바람직한 예(일관성 확보)
모든 평가 및 치료 기록에서 "좌측 어깨 통증(Left shoulder pain)"으로 일관되게 기술

Ⅲ SOAP 노트

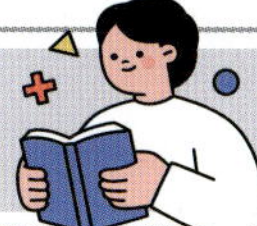

1. 정의

SOAP 노트(SOAP note)란, 물리치료사를 포함한 보건의료 전문가들이 환자의 상태 평가 및 치료 과정을 체계적이고 표준화된 형식으로 기록하기 위한 임상 문서의 한 형태이며, 물리치료사뿐만 아니라 의사, 간호사, 작업치료사 등 다양한 보건의료 전문가가 다학제 진료 환경에서 환자의 상태를 명료하게 공유하고 추적할 수 있도록 고안된 표준 기록 방식이다.

SOAP 노트는 치료사의 임상적 추론 과정을 구조화하여 명료하게 표현할 수 있도록 도와주며, 다학제 간의 의사소통 도구, 보험 청구의 근거 자료, 법적·윤리적 보호 수단으로도 기능한다.

'SOAP'는 다음 네 가지 핵심 항목의 머리글자로 구성된다.

» S(Subjective): 환자나 보호자가 보고한 주관적 정보

» O(Objective): 치료사가 직접 측정하거나 관찰한 객관적 정보

» A(Assessment): 수집된 정보에 대한 치료사의 임상적 해석 및 분석, 장기 및 단기 치료목표 설정

» P(Plan): 치료 실시, 향후 치료계획 및 중재 전략

2. 분류

SOAP 노트는 모든 치료 과정에 걸쳐 환자 상태와 치료 경과를 일관되고 체계적으로 문서화하기 위해 사용된다. 치료 단계에 따라 SOAP 노트는 초기 노트(Initial note), 경과 노트(Progress note), 퇴원 노트(Discharge note)의 세 가지 유형으로 구분한다(표 1-2).

[표 1-2] 평가 절차

항목	초기노트(initial)	경과노트(progress)	퇴원노트(discharge)
시점	치료 시작 시	치료 중 주기적 작성	치료 종료 시점
핵심 목적	기초선 평가 및 목표 수립	경과 분석 및 계획 조정	결과 정리 및 예후 판단
기록 특징	포괄적, 상세, 구조적	비교 중심, 변화 강조	전후 비교, 중재 효과 종합
활용 예	진단 보조, 목표 설정	보험 청구, 치료 방향 조정	퇴원 보고, 추후관리 계획

1) 초기 노트

(1) 정의

초기 노트(Initial note)는 치료가 시작되는 시점에서 최초로 작성하는 평가 기록으로, 환자의 현재 상태를 전반적으로 파악하고 치료 목표 및 계획을 수립하는 데 사용된다.

(2) 목적

» 대상자의 초기 기능 상태, 주 증상, 병력 등을 파악

» 객관적 평가 도구를 통해 기초선 자료 확보

» 치료 목표 설정 및 계획 수립

(3) 주요 구성

» S(Subjective): 환자의 주호소, 통증 양상, 기능 제한, 기대 등

» O(Objective): ROM, 근력, 감각, 균형 등 초기 평가 수치 및 관찰 사항

» A(Assessment): 주요 문제 항목 작성, 임상적 해석, 단기 및 장기 치료 목표 설정

» P(Plan): 주당 치료 횟수, 중재 및 교육 계획, 재평가 계획

(4) 특징

» 상세하고 포괄적인 평가 자료를 포함

» 기초 자료로서의 법적·임상적 중요성이 매우 높음

» 병력, 검사 결과, 의사 소견 등 다학제 정보 포함 가능

2) 경과 노트

(1) 정의

경과 노트(Progress note)는 치료가 진행되는 동안 일정 간격으로 기록되는 중간 평가 문서로, 치료 반응 및 변화 추이를 문서화하는 데 사용된다.

(2) 목적

» 치료의 효과 및 기능 변화 파악

» 계획의 수정 또는 목표 재설정

» 보험 청구 및 심사 대응 근거 제공

» 팀 회의 또는 다학제 협업을 위한 정보 공유

(3) 주요 구성

» S(Subjective): “허리 통증이 줄었고 일어날 때 편해졌다.”

» O(Objective): ROM: 굽힘 110° → 125°, VAS 7 → 4, 보행 안정성 향상

» A(Assessment): 치료 반응 양호, 운동범위 증가 및 통증 감소 확인

» P(Plan): 몸통 안정성 강화운동 추가, 가정운동 프로그램 수정 예정

(4) 특징

» 객관적 수치와 주관적 호소의 변화를 비교 기술

» 치료사 간 연속성 확보와 소통 도구로 기능

» 보통 주 1회 또는 기관별 기준에 따라 일정 주기로 작성

3) 퇴원 노트

(1) 정의

퇴원 노트(Discharge note)는 환자의 치료 종료 시점에 작성되는 최종 평가 기록으로, 치료 결과를 요약하고 추후 관리 계획을 수립하는 데 사용된다.

(2) 목적

» 치료 목표 달성 여부 확인

» 중재 효과의 종합 평가

» 환자의 기능 상태 정리 및 예후 판단

» 추후 운동 및 생활 관리 방안 제시

(3) 주요 구성

» S(Subjective): “이제 통증 없이 계단 오를 수 있어요.”

» O(Objective): ROM, 근력, VAS, 균형 등 최종 수치 및 기능 상태 기술

» A(Assessment): 치료 목표 대부분 달성, 독립적 보행 가능, 통증 없음

» P(Plan): 퇴원 후 자가운동 지시, 4주 후 외래 추적 평가 권장

(4) 특징

» 치료 전후 비교 분석 중심

» 평가 항목은 초기노트와 일치된 도구 및 방식 사용 권장

» 퇴원 후 가정운동, 교육, 필요시 타기관 연계 계획 포함

3. SOAP 노트 작성-문제지향적 의무기록(POMR, Problem-oriented medical record)

1) 주관적 정보(Subjective information)

(1) 정의

SOAP 노트에서 주관적 정보는 환자 또는 보호자가 자발적으로 제공한 진술, 느낌, 경험, 의견 등을 의미한다. 이는 치료사에 의해 관찰되거나 측정된 정보가 아닌, 환자의 개인적 인식과 서술을 바탕으로 한 기술이며, 환자의 증상 이해 및 치료계획 수립에 있어 매우 중요한 단서를 제공한다.

(2) 주요 항목

주관적 정보는 다음과 같은 내용을 포함할 수 있으며, 증상의 성격과 기능 수준에 대한 환자의 인식을 직접적으로 반영한다.

① 주 증상(Main complaints)

» 환자가 불편을 호소하는 주요 문제

예: "허리를 구부릴 때 통증이 심하다", "계단을 오르기 어렵다"

② 통증 또는 불편감의 양상

» 위치, 강도, 빈도, 기간, 시작 시점, 유발 요인, 완화 요인 등

예: "오후가 되면 통증이 심해진다", "날씨가 추우면 증상이 심해진다"

③ 기능적 제한에 대한 기술

» 일상생활 또는 작업 수행의 어려움

예: "한 손으로 머리를 감는 것이 어렵다", "장시간 서 있으면 다리가 저리다"

④ 이전 치료 및 반응

» 이전에 받은 치료 종류, 효과, 부작용 등에 대한 설명

예: "물리치료 받았을 땐 좀 나아졌지만, 다시 통증이 생겼다"

⑤ 환자의 감정 상태 또는 태도

» 불안, 우울, 기대, 회복 의지, 치료 협조도 등에 대한 표현

예: "지금 너무 지쳐 있고, 회복이 가능할지 걱정된다"

⑥ 치료 목표 및 기대

» 환자가 바라는 회복 수준이나 중재에 대한 기대감

예: "다시 조깅할 수 있으면 좋겠다", "통증 없이 앉을 수 있기를 바란다"

(3) 작성 원칙

» 환자의 표현을 있는 그대로 반영하되, 문법적 정리는 가능
» 의미가 명확해야 하며, 가능하다면 통증 강도 등은 수치화(VAS, NPRS)
» 치료사 본인의 해석이나 판단은 포함하지 않음(→ Assessment 항목에서 기술)
» 대화식 인용문(예: "~라고 말했다")이나 요약형 진술을 병행 가능

(4) 임상 예시

"허리를 숙일 때 통증이 심합니다. 아침에는 괜찮은데 오후가 되면 통증이 심해져요. 요즘은 앉아 있을 때도 불편합니다. 지난주에는 물리치료 후에 조금 나아졌는데 다시 아파졌어요. VAS는 평소 4점, 심할 때는 7점 정도 됩니다. 빨리 일상생활로 돌아가고 싶습니다."

(5) 임상적 의의

» 주관적 정보는 환자의 기능 제한과 생활 속 문제점, 중재 목표, 치료 반응성을 파악하는 데 필수적이다.
» 치료사는 이를 토대로 객관적 검사 계획을 수립하고, 치료 전략을 환자 맞춤형으로 조정할 수 있다.
» 환자의 기대를 명확히 파악하여 치료 동기를 강화하고, 치료 계획에 대한 환자 참여를 유도하는 데에도 도움이 된다.

2) 객관적 정보(Objective information)

(1) 정의

SOAP 노트에서 객관적 정보란, 치료사가 환자를 평가하는 과정에서 직접 관찰하거나 측정한 수치적·임상적 정보를 말한다. 이는 표준화된 도구, 검사법, 물리적 관찰을 통해 수집되며, 환자의 기능 수준과 상태를 정량적 또는 기술적 근거에 기반하여 기록한다.

객관적 정보는 치료의 전후 변화를 수치화하여 분석할 수 있는 핵심 근거가 되며, 치료 계획 수립, 목표 설정, 효과 판정, 보험 심사 등 다양한 분야에서 중요한 역할을 한다.

(2) 주요 항목

객관적 정보 항목은 다음과 같은 항목들을 포함한다. 이는 치료사의 직접 평가 및 측정에 기반한 자료이며, 가능하면 수치화 또는 구체적 서술을 원칙으로 한다.

① 관절운동범위(Range of motion, ROM)

» 능동적(AROM), 수동적(PROM) 관절 움직임 측정
» 도구: 각도계(Goniometer), 경사계(Inclinometer) 등
» 예: "우측 어깨 AROM - 굽힘 135°, 벌림 110°"

② 근력 평가(Muscle strength)

» 도수근력검사(Manual muscle test, MMT) 또는 디지털 휴대용 동력계(Handheld dynamometer)

» 예: "좌측 넙적다리뒤근(Lt hamstring) MMT Grade 4/5"

③ 감각 및 반사 검사

» 촉각, 통각, 압각, 고유수용감각 등 평가

» 깊은힘줄반사(DTR), 병적 반사 포함

» 예: "우측 발바닥 반사(+), 좌측 정강신경 지배부위 감각 저하"

④ 기능 검사 및 균형 검사

» 보행 분석, 6분 보행 검사(6MWT), 일어나서 걷기 검사(Time up and go test, TUG), 버그균형척도(Berg balance scale, BBS) 등

» 예: "Berg Balance Scale 44점, 보행 시 보폭 감소 및 가속 편측화 관찰됨"

⑤ 자세 및 움직임 분석

» 정적/동적 자세 평가, 움직임 질, 대칭성, 협응성 등

» 예: "앉은 자세에서 좌측 몸통 기울어짐, 오른쪽 골반 상승 관찰됨"

⑥ 치료 중 시행한 중재 내용

» 적용한 물리치료 기법, 전기자극 매개변수, 반복 횟수 등

» 예: "TENS 적용(좌측 무릎관절 주변, 20분, 80Hz, 강도: 환자 인지하 최대치)"

(3) 작성 원칙

» 정량적 수치 또는 표준 등급 체계를 활용하여 가능한 한 객관적으로 기록한다.

» 사용하는 평가 도구 및 방법, 측정 부위, 날짜 등을 명확히 기재한다.

» 기록은 사실 중심(Fact-based)으로 작성하며, 치료사의 해석은 Assessment 항목에 포함시킨다.

» 도구 미사용 시에는 관찰의 구체적 묘사로 대체하되, 판단이 아닌 관찰만 기술한다.

(4) 임상 예시

» 우측 어깨관절 AROM: 굽힘 140°, 벌림 120°(고니오미터 측정)

» 좌측 넙적다리뒤근(Lt hamstring) MMT: Grade 3+/5

» 보행 시 좌측 다리 체중 지지 감소 및 보폭 단축 관찰됨

» 치료 중 전기자극치료(HVPC) 15분 적용, 강도 환자 인지 최대치

» 좌측 넙적다리네갈래근 근력훈련: 앉은 자세에서 레그 익스텐션 3세트 × 10회 수행

(5) 임상적 의의

» 객관적 정보는 환자의 기능 수준과 상태 변화를 수치적으로 입증할 수 있는 핵심 자료이다.

» 환자의 주관적 호소(S)와 함께 분석되어, 치료사의 임상적 해석(Assessment)의 기반이 된다.
» 또한, 치료 효과를 증명하여 보험 심사 및 법적 문서로서의 신뢰성을 확보할 수 있다.
» 다학제 협업 시, 객관적 수치를 통해 치료의 방향성과 효과성을 명확히 전달할 수 있다.

3) 평가(Assessment)

(1) 정의

SOAP 노트의 평가 항목은 치료사가 환자의 주관적 정보(S)와 객관적 정보(O)를 바탕으로 임상적 해석과 판단을 기술하는 영역이다. 이는 단순한 사실의 나열이 아니라, 문제의 원인을 분석하고, 치료 목표를 설정하며, 회복 가능성을 예측하는 임상적 사고의 표현이다.

(2) 주요 항목

① 주요 문제 목록 작성

» 주관적 및 객관적 정보를 종합하여 기능적 문제 또는 장애 진단
» 환자의 기능적 장애, 통증, 활동 제한 등 핵심 문제를 임상적으로 정의
» 예: "우측 무릎관절 굽힘 제한 및 보행 시 체중 지지 불안정성"

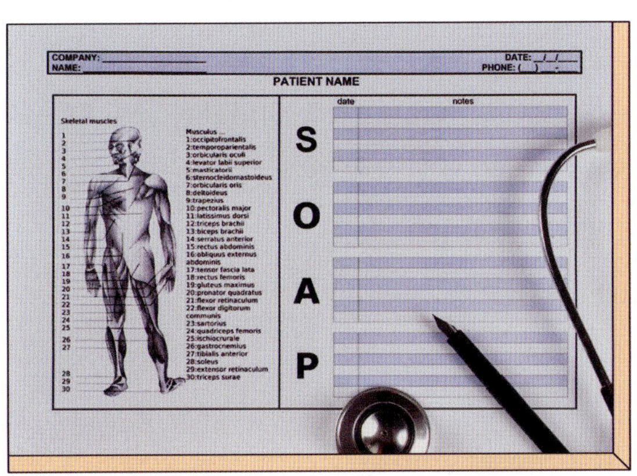

주관적 정보(Subjective)

환자가 스스로 말하는 증상, 통증 양상, 불편감, 기능 제한, 생활 속 어려움 등 주관적 보고 내용을 기록

예: "오른쪽 무릎이 걷기만 하면 찌르는 듯이 아파요."

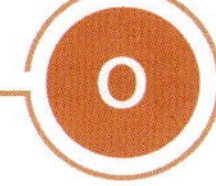

객관적 정보(Objective)

치료사가 직접 관찰하고 측정한 객관적 자료 기록

예: 관절운동범위(ROM), 근력검사(MMT), 보행 분석, 균형검사, 피부 상태 등 실제 확인 가능한 모든 임상 정보

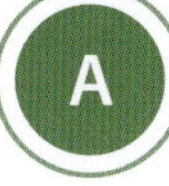

평가(Assessment)

주관적 및 객관적 정보를 종합하여 치료사가 판단한 임상적 해석 기록

예: 기능적 제한 요소, 문제 목록(problem list), 장기 및 단기 목표 등

계획(Plan)

앞으로 실행할 치료 계획과 목표를 구체적으로 기입

예: 치료 주기, 물리치료 중재 계획, 중재 빈도 및 일정, 퇴원계획, 홈 프로그램, 추적 관찰 계획 등

그림 1-3 SOAP 노트

② 원인 분석 및 기능 해석

» 근력 약화, 관절 구축, 협응력 저하, 통증 회피 등 원인에 대한 추론

» 예: "넓적다리뒤근 단축과 약화에 의한 보행 시 체중지지 불안정성 추정"
"고유수용감각 저하에 의한 균형 장애 가능성"

③ 예후 판단(Prognosis)

» 회복 가능성, 치료 반응성, 퇴원 가능 시점 등에 대한 전문가 견해

» 예: "협조도 양호하며, 향후 3주 이내 독립보행 가능할 것으로 예상됨"

④ 치료 목표 설정(Goal Setting)

» 치료 과정 중 도달하고자 하는 기능 향상 목표를 단기 및 장기 목표로 구분하여 설정함

» 단기 목표(STG): "2주 이내 무릎 굽힘 AROM 120° 확보"

» 장기 목표(LTG): "4주 이내 보행 시 통증 없이 50m 독립보행 가능"

(3) 작성 원칙

» 주관적(S), 객관적(O) 정보를 논리적으로 연결하여 해석

» 치료사 고유의 판단이 드러나야 하되, 객관적 근거에 기반

» 목표는 SMART 원칙(Specific, Measurable, Attainable, Relevant, Time-based)에 따라 작성

(4) 임상 예시

» 환자는 지속적인 재활 참여 의지가 높으며, 좌측 엉덩관절 굽힘 ROM이 90°에서 110°로 향상됨

» 보행 시 통증 감소(VAS 6 → 3), 자세 안정성 증가 관찰됨.

» 단기 목표: 1주 이내 엉덩관절 굽힘 120° 확보

» 장기 목표: 3주 이내 100m 독립보행 가능

(5) 임상적 의의

» 평가 항목은 치료사의 임상 추론을 문서화함으로써 치료 전략의 방향성을 제시

» 목표 설정을 통해 치료의 명확한 목표와 환자의 참여 동기를 유도

» 다학제 팀 또는 후속 치료자에게 중재 이유와 우선순위를 설명하는 자료가 됨

4) 계획(Plan)

(1) 정의

SOAP 노트의 계획 항목은 앞선 평가(Assessment)를 바탕으로 향후 치료 방향과 구체적인 실행 전략을 기술하는 부분이다. 이는 치료의 실행 계획뿐 아니라, 환자 교육, 재평가, 퇴원 계획까지 포함하며, 환자 중심의 중재 흐름을 설계하는 임상적 결정의 표현이다.

(2) 주요 항목

① 치료 계획(Treatment plan)

» 적용할 치료법, 방법, 빈도, 기간

» 예: "무릎관절 주변 근력강화운동 주 3회, 30분씩 2주간 시행 예정"

② 교육 계획(Patient/family education)

» 자가운동, 통증 관리법, 자세 교정 등

» 예: "넓적다리뒤근 스트레칭 방법 지도 및 일일 2회 수행 권장"

③ 중재 빈도 및 일정

» 치료 빈도, 주당 횟수, 예상 치료 기간 등

» 예: "주 2회, 4주간 물리치료 실시 예정"

④ 재평가 계획(Re-evaluation plan)

» 기능 향상 여부를 판단하기 위한 평가 시점 명시

» 예: "2주 후 엉덩관절 AROM 및 균형능력 재평가 실시 예정"

⑤ 연계 또는 의뢰 계획

» 타 전문가, 의사, 사회복지사 등과의 협력 계획

» 예: "낙상 예방 교육을 위해 작업치료사 협진 의뢰 예정"

(3) 작성 원칙

» 평가 내용(A)과 논리적으로 연결되어야 함

» 구체적이고 실현 가능한 계획 기술

» 치료 빈도, 기간, 적용 기법 등은 명확한 수치 및 용어로 표현

» 환자 참여와 교육 계획은 반드시 포함

(4) 임상 예시

» 고유수용성 감각 향상을 위한 BOSU 균형 훈련 주 3회 실시 예정

» 자가운동: 넓적다리뒤근 스트레칭, 일일 2세트 수행 지시

» 2주 후 기능적 독립성 지수(FIM) 재평가

» 재활 종료 후 지역사회 연계 방안 상담 계획 포함

(5) 임상적 의의

» 치료사의 계획은 환자의 기능 향상과 치료 목표 달성에 이르는 실행 경로를 구체화함

» 환자 교육 및 퇴원 후 관리까지 포함되어 포괄적 관리 계획의 핵심이 됨

» 계획의 구체성은 치료의 표준화, 재현 가능성, 보험 청구의 정당성을 높이는 역할을 함

IV 환자/고객 관리모델

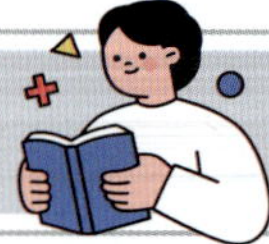

1. 정의

환자/고객관리모델은 환자의 문제를 인식하고, 정보를 수집하여 평가하고, 기능적 진단을 내리며, 치료 계획을 수립하고, 중재를 제공하며, 결과를 재평가하는 일련의 임상적 의사결정 단계를 구조화한 모델이다.

이는 환자 중심의 포괄적 관리체계를 강조하며, 치료사의 전문성, 임상 추론, 기록 및 의사소통의 일관성을 확보하는 데 기여한다.

이 모델은 미국물리치료사협회(American Physical Therapy Association, APTA)에서 제시한 표준 임상실무모델에 근거한 것이다.

2. 주요 구성 단계

환자/고객관리모델은 물리치료사가 임상 현장에서 체계적인 사고 흐름에 따라 환자를 평가하고 중재하며, 치료 결과를 분석하는 과정을 표준화한 실무 모델이며 근거 기반 실천, 환자 중심 치료, 치료 품질 향상을 위한 핵심 틀의 6단계로 구성된다(그림 1-4).

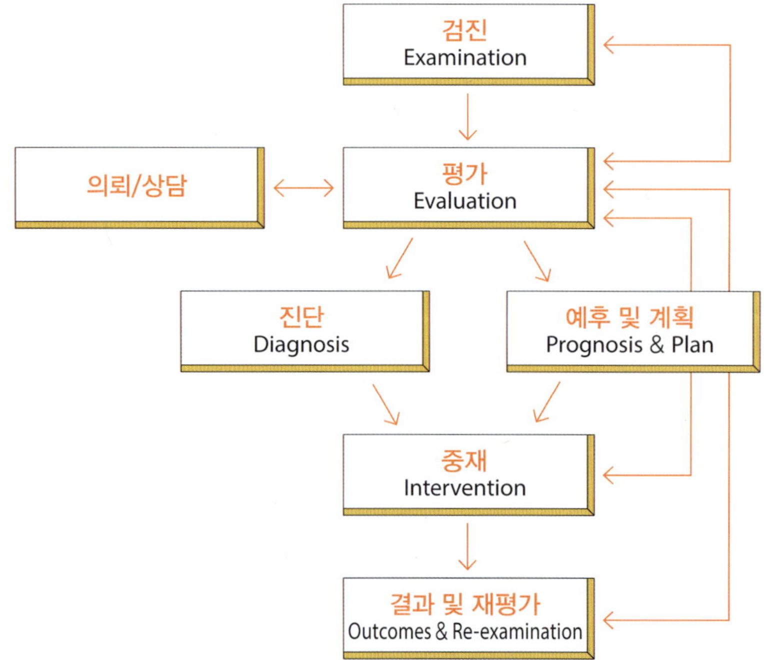

그림 1-4 환자/고객관리모델 · 단계별 흐름

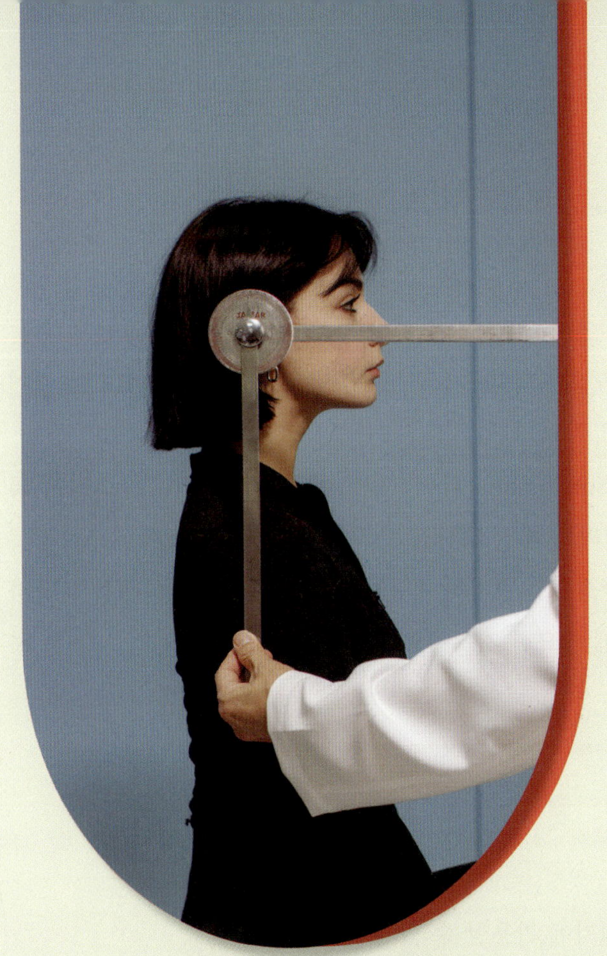

CHAPTER 02

관절운동범위

Range of Motion, ROM

학습목표

1. 관절운동범위의 정의를 설명할 수 있다.
2. 관절운동범위의 측정 목적 및 원리 그리고 고려사항을 설명할 수 있다.
3. 관절운동범위를 측정하는 도구를 사용할 수 있다.
4. 팔다리관절 및 척추관절의 관절운동범위 측정을 수행할 수 있다.

핵심용어

- 관절운동범위(Range of Motion, ROM)
- 수동 관절운동범위(Passive Range of Motion, PROM)
- 능동 관절운동범위(Active Range of Motion, AROM)
- 각도계(Goniometer)
- 경사계(Inclinometer) / 목 운동범위 측정기(CROM Device)

1. 개요

관절운동범위(Range of Motion, ROM)란 특정 관절을 능동적(Active)으로 또는 수동적(Passive)으로 움직일 때 관절이 도달할 수 있는 최대한의 움직임 범위를 의미한다. 이러한 움직임은 각도(Degree) 또는 길이(Length)로 측정되며, 관절의 가동 가능한 범위를 양적으로 나타낸다.

관절운동범위는 해부학적 구조, 관절 주위 물렁조직(Soft tissue), 나이, 성별, 통증, 질환 등의 개인적인 특성에 따라 차이가 발생할 수 있으며, 같은 관절이라 하더라도 개별 대상자 간의 운동범위는 상이할 수 있다.

ROM 측정은 관절 운동의 제한이나 과잉 여부를 객관적으로 평가하여 근육, 관절, 신경계의 상태를 파악하고, 대상자의 일상생활활동 능력과 물리치료 계획 수립에 중요한 기초자료를 제공한다.

2. 측정 목적

관절운동범위 측정은 다음과 같은 목적을 가진다.

1) 관절의 초기 상태를 객관적으로 파악하고 향후 재평가에 활용할 수 있다.
2) 대상자의 기능상 손상 또는 변형의 원인을 파악할 수 있다.
3) 물리치료 목표를 설정하고 진단을 위한 기초자료를 제공할 수 있다.
4) 검사자의 소견을 명확히 기록하여 의사소통 및 법적 문서로 활용할 수 있다.
5) 보조기나 기타 보조수단의 적합성을 평가할 수 있다.
6) 대상자의 치료 반응과 회복 정도를 추적 관찰할 수 있다.

3. 측정 원칙

ROM 측정 시 다음의 원칙을 고려한다.

1) 측정은 해부학적 자세(Anatomical position)에서 시작한다.
2) 대상자는 검사하고자 하는 관절과 관련된 근육을 이완한 상태로 준비한다.
3) 장애가 있는 쪽과 없는 쪽을 비교 측정하여 기준점을 설정한다.
4) 수동 관절운동범위 측정은 장애 원인을 감별하기 위한 검사로 활용된다.
5) 각도계 사용 시 축(Axis)은 관절 중심에, 고정팔(Stationary arm, SA)은 몸통 방향에, 운동팔(Moving arm, MA)은 움직이는 방향에 위치시킨다.
6) 통증이 있는 경우는 부드럽게 시행하며, 통증 발생 시 기록으로 남긴다.

4. 관절운동범위의 유형

관절운동범위(Range of Motion, ROM)는 크게 수동 관절운동범위(Passive ROM)와 능동 관절운동범위(Active ROM)로 구분된다.

1) 수동 관절운동범위(Passive Range of Motion, PROM)

수동 관절운동범위는 검사자(치료사 등)의 외부 힘에 의해 관절을 움직이게 하여 측정하는 방법이다(그림 2-1).

근육의 능동적인 수축 없이 비수축성 조직의 길이와 관절의 저항 정도를 확인하는 데 활용된다.

(1) 수동 관절운동범위(PROM)의 평가 목적

- 관절의 구조적 제한 유무 확인
- 관절 운동 제한의 원인 분석
- 치료계획 수립 및 목표 설정에 활용
- 관절 운동 중 통증 유무 및 위치 파악
- 관절낭 또는 비관절낭 패턴 확인
- 치료 경과 관찰 및 기능 회복 정도 평가

(2) 수동 관절운동범위의 평가 시 확인해야 할 사항

- 관절에서 일어나는 운동의 양
- 운동을 제한시키는 끝 느낌(End-feel)
- 통증을 유발하는 요인 및 시기

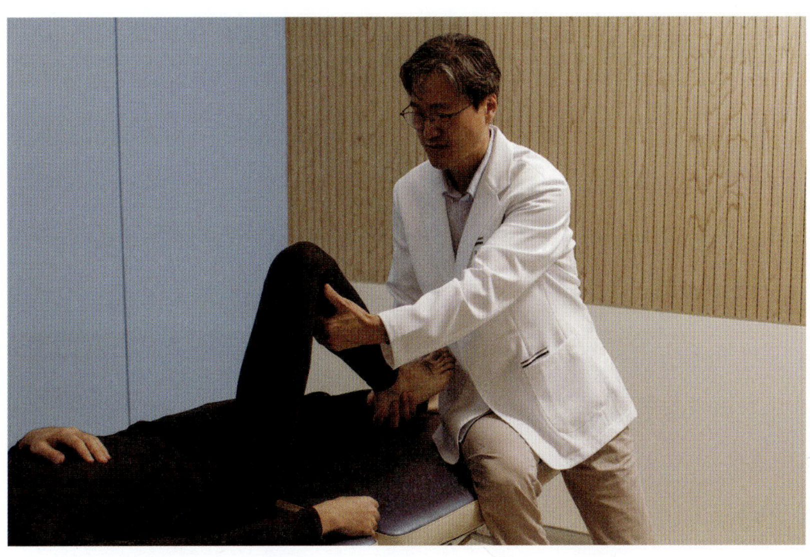

그림 2-1 무릎관절과 엉덩관절의 수동 관절운동범위 측정

- 운동의 질(Quality of movement)

2) 능동 관절운동범위(Active Range of Motion, AROM)

능동 관절운동범위는 환자 자신의 의지와 근수축에 의해 이루어지는 관절의 움직임이다(그림 2-2). 근육의 기능뿐 아니라 신경계, 협응력, 운동 의지, 통증, 지구력 등 다양한 요소의 영향을 받는다.

(1) 능동 관절운동범위의 평가 목적

- 근육의 기능 및 신경계 상태 평가
- 일상생활활동 수행 능력 평가
- 통증의 발생 시점과 양상 파악
- 관절 운동 제한 원인의 구분
- 물리치료의 효과 및 회복 경과 측정
- 환자의 의지 및 협조 확인

(2) 능동 관절운동범위의 제한 요인

[표 2-1] 능동 관절운동범위의 제한 요인

제한 요인	설명
근육 약화	근수축을 생성하지 못하거나, 충분한 힘을 내지 못함
통증	특정 운동 범위에서 통증이 발생하여 의도적 움직임을 제한
협응력 부족	운동을 수행하는 동안 불필요한 보조근 활성화 또는 정확성 저하
신경지배 이상	말초신경 손상, 중추신경계 손상 등으로 인해 의도적 움직임이 제한됨
피로, 심리적 요인	통증에 대한 두려움, 불안, 긴장 등 심리적 요인에 의해 능동적인 움직임을 억제

3) 수동 및 능동 관절운동범위 검사 시 금기 및 주의 사항

관절운동범위 검사는 안전하게 수행되어야 하며, 특정 상황에서는 검사 자체를 금기하거나 특별한 주의를 요한다.

검사 전 대상자의 상태를 사전 평가하여, 검사로 인해 증상이 악화되지 않도록 해야 한다.

(1) 금기사항(검사를 시행하지 말아야 할 경우)

- 심한 염증 또는 급성 관절염이 있는 경우
- 최근의 골절, 골절 부위에 불안정성이 의심되는 경우
- 골다공증이 심한 경우
- 출혈성 질환(혈우병) 또는 심한 혈종이 있는 경우

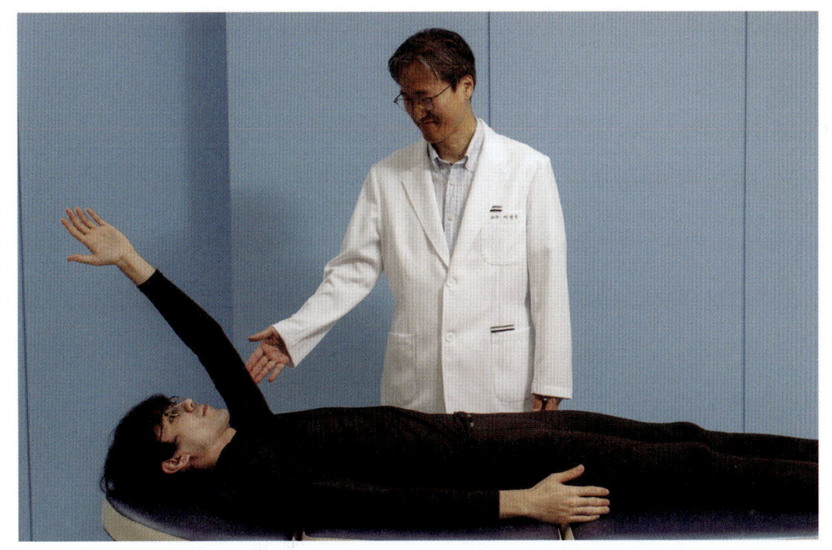

그림 2-2 어깨 관절의 능동 굽힘 관절운동범위 측정
(환자가 스스로 팔을 들어 올리는 모습)

- 심한 통증, 통증으로 인해 환자의 협조가 불가능한 경우
- 최근 수술 부위 또는 조직 손상이 의심되는 경우

(2) 주의 사항(검사 시 주의가 필요한 경우)

- 통증이 있는 관절
- 관절 및 관절주위에 염증이 진행 중인 경우
- 활동 부위에 뼈 전이 의심 또는 암성 병변이 있는 경우
- 힘줄, 근육, 인대 등 물렁조직이 손상된 후 회복 중인 경우
- 지연된 고정(Immobilization) 이후 관절 강직 또는 유착이 우려되는 경우
- 뼈의 불안정성 또는 약화된 부위가 존재하는 경우
- 관절 주위 감염 또는 감염성 관절염 이력
- 출혈 경향이 있는 경우(항응고제 복용자 포함)

5. 측정 도구

관절운동범위를 정확하게 평가하고 기록하기 위해서는 표준화된 측정도구의 활용이 필수적이다.

물리치료사는 대상자의 관절운동범위와 근육 길이의 제한을 객관적으로 판단하여, 적절한 치료계획을 수립하고자 다양한 도구를 사용할 수 있다.

대표적인 도구로는 각도계(Goniometer), 줄자(Tapeline), 경사계(Inclinometer) 등이 있으며, 최근에는 전자 각도계와 같은 디지털 장비도 임상에서 활용되고 있다.

- 각도계(Goniometer): 가장 널리 사용되는 측정도구로, 축의 위치에 따라 시작점과 끝점을 기준으로 각도를 측정
- 줄자(Tapeline): ROM 외에 근육 길이나 둘레 측정 시 활용
- 경사계(Inclinometer): 중력 기준으로 각도를 측정하는 장비로 정밀한 측정이 가능
- 전자각도계/스마트기기 연동: 태블릿, 스마트폰과 연동되어 자동 기록 가능, 환자 교육에도 유용

이처럼 각기 다른 도구들은 평가 목적에 따라 선택되어야 하며, 측정도구들을 활용한 관절운동범위의 정확한 측정은 운동 제한의 원인과 심각성(Severity)을 진단하는 데 중요한 자료가 되며 정확한 진단은 치료의 방향과 예후 결정에 직접적으로 영향을 미치게 된다.

1) 각도계(Goniometer)의 종류

각도계는 가장 일반적인 도구로, 팔다리관절의 ROM을 측정할 때 사용된다. 일반적으로 반원형과 원형 형태가 있으며 손가락관절용 소형각도계도 존재한다. 또한 플라스틱 또는 금속 재질로 제작되며, 구조는 두 개의 팔과 중심축으로 구성되어 있으며, 측정 각도에 따라 180° 또는 360° 눈금이 표시되어 있다.

특히 단순하고 경제적인 측정도구로서, 대부분의 관절운동범위 평가 시 활용된다.

기본적인 기계식 각도계 외에도, 중력기반 장비나 디지털 계측기, 스마트 기기 등을 포함하여 측정 목적과 환경에 따라 선택적으로 사용할 수 있다.

- 손가락 각도계(Finger goniometer)와 일반 각도계(General goniometer)는 가장 전통적으로 사용되는 도구로 주로 손가락 관절(Articulationes digitorum)이나 팔, 다리의 큰 관절(Articulationes majoris)을 측정할 때 활용되며 단순하고 사용이 쉬워 교육 현장과 임상에서 기본 도구로 널리 쓰인다(그림 2-3).
- 디지털 각도계(Digital goniometer)는 전자식 센서가 내장되어 있어 각도 측정값을 LCD 화면으로 바로 확인할 수 있고 보다 정밀한 수치를 요구하는 경우에 유용하며, 반복 측정 시 정확도가 높다(그림 2-4).
- 줄자(Tapeline)는 관절운동범위 자체보다는 근육 길이, 물렁조직의 길이, 관절둘레 등을 측정하는 데 사용

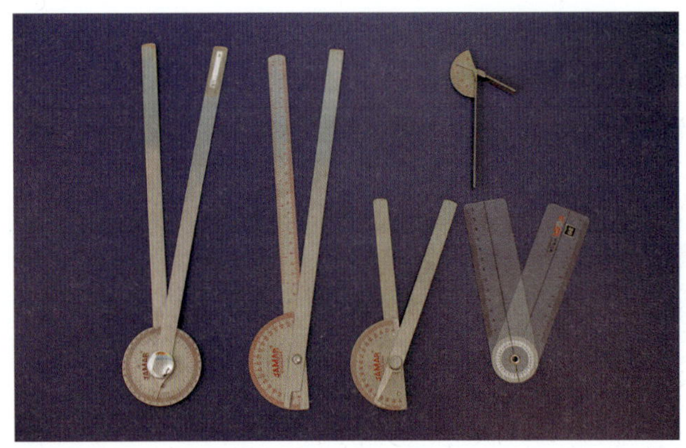

그림 2-3 각도계의 종류

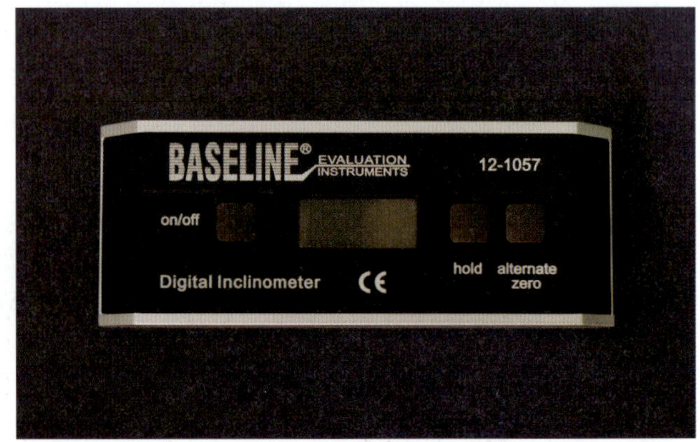

그림 2-4 디지털 각도계

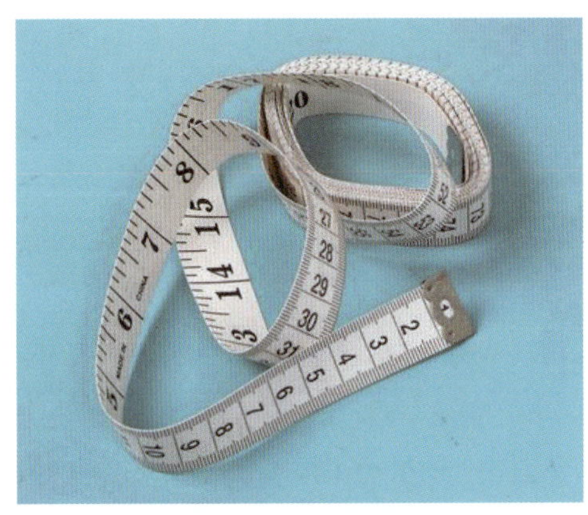

그림 2-5 줄자

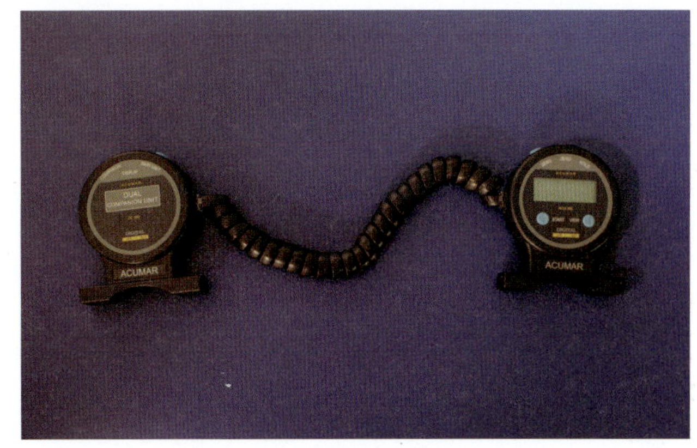

그림 2-6 디지털 이중 경사계

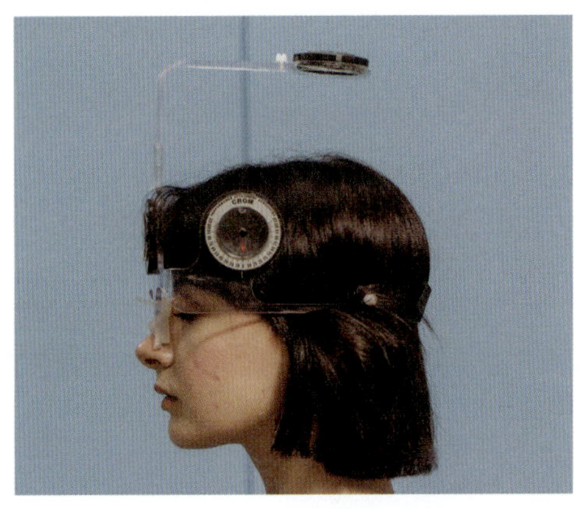

그림 2-7 목 운동범위 측정기

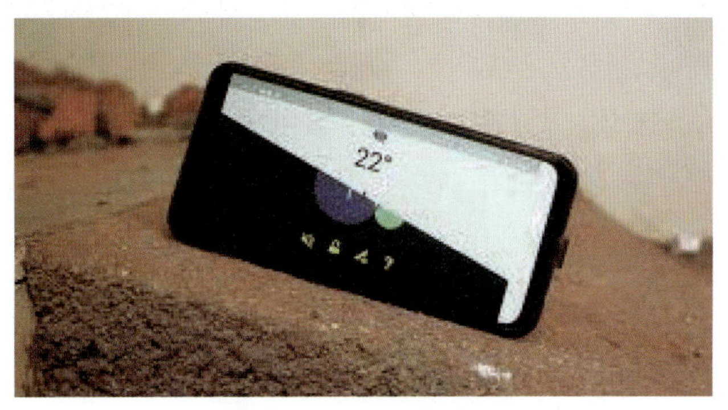

그림 2-8 스마트폰 경사계
(https://thescienceplus.com/news/)

되며 관절의 부피 변화나 비대칭 측정에도 활용된다(그림 2-5).

» 디지털 이중 경사계(Digital dual inclinometer)는 두 지점 간의 상대적 기울기를 측정할 수 있어, 주로 척주(Vertebral column)의 능동 및 수동 운동범위를 비교 측정하는 데 효과적이다(그림 2-6).

» 목 운동범위 측정기(CROM device)는 목(cervical vertebrae)의 굽힘(Flexion), 폄(Extension), 가쪽굽힘(Lateral flexion), 돌림(Rotation) 운동을 정량적으로 측정하는 데 특화된 도구로서 정확한 삼면 계측이 가능해 목의 기능 평가 시 자주 사용된다(그림 2-7).

» 스마트폰 경사계(Smartphone inclinometer)는 최근 많이 사용되는 방식으로, 스마트폰 내장 가속도계(Accelerometer)나 자이로스코프(Gyroscope)를 활용하여 각도를 측정하며 앱 기반으로 간편하며 휴대성과 접근성이 뛰어나 교육 및 일차 진료에서도 유용하다(그림 2-8).

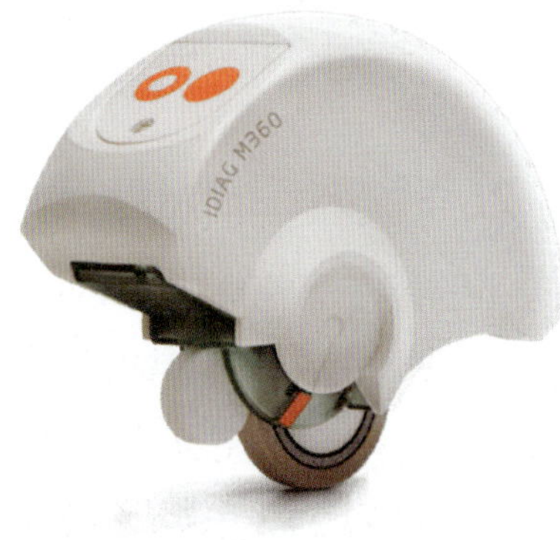

그림 2-9 척추 평가 장비
(https://osteopro.com.au/idiag/)

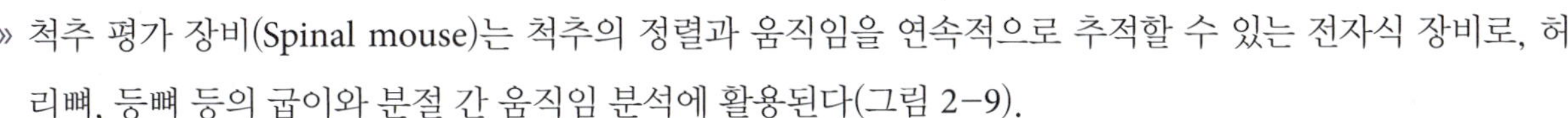

» 척추 평가 장비(Spinal mouse)는 척추의 정렬과 움직임을 연속적으로 추적할 수 있는 전자식 장비로, 허리뼈, 등뼈 등의 굽이와 분절 간 움직임 분석에 활용된다(그림 2-9).

6. 측정방법 및 고려사항

1) 측정방법과 원칙

관절운동범위를 측정하는 방법은 기준 각도와 해부학적 위치에 따라 여러 형태로 구분되며, 주요 측정 방식은 다음과 같다 .

(1) 해부학적(0~180°) 방식

중립의 0°(Neutral zero) 방식 또는 해부학적 자세 방식이라고 하며, 가장 일반적으로 사용하는 방식이다.

관절운동범위 측정은 기본적으로 해부학적 자세에서 시작한다. 모든 관절의 운동은 0°를 기준점으로 하여 증가하는 방향으로 각도를 표시하며, 최대 180°까지 측정할 수 있다. 대부분의 관절에서 이 방식을 적용하며, 각도 수치가 클수록 해당 관절의 운동범위가 크다는 것을 의미한다.

(2) 반원형(180~0°) 방식

기하학적 반원을 기준으로 하는 방식으로, 해부학적 자세를 180°로 설정하고 운동범위가 증가할수록 수치는 감소한다.

해부학적 위치에서 180°로 시작해 운동할수록 수치가 줄어들며, 0°에 가까워지는 방식이다. 현재는 거의 사용되지 않으며 교육적 목적에서 제한적으로 소개된다.

(3) 원형(360°) 방식

시상면(Sagittal plane)을 기준으로 하여 완전한 360° 원형으로 구성된 방식이다. 해부학적 자세를 180°로 설정하고 측정 시 각도가 증가 또는 감소하는 방식으로, 복잡하고 오차 발생 가능성이 높아 실제 임상에서는 거의 사용되지 않는다. 다만, 특정 관절에서는 예외적으로 사용된다.

2) 측정 시 고려사항

관절운동범위 측정 시에는 대상자의 성별, 연령, 체형, 근력, 통증 유무 등 다양한 요인을 고려해야 하며, 다음의 요소들은 운동범위 결과에 직접적인 영향을 미친다.

» 일반적으로 여성이 남성보다, 젊은층이 고령층보다 ROM이 큼
» 근육 경직, 구축, 통증, 부종, 통풍 등은 측정 제한 요소로 사전에 평가 필요
» 대상자의 의복, 신체 구조, 수술력도 ROM 측정의 정확성에 영향을 미침
» 특히 2-관절근(Two-joint muscle)이 관여된 경우, 양쪽 관절의 움직임에 따라 근육 길이 변화가 동반되므로 측정 시 차이를 고려해야 함

7. 관절운동범위 측정

1) 팔관절의 관절운동범위 측정

(1) 어깨관절 굽힘(Shoulder Joint Flexion)

(2) 어깨관절 폄(Shoulder Joint Extension)

항목	어깨관절 굽힘	어깨관절 폄
정상운동범위	0°~180°	0°~50°(60°)
시작 자세	의자에 앉거나 똑바로 선 자세 또는 바로 누운자세	의자에 앉거나 똑바로 선 자세
측정방법	• 축: 봉우리(acromion)의 아래 모서리에서 약 3cm 아래 지점 • 고정팔: 몸통(trunk)의 정중시상면(mid-sagittal plane)을 기준 • 운동팔: 위팔의 정중선(midline of the upper arm)과 평행	• 축: 봉우리(acromion)의 아래모서리에서 약 3cm 아래 지점 • 고정팔: 몸통(trunk)의 정중시상면(mid-sagittal plane)을 기준 • 운동팔: 위팔의 정중선(midline of the upper arm)과 평행
끝 자세	팔을 머리 위로 최대한 들어 올린 상태에서 굽힘	팔을 최대한 뒤로 보내 들어 올린 상태에서 폄
주의사항	• 몸통의 과도한 폄과 굽힘 방지 • 어깨뼈(scapula)의 올림, 돌림 등 보상작용 억제 • 팔꿈치관절(elbow joint)은 완전 폄 상태 유지	• 몸통의 과도한 폄과 굽힘 방지 • 어깨뼈(scapula)의 내밈,모음 등 보상작용 억제 • 팔꿈치관절(elbow joint)은 완전 폄 상태 유지

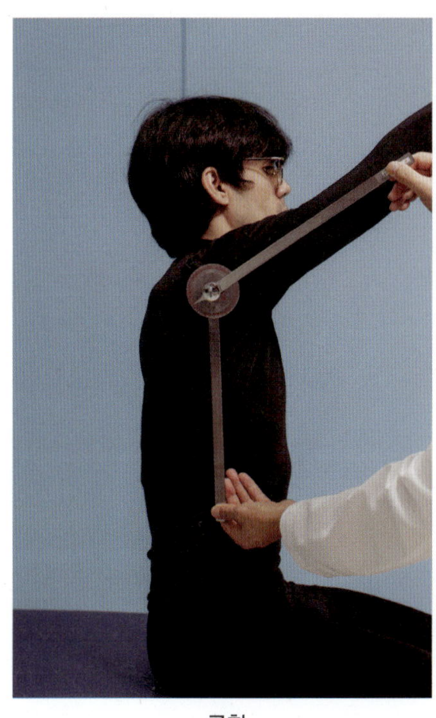
굽힘

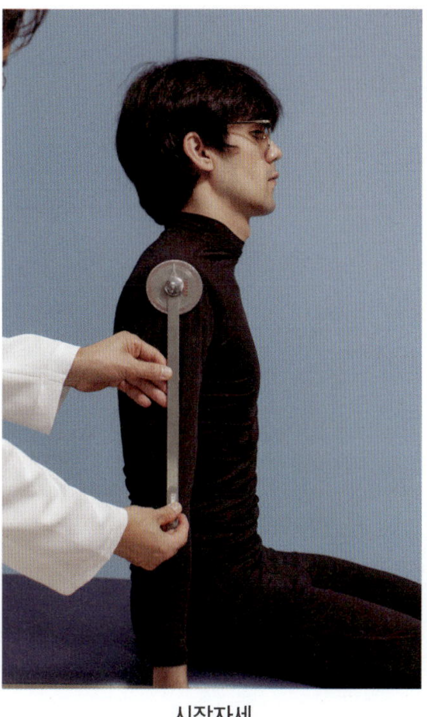
시작자세

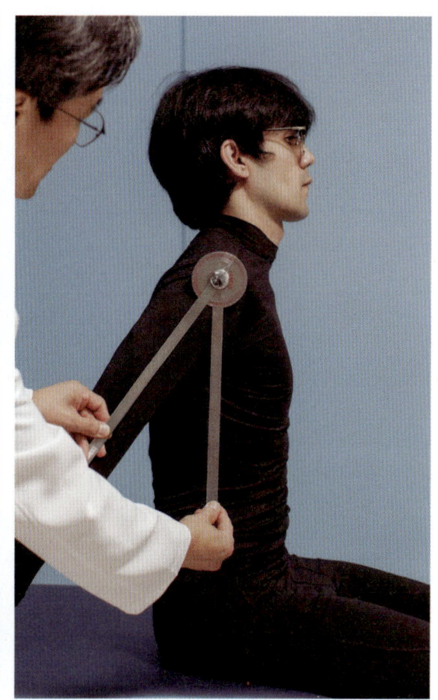
폄

그림 2-10 어깨관절 굽힘과 폄

(3) 어깨관절 벌림(Shoulder Joint Abduction)

(4) 어깨관절 모음(Shoulder Joint Adduction)

항목	어깨관절 벌림	어깨관절 모음
정상운동범위	0°~180°	0°~45°
시작 자세	의자에 앉거나 똑바로 선 자세 또는 바로누운자세	의자에 앉거나 똑바로 선 자세
측정방법	• 축: 봉우리(acromion)의 앞쪽 또는 뒤쪽 아래모서리에서 약 3cm 아래 지점 • 고정팔: 몸통(trunk)의 정중시상면(mid-sagittal plane) 또는 척추 가시돌기(spinous process of vertebrae)와 평행 • 운동팔: 위팔의 정중선(midline of the upper arm)과 평행	• 축: 봉우리(acromion)의 앞쪽 아래모서리에서 약 3cm 아래 지점 • 고정팔: 몸통(trunk)의 정중시상면(mid-sagittal plane) 또는 척추 가시돌기(spinous process of vertebrae)와 평행 • 운동팔: 위팔의 정중선(midline of the upper arm)과 평행
끝 자세	팔을 머리 위로 최대한 벌린 상태에서 벌림	위팔을 몸통 쪽으로 최대한 모은 상태
주의사항	• 몸통의 반대쪽 기울어짐 또는 돌림 방지 • 어깨뼈(scapula)의 올림이나 들임 방지 • 어깨뼈 봉우리와 위팔뼈 머리(head of humerus)의 충돌을 피하기위해 위팔뼈는 가볍게 바깥쪽으로 돌려 올림	• 검사 중 몸통이 같은 쪽으로 기울거나 돌림 방지 • 어깨뼈(scapula)의 내림 등 보상 작용 방지 • 위팔뼈를 안쪽으로 돌리며 과도하게 몸통에 강하게 밀착시키지 않도록 주의

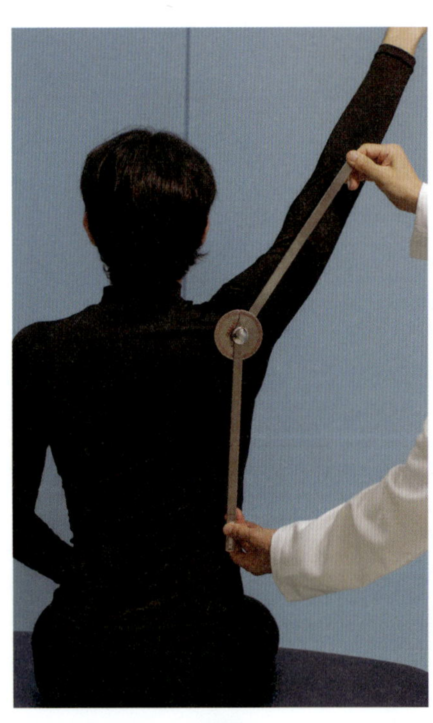

벌림

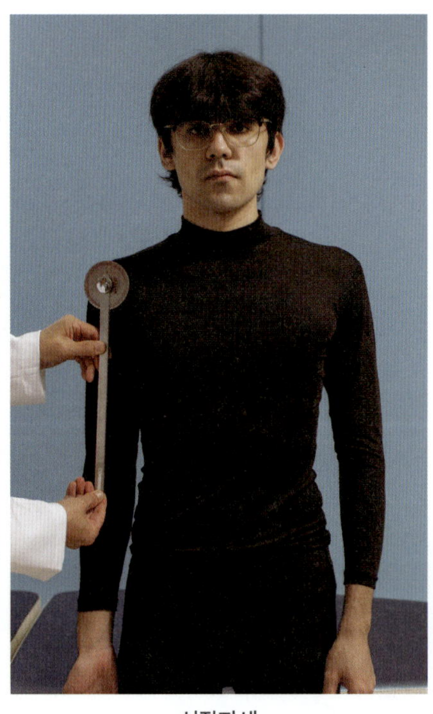

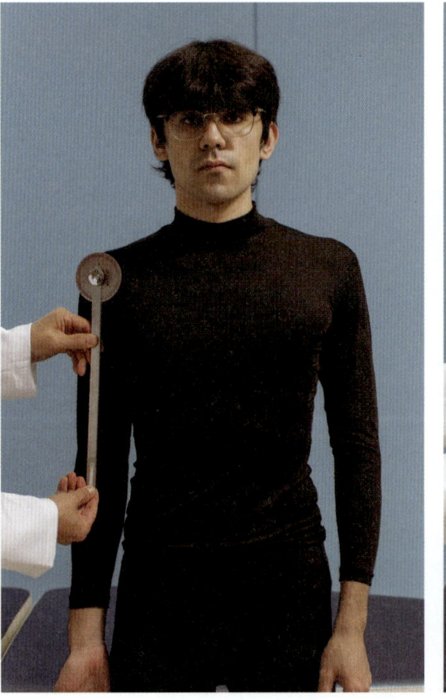

시작자세

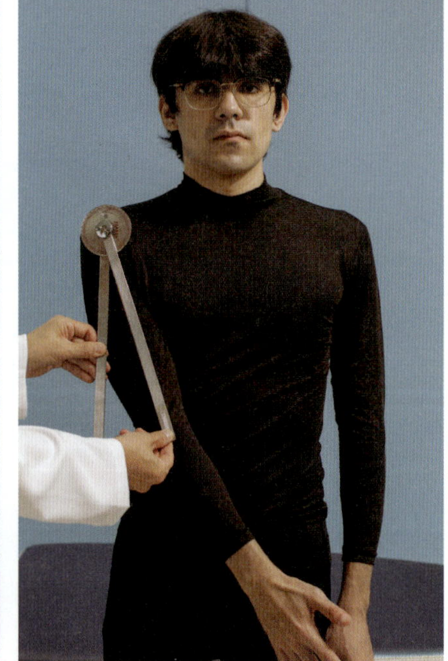

모음

그림 2-11 어깨관절 벌림과 모음

(5) 어깨관절 가로벌림 (Shoulder Joint Horizontal Abduction)

(6) 어깨관절 가로모음 (Shoulder Joint Horizontal Adduction)

항목	어깨관절 가로벌림	어깨관절 가로모음
정상운동범위	0°~45°	0°~130°
시작 자세	어깨관절 90° 벌림 상태로 의자에 앉거나 바로 선 자세	어깨관절 90° 벌림 상태로 의자에 앉거나 바로 선 자세
측정방법	• 축: 봉우리(acromion)의 중심 부위 • 고정팔: 전두면과 평행 • 운동팔: 위팔의 정중선(midline of the upper arm)과 평행	• 축: 봉우리(acromion)의 중심 부위 • 고정팔: 전두면과 평행 • 운동팔: 위팔의 정중선(midline of the upper arm)과 평행
끝 자세	팔을 뒤쪽으로 최대한 벌린 상태에서 가로벌림	팔을 앞쪽으로 최대한 모음 상태에서 가로모음
주의사항	• 몸통이 같은 방향으로 돌림되거나 기울어지지 않도록 주의	• 몸통이 같은 방향으로 돌림되거나 기울어지지 않도록 주의

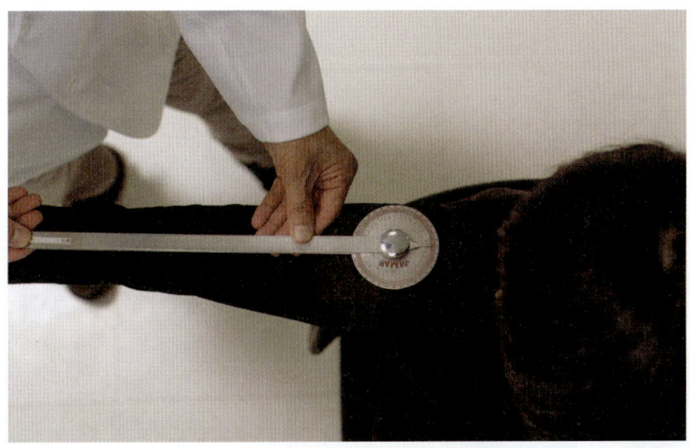

시작자세

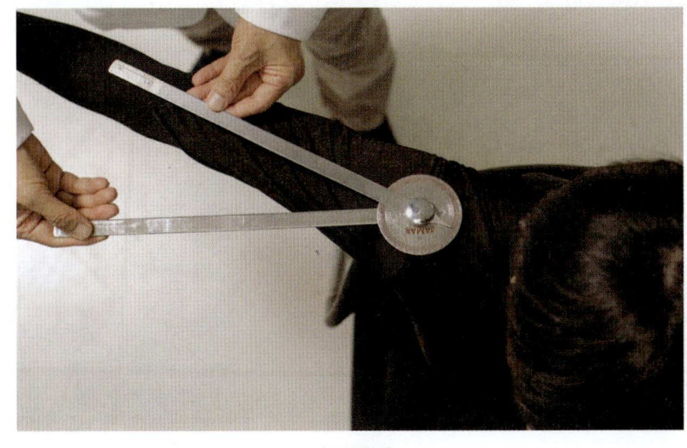

가로벌림

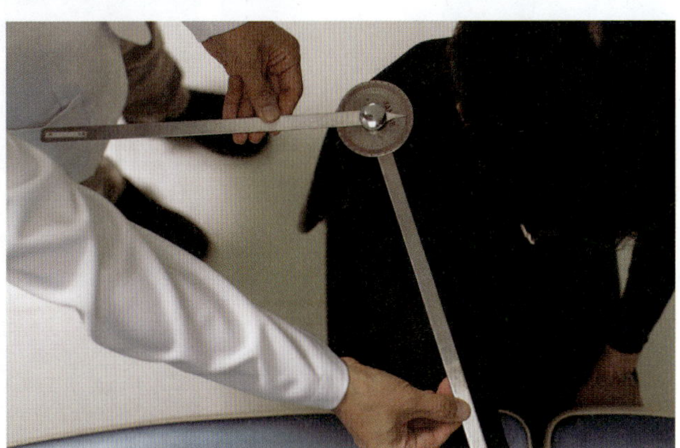

가로모음

그림 2-12 어깨관절 가로벌림과 가로모음

(7) 어깨관절 가쪽돌림 (Shoulder Joint External Rotation)

(8) 어깨관절 안쪽돌림 (Shoulder Joint Internal Rotation)

항목	어깨관절 가쪽돌림	어깨관절 안쪽돌림
정상운동범위	0°~90°	0°~70°
시작 자세	어깨관절 90° 벌림 및 팔꿉치 관절 90° 굽힘 상태로 의자에 앉거나 바로 선 자세	어깨관절 90° 벌림 및 팔꿉치 관절 90° 굽힘 상태로 의자에 앉거나 바로 선 자세
측정방법	• 축: 자뼈 팔꿈치뼈 머리(olecranon) • 고정팔: 시상면과 평행 • 운동팔: 자뼈의 정중선(midline of the ulna)과 평행	• 축: 자뼈 팔꿈치뼈머리(olecranon) • 고정팔: 시상면과 평행 • 운동팔: 자뼈의 정중선(midline of the ulna)과 평행
끝 자세	아래팔을 최대한 아래로 돌림시켜 가쪽돌림	아래팔을 최대한 아래로 돌림시켜 안쪽돌림
주의사항	• 몸통의 동반 돌림 및 기울어짐 방지 • 팔꿈치관절이 굽혀지거나 펴지지 않도록 유지 • 어깨관절의 굽힘, 모음, 벌림, 어깨뼈(scapula)의 들임 등 보상작용 억제 • 아래팔이 긴 축(long axis)을 따라 이동하도록 정렬 유지	• 몸통의 동반 돌림 및 기울어짐 방지 • 팔꿈치관절이 굽혀지거나 펴지지 않도록 유지 • 어깨뼈(scapula)의 올림이나 내밂 등 보상작용 억제 • 아래팔이 긴 축(long axis)을 따라 이동하도록 정렬 유지

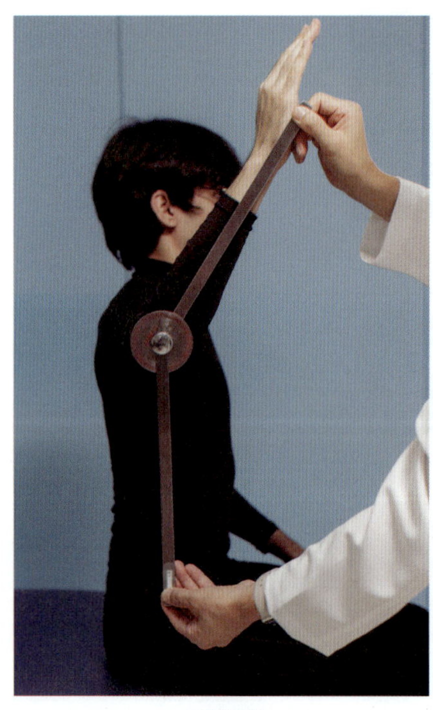
가쪽돌림

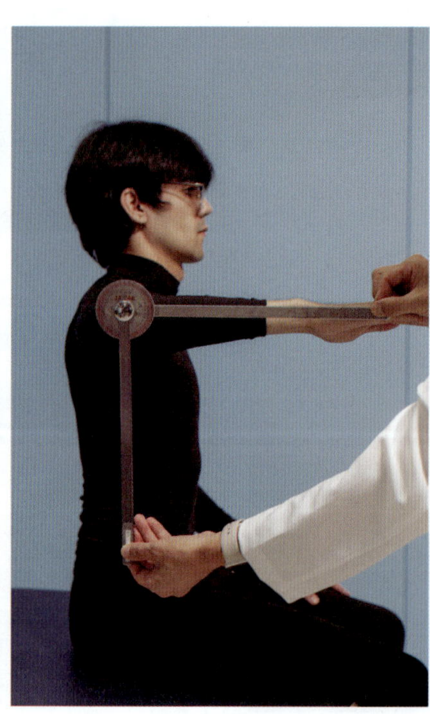
시작자세

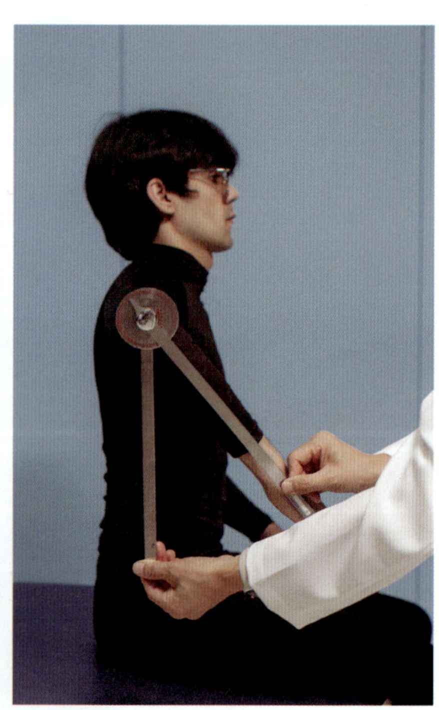
안쪽돌림

그림 2-13 어깨관절 가쪽돌림과 안쪽돌림

(9) 팔꿈치관절 굽힘(Elbow Joint Flexion)

(10) 팔꿈치관절 폄(Elbow Joint Extension)

항목	팔꿈치관절 굽힘	팔꿈치관절 폄
정상운동범위	0°~145°(155°)	0°~-5°
시작 자세	팔을 몸통에 붙인 상태로 의자에 앉거나 바로 선 자세	팔을 몸통에 붙인 상태로 의자에 앉거나 바로 선 자세
측정방법	• 축: 위팔뼈 가쪽위관절융기(lateral epicondyle of the humerus) • 고정팔: 위팔뼈(humerus) 가쪽의 정중선과 평행 • 운동팔: 노뼈 붓돌기의 연결선 상에서 아래팔 가쪽의 정중선과 평행	• 축: 위팔뼈 가쪽위관절융기(lateral epicondyle of the humerus) • 고정팔: 위팔뼈(humerus) 가쪽의 정중선과 평행 • 운동팔: 노뼈 붓돌기의 연결선 상에서 아래팔 가쪽의 정중선과 평행
끝 자세	아래팔을 최대한 위쪽으로 접어 굽힘	아래팔을 최대한 아래로 폄
주의사항	• 어깨 관절의 굽힘 동작이 동반되지 않도록 주의 • 몸통이 앞으로 기울거나 돌림하지 않도록 유지 • 손목이나 손의 보상작용 없이 자연스러운 굽힘 유도 • 굽힘 시 통증이나 저항감이 발생하는 경우 멈추고 범위를 기록함	• 굽힘 상태가 남아 있지 않도록 정확한 폄 확인 • 어깨 관절이 굽혀지거나 몸통이 뒤로 젖혀지는 보상작용 방지 • 손목, 손의 보조적인 움직임 없이 폄 동작 유도

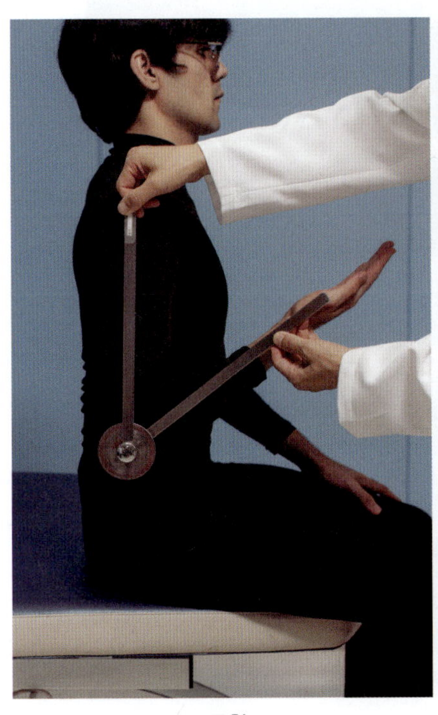
굽힘

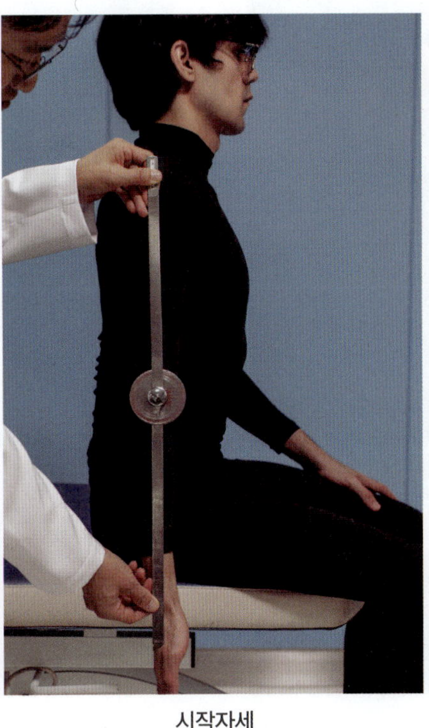
시작자세

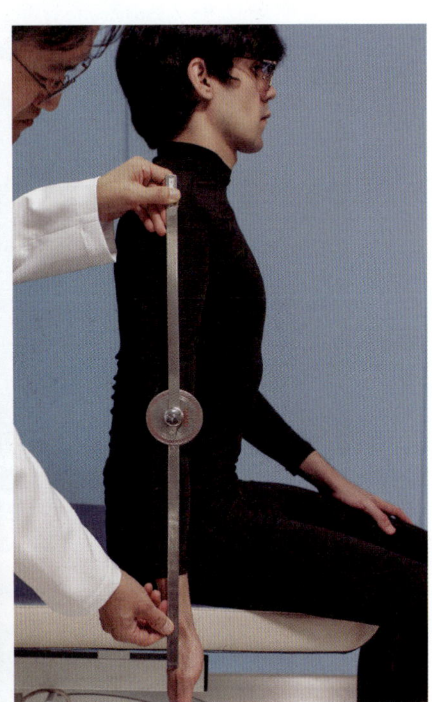
폄

그림 2-14 팔꿈치관절 굽힘과 폄

(11) 아래팔 엎침(Forearm Pronation)

항목	내용
정상운동범위	0°~90°
시작 자세	위팔을 몸통에 붙이고, 팔꿈치관절 90° 굽힌 상태에서 아래팔은 엎침과 뒤침의 중간자세(mid position)
측정방법	• 축: 자뼈 붓돌기(styloid process of the ulna)의 손등면 • 고정팔: 지면과 수직 • 운동팔: 손목관절의 손등면과 평행
끝 자세	손바닥을 안쪽으로 최대한 돌림시켜 엎침
주의사항	• 팔꿈치의 벌어짐, 어깨 관절의 안쪽돌림, 벌림이 발생하지 않도록 주의 • 반대쪽 어깨나 몸통의 기울어짐을 방지하여 정확한 측정 수행 • 손목이나 손가락의 과도한 보상 움직임 없이 아래팔 돌림 유도

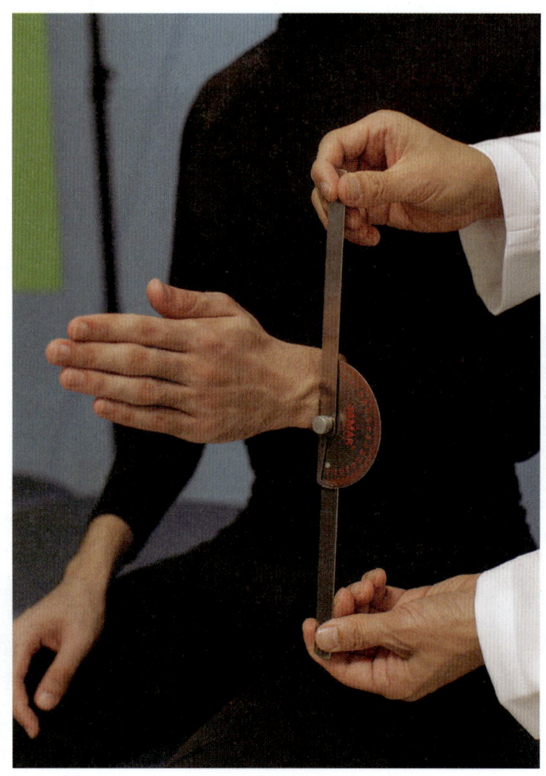

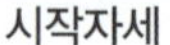

시작자세

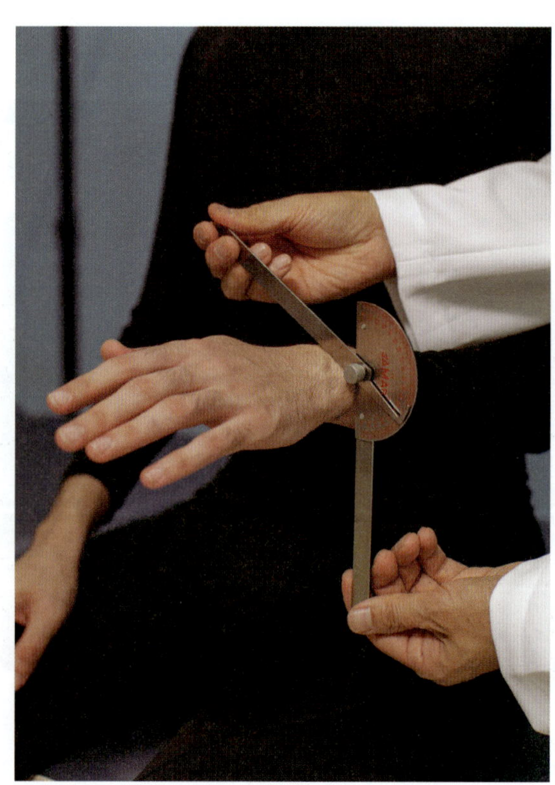

엎침

그림 2-15 아래팔 엎침

(12) 아래팔 뒤침(Forearm Supination)

항목	내용
정상운동범위	0˚~90˚
시작 자세	위팔을 몸통에 붙이고, 팔꿈치관절 90˚ 굽힌 상태에서 아래팔은 엎침과 뒤침의 중간자세(mid position)
측정방법	• 축: 자뼈 붓돌기(styloid process of the ulna)의 손바닥면 • 고정팔: 지면과 수직 • 운동팔: 손목관절의 손바닥면과 평행
끝 자세	손바닥을 바깥쪽으로 최대한 돌림시켜 뒤침
주의사항	• 어깨관절의 가쪽돌림 또는 모음 보상작용 방지 • 팔꿈치 또는 몸통의 기울어짐 없이 정렬 유지 • 손목이나 손가락의 보상 움직임 없이 순수한 아래팔 돌림 유도

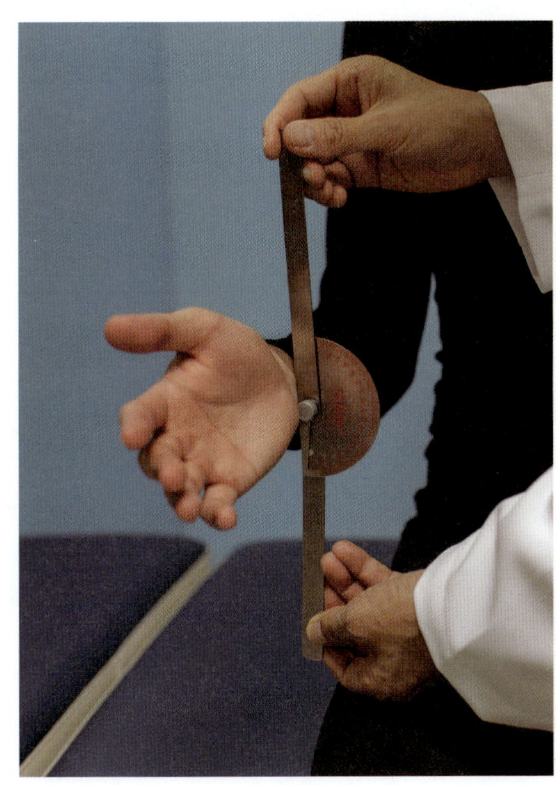

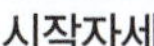

시작자세

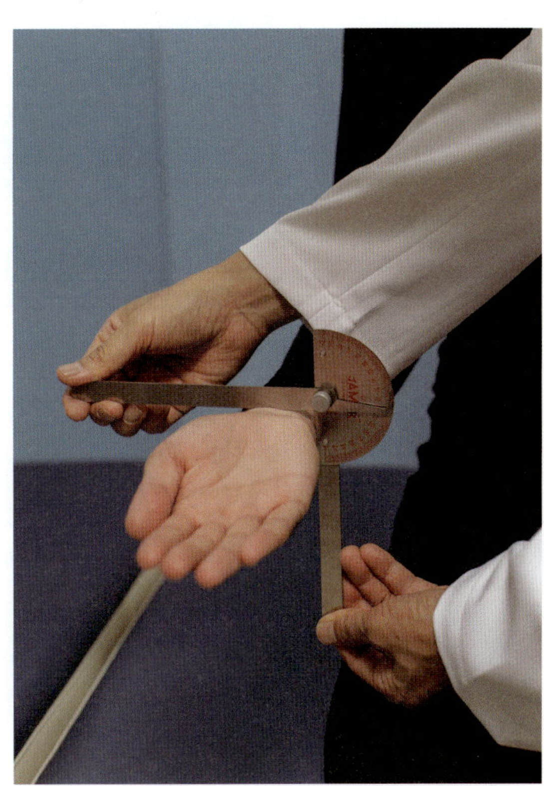

뒤침

그림 2-16 아래팔 뒤침

(13) 손목관절 굽힘(Wrist Joint Flexion)

(14) 손목관절 폄(Wrist Joint Extension)

항목	손목관절 굽힘	손목관절 폄
정상운동범위	0˚~80˚(90˚)	0˚~70˚
시작 자세	아래팔(forearm)은 검사대 위에 올려놓고 안정된 상태로 유지하며, 손목(wrist joint)은 중립 위치	아래팔(forearm)은 검사대 위에 올려놓고 안정된 상태로 유지하며, 손목(wrist joint)은 중립 위치
측정방법	• 축: 노뼈 붓돌기(styloid process of the radius) • 고정팔: 노뼈(radius)의 가쪽의 정중선과 평행 • 운동팔: 둘째 손허리뼈(2nd metacarpal bone) 가쪽의 정중선과 평행	• 축: 노뼈 붓돌기(styloid process of the radius) • 고정팔: 노뼈(radius)의 가쪽의 정중선과 평행 • 운동팔: 둘째 손허리뼈(2nd metacarpal bone) 가쪽의 정중선과 평행
끝 자세	손목을 가능한 한 아래쪽으로 굽혀 굽힘	손목을 가능한 한 위쪽으로 폄
주의사항	• 손목의 노쪽/자쪽 편위(radial/ulnar deviation)이 동반되지 않도록 주의 • 측정 시 손가락(fingers)은 이완 상태 유지 • 아래팔과 손목 사이의 정렬이 일직선상으로 유지되도록 유도	• 손목의 노쪽/자쪽 편위(radial/ulnar deviation)이 동반되지 않도록 주의 • 측정 시 손가락(fingers)은 이완 상태 유지 • 아래팔과 손목 사이의 정렬이 일직선상으로 유지되도록 유도

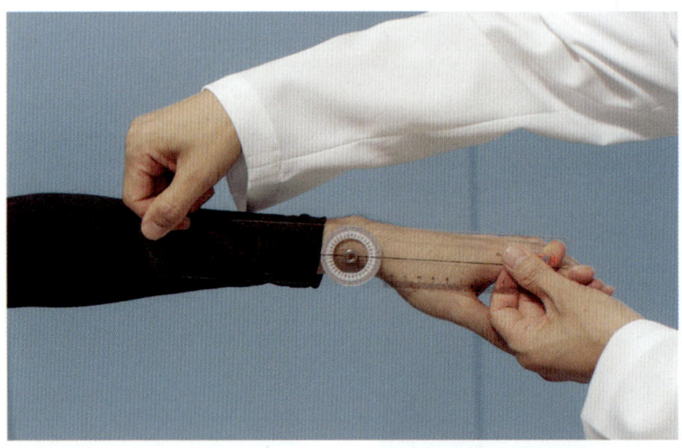

시작자세

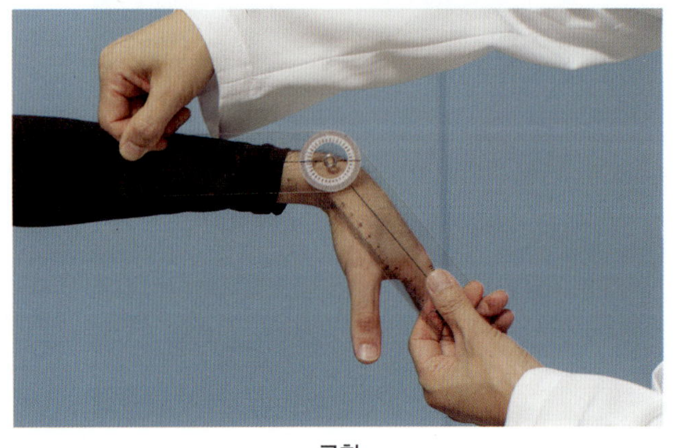

굽힘

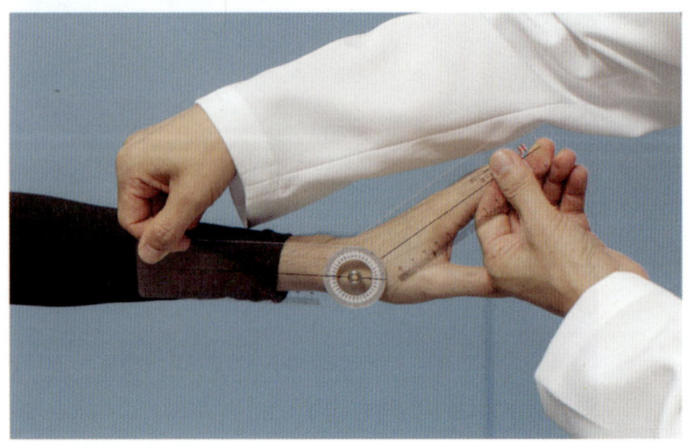

폄

그림 2-17 손목관절 굽힘과 폄

(15) 손목관절 노쪽편위 (Wrist Joint Radial Deviation)

(16) 손목관절 자쪽편위 (Wrist Joint Ulnar Deviation)

항목	손목관절 노쪽편위	손목관절 자쪽편위
정상운동범위	0˚~25˚	0˚~35˚
시작 자세	아래팔(forearm)은 검사대 위에 올려놓고 엎침 자세	아래팔(forearm)은 검사대 위에 올려놓고 엎침 자세
측정방법	• 축: 알머리뼈(capitate) • 고정팔: 아래팔 뒤쪽의 정중선과 평행 • 운동팔: 세번째 손허리뼈(3rd metacarpal bone) 뒤쪽의 정중선과 평행	• 축: 알머리뼈(capitate) • 고정팔: 아래팔 뒤쪽의 정중선과 평행 • 운동팔: 세번째 손허리뼈(3rd metacarpal bone) 뒤쪽의 정중선과 평행
끝 자세	손을 엄지손가락 방향(노쪽)으로 최대한 기울여 치우침	손을 새끼손가락 방향(자쪽)으로 최대한 기울여 치우침
주의사항	• 손목의 굽힘이나 폄 동작이 함께 나타나지 않도록 주의 • 어깨와 팔꿈치의 위치가 변화하지 않도록 고정 • 아래팔의 엎침과 뒤침 동작 방지	• 손목의 굽힘이나 폄 동작이 함께 나타나지 않도록 주의 • 어깨와 팔꿈치의 위치가 변화하지 않도록 고정 • 아래팔의 엎침과 뒤침 동작 방지

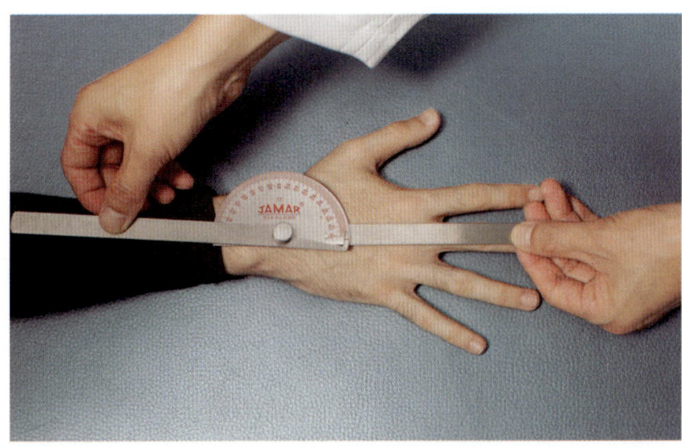

시작자세

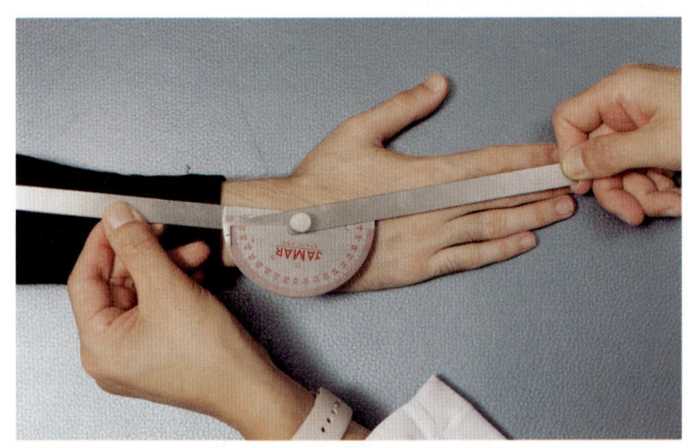

노쪽편위

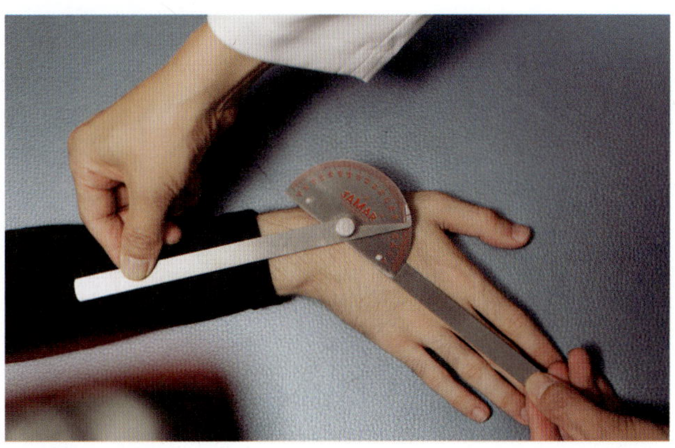

자쪽편위

그림 2-18 손목관절 노쪽과 자쪽편위

(17) 손허리손가락관절 굽힘 (Metacarpophalangeal Joint Flexion)

(18) 손허리손가락관절 폄 (Metacarpophalangeal Joint Extension)

항목	손허리손가락관절 굽힘	손허리손가락관절 폄
정상운동범위	0°~90°	0°~45°
시작 자세	아래팔(forearm)은 엎침 자세에서 손목은 중립	아래팔(forearm)은 엎침 자세에서 손목은 중립
측정방법	• 축: 3rd 손허리손가락관절(metacarpophalangeal Joint) 뒤쪽의 정중앙 • 고정팔: 손허리뼈 뒤쪽의 정중선과 평행 • 운동팔: 손등쪽 셋째 손허리뼈 중심선과 평행	• 축: 3rd 손허리손가락관절(metacarpophalangeal Joint) 앞쪽의 정중앙 • 고정팔: 손허리뼈 앞쪽의 정중선과 평행 • 운동팔: 손바닥쪽 셋째 손허리뼈 중심선과 평행
끝 자세	손허리손가락관절(metacarpophalangeal Joint) 최대한 굽힘	손허리손가락관절(metacarpophalangeal Joint) 최대한 폄
주의사항	• 손의 다른 관절의 동반 굽힘이 발생하지 않도록 주의 • 측정 중 손 전체의 움직임이나 손목의 위치 변화 방지 • 손가락의 과도한 긴장 없이 움직임 유도	• 손의 다른 관절의 동반 굽힘이 발생하지 않도록 주의 • 측정 중 손 전체의 움직임이나 손목의 위치 변화 방지 • 손가락의 과도한 긴장 없이 움직임 유도

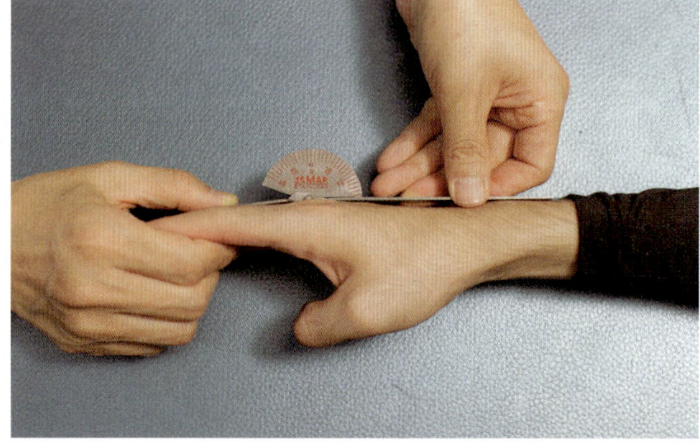
시작자세

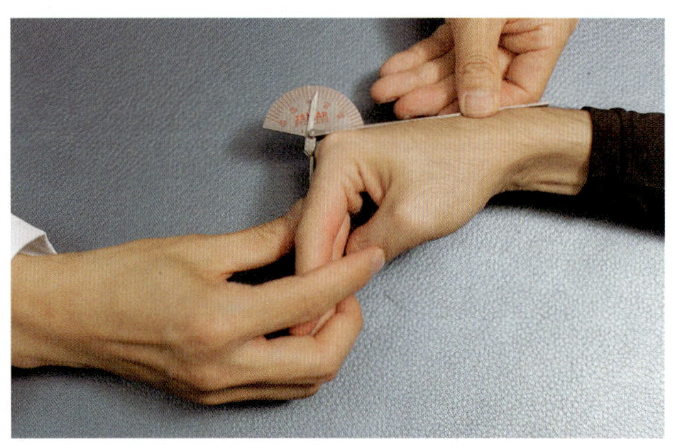
굽힘

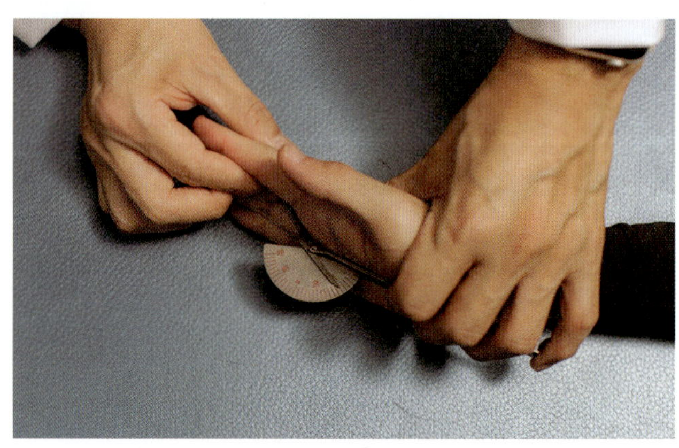
폄

그림 2-19 손허리손가락관절 굽힘과 폄

(19) 몸쪽 손가락뼈사이관절 굽힘 (Proximal Interphalangeal Joint Flexion)

(20) 몸쪽 손가락뼈사이관절 폄 (Proximal Interphalangeal Joint Extension)

항목	몸쪽 손가락뼈사이관절 굽힘	몸쪽 손가락뼈사이관절 폄
정상운동범위	0°～100°	0°
시작 자세	아래팔(forearm)은 엎침 자세에서 손허리손가락 관절은 중립	아래팔(forearm)은 엎침 자세에서 손허리손가락 관절은 중립
측정방법	• 축: 몸쪽 손가락뼈사이관절 뒤쪽의 정중앙 • 고정팔: 몸쪽 손가락뼈의 정중선과 평행 • 운동팔: 중간 손가락뼈 뒤쪽의 정중선과 평행	• 축: 몸쪽 손가락뼈사이관절 앞쪽의 정중앙 • 고정팔: 몸쪽 손가락뼈의 정중선과 평행 • 운동팔: 중간 손가락뼈 앞쪽의 정중선과 평행
끝 자세	몸쪽 손가락뼈사이관절의 최대한 굽힘	몸쪽 손가락뼈사이관절의 최대한 폄
주의사항	• 다른 손가락 관절의 보조 움직임이 동반되지 않도록 고정 • 손목과 손바닥의 위치가 변화되지 않도록 주의	• 다른 손가락 관절의 보조 움직임이 동반되지 않도록 고정 • 손목과 손바닥의 위치가 변화되지 않도록 주의

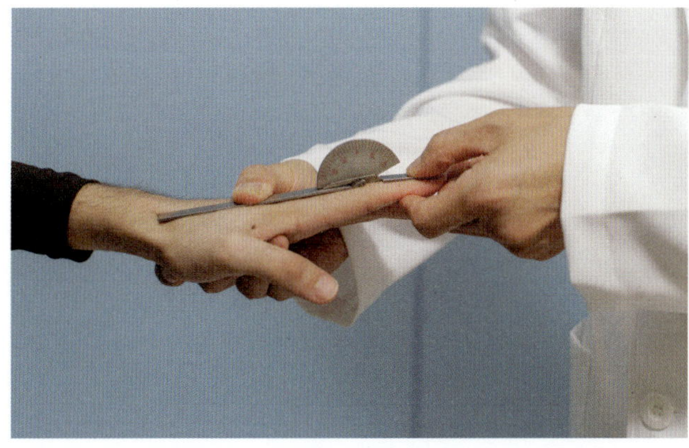

시작자세

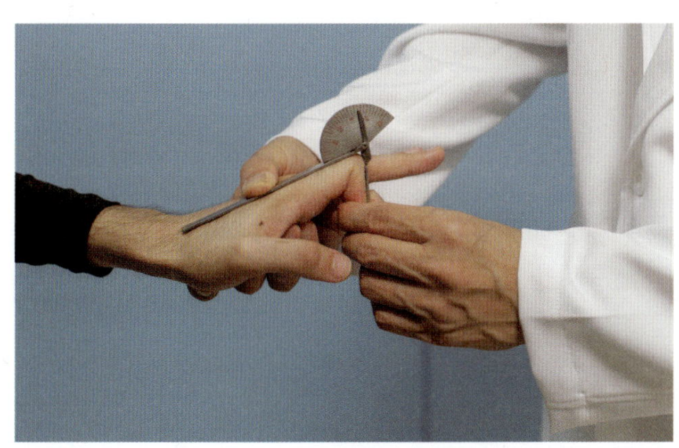

굽힘

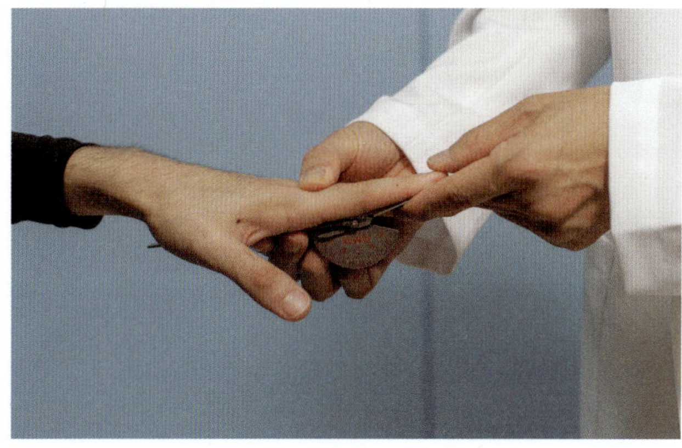

폄

그림 2-20 몸쪽 손가락뼈사이관절 굽힘과 폄

(21) 먼쪽 손가락뼈사이관절 굽힘 (Distal Interphalangeal Joint Flexion)

(22) 먼쪽 손가락뼈사이관절 폄 (Distal Interphalangeal Joint Extension)

항목	먼쪽 손가락뼈사이관절 굽힘	먼쪽 손가락뼈사이관절 폄
정상운동범위	0˚~80˚(90˚)	0˚
시작 자세	아래팔(forearm)은 엎침 자세	아래팔(forearm)은 엎침 자세
측정방법	• 축: 먼쪽 손가락뼈사이관절 뒤쪽의 정중앙 • 고정팔: 중간마디뼈의 정중선과 평행 • 운동팔: 끝마디뼈의 뒤쪽 정중선과 평행	• 축: 먼쪽 손가락뼈사이관절 앞쪽의 정중앙 • 고정팔: 중간마디뼈의 정중선과 평행 • 운동팔: 끝마디뼈의 앞쪽 정중선과 평행
끝 자세	몸쪽 손가락뼈사이관절의 최대한 굽힘	몸쪽 손가락뼈사이관절의 최대한 굽힘
주의사항	• 손가락의 과도한 긴장 없이 자연스러운 움직임 유도 • 손바닥이나 손목의 위치가 변화되지 않도록 고정 유지	• 손가락의 과도한 긴장 없이 자연스러운 움직임 유도 • 손바닥이나 손목의 위치가 변화되지 않도록 고정 유지

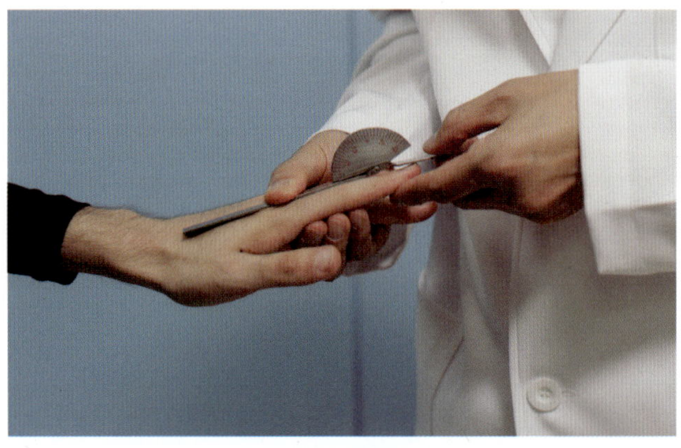

시작자세

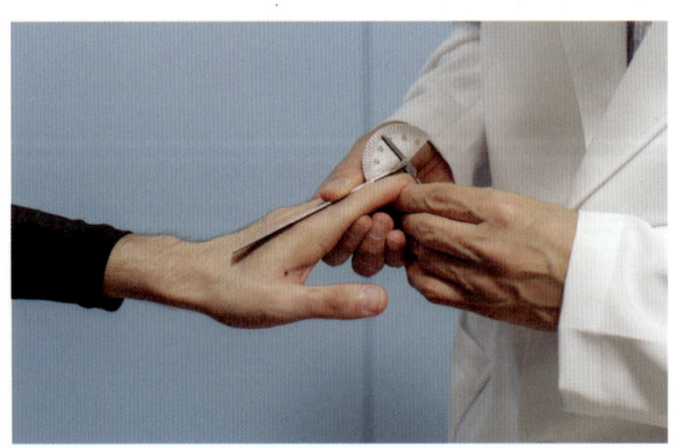

굽힘

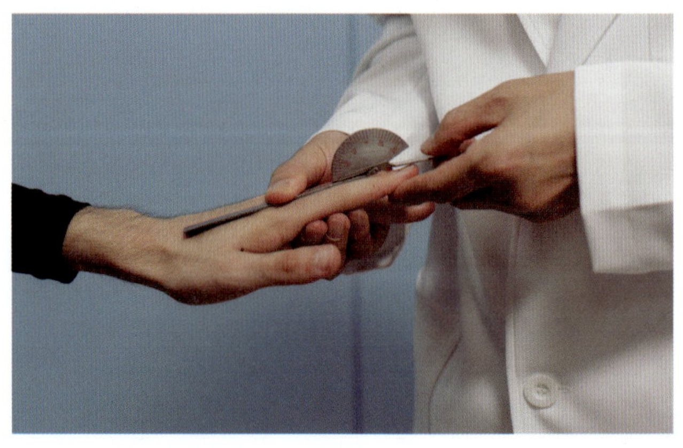

폄

그림 2-21 먼쪽 손가락뼈사이관절 굽힘과 폄

(23) 엄지손가락 손허리손가락관절 굽힘 (Thumb Metacarpophalangeal Joint Flexion)

(24) 엄지손가락 손허리손가락관절 폄 (Thumb Metacarpophalangeal Joint Extension)

항목	엄지손가락 손허리손가락관절 굽힘	엄지손가락 손허리손가락관절 폄
정상운동범위	0°～50°	0°
시작 자세	검사대 위에 아래팔(forearm)을 중립자세	검사대 위에 아래팔(forearm)을 중립자세
측정방법	• 축: 엄지손가락 등쪽 손허리손가락관절의 중심 • 고정팔: 엄지손가락 손허리뼈 몸통 정중선과 평행 • 운동팔: 엄지손가락 몸쪽 손가락뼈의 정중선과 평행	• 축: 엄지손가락 앞쪽 손허리손가락관절의 중심 • 고정팔: 엄지손가락 손허리뼈 몸통 정중선과 평행 • 운동팔: 엄지손가락 몸쪽 손가락뼈의 정중선과 평행
끝 자세	엄지손가락 손허리손가락관절의 최대한 굽힘	엄지손가락 손허리손가락관절의 최대한 굽힘
주의사항	각도계의 표면에 제시된 0°가 아니더라도 표시된 각도가 0°를 시작자세로 함	각도계의 표면에 제시된 0°가 아니더라도 표시된 각도가 0°를 시작자세로 함

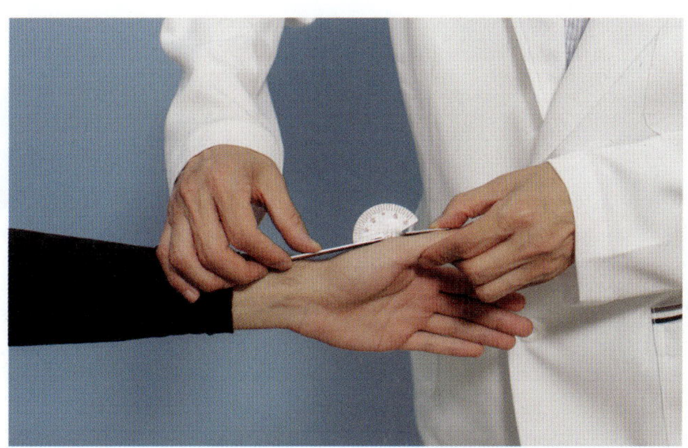

시작자세

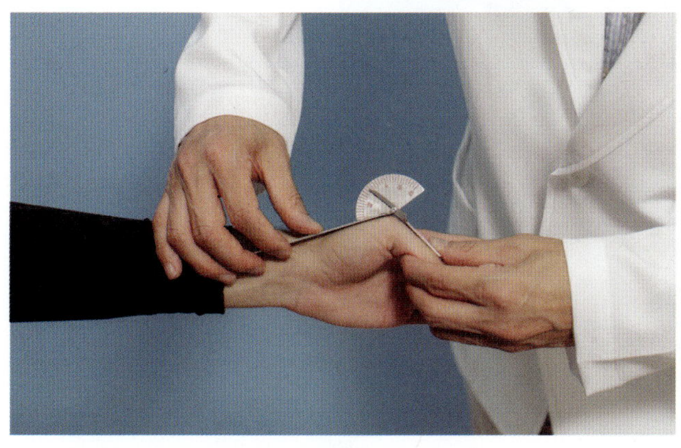

굽힘

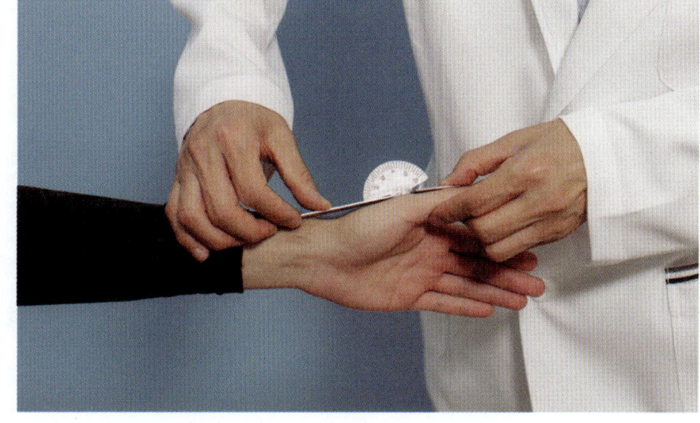

폄

그림 2-22 엄지손가락 손허리손가락관절 굽힘과 폄

2) 다리관절의 관절운동범위 측정

(1) 무릎관절 폄 상태에서 엉덩관절 굽힘(Hip Joint Flexion with Knee Joint Extension)

항목	내용
정상운동범위	0˚~80˚(90˚)
시작 자세	바로누운자세
측정방법	• 축: 넙적다리뼈 큰돌기(greater trochanter of femur) • 고정팔: 몸통 가쪽 정중선(lateral midline of trunk)과 평행 • 운동팔: 넙적다리뼈(femur) 가쪽의 정중선과 평행
끝 자세	무릎을 편 상태로 다리를 들어 올려 엉덩관절의 굽힘
주의사항	• 반대쪽 다리는 이완 상태로 유지하고, 골반이 뒤로 기울거나 허리뼈(lumbar vertebrae)가 뜨지 않도록 고정 • 무릎이 굽혀지지 않도록 주의하며, 넙적다리뒤근의 긴장을 고려해 끝 느낌(end feel)을 감지하여 멈춤 • 과도한 반동이나 허리부위의 젖힘을 방지

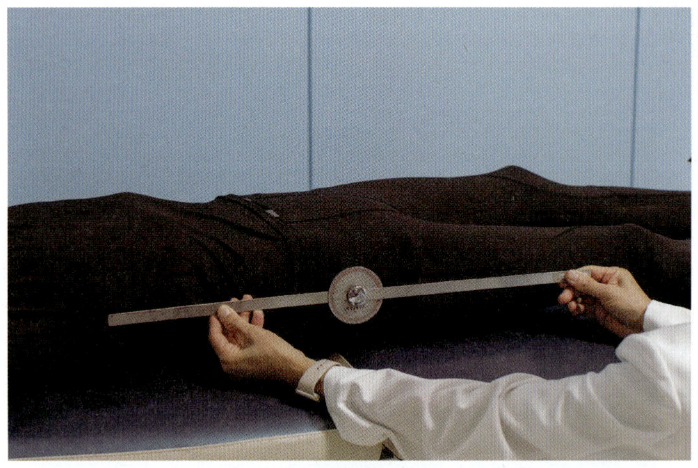

시작자세

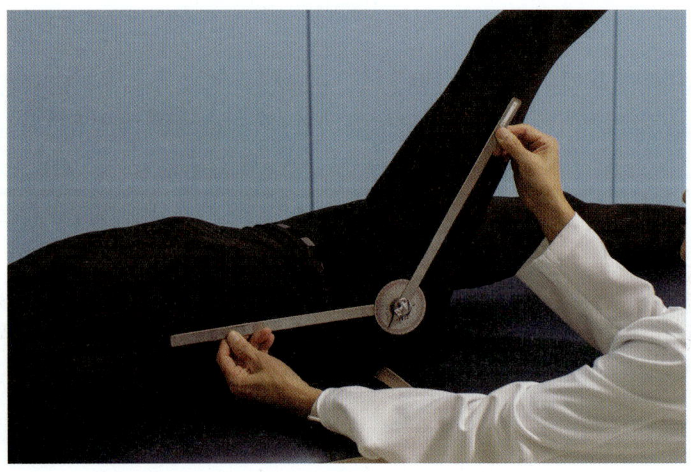

굽힘

그림 2-23 무릎관절 폄 상태에서 엉덩관절 굽힘

(2) 무릎관절 굽힘 상태에서 엉덩관절 굽힘(Hip Joint Flexion with Knee Joint Flexion)

항목	내용
정상운동범위	0˚~125˚
시작 자세	바로누운자세
측정방법	• 축: 넓적다리뼈 큰돌기(greater trochanter of femur) • 고정팔: 몸통 가쪽 정중선(lateral midline of trunk)과 평행 • 운동팔: 넓적다리뼈(femur) 가쪽의 정중선과 평행
끝 자세	무릎을 굽힌 상태로 다리를 들어 올려 엉덩관절의 굽힘
주의사항	• 넓적다리뒤근육(hamstring)의 긴장을 줄이기 위해 무릎은 굽힌 상태 유지 • 골반이 뒤로 기울어지는 뒤기울임(posterior tilt)이 생기지 않도록 고정 • 허리뼈(lumbar vertebrae)의 과도한 들림 또는 과다폄 방지 • 반대쪽 다리는 이완된 상태로 두어야 정확한 범위 측정 가능

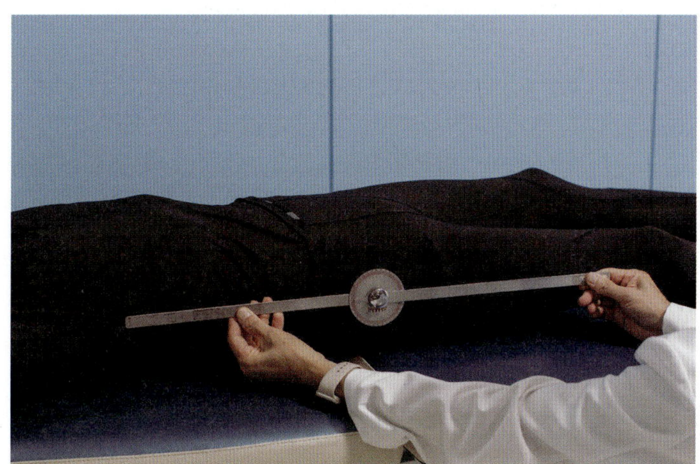

시작자세

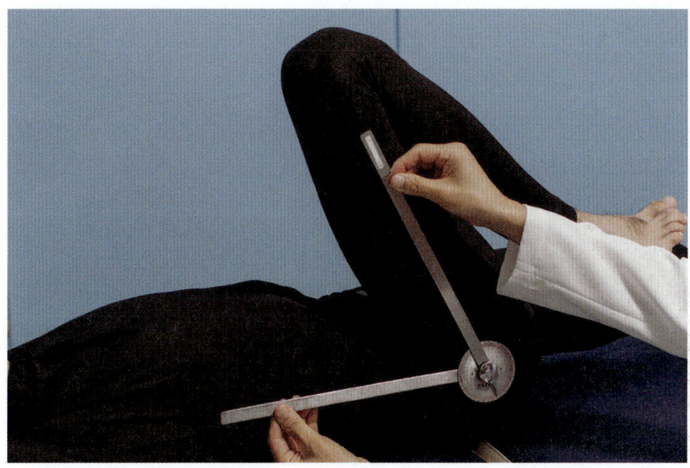

굽힘

그림 2-24 무릎관절 굽힘 상태에서 엉덩관절 굽힘

(3) 엉덩관절 폄(Hip Joint Extension)

항목	내용
정상운동범위	0˚~10˚(20˚)
시작 자세	엎드려 누운자세
측정방법	• 축: 넓적다리뼈 큰돌기(greater trochanter of femur) • 고정팔: 몸통 가쪽 정중선(lateral midline of trunk)과 평행하게 정렬 • 운동팔: 넓적다리뼈(femur) 가쪽의 정중선과 평행
끝 자세	무릎을 편 상태로 다리를 가능한 한 뒤쪽으로 들어올려 엉덩관절 폄
주의사항	• 넓적다리곧은근(rectus femoris)의 과도한 긴장으로 인한 제한 방지를 위해 무릎은 편 상태 유지 • 골반이 앞쪽으로 기울어지는 앞기울임(anterior tilt) 방지 • 허리뼈(lumbar vertebrae)의 과다폄(hyperextension)이 일어나지 않도록 주의 • 반대쪽 다리는 안정된 자세로 유지

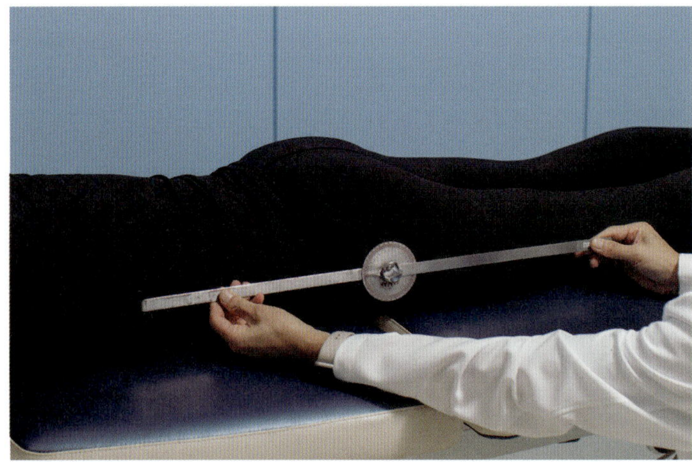

시작자세

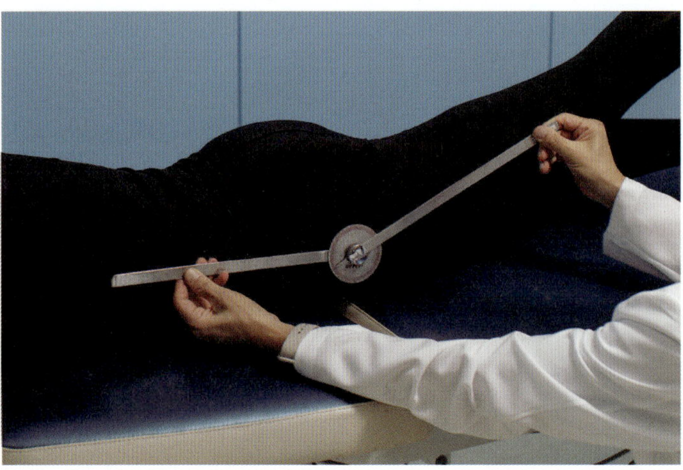

폄

그림 2-25 엉덩관절 폄

(4) 엉덩관절 벌림(Hip Joint Abduction)

항목	내용
정상운동범위	0°~45°
시작 자세	바로누운자세
측정방법	• 축: 위앞엉덩뼈가시(anterior superior iliac spine,ASIS) • 고정팔: 위앞엉덩뼈가시(anterior superior iliac spine,ASIS)를 잇는 가상의 선과 평행 • 운동팔: 넓적다리뼈(femur) 앞쪽의 정중선과 평행
끝 자세	다리를 편 상태로 엉덩관절의 벌림
주의사항	• 엉덩관절의 가쪽돌림이 동반되지 않도록 주의 • 골반이 따라가며 틀어지거나 같은 쪽 골반이 기울어지는 보상작용 방지 • 양쪽 다리의 대칭을 유지하며 반대쪽 다리는 고정된 자세로 유지

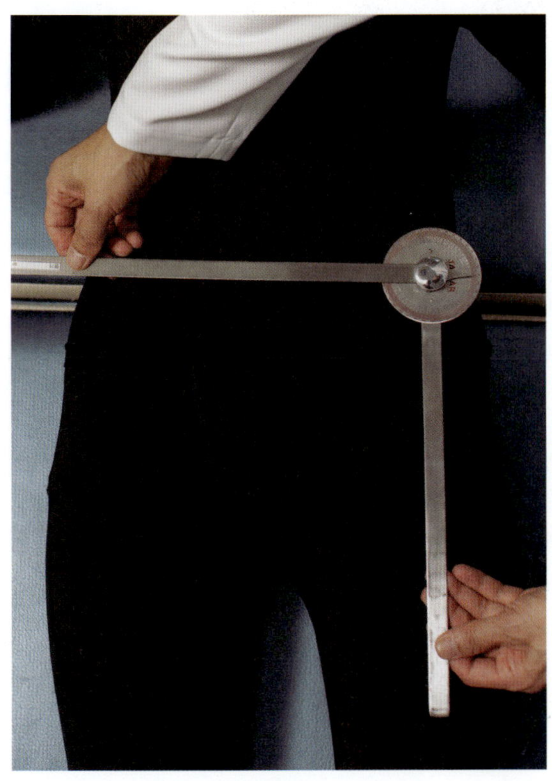

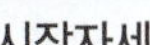

시작자세

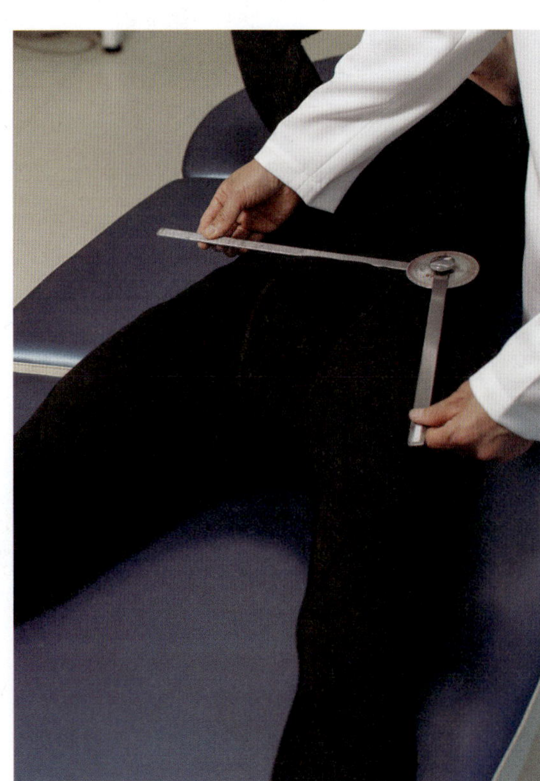

벌림

그림 2-26 엉덩관절 벌림

(5) 엉덩관절 모음(Hip Joint Adduction)

항목	내용
정상운동범위	0°~25°
시작 자세	바로누운자세에서 반대측 엉덩관절을 25° 벌림자세
측정방법	• 축: 위앞엉덩뼈가시(anterior superior iliac spine,ASIS) • 고정팔: 위앞엉덩뼈가시(anterior superior iliac spine,ASIS)를 잇는 가상의 선과 평행 • 운동팔: 넓적다리뼈(femur) 앞쪽의 정중선과 평행
끝 자세	다리를 편 상태로 반대측 다리에 닿도록 엉덩관절 모음
주의사항	• 엉덩관절의 안쪽돌림이 동반되지 않도록 주의 • 골반이나 허리의 돌림 또는 기울어짐 없이 정확하게 모음 동작 유도

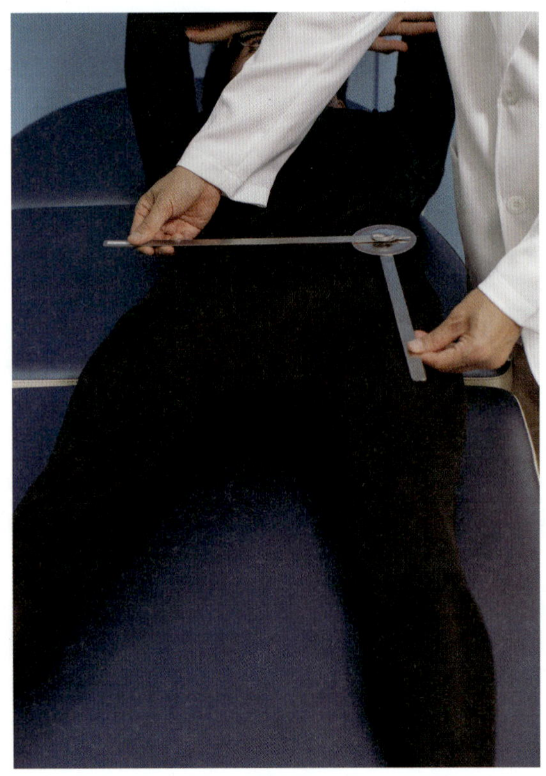

시작자세

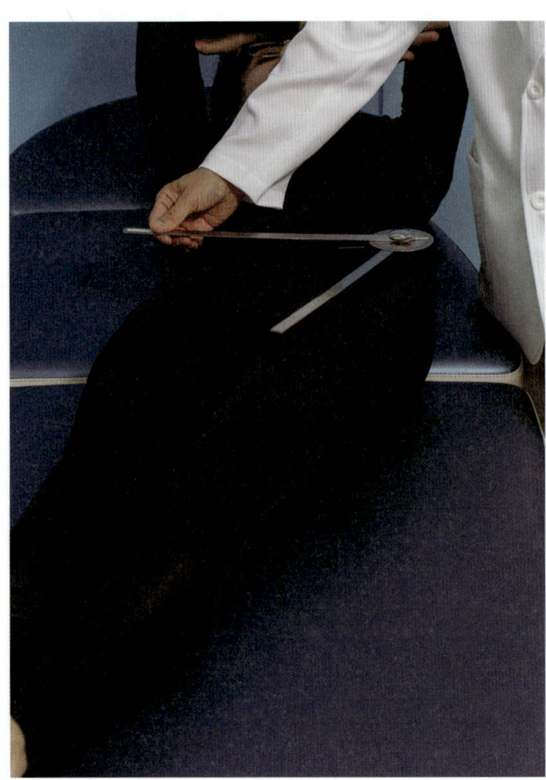

모음

그림 2-27 엉덩관절 모음

(6) 엉덩관절 가쪽돌림 (Hip Joint External Rotation)

(7) 엉덩관절 안쪽돌림 (Hip Joint Internal Rotation)

항목	엉덩관절 가쪽돌림	엉덩관절 안쪽돌림
정상운동범위	0°~40°(45°)	0°~30°(45°)
시작 자세	엉덩관절과 무릎관절 90° 굽힘 한 채로 앉은자세	엉덩관절과 무릎관절 90° 굽힘 한 채로 앉은자세
측정방법	• 축: 무릎뼈(patella) 앞쪽 정중앙 • 고정팔: 지면과 수직 • 운동팔: 정강뼈(tibia) 앞쪽의 정중선과 평행	• 축: 무릎뼈(patella) 앞쪽 정중앙 • 고정팔: 지면과 수직 • 운동팔: 정강뼈(tibia) 앞쪽의 정중선과 평행
끝 자세	검사쪽 다리를 최대한 가쪽돌림	검사쪽 다리를 최대한 안쪽돌림
주의사항	• 반대쪽 골반이 들리지 않도록 고정 • 몸통의 가쪽굽힘 방지 • 엉덩관절의 굽힘 또는 벌림 동작이 함께 나타나지 않도록 제한 • 발목관절과 무릎관절의 움직임은 최소화	• 반대쪽 골반이 들리지 않도록 고정 • 몸통의 가쪽굽힘 방지 • 엉덩관절의 굽힘 또는 모음 동작이 함께 나타나지 않도록 제한 • 발목관절과 무릎관절의 움직임은 최소화

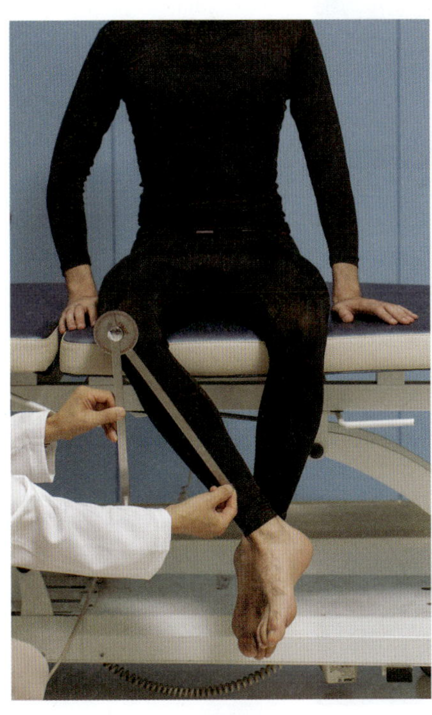

가쪽돌림

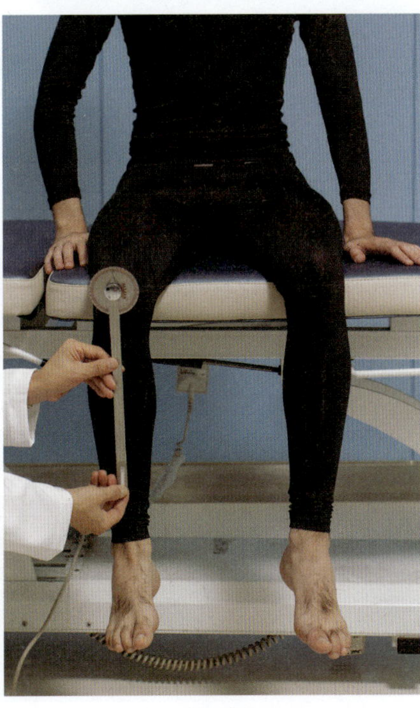

시작자세

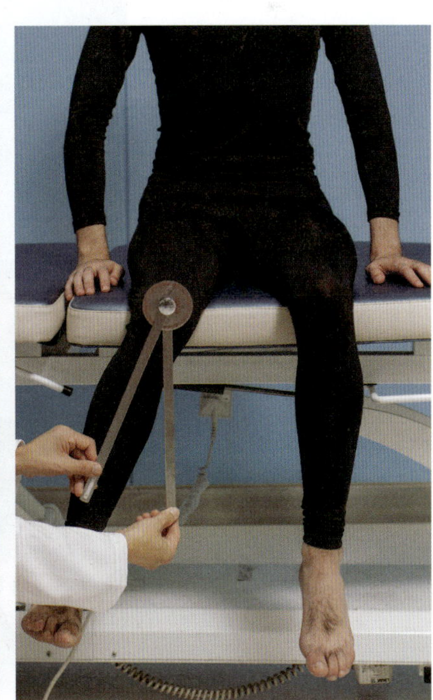

안쪽돌림

그림 2-28 엉덩관절 가쪽돌림과 안쪽돌림

(8) 무릎관절 굽힘(Knee Joint Flexion)

항목	내용
정상운동범위	0°~130°(140°)
시작 자세	엎드려 누운자세
측정방법	• 축: 넓적다리뼈 가쪽위관절융기(lateral epicondyle) • 고정팔: 넓적다리뼈 가쪽 정중선(lateral midline of femur)과 평행 • 운동팔: 종아리뼈 가쪽의 정중선과 평행
끝 자세	무릎관절 최대한 굽힘
주의사항	• 몸통 및 허리뼈의 과다폄 방지 • 엉덩관절 굽힘 및 무릎관절 벌림 방지 • 허리와 골반의 움직임을 최소화하여 정확한 관절운동범위 측정

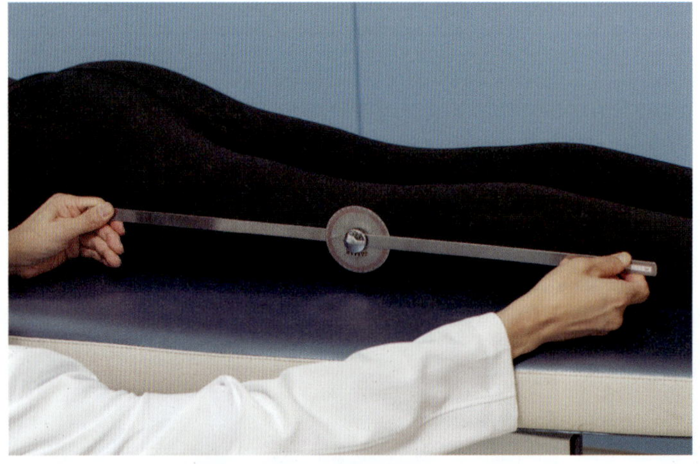

시작자세

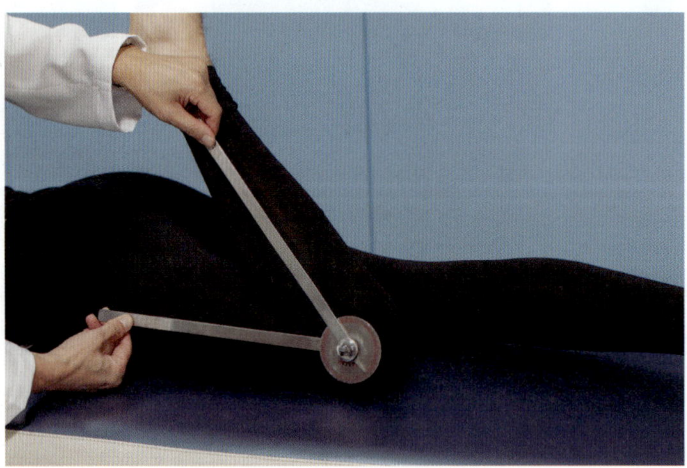

굽힘

그림 2-29 무릎관절 굽힘

(9) 무릎관절 폄(Knee Joint Extension)

항목	내용
정상운동범위	130°(140°)~0°
시작 자세	엎드려 누운자세에서 무릎 130°~140° 굽힘
측정방법	• 축: 넙적다리뼈 가쪽위관절융기(lateral epicondyle) • 고정팔: 넙적다리뼈 가쪽 정중선(lateral midline of femur)과 평행 • 운동팔: 종아리뼈 가쪽의 정중선과 평행
끝 자세	무릎관절 최대한 폄
주의사항	• 몸통 및 허리뼈의 과다폄 방지 • 엉덩관절 굽힘 방지 • 허리와 골반의 움직임을 최소화하여 정확한 관절운동범위 측정

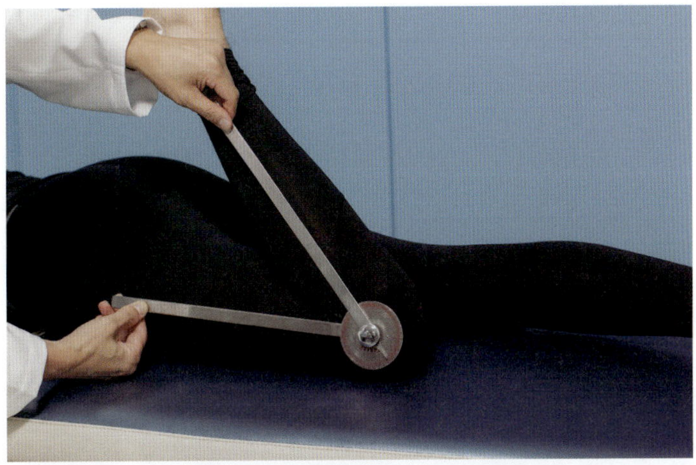

시작자세

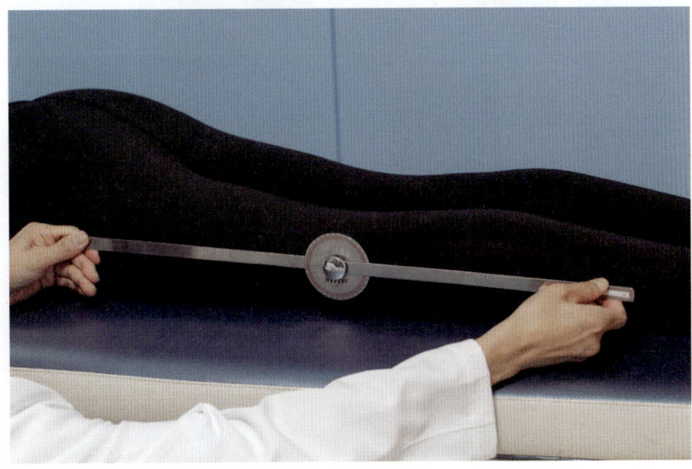

폄

그림 2-30 무릎관절 폄

(10) 발목관절 등쪽굽힘 (Ankle Joint Dorsiflexion)

(11) 발목관절 발바닥굽힘 (Ankle Joint Plantarflexion)

항목	발목관절 등쪽굽힘	발목관절 발바닥굽힘
정상운동범위	0°～20°	0°～45°
시작 자세	무릎관절 90° 굽혀 엎드려 누운자세	무릎관절 90° 굽혀 엎드려 누운자세
측정방법	• 축: 가쪽복사(lateral malleolus)의 가쪽면 • 고정팔: 종아리뼈 가쪽의 정중선(lateral midline of the fibula)과 평행 • 운동팔: 다섯째 발허리뼈 가쪽의 정중선과 평행	• 축: 가쪽복사(lateral malleolus)의 가쪽면 • 고정팔: 종아리뼈 가쪽의 정중선(lateral midline of the fibula)과 평행 • 운동팔: 다섯째 발허리뼈 가쪽의 정중선과 평행
끝 자세	발목관절 최대한 발등쪽굽힘	발목관절 최대한 발바닥굽힘
주의사항	• 발목관절의 내번(안쪽들림)(inversion) 또는 외번(가쪽들림)(eversion)이 동반되지 않도록 주의 • 발가락 폄근 이완 • 장딴지근의 과긴장이 굽힘을 방해할 수 있으므로 무릎은 굽힌 상태에서 검사	• 발목관절의 내번(안쪽들림)(inversion) 또는 외번(가쪽들림)(eversion)이 동반되지 않도록 주의 • 발가락 굽힘근 이완

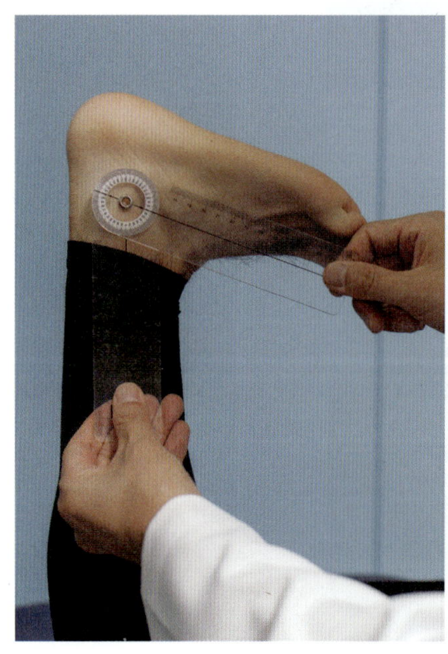
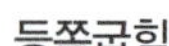
등쪽굽힘

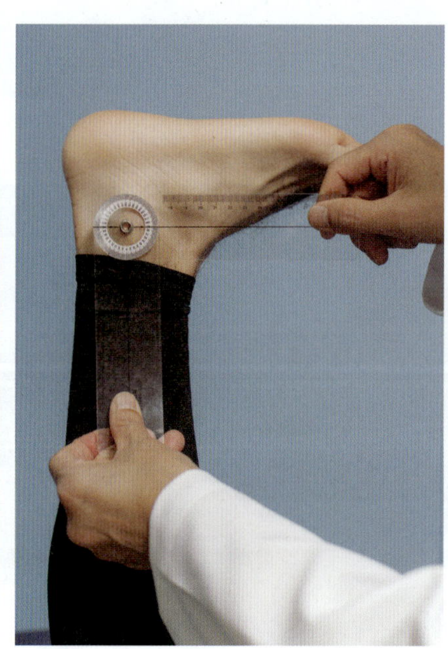
시작자세

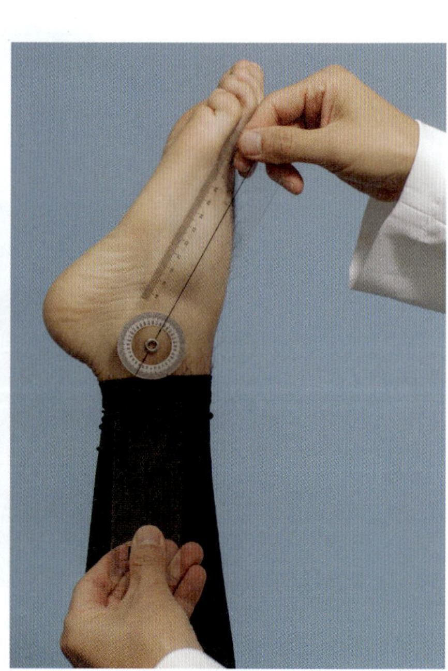
발바닥굽힘

그림 2-31 발목관절 등쪽굽힘과 발바닥굽힘

(12) 발목관절 외번(가쪽들림)(Ankle Joint Eversion)

항목	내용
정상운동범위	0°～20°
시작 자세	앉은 자세, 바로누운자세, 무릎관절 90° 굽히고 앉은 자세
측정방법	• 축: 발허리발가락관절(metatarsophalangeal joint)의 안쪽면 • 고정팔: 정강뼈 안쪽의 정중선(lateral midline of tibia)과 평행 • 운동팔: 발바닥면과 평행
끝 자세	발목관절 최대한 외번(가쪽들림)
주의사항	엉덩관절의 벌림과 안쪽돌림을 방지하기 위해 정강뼈와 종아리뼈 고정

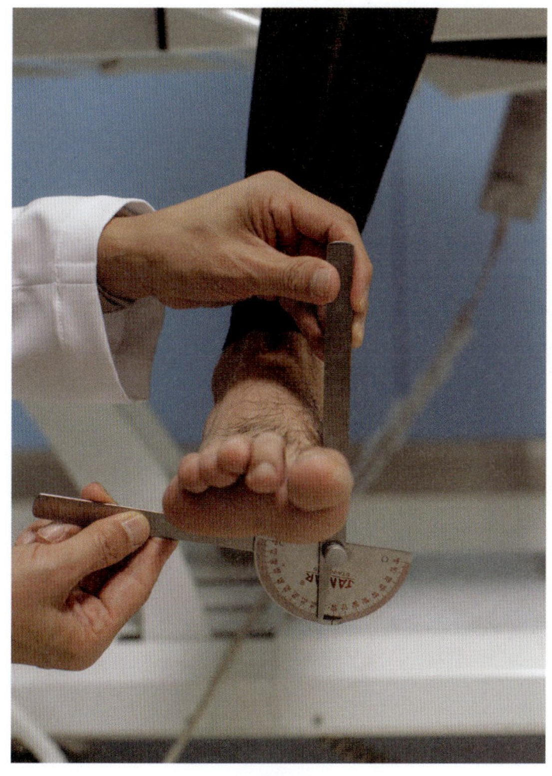

시작자세

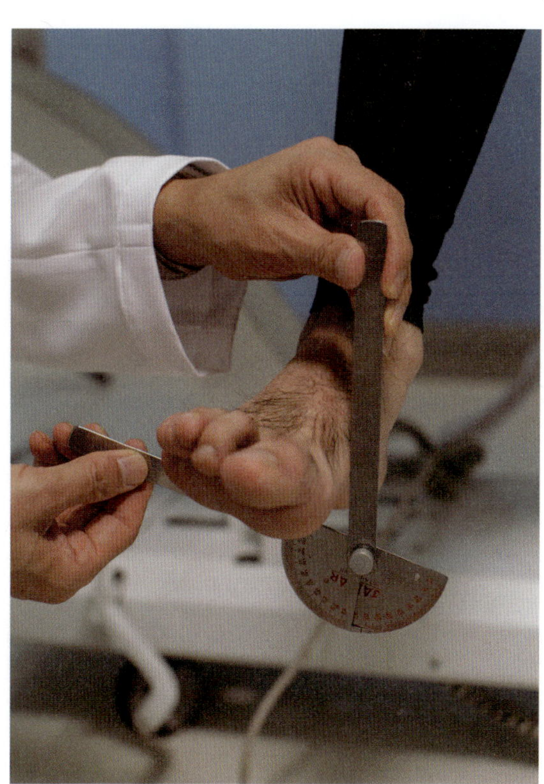

발바닥 외번(가쪽들림)

그림 2-32 발목관절 외번(가쪽들림)

(13) 발목관절 내번(안쪽들림)(Ankle Joint Inversion)

항목	내용
정상운동범위	0°~35°
시작 자세	앉은 자세, 바로누운자세, 무릎관절 90° 굽히고 앉은 자세
측정방법	• 축: 발허리발가락관절(Metatarsophalangeal joint)의 가쪽면 • 고정팔: 종아리뼈 가쪽의 정중선(lateral midline of fibula)과 평행 • 운동팔: 발바닥면과 평행
끝 자세	발목관절 최대한 내번(안쪽들림)
주의사항	엉덩관절의 모음과 가쪽돌림을 방지하기 위해 정강뼈와 종아리뼈 고정

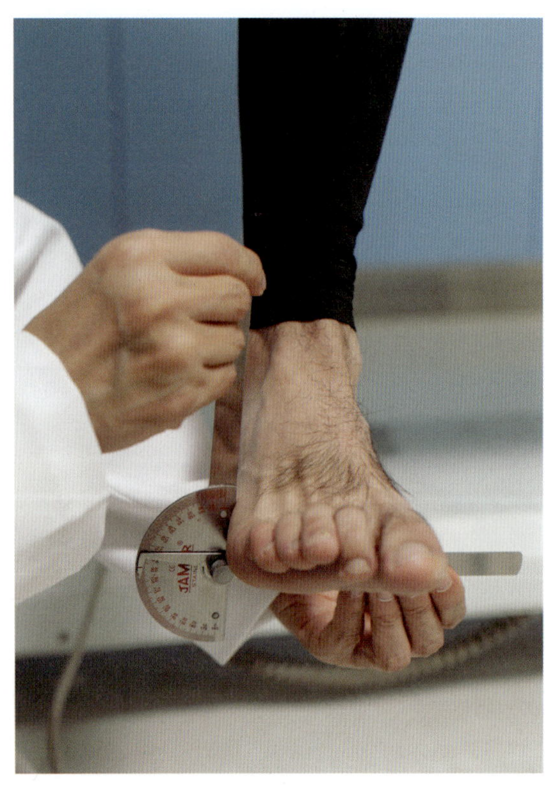

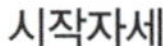

시작자세

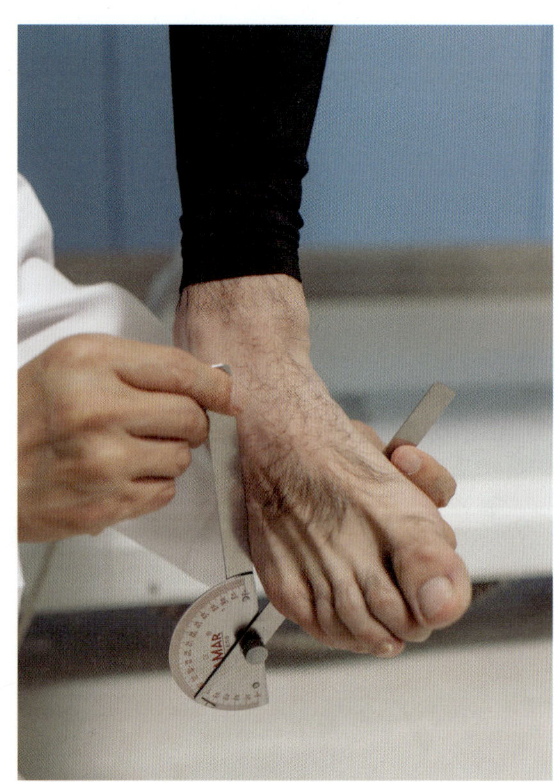

발바닥 내번(안쪽들림)

그림 2-33 발목관절 내번(안쪽들림)

3) 척추 관절운동범위 측정

(1) 목관절의 관절운동범위 측정

① 목 굽힘(Cervical Flexion) ② 목 폄(Cervical Extension)

항목	목 굽힘	목 폄
정상운동범위	0°~45°(각도계, 단일경사계), 0~80°(90°)(CROM)	0°~60°(단일경사계), 0~ 80°(90°)(CROM)
시작 자세	• 의자에 앉거나 똑바로 선 자세 • 측정위치: – 머리꼭대기의 정중앙(단일경사계) – 바르게 앉은 자세에서 목뼈의 해부학적 자세로 편안하게 유지한 후 목을 굽히고 머리에 있는 경사계의 각도 값 확인(CROM)	• 의자에 앉거나 똑바로 선 자세 • 측정위치: – 머리꼭대기의 정중앙(단일경사계) – 바르게 앉은 자세에서 목뼈의 해부학적 자세로 편안하게 유지한 후 목을 펴하고 머리 옆쪽면에 있는 경사계의 각도 값 확인(CROM)
측정방법	• 축: 바깥귀길(external auditory meatus) 정중앙(각도계) • 고정팔: 지면과 수직(각도계) • 운동팔: 코끝(tip of the nose)과 평행(각도계)	• 축: 바깥귀길(external auditory meatus) 정중앙(각도계) • 고정팔: 지면과 수직(각도계) • 운동팔: 코끝(tip of the nose)과 평행(각도계)
끝 자세	목 굽힘	목 폄
주의사항	• 몸통이나 어깨의 굽힘이 동반되지 않도록 주의 • 등뼈 굽힘(thoracic flexion) 또는 가쪽굽힘(lateral flexion)이 생기지 않도록 관찰 • 턱을 당길 때 과도한 압력 없이 자연스럽게 굽히도록 유도	• 몸통이 뒤로 젖혀지는 보상작용을 방지 • 등뼈의 폄 또는 가쪽굽힘이 동반되지 않도록 주의 • 과도한 압박없이 자연스러운 목뼈 움직임만 일어나도록 유도

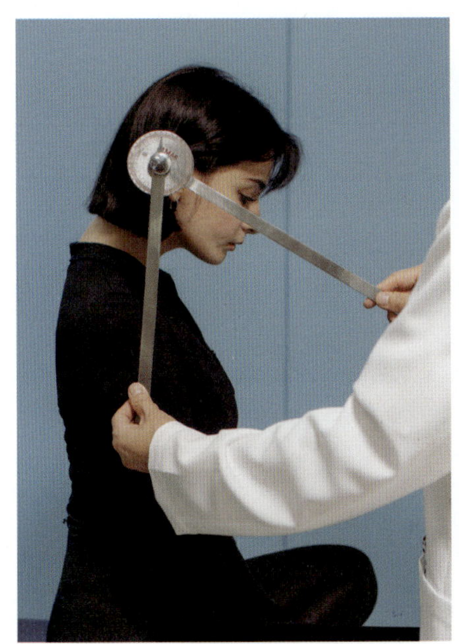
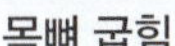

목뼈 굽힘

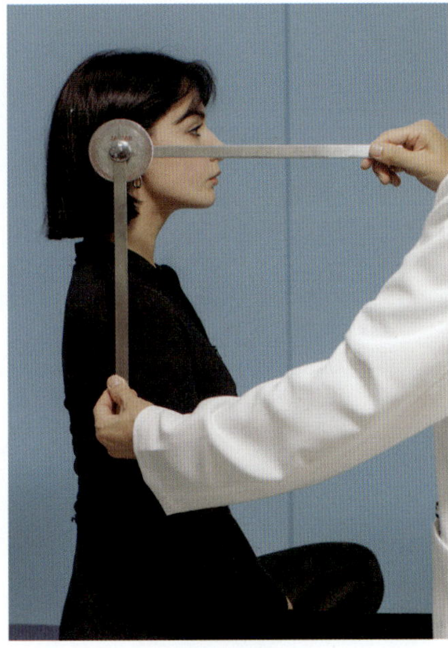

시작자세

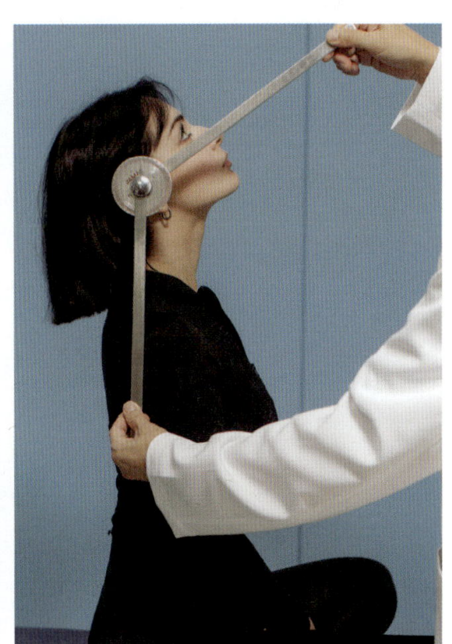

목뼈 폄

그림 2-34 각도계를 이용한 목의 굽힘과 폄

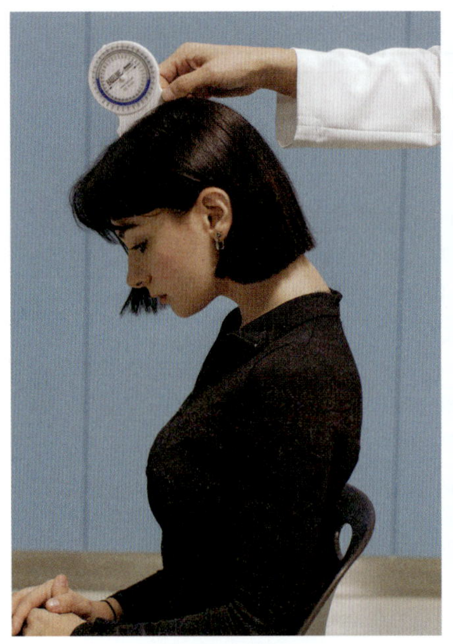

목뼈 굽힘

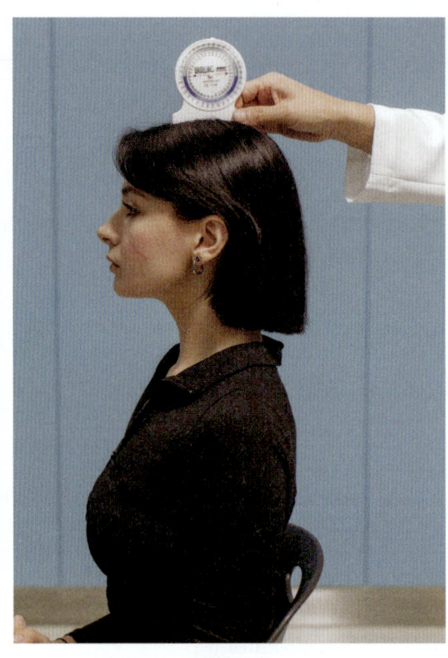

시작자세

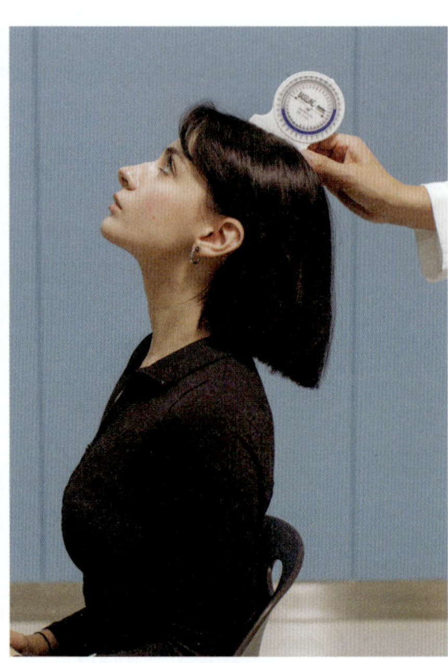

목뼈 폄

그림 2-35 단일 경사계를 이용한 목의 굽힘과 폄

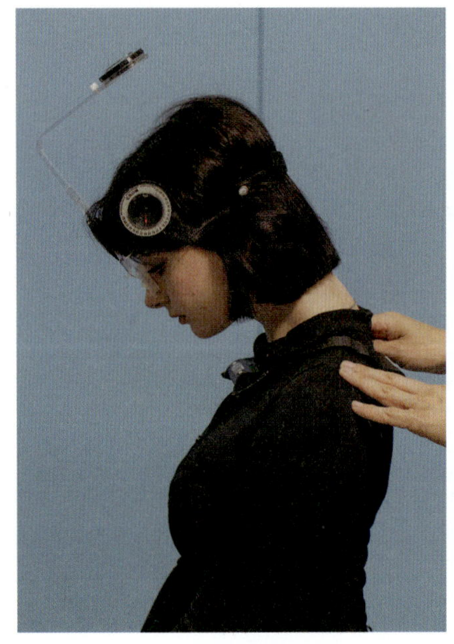

목뼈 굽힘

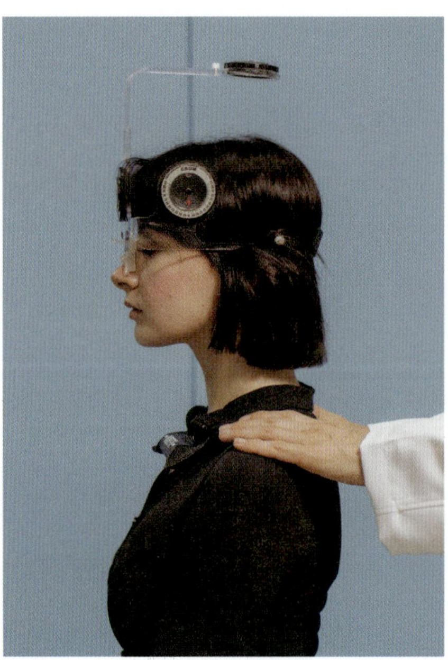

시작자세

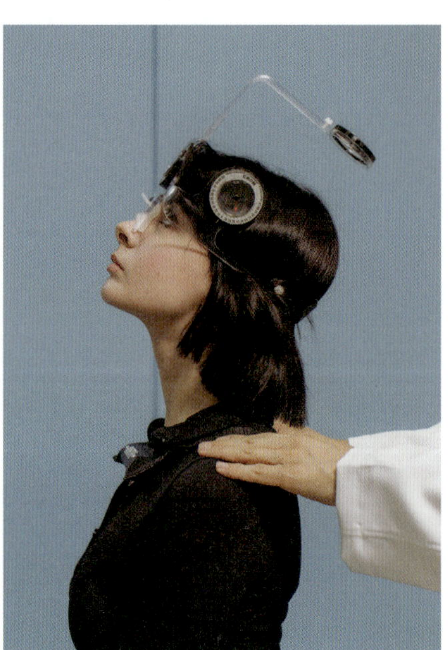

목뼈 폄

그림 2-36 CROM을 이용한 목의 굽힘과 폄

③ 목 가쪽굽힘(Cervical Lateral Flexion)

항목	내용
정상운동범위	0°~45°(각도계, 단일경사계), 0°~45°(CROM)
시작 자세	• 의자에 앉거나 똑바로 선 자세 • 측정위치: – 머리꼭대기의 정중앙(단일경사계) – 바르게 앉은 자세에서 목뼈의 해부학적 자세로 편안하게 유지(목 가쪽굽힘 후 머리에 있는 경사계의 각도값 확인)(CROM)
측정방법	• 축: 일곱째 목뼈가시돌기(spinous process of C7)(각도계) • 고정팔: 지면과 수직(각도계) • 운동팔: 뒤통수뼈 바깥융기(external occipital protuberance) 또는 머리의 뒤통수 정중선(midline of occiput)(각도계)
끝 자세	목 가쪽굽힘
주의사항	• 몸통의 가쪽굽힘이나 돌림이 동반되지 않도록 고정 • 어깨뼈가 위로 올라가지 않도록 주의 • 목뼈 이외의 보상작용을 관찰하여 정확한 측정 유도

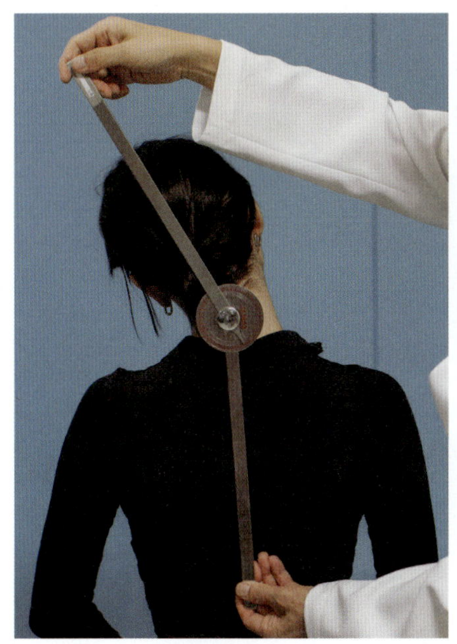
왼쪽 가쪽굽힘

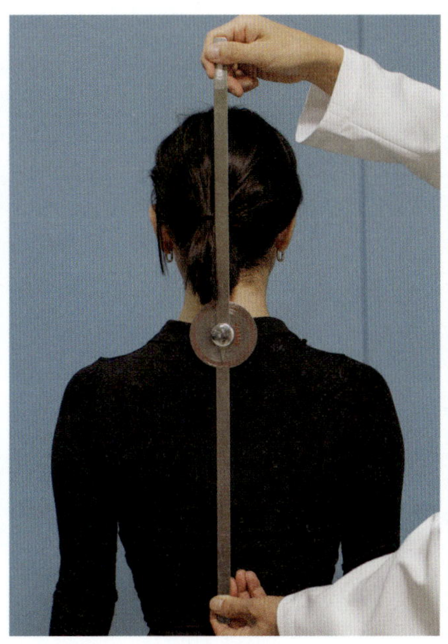
시작자세

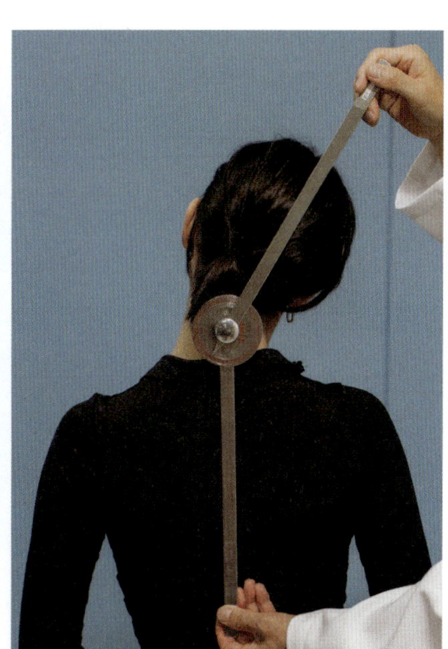
오른쪽 가쪽굽힘

그림 2-37 각도계를 이용한 목의 가쪽굽힘

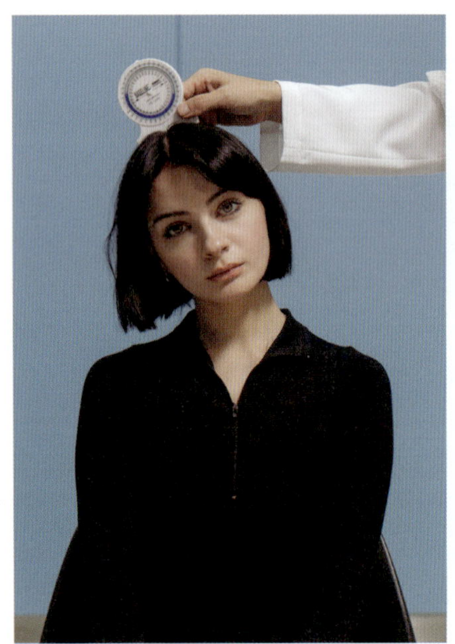
오른쪽 가쪽굽힘

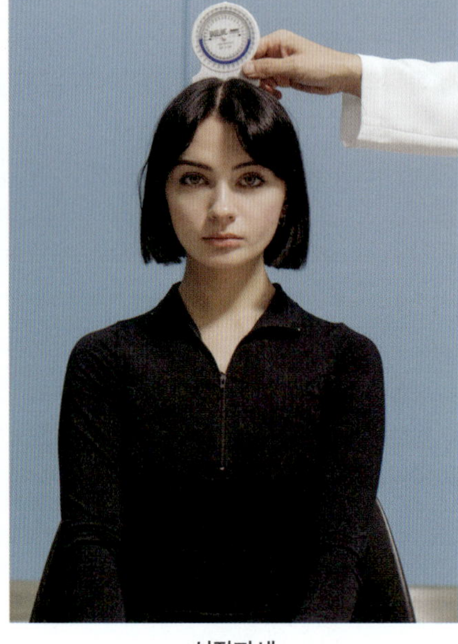
시작자세

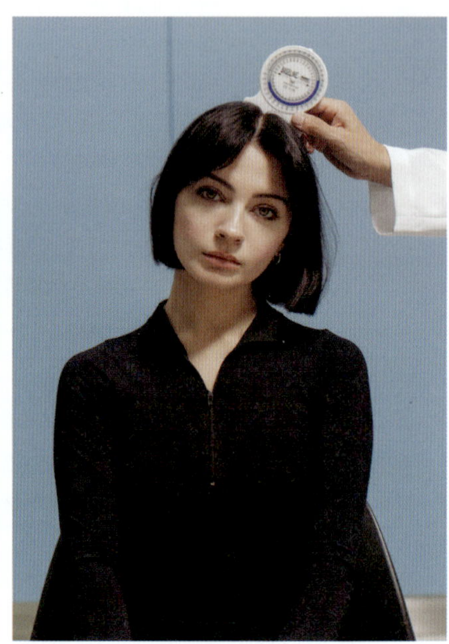
왼쪽 가쪽굽힘

그림 2-38 단일 경사계를 이용한 목의 가쪽굽힘

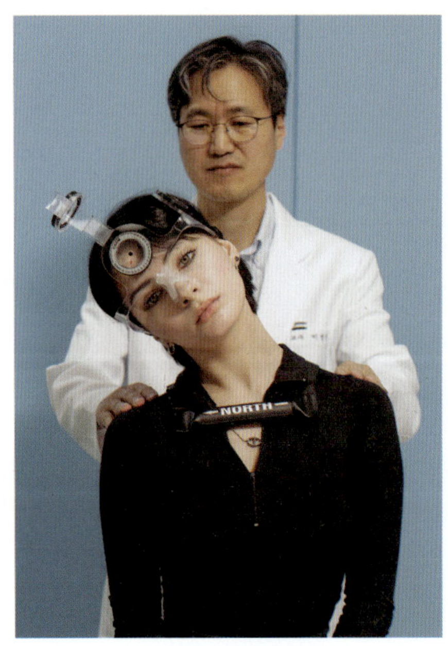

오른쪽 가쪽굽힘

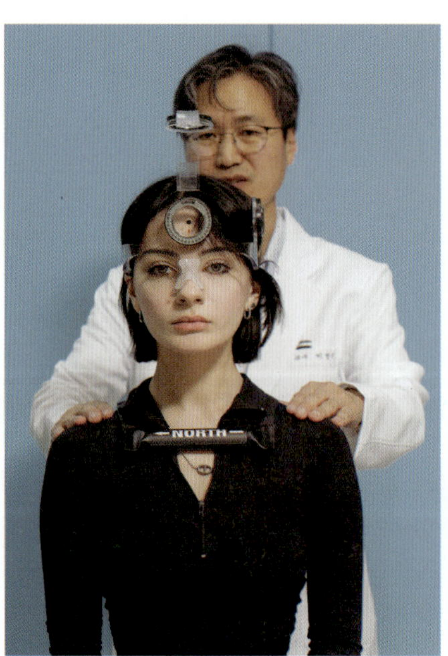

시작자세

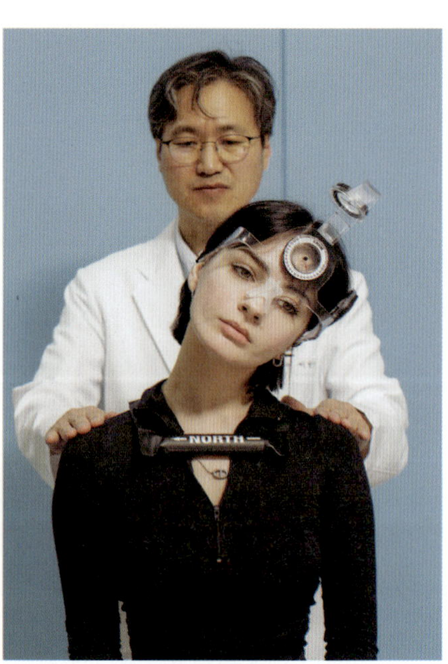

왼쪽 가쪽굽힘

그림 2-39 CROM을 이용한 목의 가쪽굽힘

④ 목 돌림(Cervical Rotation)

항목	내용
정상운동범위	0°~60°(각도계, 단일경사계), 0°~70°(80°)(CROM)
시작 자세	• 의자에 앉거나 똑바로 선 자세 • 측정위치: – 이마뼈 정중앙(단일경사계) – 바르게 앉은 자세에서 목뼈의 해부학적 자세로 편안하게 유지(목 돌림 후 머리에 있는 경사계의 각도 값 확인(CROM)
측정방법	• 축: 머리 꼭대기(vertex of the head) 중심(각도계) • 고정팔: 양쪽 어깨뼈봉우리(acromion)를 연결하는 가상의 수평선(각도계) • 운동팔: 코끝(tip of the nose) 또는 머리 앞중앙(midline of face)과 평행(각도계)
끝 자세	목 돌림
주의사항	• 몸통이 함께 돌림되지 않도록 고정 • 어깨뼈 움직임이나 척추측만증이 동반되지 않도록 관찰 • 턱이 들리거나 숙여지지 않도록 정렬 유지하며 순수한 목돌림만 유도

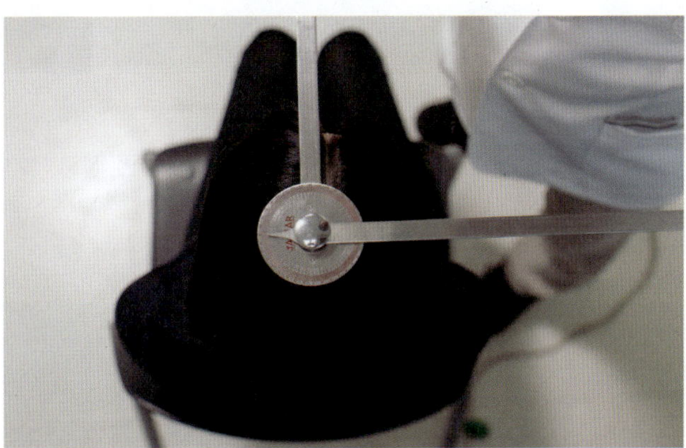

시작자세

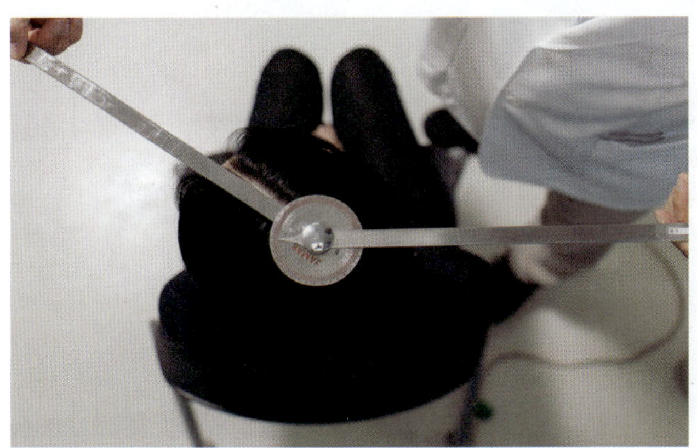

왼쪽 돌림

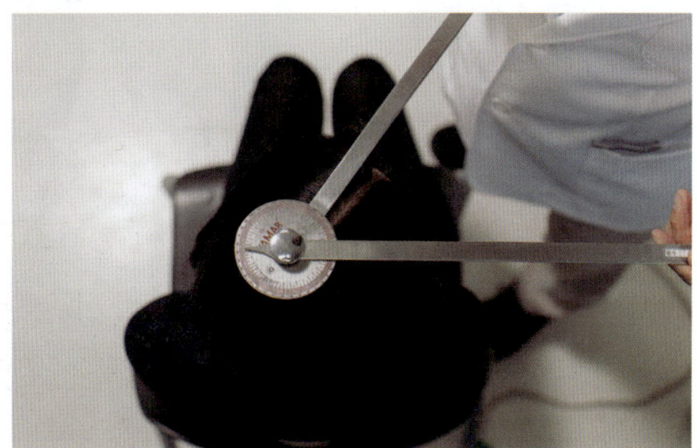

오른쪽 돌림

그림 2-40 각도계를 이용한 목 돌림

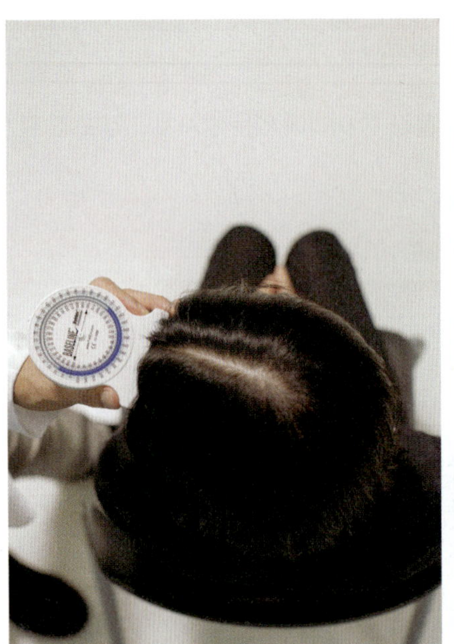

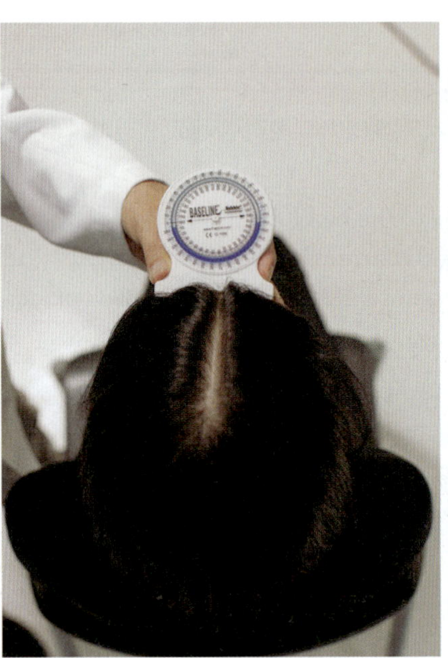

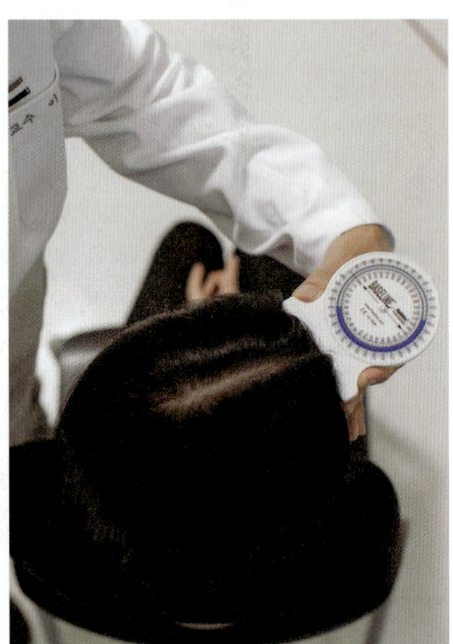

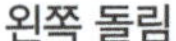
왼쪽 돌림 | 시작자세 | 오른쪽 돌림

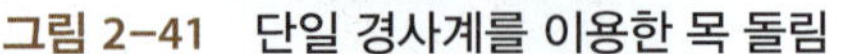
그림 2-41 단일 경사계를 이용한 목 돌림

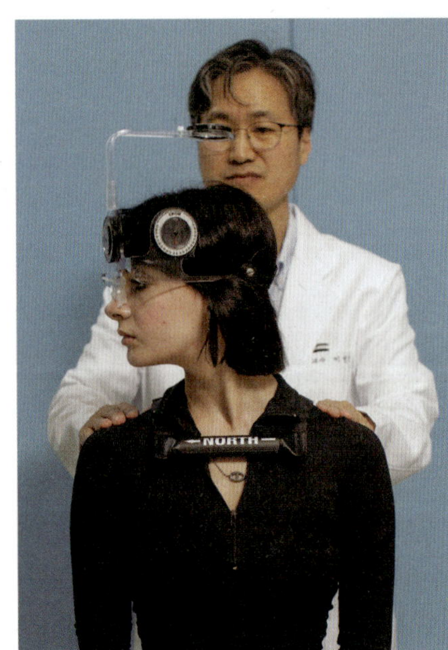

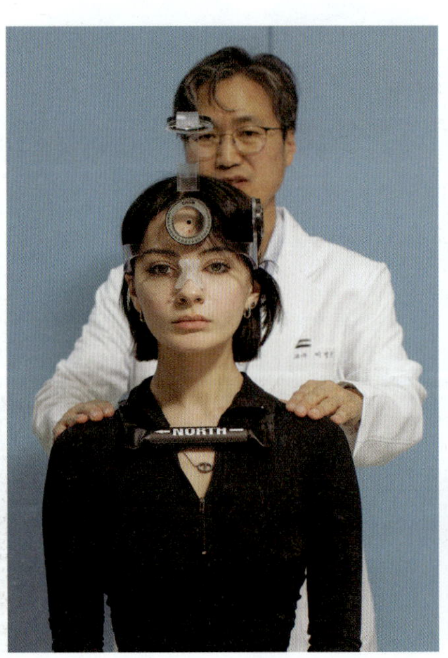

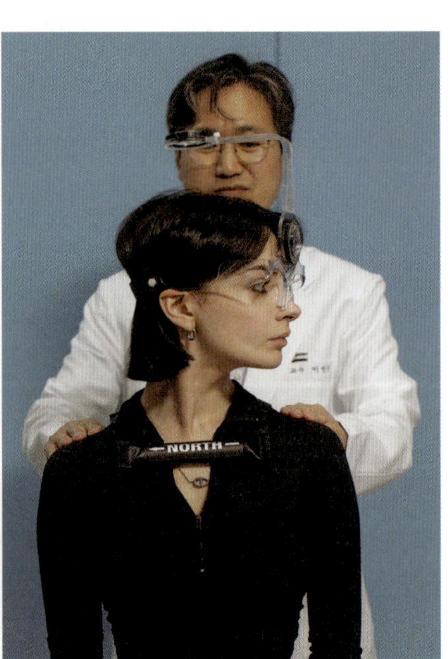

오른쪽 돌림 | 시작자세 | 왼쪽돌림

그림 2-42 CROM을 이용한 목 돌림

(2) 등허리의 관절운동범위 측정

■ 이중경사계 측정

① 등허리 굽힘과 폄(Thoracolumbar Flexion and Extension)

항목	내용
정상운동범위	• 굽힘: 0°∼60° • 폄: 0°∼25°
시작 자세	똑바로 선 자세
측정절차	• 이중경사계(dual incliometer) – 등뼈(T1)가시돌기와 2번째 엉치뼈(S2) 가시돌기 배치 – 두 개 경사계의 눈금을 0°에 맞춤 – 두 개 경사계의 눈금 차이가 등허리뼈 굽힘과 폄의 관절운동범위임
주의사항	• 몸통의 돌림 및 가쪽굽힘 되지 않도록 주의 • 허리 과다폄 방지 • 골반의 앞 기울임 방지

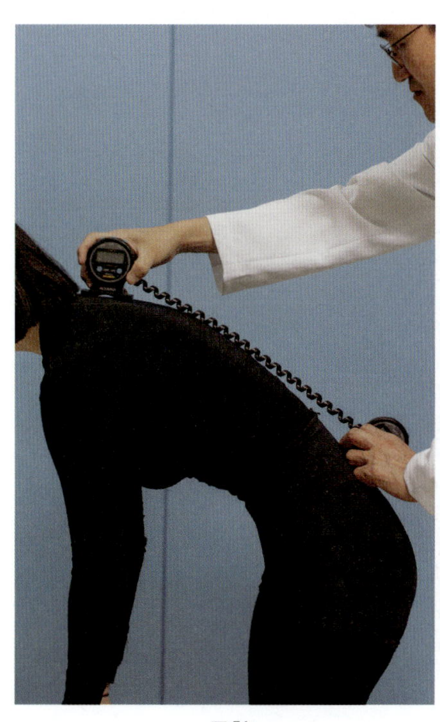

굽힘

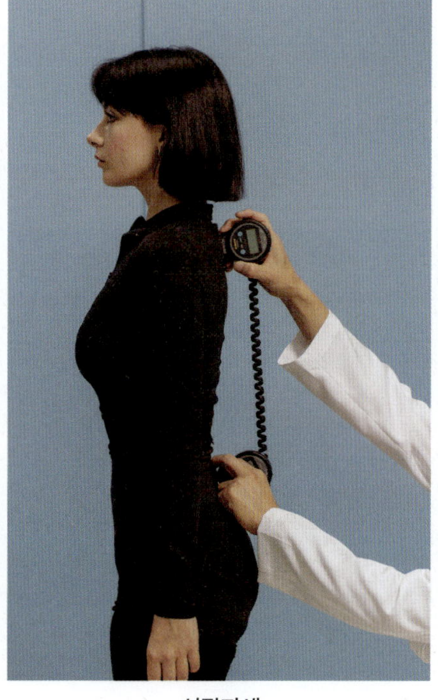

시작자세

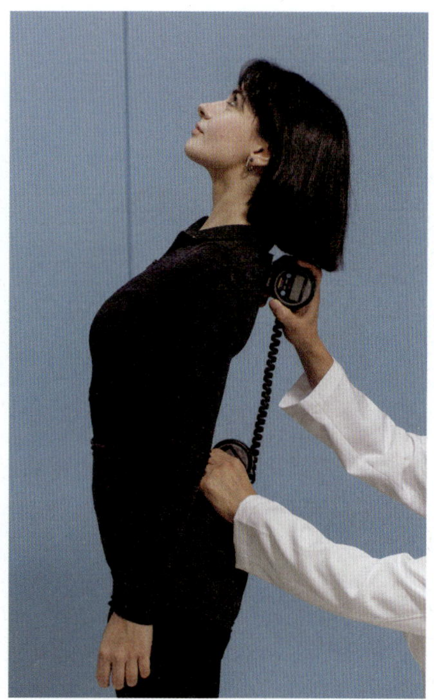

폄

그림 2-43 등허리 굽힘과 폄

② 허리 가쪽굽힘(lumbar Lateral Flexion)

항목	내용
정상운동범위	폄: 0°~25°(30°)
시작 자세	똑바로 선 자세
측정절차	• 이중경사계(dual incliometer) – 등뼈(T12)가시돌기와 2번째 엉치뼈(S2) 가시돌기 배치 – 두 개 경사계의 눈금을 0°에 맞춤 – 두 개 경사계의 눈금 차이가 등허리뼈 가쪽굽힘의 관절운동범위임
주의사항	• 몸통의 굽힘 및 돌림되지 않도록 주의 • 골반 올림 방지

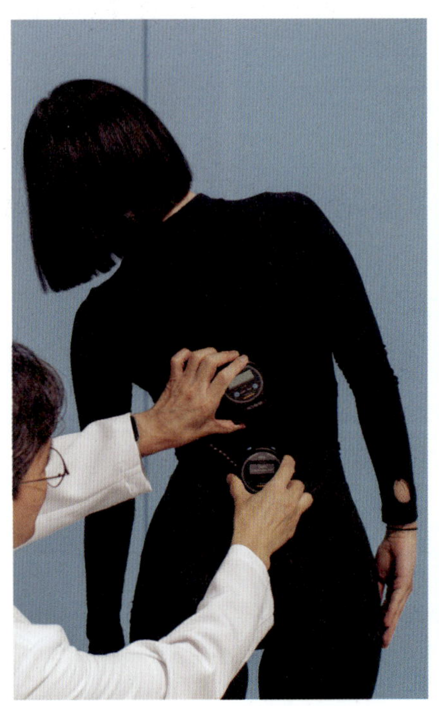
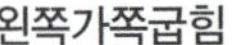
왼쪽가쪽굽힘

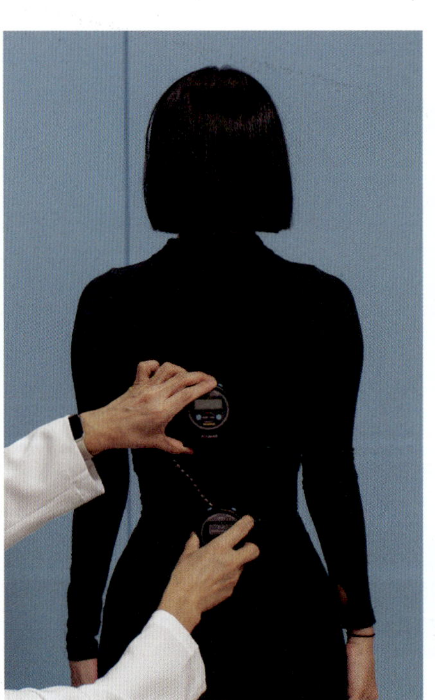
시작자세

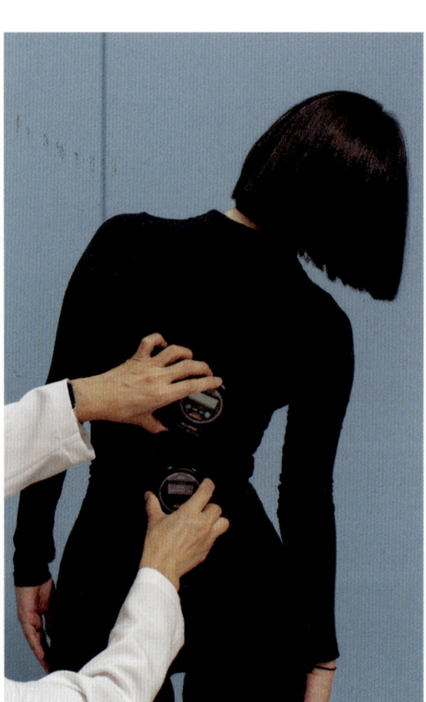
오른쪽 가쪽굽힘

그림 2-44 허리 가쪽굽힘

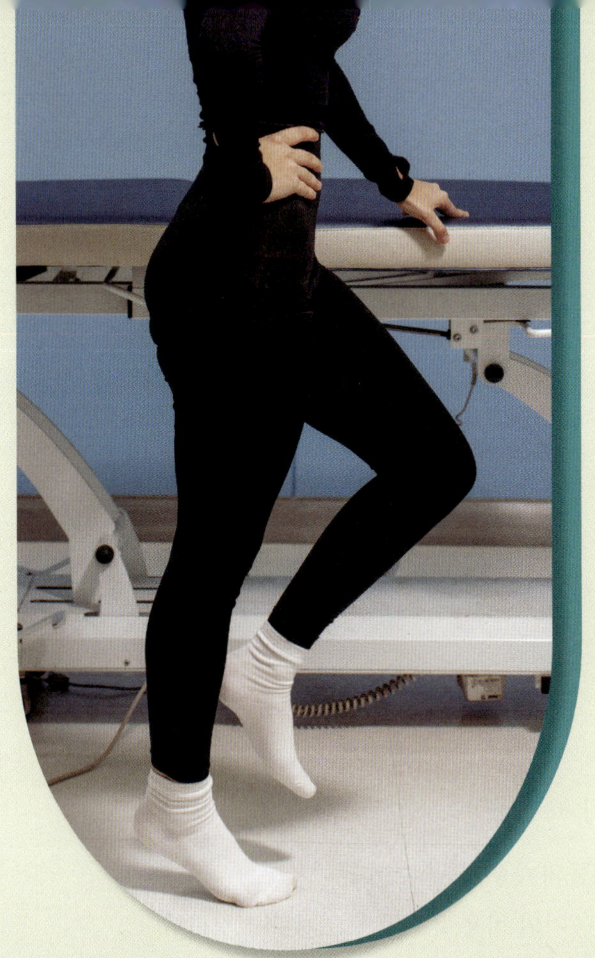

CHAPTER 03

도수근력검사

Manual Muscle Test

학습목표

1. 도수근력검사의 등급을 적용할 수 있다.
2. 동작별 작용근육을 설명할 수 있다.
3. 대상작용을 구별할 수 있다.

핵심용어

- 자세(Position)
- 저항(Resistance)
- 운동범위(Range of motion)
- 근력(Muscle strength)
- 목 근력검사(Test the muscles of the neck)
- 몸통 근력검사(Test the muscles of the trunk)
- 팔 근력검사(Test the muscles of the upper extremity)
- 다리 근력검사(Test the muscles of the lower extremity)
- 얼굴 근력검사(Test the muscles of the face)

I 도수근력검사의 원리

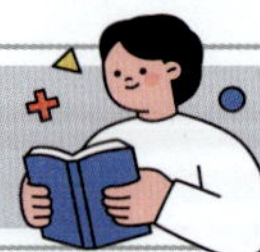

도수근력검사는 물리치료사들이 환자를 평가할 때 가장 많이 사용하는 검사 방법 중 하나이다. 정확한 도수근력검사를 수행하기 위해서는 근육의 위치와 해부학적 특징에 대한 지식 뿐 아니라 동작을 일으키기 위해 작용하는 근육(주동근, 협력근, 대항근)에 대한 지식이 필요하며 검사를 위한 정확한 자세, 저항의 정도, 고정 및 대상작용에 대해 알아야 한다.

1) 도수근력검사의 목적

물리치료 적용을 위한 기초선을 설정하고 가장 효과적인 운동 방법을 선택하는 근거를 제공한다.

» 근력을 평가하여 환자의 일상생활정도를 예측하고 이동의 수위를 결정한다.
» 근력 불균형으로 발생할 수 있는 변형을 예방하고, 보조기의 적용 유무와 보조기를 결정한다.
» 환자가 수행할 수 있는 기능적 활동을 결정한다.
» 치료 적용 전·후 치료의 효과를 평가하고 가장 좋은 치료방법을 선택할 수 있는 근거를 제공한다.
» 환자 상태를 진단하고 예후를 판정하는데 도움을 줄 수 있다.

2) 도수근력검사의 등급체계

도수근력검사를 통해 등급을 결정하는 척도는 Daniel이 정의한 척도와 Kendall이 정의한 척도를 주로 사용한다.

Daniel이 정의한 방법은 동작을 일으키는 근육 또는 근육그룹에 대하여 관절운동범위, 중력, 저항의 3가지 요소를 사용하여 0~5등급까지 구분하는 6등급체계이다(표 3-1). 3가지 요소 중 관절운동범위와, 중력은 객관적 요소에 해당하고 저항은 주관적 요소에 해당한다. 몸통 동작에 대한 저항은 몸통의 무게와 팔의 자세에 따라 저항의 양을 결정하고 팔·다리 동작의 저항은 치료사의 임상적 경험을 바탕으로 저항을 결정하여 측정한다.

[표 3-1] Daniel의 도수근력검사 등급체계

숫자 점수	문자점수	등급(%)	내용
5	정상(Normal, N)	100%	최대저항과 중력에 대항하여 완전한 관절운동범위 가능
4	우(Good, G)	75%	중등도 저항과 중력에 대항하여 완전한 관절운동범위 가능
3	양(Fair, F)	50%	중력에 대항하여 완전한 관절운동범위 가능
2	가(Poor, P)	25%	중력이 배제된 상태에서 완전한 관절운동범위 가능
1	불가(Trace, T)	10%	근수축을 촉진할 수 있으나 관절운동 불가능
0	영(Zero, Z)	0%	근수축과 관절운동이 없음

[표 3-2] **Kendall의 도수근력검사 등급체계**

알파벳	숫자	숫자	설명	비고
N(normal)	5	10	최대저항과 중력을 이겨내고 완전한 운동범위 가능	강한 저항과 중력에 대해 검사자세 유지
G+(good+)	4+	9	거의 최대저항과 중력을 이겨내고 완전한 운동범위 가능	중간 저항이나 강한 저항과 중력에 대해 검사자세 유지
G(good)	4	8	중등도 저항과 중력을 이겨내고 완전 운동범위 가능	중간 저항과 중력에 대해 검사 자세 유지
G−(good−)	4−	7	최소저항과 중력을 이겨내고 완전한 운동범위 가능	가볍거나 중간 저항과 중력에 대해 검사자세 유지
F+(fair+)	3+	6	최소저항과 중력을 이겨내고 완전한 운동범위 가능	가벼운 저항과 중력에 대해 검사자세 유지
F(fair)	3	5	저항없이 중력을 이겨내고 완전한 운동범위 가능	중력에 대해 검사자세 유지
F−(fair−)	3−	4	중력을 이겨내고 완전한 운동범위를 수행할 수 없지만 중간 범위 이상 가능	
P+(poor+)	2+	3	중력을 이겨내고 운동을 시작할 수 있지만 중간범위 이하까지 가능	
P(poor)	2	2	중력을 배제하고 완전한 운동범위 가능	
P−(poor−)	2−	1	중력을 배제하고 완전한 운동범위 수행하지 못함	
T(trace)	1	T	근수축을 확인할 수 있으나 관절운동은 없음	
Z(zero)	0	0	근수축을 확인할 수 없음	

출처:Florence, J.M,. Pandya, S., King, W.M. et al, Intrarater reliability of manual muscle test (Medical Research Council scale) grades in Duchenn,s muscular dystrophy, Phys Ther, 1992;72;115

Kendall의 등급 체계는 Daniel 등급체계에 플러스(+), 마이너스(−)를 추가한 등급체계이다. 플러스와 마이너스를 사용하면 등급을 세분화 할 수 있는 장점이 있으나 3등급 이상의 경우 주관성이 추가되어 신뢰도가 낮아지게 되어 6등급 체계를 주로 사용한다(표 3−2).

3) 환자의 자세(Position)

환자는 검사하는 동안 불편함이나 통증이 없는 자세를 취해야하며, 등급에 따른 자세변경을 최소화하여 환자의 피로를 유발하지 않아야 한다.

4) 저항의 적용(Resistance)

도수근력검사에서 저항은 운동이 일어나는 관절의 먼쪽에 수직으로 적용한다. 저항을 적용할 때는 갑작스럽게 적용하지 않고 천천히 그리고 점진적으로 2~3초 동안 적용한다.

저항을 적용하는 방법에 따라 깨기 검사(Break test)와 만들기 검사(Make test)가 있다. 깨기검사는 운동의 끝 범위 또는 근육이 가장 강한 지점에서 저항에 대한 유지 능력을 검사하는 방법이고, 만들기 검사는 움직이는 방향과 반대로 저항을 적용하되 3초 동안 점점 환자의 최대 수준과 일치할 때까지 맨손저항의 양을 증가시키는 방법이다. 만들기 검사는 깨기검사보다 신뢰성이 떨어지므로 깨기검사를 선호한다.

능동저항검사를 적용할 때는 근 길이-장력관계에 의해 움직이는 각도에 따라 근 길이가 변화하고 지렛대의 길이와 효율이 달라져 저항의 정도를 조절해야 하기 때문에 숙련된 기술이 필요하다.

기본적으로 근력검사는 최대 장력을 발휘하는 근길이에서 검사한다. 그러나 역학적 불이익이 없는 한 관절근육(위팔근, 엉덩관절벌림근, 넓적다리네갈래근 등)은 끝 범위에서 검사하고 두 관절근육(넓적다리뒤근, 장딴지근)은 중간범위에서 검사한다.

5) 고정(Fixation)

정확한 등급을 평가하기 위해서는 고정이 중요하다. 고정은 크게 외적고정과 내적고정으로 구분할 수 있다. 외적고정은 검사대, 벨트, 치료사나 보조자에 의해 고정하는 것이고, 내적고정은 환자의 체중, 환자 자신의 고정근에 의해 고정하는 것이다. 고정이 제대로 이루어지지 않으면 환자는 근력을 100% 발휘하지 못하거나, 협력근의 보상작용으로 인해 정확한 검사를 못할 수 있다.

6) 근육촉진(Palpation)

» 큰 근육은 기능상 분리하여 촉진한다.
» 힘줄 촉진은 힘줄의 활주를 촉진한다.
» 목표 근육의 힘살을 촉진할 때는 이완과 수축을 교대로 진행하여 변화를 관찰하면서 촉진한다.
» 저항을 적용한 후 촉진은 협력근의 동시 수축을 유발할 수 있다.
» 촉진할 때는 중력의 작용방향과 관절 운동방향을 고려한다.

사진 기호 규칙

✕ : 고정
→ (파란 화살표) : 움직이는 방향, 화살표의 길이와 방향은 움직이는 범위를 나타냄
→ (빨간 화살표) : 저항방향, 화살표의 굵기는 저항의 양을 나타냄

Ⅱ 목의 근력 평가

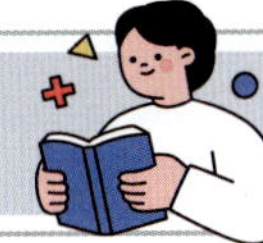

1) 머리 굽힘(턱 당김) Capital flexion 관절운동범위: 0~10°(15°)

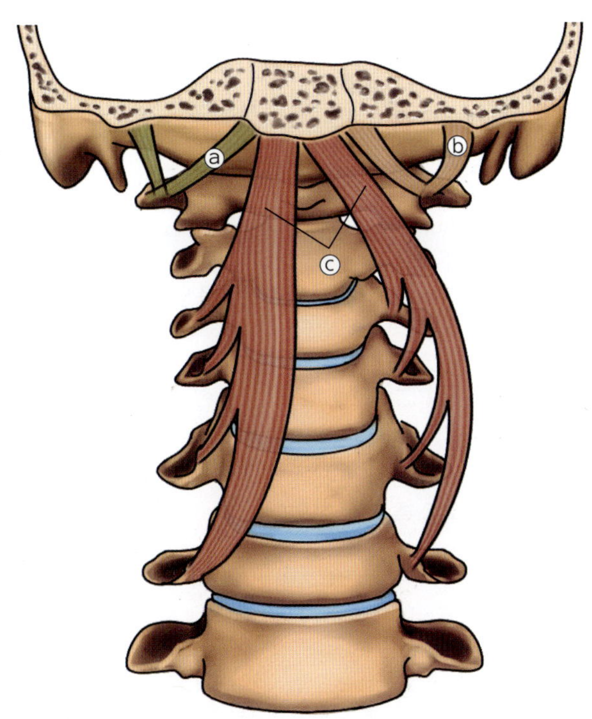

근육 Muscle 및 신경지배 Innervation	이는 곳 Origin	닿는 곳 Insertion
ⓐ 앞머리곧은근(Rectus capitis anterior) 후두밑신경(Suboccipital N C1~C2)	C1 가로돌기	후두골바닥
ⓑ 가쪽머리곧은근(Rectus capitis lateralis) 후두밑신경(Suboccipital N C1~C2)	C1 가로돌기	후두골관절융기
ⓒ 머리긴근(Longus capitis) 목신경(Cervical N C1~C3)	C3~C6 가로돌기	큰구멍의 앞쪽

정상(N,5)/우(G,4)/양(F,3)	
검사자세	• 환자는 바로누운자세(supine position)에서 양팔은 몸통 옆에 놓는다. • 검사자는 환자의 머리 쪽에 서서 양손을 컵 모양으로 만들어 환자의 턱 밑에 놓는다.
고정	환자의 체중을 이용해 몸통을 고정한다.
저항	검사자는 턱 밑에 양손을 컵모양으로 만들어 위쪽과 뒤쪽 방향으로 저항을 적용한다.
검사방법	환자는 머리를 들지 않고 턱을 목 쪽으로 당긴다.
등급판정	• N: 최대 저항에 대항하여 검사자세를 유지한다. • G: 중등도 저항에 대항하여 검사자세를 유지한다. • F: 저항없이 완전한 운동범위를 움직인다.

가(P,2)/불가(T,1)/영(Z,0)	
검사자세	• 환자는 바로누운자세(supine position)에서 양팔은 몸 옆에 놓는다. • 검사자는 환자의 머리 쪽에 선다.
고정	환자의 체중을 이용해 몸통을 고정한다.
검사방법	환자는 턱을 목쪽으로 당긴다.
등급판정	• P: 환자는 부분 관절운동범위로 움직인다. • T: 움직이지 못하지만 근수축을 촉진할 수 있다. • Z: 근수축도 촉진할 수 없다.

고려사항

• 뇌로 혈액을 공급하는 오름동맥(목동맥)이 목의 얕은 곳을 지나가므로 촉진할 때 심하게 압박을 하지 않도록 한다.

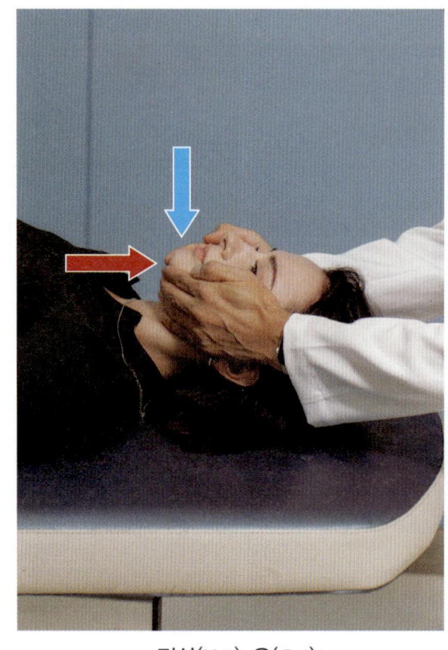

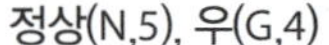
정상(N,5), 우(G,4)

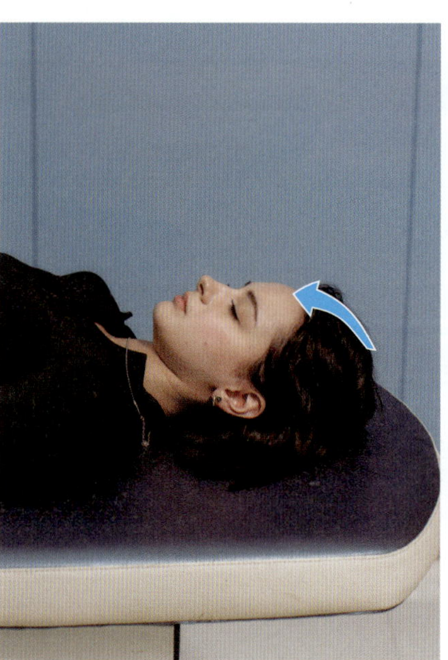
양(F,3)

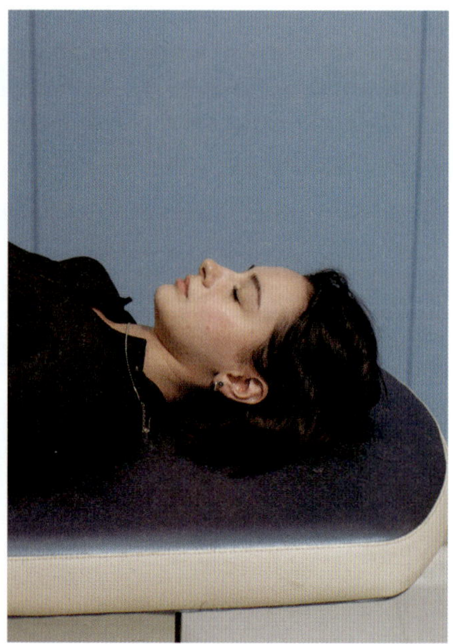
가(P,2), 불가(T,1), 영(Z,0)

2) 목 굽힘 Cervical flexion 관절운동범위: 0~35°(45°)

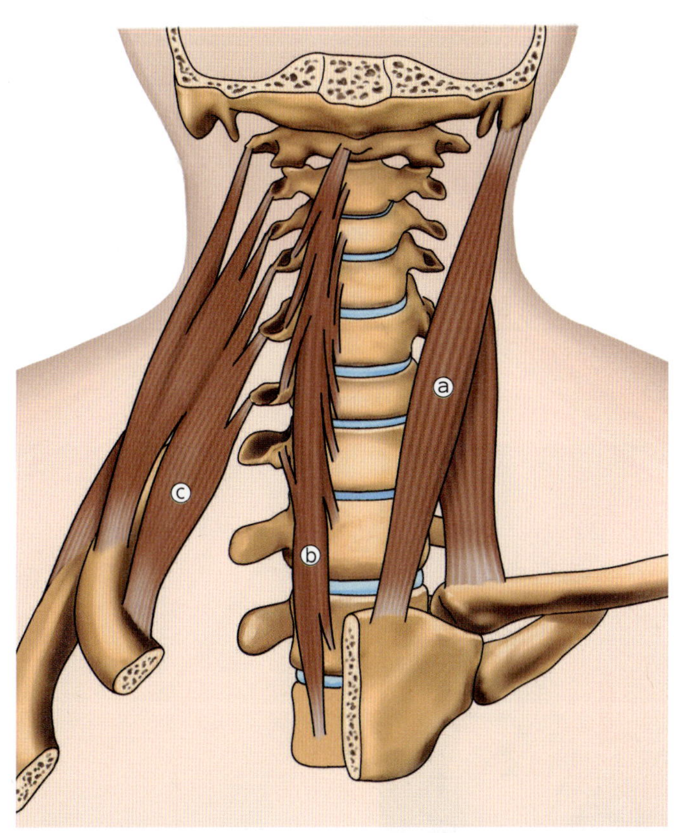

근육 Muscle 및 신경지배 Innervation	이는 곳 Origin	닿는 곳 Insertion
ⓐ 목빗근(Sternocleidomastoid) 더부신경(Accessory N.)	복장뼈자루 앞면 빗장뼈 안쪽	측두골의 꼭지돌기
ⓑ 목긴근(Longus colli) 척수신경(Spinal N C2~C7)	C3-C5척추뼈 가로돌기 C3-T3 척추뼈 앞가쪽 몸통 T1-T3 척추뼈 앞쪽 몸통	고리뼈 C2-C4 척추뼈 가로돌기, 앞몸통 C5-C6 척추뼈 가로돌기, 앞융기
ⓒ 앞목갈비근(Scalenus anterior) 목신경(Cervical N C6~8)	C3-C6척추뼈 가로돌기, 앞융기	첫째 갈비뼈

정상(N,5)/우(G,4)/양(F,3)	
검사자세	• 환자는 바로누운자세 양팔은 몸통 옆에 놓는다. • 검사자는 환자의 머리 옆에 선다.
고정	환자의 체중을 이용해 몸통을 고정한다. 몸통에 약화가 있는 경우 가슴우리를 고정한다.
저항	검사자는 턱에 두 손가락을 이용하여 아랫방향으로 저항을 적용한다.
검사방법	환자는 턱을 당기고 똑바로 머리를 들어 올린다.
등급판정	• N: 중등도 저항에 대항하여 검사자세를 유지한다. • G: 약한 저항에 대항하여 검사자세를 유지한다. • F: 저항이 없는 상태에서 검사자세를 유지한다.

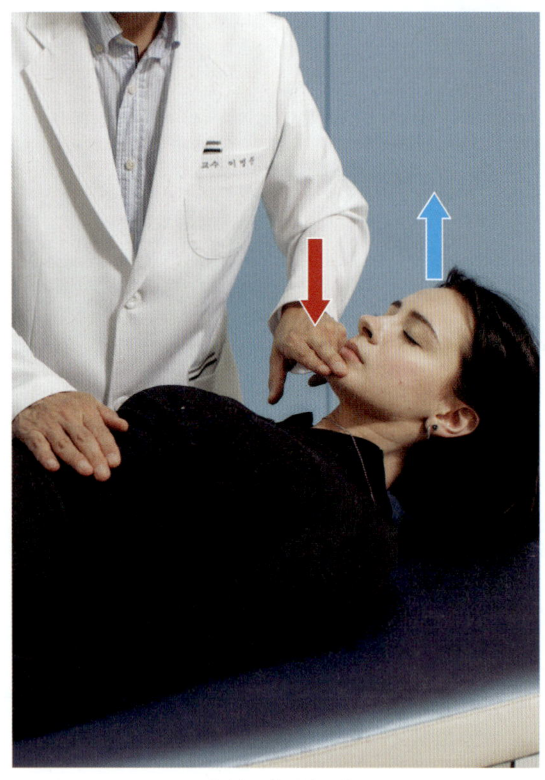

정상(N,5), 우(G,4)

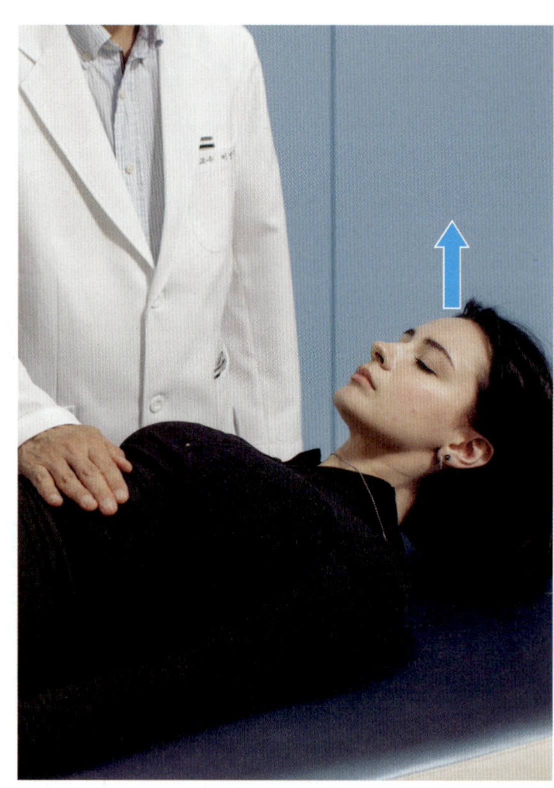

양(F,3)

가(P,2)/불가(T,1)/영(Z,0)	
검사자세	• 환자는 바로누운자세에서 양팔은 몸 옆에 놓는다. • 검사자는 환자의 머리 쪽에 서서 양손의 손가락을 목빗근 위에 놓는다.
고정	환자의 체중을 이용해 몸통을 고정한다. 가슴우리(몸통이 약한 경우 고정)
검사방법	환자는 머리를 한쪽에서 다른쪽으로 돌린다.
등급판정	• P: 환자는 부분 관절운동범위를 수행한다. • T: 움직이지 못하지만 근수축을 촉진할 수 있다. • Z: 움직이지 못하고 근수축도 촉진할 수 없다.

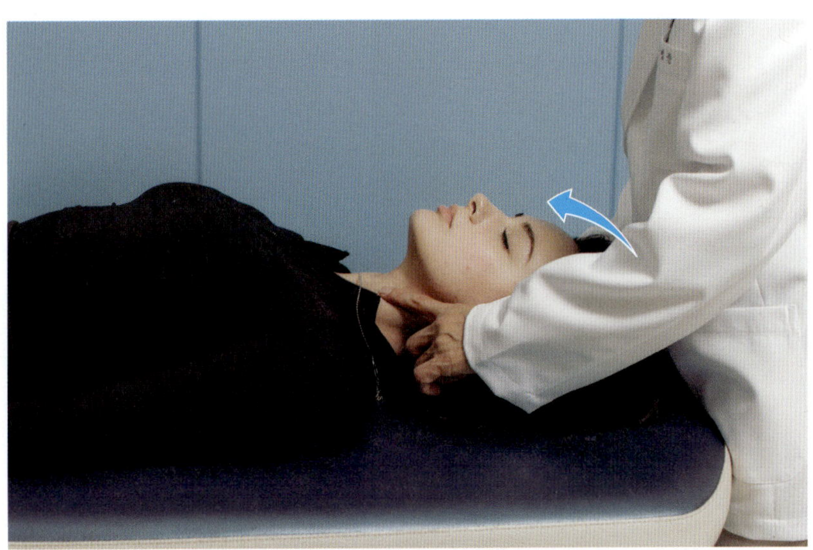

가(P,2), 불가(T,1), 영(Z,0)

대상작용

• 넓은목근(plastysma)이 대상작용을 하는 경우 입의 양끝이 아래로 당겨진다.

memo

3) 머리 폄 Capital extension 관절운동범위: 0~25°

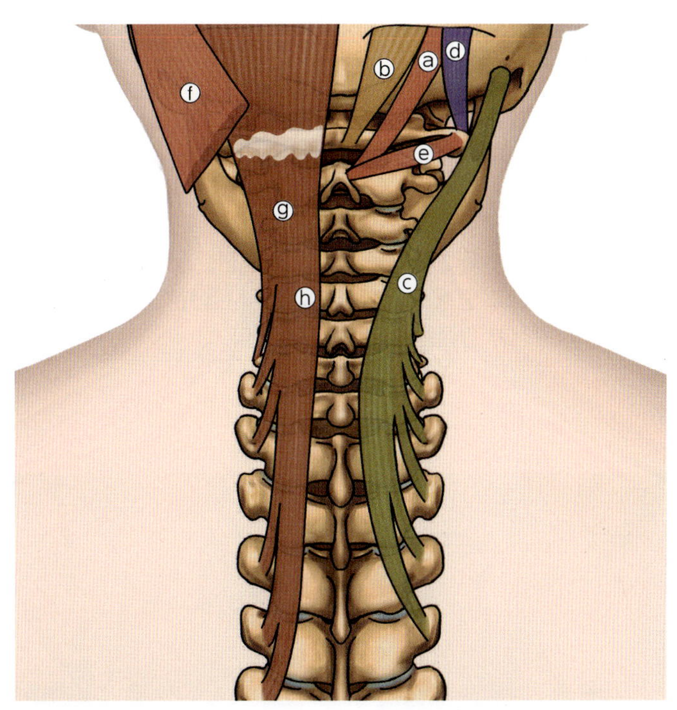

근육 Muscle 및 신경지배 Innervation	이는 곳 Origin	닿는 곳 Insertion
ⓐ 큰뒤머리곧은근(Rectus capitis posterior major) 후두밑신경(Suboccipital N.)	C2 가시돌기	후두 아래목덜미선의 가쪽면
ⓑ 작은뒤머리곧은근(Rectus capitis posterior minor) 후두밑신경(Suboccipital N.)	C1 뒤결절	후두 아래목덜미선의 안쪽면
ⓒ 머리가장긴근(Longissimus capitis) 척수신경 뒤가지(Posterior branch of spinal N.)	C3~C7 면관절 T1~T5 가로돌기	측두골 꼭지돌기
ⓓ 위머리빗근(Obliqus capitis superior) 후두밑신경(Suboccipital N.)	C1 가로돌기	후두 위목덜미선과 아래목덜미선 사이
ⓔ 아랫머리빗근(Obliqus capitis inferior) 후두밑신경(Suboccipital N.)	C2 가시돌기	C1 가로돌기
ⓕ 머리널판근(Splenius capitis) 척수신경 뒤가지(Posterior branch of spinal N.)	목덜미인대 C7~T3 가시돌기	측두골 꼭지돌기 후두 위목덜미선
ⓖ 머리반가시근(Semispinalis capitis) 척수신경 뒤가지(Posterior branch of spinal N.)	C4~C7 가로돌기	후두 아래목덜미선 위
ⓗ 머리가시근(Spinalis capitis) 척수신경 뒤가지(Posterior branch of spinal N.)	머리반가시근과 섞임	머리반가시근과 섞임

정상(N,5)/우(G,4)/양(F,3)	
검사자세	• 환자는 엎드려 누운자세에서 검사대 밖으로 머리를 내밀고 양팔은 몸통 옆에 놓는다. • 검사자는 환자의 머리 옆에 서서 환자가 머리를 유지하지 못할 경우를 대비해 한쪽 손을 머리 아래에 놓고 받칠 준비를 한다.
고정	환자의 체중을 이용해 몸통을 고정한다.
저항	검사자는 후두에서 머리의 움직임과 반대방향으로 저항을 적용한다.
검사방법	환자는 목은 펴지 않고 턱을 위로 올리면서 머리를 편다.
등급판정	• N:환자는 목을 펌하지 않고 최대 저항을 이기면서 완전한 운동범위의 머리폄을 한다. • G: 환자는 목을 폄하지 않고 중등도 저항을 이기면서 완전한 운동범위의 머리폄을 한다. • F: 환자는 저항 없이 완전한 관절운동범위를 움직인다.

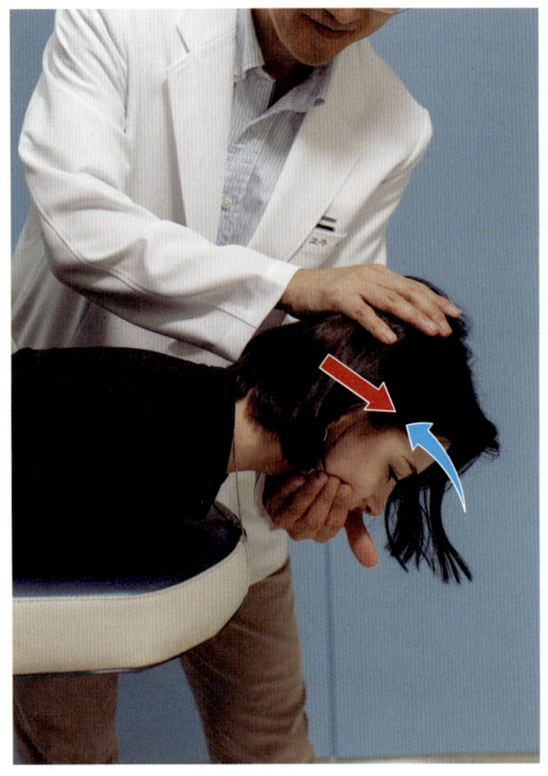

정상(N,5), 우(G,4)

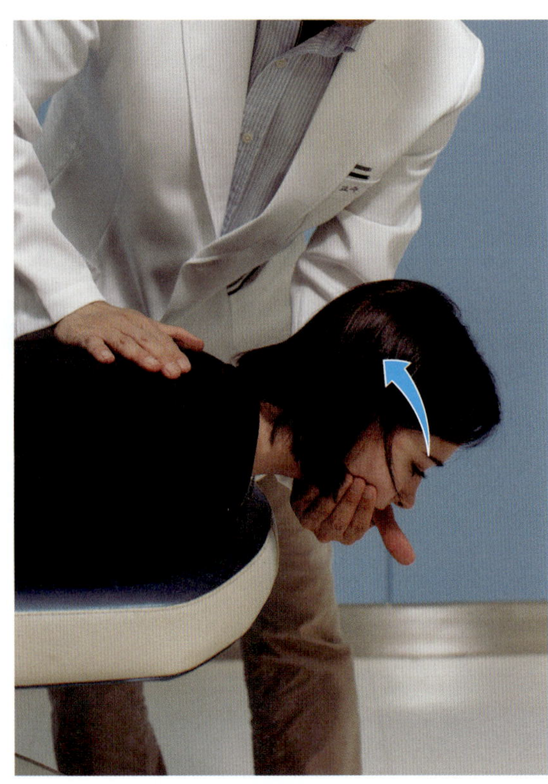

양(F,3)

가(P,2)/불가(T,1)/영(Z,0)	
검사자세	• 환자는 바로누운자세에서 양팔은 몸 옆에 놓는다. • 검사자는 환자의 머리 쪽에 서서 양손을 후두 아래에 놓고 머리를 지지하고 손가락은 척추기둥의 가쪽 후두바닥에 놓아 머리 폄근을 촉진할 수 있도록 한다.
고정	환자의 체중을 이용해 몸통을 고정한다.
검사방법	환자는 검사대에서 머리를 들지 않고 턱을 위로 들면서 검사자를 올려본다.
등급판정	• P: 환자는 부분 관절운동범위를 수행한다. • T: 움직이지 못하지만 근수축을 촉진할 수 있다. • Z: 근수축도 촉진할 수 없다.

고려사항

• 환자가 머리를 검사대 밖으로 내밀 때에는 머리를 받치기 위해 머리 밑에 항상 손을 두어야 한다.

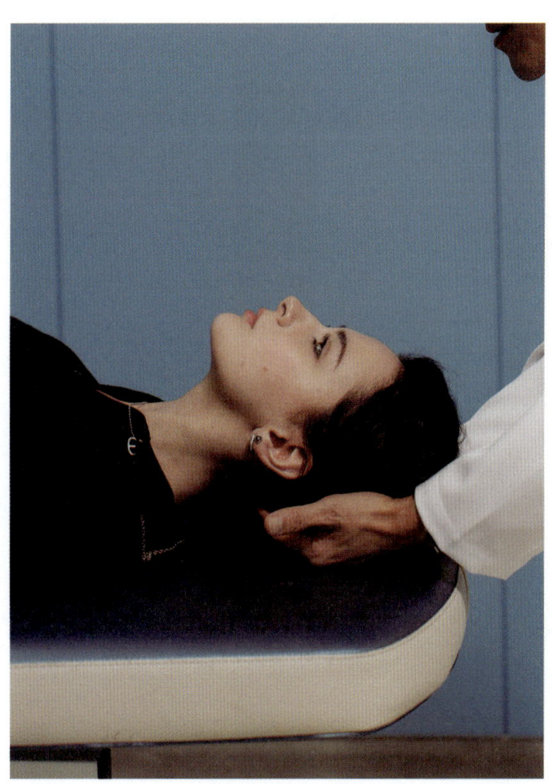

가(P,2), 불가(T,1), 영(Z,0)

memo

4) 목 폄 Cervical extension 관절운동범위: 0~30°

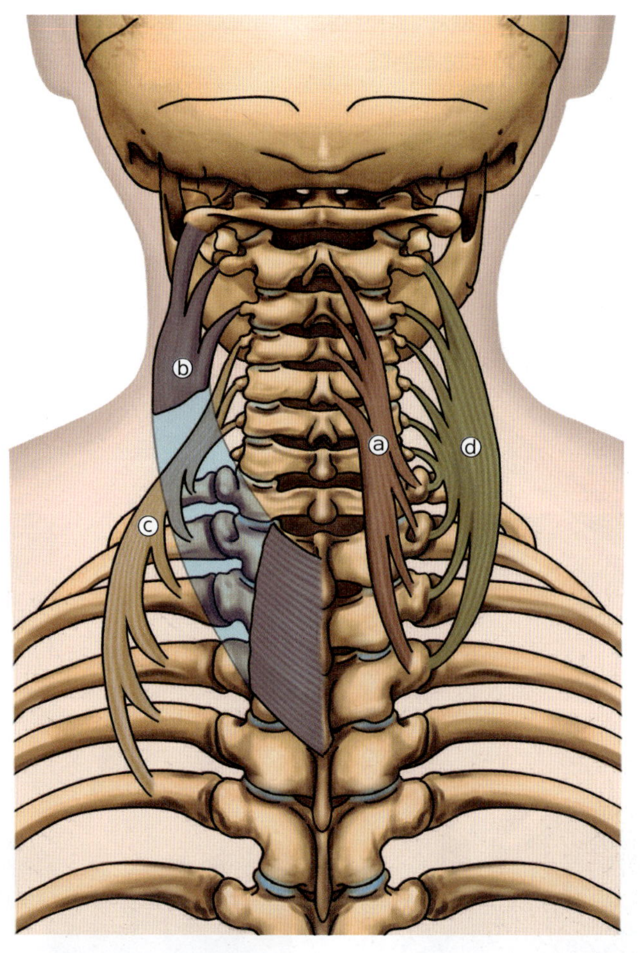

근육 Muscle 및 신경지배 Innervation	이는 곳 Origin	닿는 곳 Insertion
ⓐ 목반가시근(Semispinalis cervicis) 척수신경(Spinal N.)	T1~T5 가로돌기	C2~C5 가시돌기
ⓑ 목널판근(Splenius cervicis) 목신경(Cervical spinal N.)	T3~T6 가시돌기	C1~C3 가로돌기
ⓒ 목엉덩갈비근(Iliocostalis cervicis) 척수신경(Spinal N.)	3~6번째 갈비뼈	C4~C6 가로돌기
ⓓ 목가장긴근(Longissimus cervicis) 척수신경(Spinal N.)	T1~T5 가로돌기	C2~C6 가로돌기

정상(N,5)/우(G,4)/양(F,3)	
검사자세	• 환자는 엎드려누운자세에서 검사대 밖으로 머리를 내밀고 양팔은 몸통 옆에 놓는다. • 검사자는 환자의 머리 옆에 서서 갑자기 머리가 떨어지는 경우에 대비하여 턱을 받치고 다른 한 손은 두정후두(parieto-occipital) 위에 놓는다.
고정	환자의 체중을 이용해 몸통을 고정한다.
저항	검사자는 두정후두에서 아랫방향으로 저항을 적용한다.
검사방법	환자는 턱을 들지 않고 목을 편다.
등급판정	• N: 최대 저항에 대항하여 검사자세를 유지한다. • G: 중등도 저항에 대항하여 검사자세를 유지한다. • F: 저항없이 검사 자세를 유지한다.

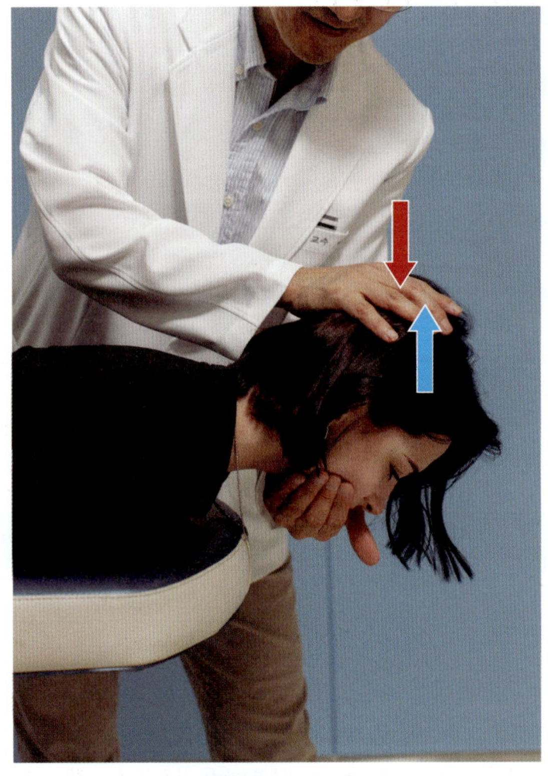

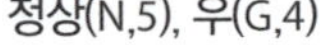
정상(N,5), 우(G,4)

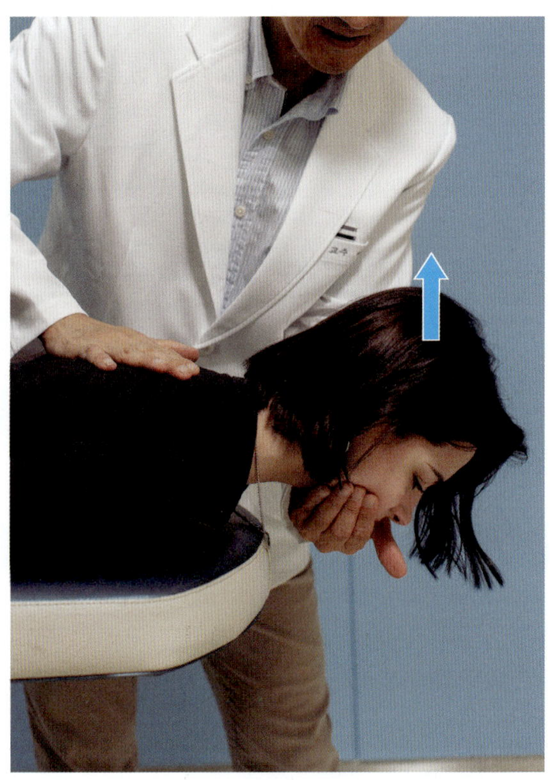

양(F,3)

가(P,2)/불가(T,1)/영(Z,0)	
검사자세	• 환자는 바로누운자세에서 양팔은 몸통 옆에 놓는다. • 검사자는 환자의 머리쪽에 서서 양손을 후두 아래에 놓고 손가락은 먼쪽 목뼈위에서 근육을 촉진할 수 있도록 한다.
고정	환자의 체중을 이용해 몸통을 고정한다.
검사방법	환자는 턱을 들지 않고 후두로 검사자의 양손을 누른다.
등급판정	• P: 환자는 검사자의 양손을 누르면서 부분 관절운동범위를 수행한다. • T: 움직이지 못하지만 근수축을 촉진할 수 있다. • Z: 근수축도 촉진할 수 없다.

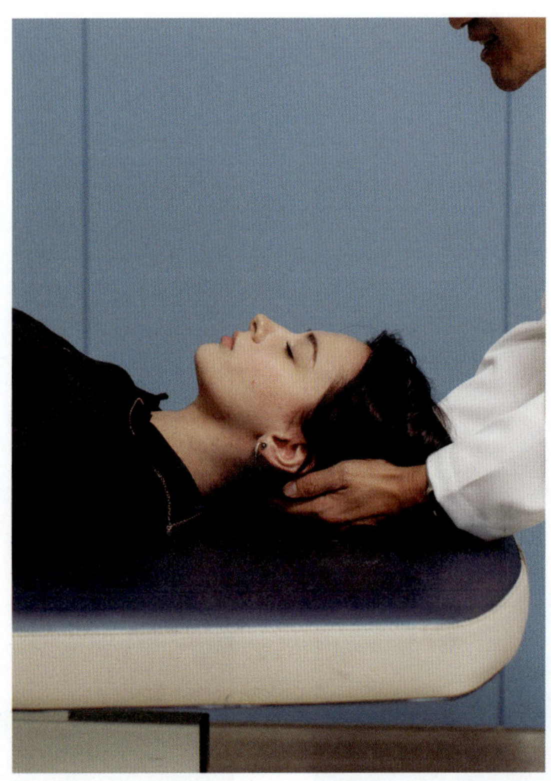

가(P,2), 불가(T,1), 영(Z,0)

5) 한쪽 목빗근을 분리한 목 굽힘, 관절운동범위: 0~45°(55°)

» 목 굽힘근의 근력이 비대칭이거나 의심이 되는 경우 실시한다.

정상(N,5)/우(G,4)/양(F,3)	
검사자세	• 환자는 바로누운자세에서 머리를 검사하고자하는 목빗근의 반대쪽으로 돌린다(오른쪽 목빗근 검사를 하는 경우 왼쪽으로 머리를 돌린다). • 검사자는 환자의 머리쪽에 선다.
고정	환자의 체중을 이용해 몸통을 고정한다. 몸통에 약화가 있는 경우 가슴우리를 고정한다.
저항	검사자가 귀 위쪽 측두부위(temporal area)에서 아래 방향으로 저항을 적용한다.
검사방법	머리를 돌린 상태에서 들어 올린다.
등급판정	• N: 최대 저항에 대항하여 검사자세를 유지한다. • G: 중등도 저항에 대항하여 검사자세를 유지한다. • F: 저항 없이 완전 관절운동범위를 움직인다.

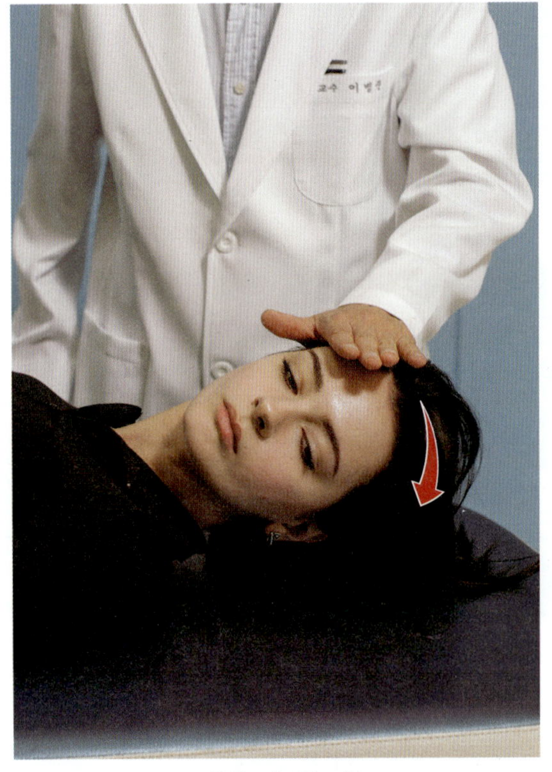

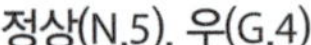

정상(N,5), 우(G,4)

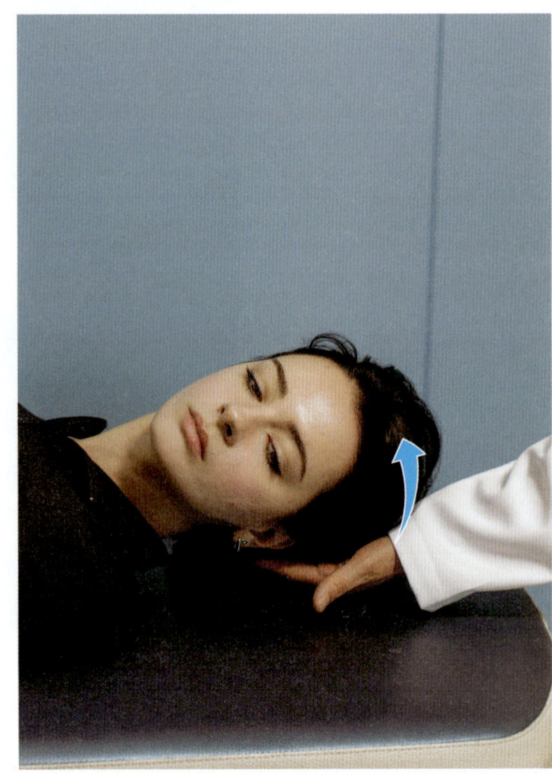

양(F,3)

가(P,2)/불가(T,1)/영(Z,0)	
검사자세	• 환자는 바로누운자세에서 양팔은 몸 옆에 놓는다. • 검사자는 환자의 머리쪽에 서서 손가락을 목빗근 위에 놓는다.
고정	환자의 체중을 이용해 몸통을 고정한다. 몸통에 약화가 있는 경우 가슴우리를 고정한다.
검사방법	환자는 머리를 양 옆으로 돌린다.
등급판정	• P: 환자는 부분 관절운동범위를 수행한다. • T: 움직이지 못하지만 근수축을 촉진할 수 있다. • Z: 움직이지 못하고 근수축도 촉진할 수 없다.

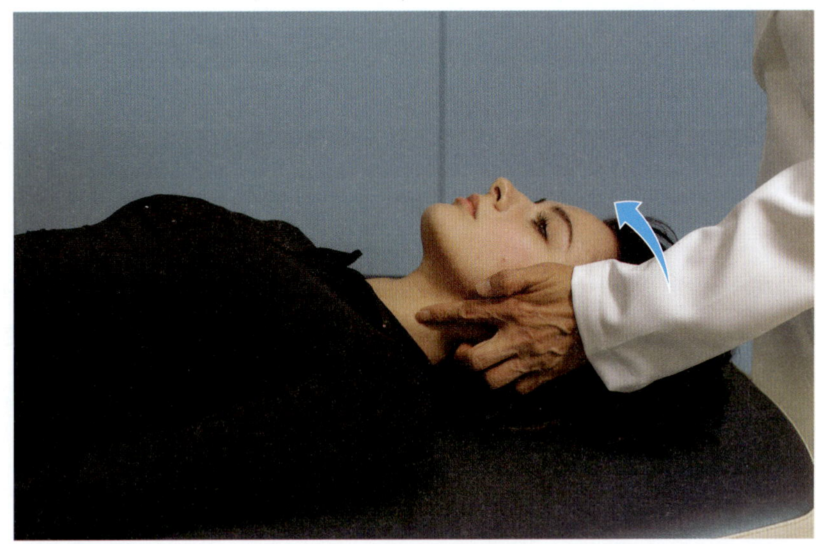

가(P,2), 불가(T,1), 영(Z,0)

6) 목 돌림

목 돌림 근육	
큰뒤머리곧은근 Rectuc capitis posterior major	목돌림근 Rotators cervicis
아래머리빗근 Obliquus capitis inferior	목반가시근 Semispinalis cervicis
머리반가시근 Semispinalis capitis	앞목갈비근 Scalenus anterior
머리널판근 Splenius capitis	중간목갈비근 Scalenus medius
머리가장긴근 Longissimus capitis	뒤목갈비근 Scalenus posterior
머리긴근 Longus capitis	목빗근 Sternocleidomastoid
목긴근(아래빗근) Longus colli(inferior oblique)	등세모근 Trapezius
목널판근Splenius cervicis	어깨올림근 Levator scapulae

정상(N,5)/우(G,4)/양(F,3)	
검사자세	• 환자는 바로누운자세에서 목뼈를 굽힘과 폄의 중립자세를 취한 후 한쪽으로 최대한 돌림한다. • 검사자는 환자의 머리쪽에 선다.
고정	환자의 체중을 이용해 몸통을 고정한다. 몸통에 약화가 있는 경우 가슴우리를 고정한다.
저항	검사자는 귀 위쪽 측두부위(temporal area)에서 움직임의 반대방향으로 저항을 적용한다.
검사방법	환자는 머리와 얼굴을 천장을 향하도록 돌리고 유지한다.
등급판정	• N: 최대 저항에 대항하여 검사자세를 유지한다. • G: 중등도 저항에 대항하여 검사자세를 유지한다. • F: 저항 없이 완전 관절운동범위를 움직인다.

가(P,2)/불가(T,1)/영(Z,0)	
검사자세	• 환자는 앉은 자세에서 높은 등받이를 이용하여 몸통과 머리가 지지될 수 있도록 하고 머리는 중립자세에 둔다. • 검사자는 환자의 바로 앞에 선다.
고정	환자 스스로 몸통을 고정하고 몸통근육이 약한 경우 가슴우리를 고정한다.
검사방법	환자는 목을 중립자세(턱이 들리거나 내려지지 않은 중립자세)로 유지하면서 머리를 양쪽 방향으로 돌린다.
등급판정	• P: 환자는 부분 관절운동범위를 수행한다. • T: 움직이지 못하지만 근수축을 촉진할 수 있다. • Z: 움직이지 못하고 근수축도 촉진할 수 없다.

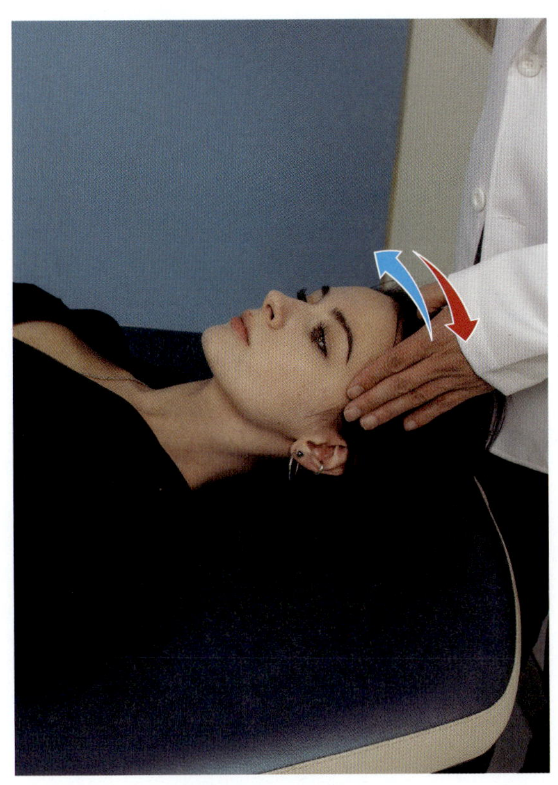

정상(N,5), 우(G,4), 양(F, 3)

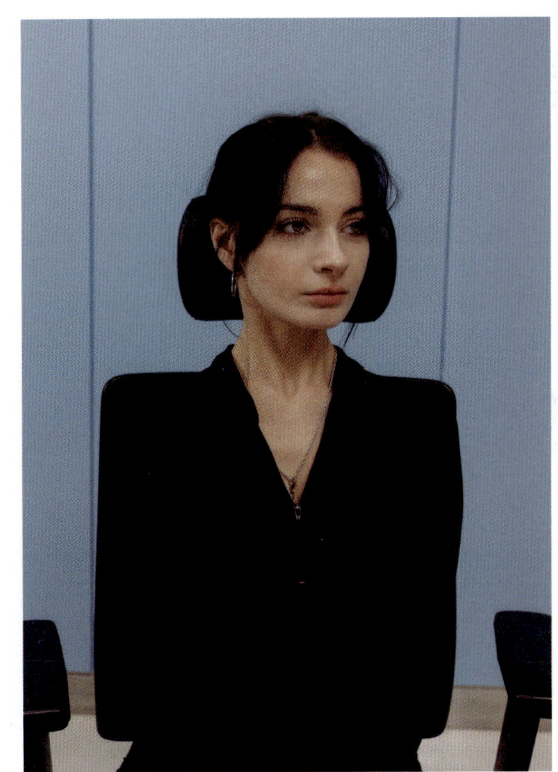

가(P,2), 불가(T,1), 영(Z,0)

memo

Ⅲ 몸통의 근력 평가

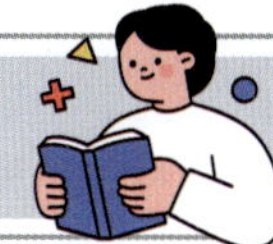

1) 몸통 굽힘 Trunk flexion 관절운동범위: 0~80°

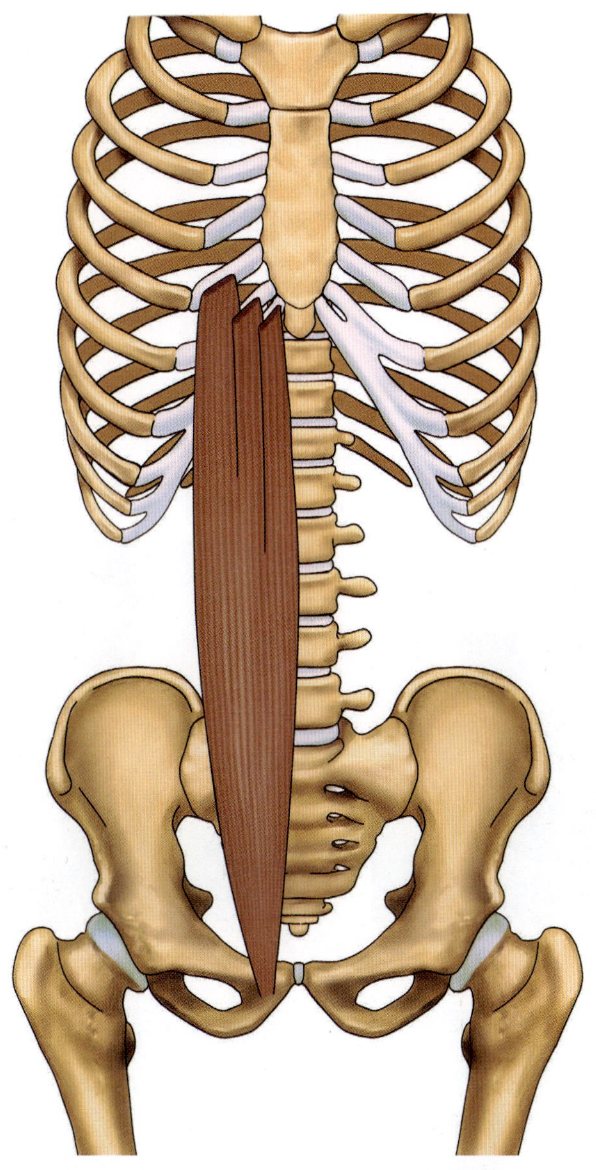

근육 Muscle 및 신경지배 Innervation	이는 곳 Origin	닿는 곳 Insertion
배곧은근(Rectus abdominis) 갈비사이신경(Intercostal N) 갈비밑신경(Subcostal N)	두덩뼈능선 두덩결합	제5~7갈비뼈 연골 칼돌기

정상(N,5)/우(G,4)/양(F,3)	
검사자세	• N: 환자는 바로누운자세에서 양쪽 다리를 펴고 머리 뒤에 양손 끝을 가볍게 댄다. • G: 환자는 바로누운자세에서 양팔을 가슴 위에서 교차시킨다. • F: 환자는 바로누운자세에서 양팔을 펴 몸통과 나란히 한다. • 검사자는 환자의 가슴 부근 옆에 선다.
고정	고정은 필요 없으나 엉덩관절 굽힘근이 약한 경우 골반을 고정한다.
저항	• N: 환자의 양팔을 머리 뒤에 위치시킨다. • G: 환자는 가슴 위에서 양팔을 교차시킨다. • F: 환자는 양팔을 몸통과 나란히 뻗는다.
검사방법	N, G, F: 환자는 목을 굽힘하지 않고(턱은 천정을 향하고) 어깨뼈 아래각이 검사대에서 떨어질 때까지 몸통을 굽힘한다.
등급판정	N, G, F: 등급별 검사자세에서 어깨뼈 아래각이 검사대에서 떨어질 때까지 몸통을 굽힘하여 완전 관절운동범위를 움직인다.

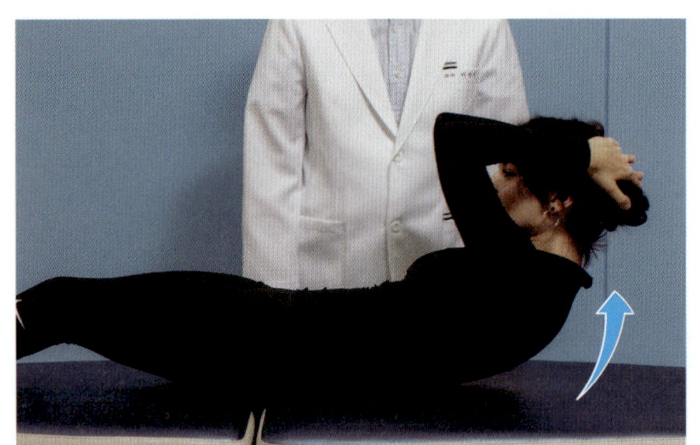

정상(N,5)

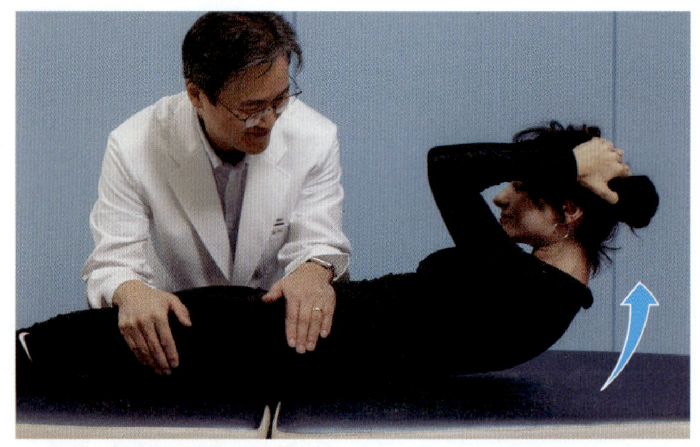

정상(N,5) 엉덩관절 굽힘근이 약한 경우 골반 고정

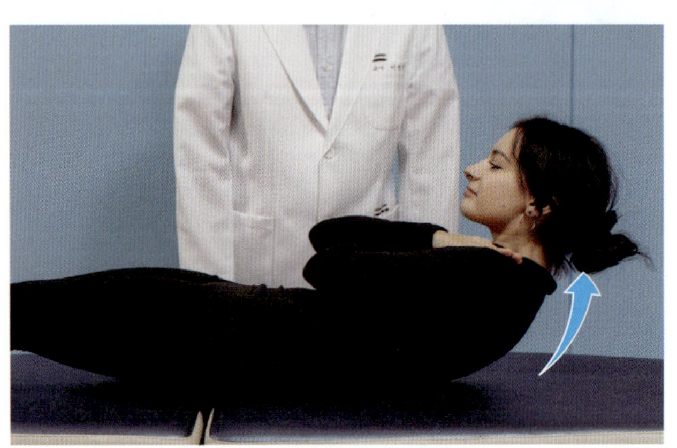

우(G,4)

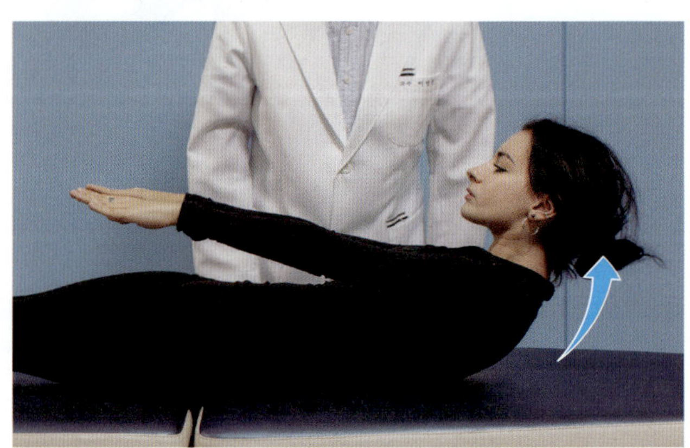

양(F,3)

가(P,2)/불가(T,1)/영(Z,0)	
검사자세	• 환자는 바로누운자세에서 양팔을 몸통 옆에 두고 무릎관절을 굽힌다. • 검사자는 검사대 옆에 선다.
고정	고정은 필요 없으나 엉덩관절 굽힘근 약한 경우 골반을 고정한다.
검사방법	환자가 순서대로 머리들기(1단계), 보조하여 앞으로 기울이기(2단계), 기침하기(3단계)를 한다.
등급판정	• P: – 1단계: 환자가 머리를 들어 올릴 수 는 있으나 어깨뼈가 검사대에서 떨어지지 않는다. – 2단계: 환자가 머리를 들어 올릴 수 없는 경우, 검사자가 환자의 윗몸을 받쳐주고 머리를 들어 올려준다. 환자가 몸통을 굽힘하려고 할 때 가슴우리가 내려간다. – 3단계: 2단계 자세에서 대상자가 기침을 할 수 있고 기침할 때 가슴우리가 내려간다. • T: 2단계에서 가슴우리가 내려가지 않으나 배곧은근의 수축을 관찰할 수 있거나 촉진할 수 있다. • Z: 어떠한 근수축도 촉진할 수 없다.

고려사항

- 배꼽이 치우치는지 관찰한다(배곧은근이 분절마다 근력 차이가 있다면 배꼽이 강한 쪽으로 치우친다).
- 배근육이 약할 경우 엉덩관절 굽힘근의 보상작용으로 허리의 앞굽음이 나타날 수 있으므로 엉덩관절과 무릎관절을 굽힌다.
- 능동적인 엉덩관절 굽힘 또는 발 고정은 엉덩관절 굽힘근을 활성화시킬 수 있으므로 피한다.
- 머리 뒤에 위치한 손으로 머리를 잡아당겨 몸통 굽힘을 하지 않도록 한다.

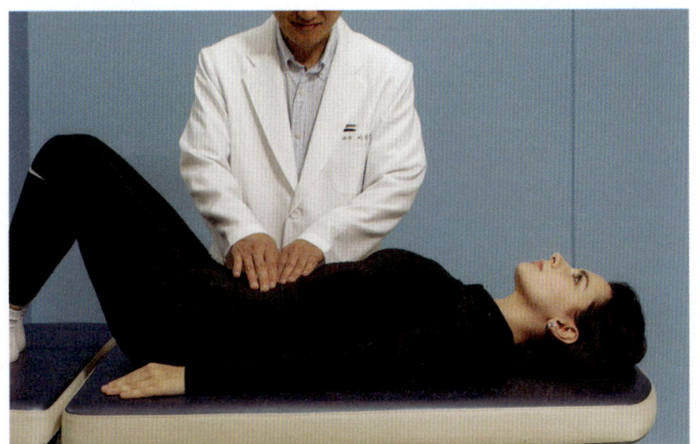
검사자세

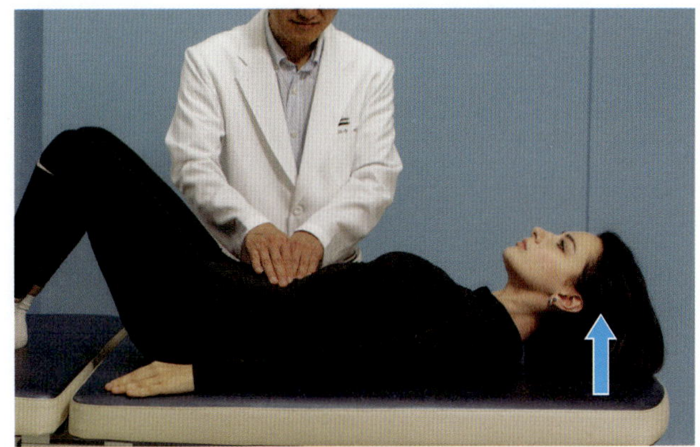
1단계

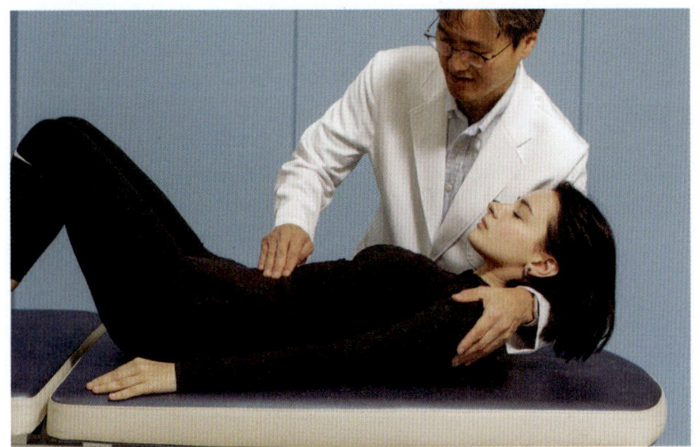
2단계

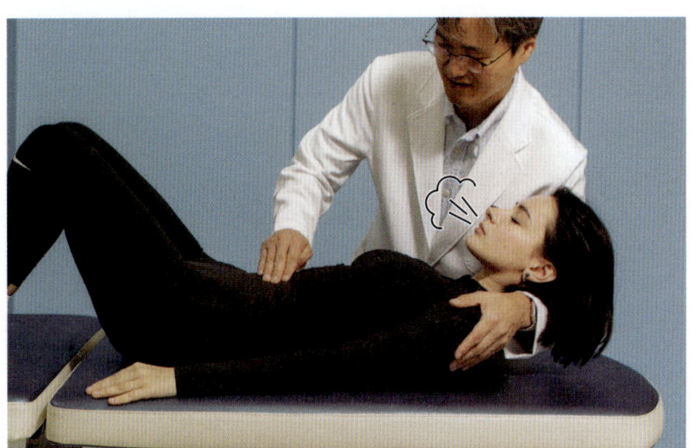
3단계

memo

2) 몸통 돌림 Trunk rotation 관절운동범위: 0~45°

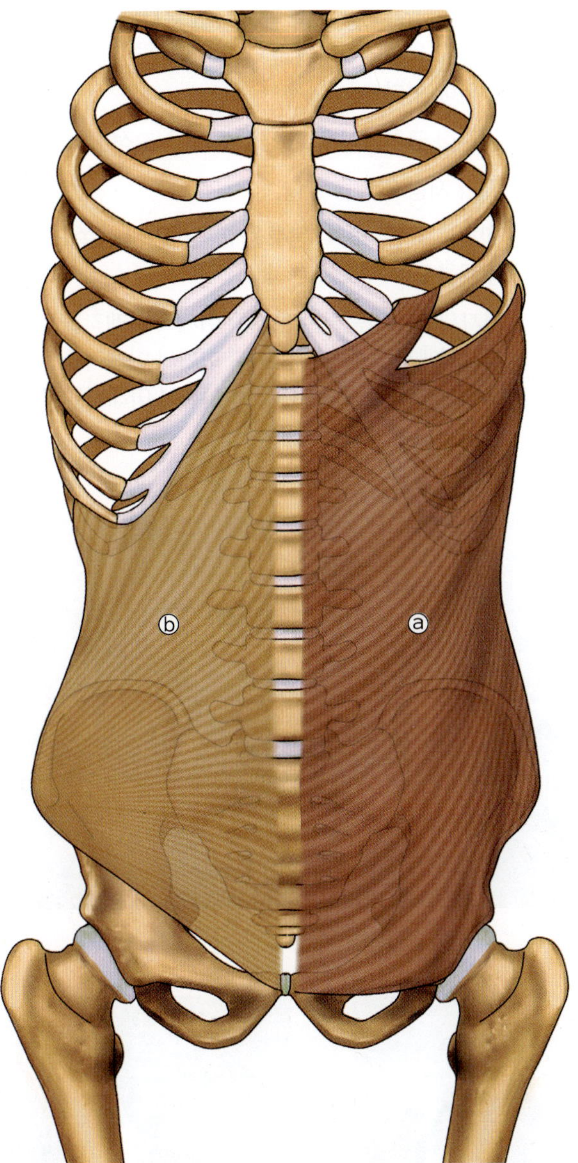

근육 Muscle 및 신경지배 Innervation	이는 곳 Origin	닿는 곳 Insertion
ⓐ 배바깥빗근(Obliquus externus abdominis) 갈비사이신경(Intercostal N T8~T12)	5번째~12번째 갈비뼈	엉덩뼈능선 두덩뼈 널힘줄을 통한 백색선
ⓑ 배속빗근(Obliquus internus abdominis) 갈비사이신경(Intercostal N T8~T12)	엉덩뼈 능성 샅고랑인대 등허리근막	9번째~12번째 갈비뼈 백색선

정상(N,5)/우(G,4)/양(F,3)	
검사자세	• N: 환자는 바로누운자세에서 양손끝을 머리 옆에 댄다. • G: 환자는 바로누운자세에서 양손을 가슴 앞에서 교차시킨다. • F: 환자는 바로누운자세에서 양팔을 몸통과 나란히 앞으로 뻗는다. • 검사자는 환자의 허리 옆에 선다.
고정	고정은 필요 없으나 엉덩관절 굽힘근이 약화 경우 골반을 고정한다.
저항	환자의 머리와 팔의 무게가 저항 역할을 한다.
검사방법	• 환자는 턱이 천장을 향하도록 유지하고 몸통을 굽힘하면서 한쪽으로 돌린다. • 한쪽 팔꿈치가 반대쪽 무릎으로 가도록 한다.
등급판정	• N: 환자는 N등급 검사자세에서 돌림하는 반때쪽 어깨뼈 아래각을 검사대에서 완전히 들어 올릴 수 있다. • G: 환자는 G등급 검사자세에서 돌림하는 반대쪽 어깨뼈 아래각을 검사대에서 완전히 들어 올릴 수 있다. • F: 환자는 F등급 검사자세에서 돌림하는 반대쪽 어깨뼈 아래각을 검사대에서 완전히 들어 올릴 수 있다.

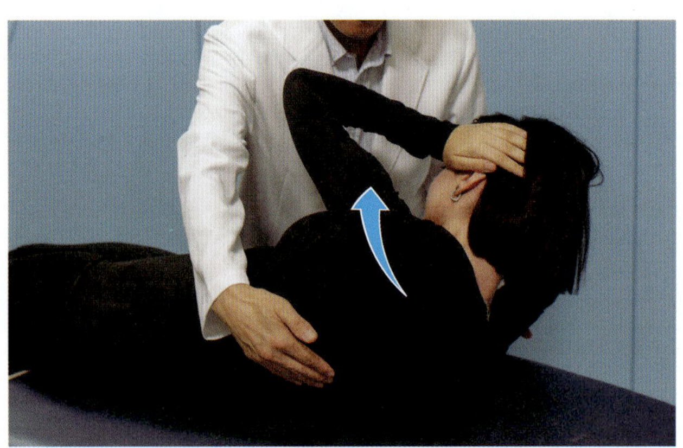

정상(N,5)

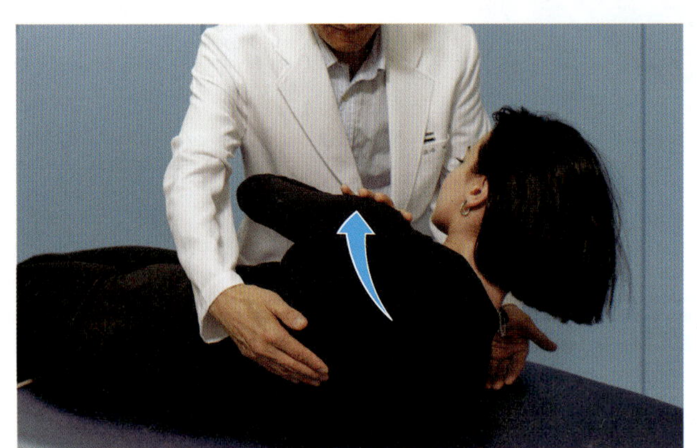

우(G,4)

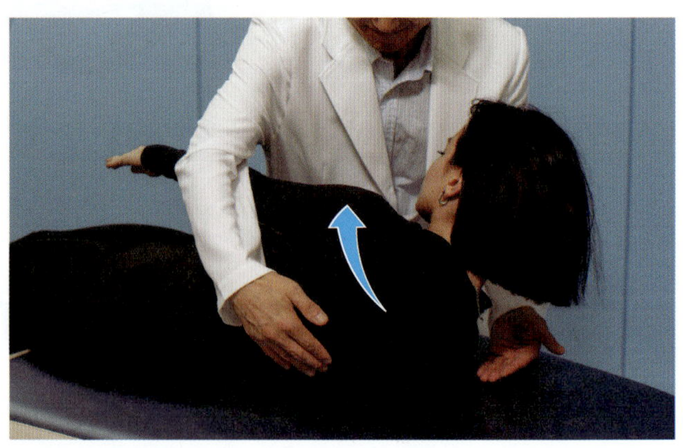

양(F,3)

가(P,2)	
검사자세	• 환자는 바로누운자세에서 양팔을 몸통과 나란히 앞으로 뻗는다. • 검사자는 환자의 허리 옆에 선다.
고정	고정은 필요 없으나 엉덩관절 굽힘근이 약한 경우 골반을 고정한다.
검사방법	환자는 턱이 천장을 향하도록 유지하고 몸통을 굽힘하면서 한쪽으로 돌린다.
등급판정	P: 환자는 돌림하는 반대쪽 어깨뼈 아래각을 검사대에서 들어올릴 수 없으나 검사자는 환자의 가슴우리가 밑으로 내려가는 것을 관찰할 수 있다.

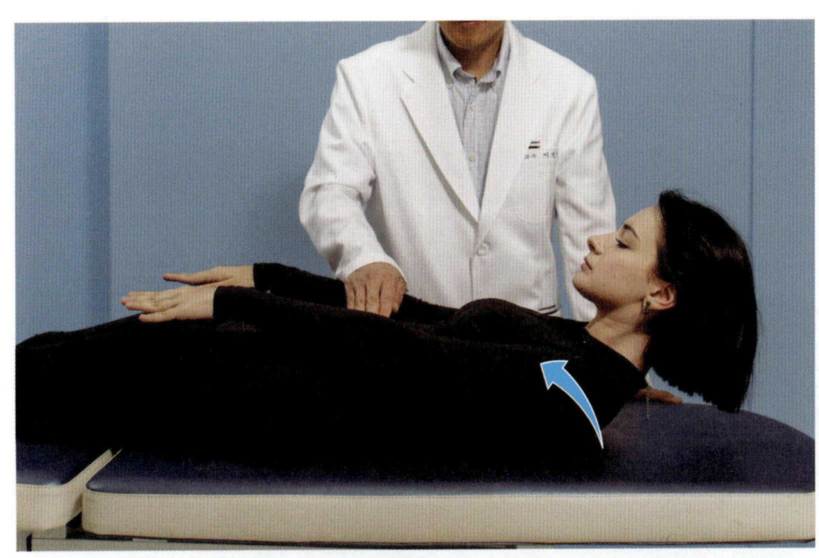

가(P,2)

불가(T,1)/영(Z,0)	
검사자세	• 환자는 바로누운자세에서 엉덩관절과 무릎관절을 굽힘하여 발을 검사대에 붙이고 양팔은 몸통 옆에 놓는다. • 검사자는 환자의 허리 옆에 서서 머리를 받쳐준다.
고정	엉덩관절 굽힘근이 약한 경우 골반을 고정한다.
검사방법	환자가 몸통을 한쪽으로 돌림할 때 돌리는 쪽의 배속빗근, 반대쪽의 배바깥빗근을 촉진한다.
등급판정	• T: 근 수축을 촉진하거나 확인할 수 있다. • Z: 근 수축을 확인할 수 없다.

고려사항

- 큰가슴근의 대상작용으로 어깨가 들린다.
- 환자의 배꼽이 한쪽으로 치우치는지 관찰한다.
- 가슴에 주름이 나타나면 배바깥빗근의 약화를 의미한다.

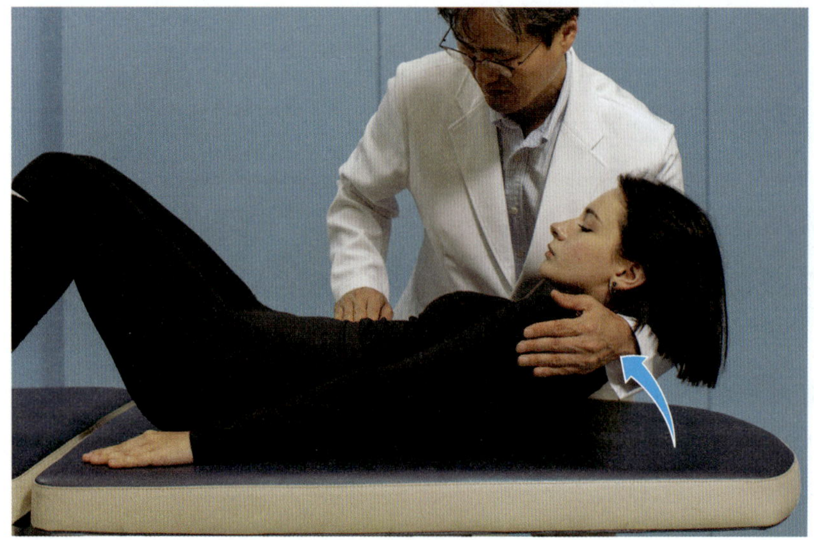

불가(T,1), 영(Z,0)

3) 몸통 폄 Trunk extension 관절운동범위: 등뼈 0~10°, 허리뼈 0~25°

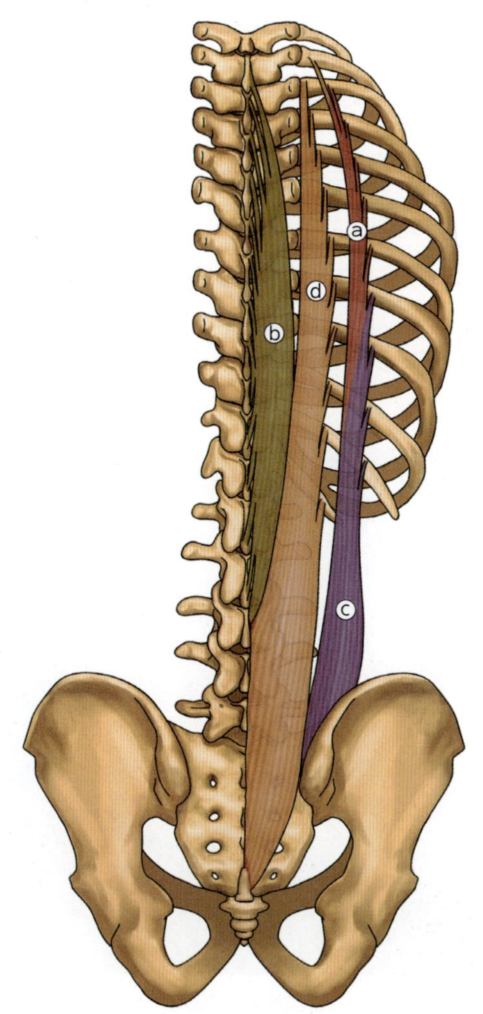

근육 Muscle 및 신경지배 Innervation	이는 곳 Origin	닿는 곳 Insertion
ⓐ 등엉덩갈비근(Iliocostalis thoracis) 척수신경(Spinal N)	7~12 갈비뼈각	1~6 갈비뼈각
ⓑ 등가시근(Spinalis thoracis) 척수신경(Spinal N)	온힘줄	T1~T6 가시돌기
ⓒ 허리엉덩갈비근(Iliocostalis lumborum) 척수신경(Spinal N)	엉덩뼈능선 엉치뼈	6~12갈비뼈각
ⓓ 등가장긴근(Longissimus thoracis) 척수신경(Spinal N)	온힘줄	T1~T12 가로돌기

(1) 허리뼈(Lumbar spine)

정상(N,5)/우(G,4)	
검사자세	• 환자는 엎드린 자세에서 손끝을 머리 옆에 대고 어깨는 수평벌림한다. • 검사자는 환자의 발목 위쪽 옆에 선다.
고정	• 환자의 다리를 고정한다. • 엉덩관절 폄근 약화가 있는 경우 골반을 고정한다.
저항	환자의 머리와 팔의 무게가 저항 역할을 한다.
검사방법	환자는 배꼽부위가 들릴 때까지 머리, 어깨, 가슴 순으로 들어 올린다.
등급판정	• N: 끝 지점에서 안정적으로 자세를 유지한다. • G: 끝 지점에서 안정적이지 못하고 흔들린다.

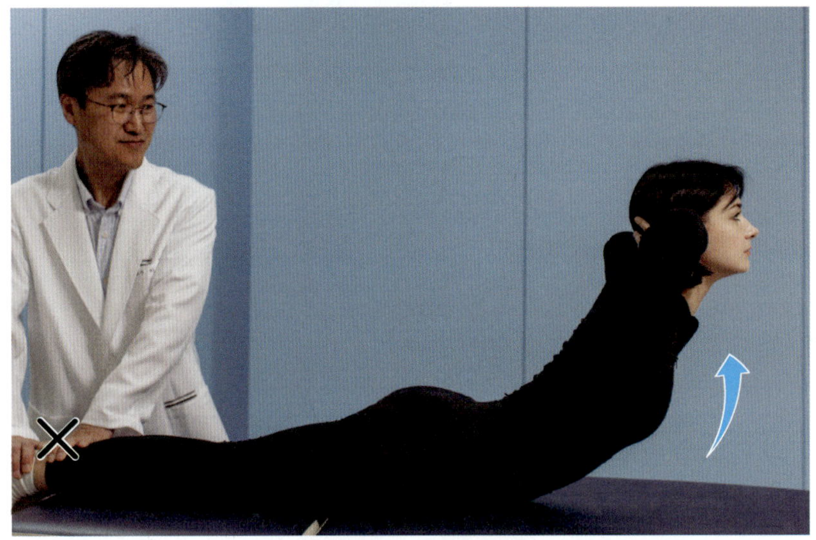

정상(N,5), 우(G,4)

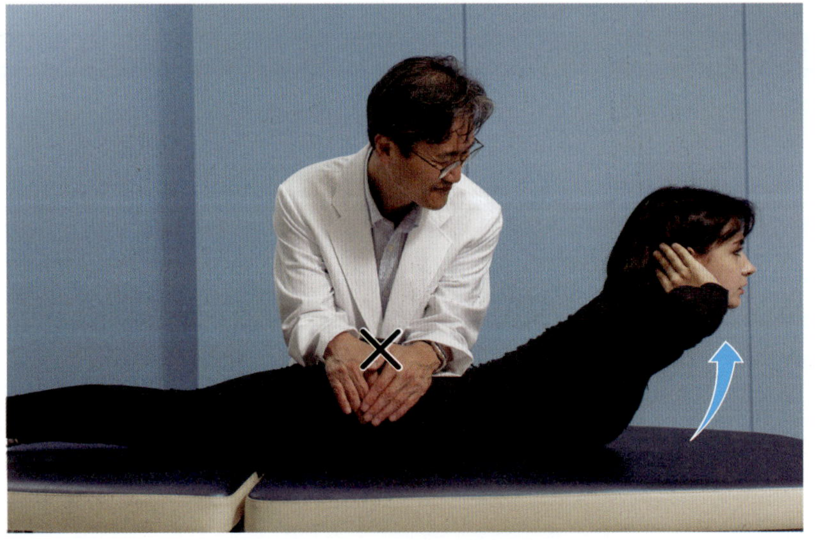

정상(N,5), 우(G,4) 엉덩관절 폄근 약화

(2) 등뼈(Thoracic spine)

정상(N,5)/우(G,4)	
검사자세	• 환자는 머리와 몸통의 젖꼭지 선까지 검사대 밖으로 나가게 한 엎드린 자세에서 손끝을 머리 옆에 대고 어깨는 수평벌림한다. • 검사자는 발목 위쪽 옆에 선다.
고정	• 검사자는 환자의 다리를 고정한다. • 엉덩관절 폄근 약화가 있는 경우 골반을 고정한다.
저항	환자의 머리와 팔의 무게가 저항 역할을 한다.
검사방법	머리, 어깨 가슴 순서로 움직여 수평이 될 때까지 등뼈를 편다(허리폄을 방지하기 위해 수평이상 들지 않도록 한다).
등급판정	• N: 쉽고 빠르게 윗몸을 수평으로 들어 올릴 수 있다. • G: 어렵게 윗몸을 수평으로 들어 올릴 수 있다.

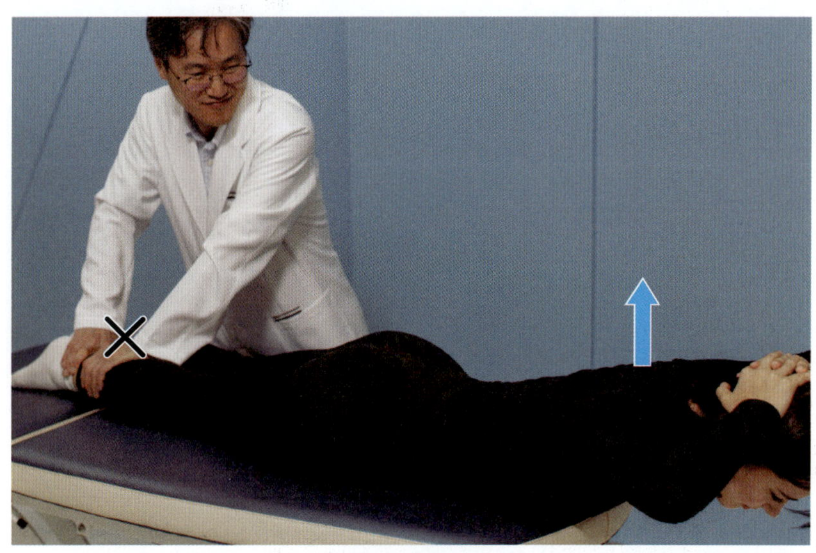

정상(N,5), 우(G,4)

» 양(F,3)이하의 등급은 허리뼈와 등뼈가 함께 관여하여 구분하여 평가하지 않는다.

양(F,3)	
검사자세	• 환자는 엎드린 자세에서 양팔을 몸 옆에 놓는다. • 검사자는 환자의 발목 위쪽 옆에 선다.
고정	검사자가 환자의 발목 위를 고정한다.
저항	환자의 몸통무게가 저항의 역할을 한다.
검사방법	환자는 배꼽부위가 검사대에서 떨어지도록 몸통을 들어올린다.
등급판정	F: 몸통 옆에 양팔을 둔 상태에서 완전 관절운동범위로 움직인다.

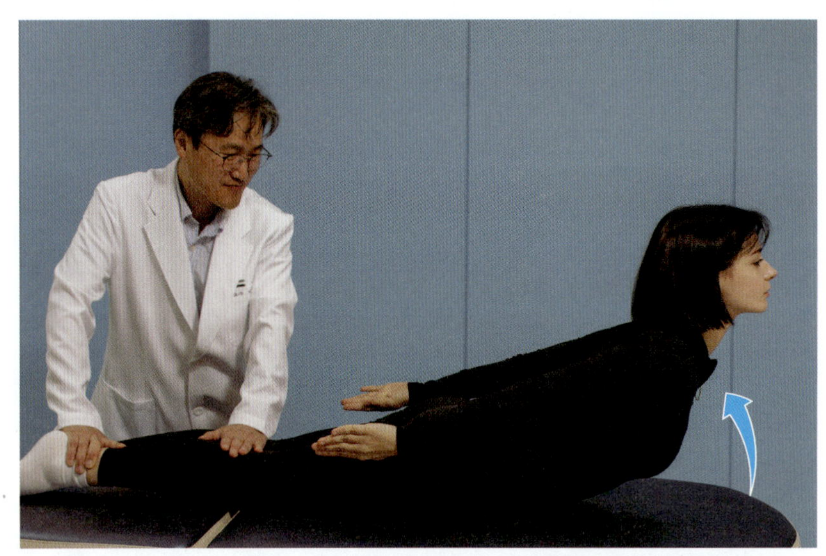

양(F,3)

가(P,2)/불가(T,1)/영(Z,0)	
검사자세	• 환자는 엎드린 자세에서 양팔을 몸 옆에 놓는다. • 검사자는 환자의 발목 위쪽 옆에 선다.
고정	검사자는 환자의 발목 위를 고정한다.
검사방법	환자는 배꼽부위가 검사대에서 떨어지도록 몸통을 들어올린다.
등급판정	• P: 환자는 부분 관절운동범위를 수행한다. • T: 움직이지 못하지만 근수축을 촉진할 수 있다. • Z: 움직이지 못하고 근수축도 촉진할 수 없다. • 참고: P 등급 이하에서는 등뼈 폄근육과 허리뼈 폄 근육을 분리해서 검사하기 어렵다.

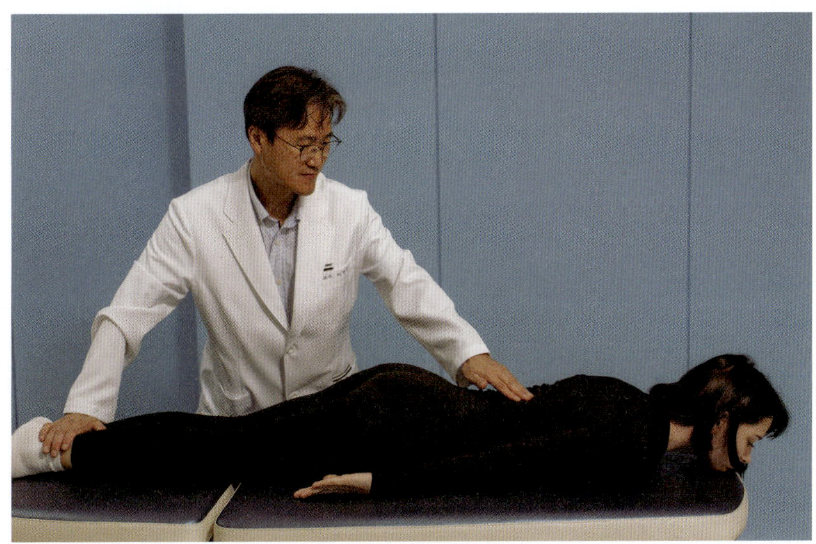

가(P,2), 불가(T,1), 영(Z,0)

고려사항

- F등급 이하에서는 허리뼈와 등뼈가 함께 관여하여 분리하여 검사하기 어렵다.
- 몸통 폄 검사 전 엉덩관절 폄과 목폄검사를 하여 엉덩관절 폄이 약한 경우 골반을 고정하고, 목폄이 약한 경우 머리를 들어주어야 한다.
- 척추 폄근이 약하고 영덩관절 폄근이 강한 환자는 몸통을 들어올리지 못하고 골반이 뒤쪽으로 기울어지게 된다(허리가 평편해진다).

memo

4) 골반 올림 Pelvic elevation 관절운동범위: 정확하지 않음

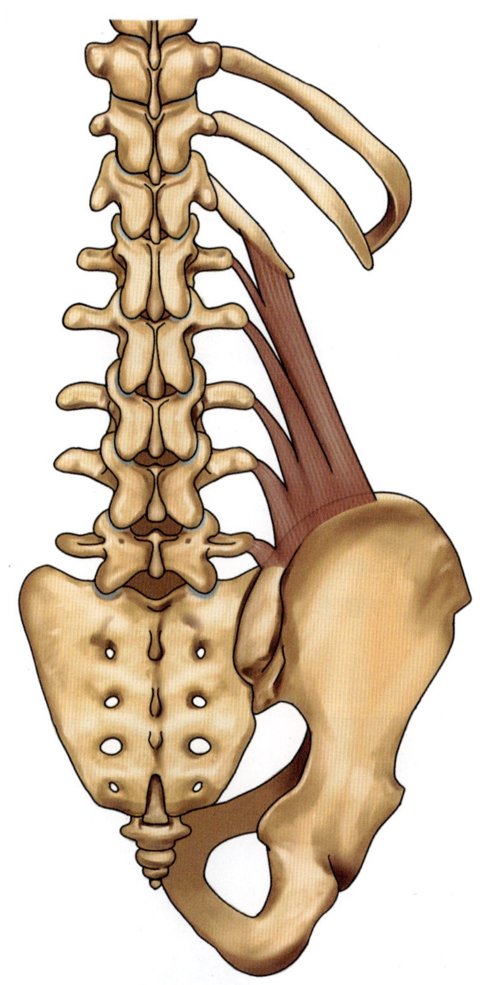

근육 Muscle 및 신경지배 Innervation	이는 곳 Origin	닿는 곳 Insertion
허리네모근(Quadratus lumborum) 허리신경얼기(Lumbar plexus T12, L1～3)	엉덩뼈능선 엉덩허리인대	12번째 갈비뼈 T12 척추뼈 몸통 L1～4 척추 가로돌기

정상(N,5)/우(G,4)	
검사자세	• 환자는 바로눕거나 엎드린다. • 검사자는 환자의 발쪽에 선다.
고정	환자가 검사대 가장자리를 잡는다.
저항	검사자는 발목관절 위쪽을 잡고 견인하는 것처럼 당긴다.
검사방법	N/G: 환자는 한쪽 골반을 갈비뼈 방향으로 당긴다.
등급판정	• N: 최대저항에 대항하여 검사자세를 유지할 수 있다. • G: 강한 저항에 대항하여 검사자세를 유지할 수 있다(검사자의 임상적 경험이 필요).

양(F,3)/가(P,2)	
검사자세	환자는 바로 눕거나 엎드린다. 검사자는 환자의 발쪽에 서서, 한 손은 발목 위부분을 지지하고 다른 한 손은 무릎 밑을 지지한다.
고정	환자의 몸통 무게로 고정한다.
검사방법	환자는 엉덩뼈 능선이 아래쪽 갈비우리를 향하도록 골반을 당긴다.
등급판정	• F: 환자가 완전 운동범위를 수행한다. • P: 환자가 부분 운동범위를 수행한다.

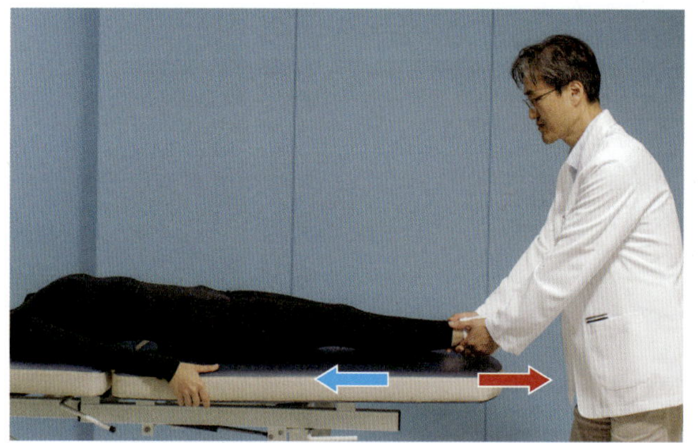
정상(N,5), 우(G,4)

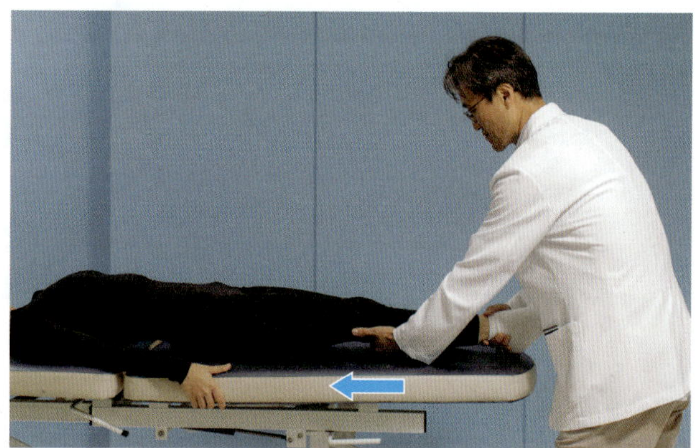
양(F,3), 가(P,2)

불가(T,1)/영(Z,0)
허리네모근은 깊은 곳에 위치하고 있어 촉진이 부정확하여 실시하지 않는다.

고려사항

- 배근육을 사용하여 몸통을 가쪽 굽힘하는 대상작용이 나타날 수 있다.
- 척추 폄근을 사용하여 골반 올림을 시도 할 수 있다.

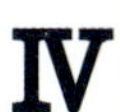

Ⅳ 위팔의 근력평가

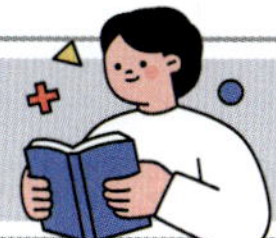

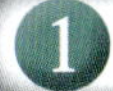

1 어깨뼈 Scapular

1) 어깨뼈 벌림 및 위쪽돌림 Scapular abduction and upward rotation

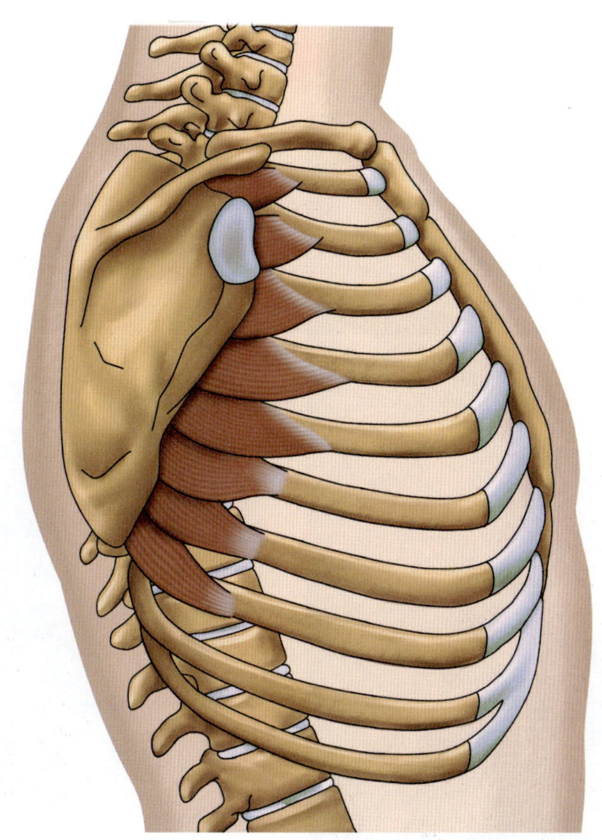

근육 Muscle 및 신경지배 Innervation	이는 곳 Origin	닿는 곳 Insertion
앞톱니근(Serratus anterior) 긴가슴신경(Long thoracic N.)	제1~9번째 갈비뼈 가쪽	어깨뼈 안쪽모서리 앞면

정상(N, 5), 우(G, 4), 양(F,3)	
검사자세	• 환자는 검사대의 끝에 걸터 앉은 자세(sitting position)에서 약 130° 팔을 굽힘한다. • 검사자는 환자의 뒤 가쪽에 선다.
고정	검사자는 어깨뼈 바로 밑 몸통을 고정하여 몸통의 돌림을 방지한다.
저항	검사자는 어깨뼈 내밈과 올림에 대한 저항을 주기 위해 손으로 위팔뼈 먼쪽 부위에서 아래방향으로 저항을 가한다.
검사방법	환자는 팔꿈치관절을 곧게 펴고 머리 앞쪽 위로 130° 이상 올림한다.
등급판정	• N: 최대 저항에 대항하여 어깨뼈를 유지한다. • G: 최대저항에 견디지 못하고 어깨뼈가 모음과 아래쪽돌림 방향으로 밀린다. • F: 저항 없이 날개 어깨뼈(winging scapula)가 나타나지 않고 완전 관절운동범위까지 움직인다.

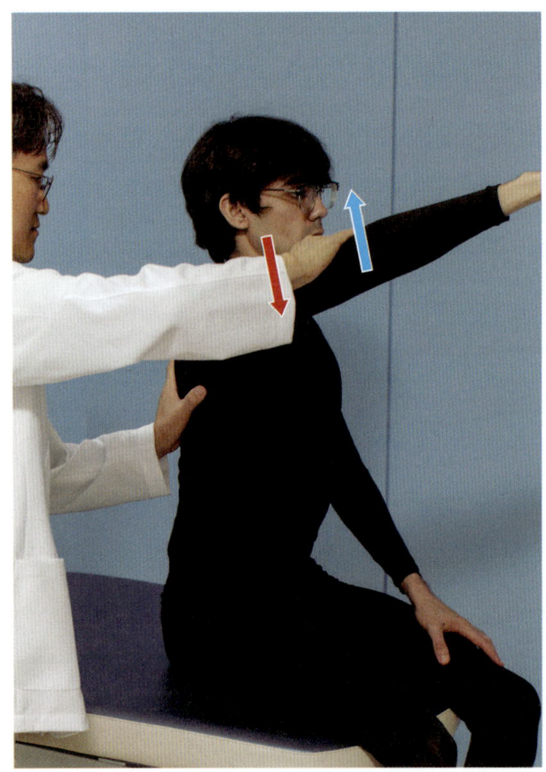
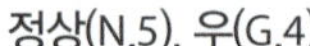
정상(N,5), 우(G,4)

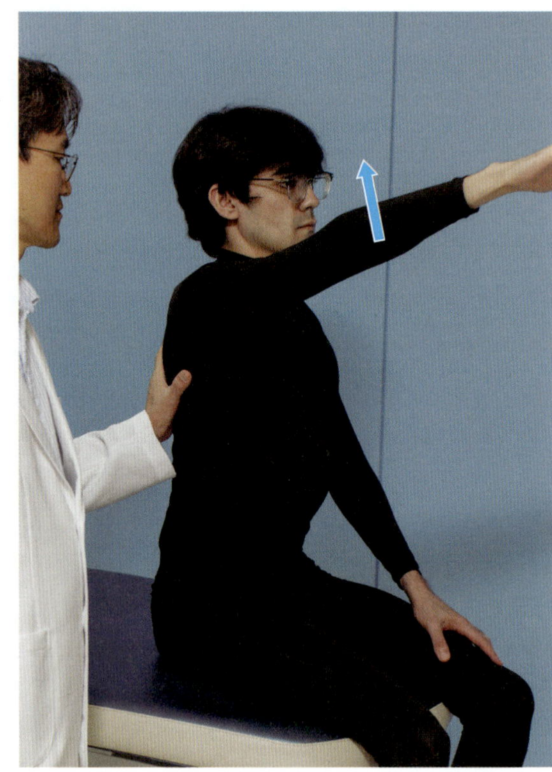
양(F,3)

가(P, 2), 불가(T, 1), 영(Z, 0)	
검사자세	• 환자는 검사대의 끝에 걸터 앉은 자세에서 검사자가 팔을 지지하여 위팔을 90° 이상 굽힘한다. • 검사자는 검사하는 쪽에 서서 한 손은 환자의 팔을 지지하고 다른 한 손은 어깨뼈 아래각에 놓는다.
고정	• 환자는 몸통을 고정한다.
검사방법	• P: 위팔은 시작위치에서 그 자세를 유지한다. • T, Z: 위팔을 시작위치에서 그 자세를 유지하고 다른 손으로 겨드랑쪽 가장자리를 따라 어깨뼈 아래각 바로 앞에서 손가락 끝으로 앞톱니근을 촉진한다.
등급판정	• P: 위팔 지지상태에서 어깨뼈 벌림 및 위쪽돌림이 가능하다. • T: 앞톱니근의 수축을 촉진할 수 있다. • Z: 근육의 활동을 촉진할 수 없다.

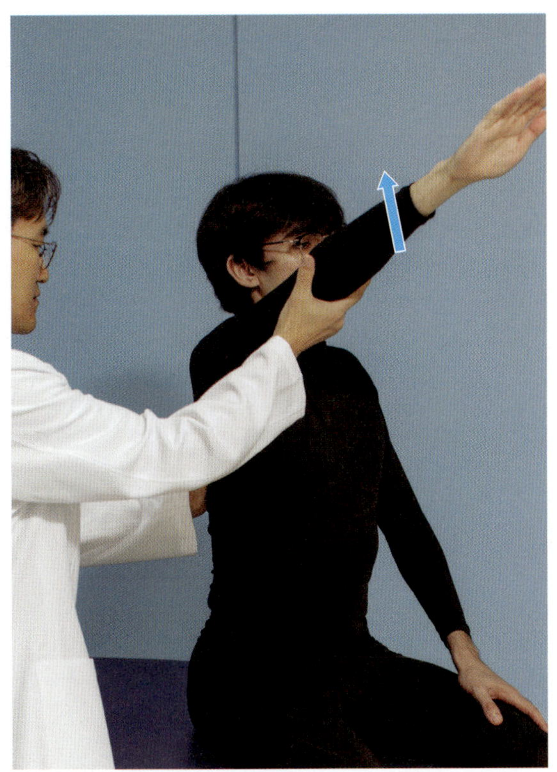
가(P, 2)

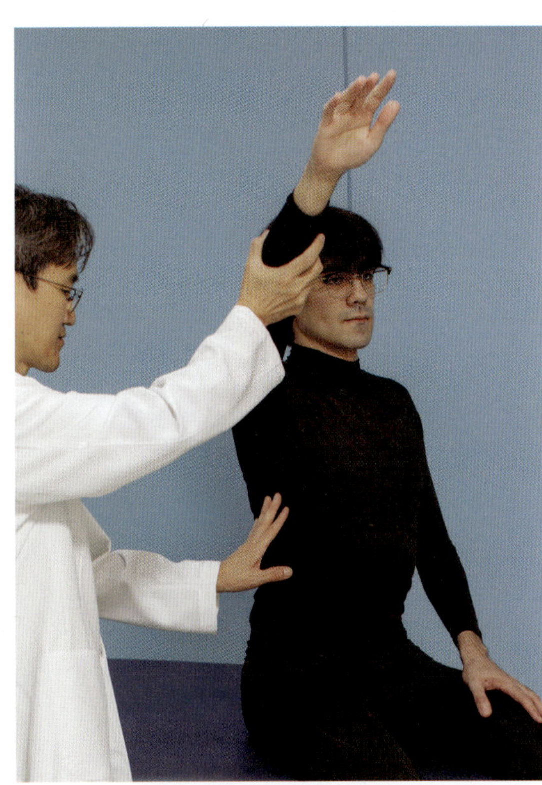
불가(T, 1), 영(Z, 0)

memo

2) 어깨뼈 올림 Scapular elevation

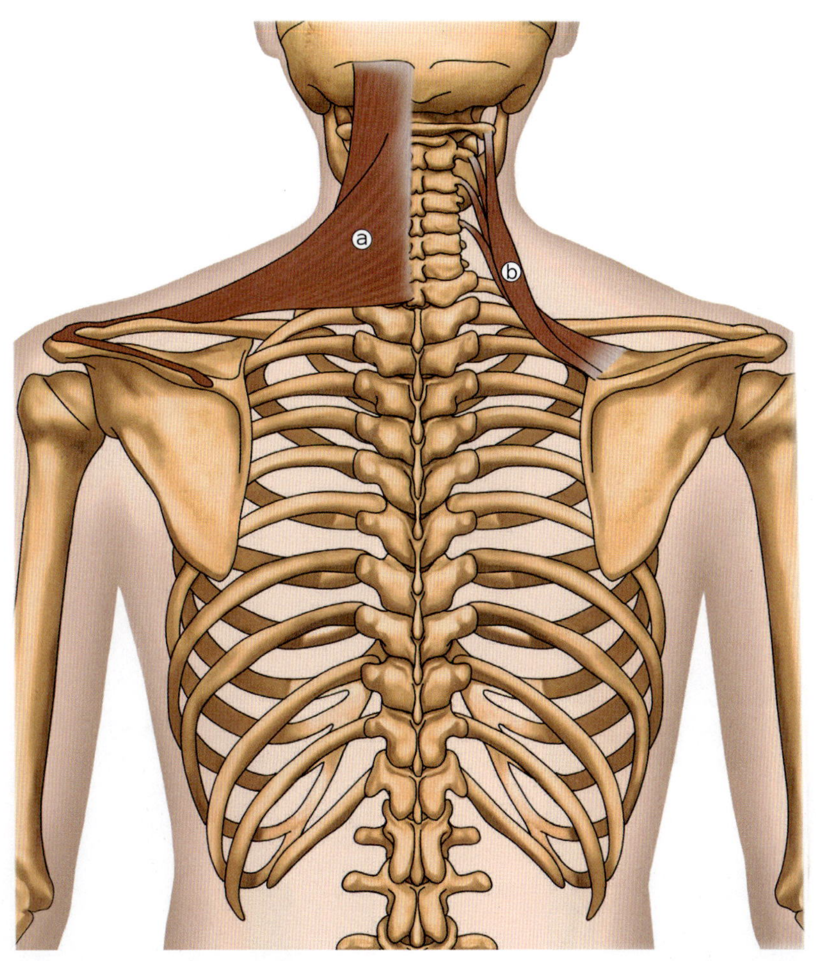

근육 Muscle 및 신경지배 Innervation	이는 곳 Origin	닿는 곳 Insertion
ⓐ 등세모근 위섬유(Trapezius upper fiber) 더부신경(Accessory N.)	바깥뒤통수뼈융기 뒤통수뼈 위목덜미선의 안쪽부위 목덜미인대 C7 가시돌기	빗장뼈 가쪽 1/3 봉우리돌기
ⓑ 어깨올림근(Levator scapulae) 등쪽어깨신경(Dorsal scapular N.)	제1번째~4번째 목뼈 가로돌기	어깨뼈 안쪽모서리의 위쪽영역 위각

정상(N, 5), 우(G, 4), 양(F,3)	
검사자세	• 환자는 검사대의 끝에 걸터 앉는다. • 검사자는 환자의 뒤에 선다.
저항	검사자는 양쪽 어깨위에서 아래방향으로 저항을 가한다.
검사방법	환자는 양쪽 어깨를 으쓱하며 완전한 운동범위까지 어깨를 올린다.
등급판정	• N: 최대 저항에 대항하여 어깨를 으쓱하고 그 자세를 유지한다. • G: 중등도 이상의 저항에 대항하여 어깨를 으쓱하며 그 자세를 유지한다. • F: 저항 없이 완전한 운동범위까지 어깨를 올린다.

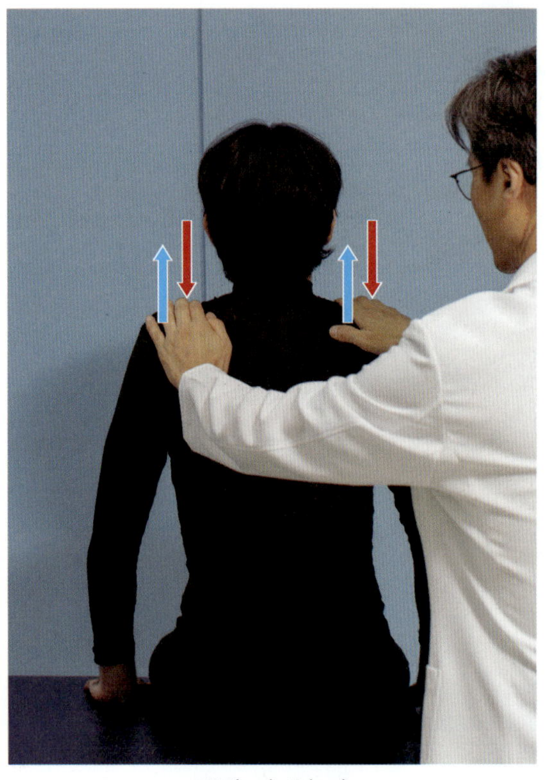
정상(N,5), 우(G,4)

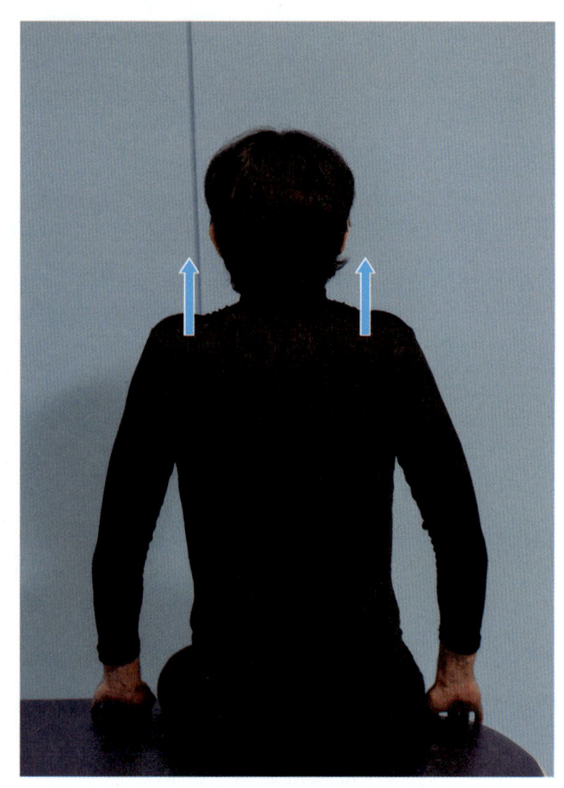
양(F,3)

대상작용

• 등세모근이 약한 경우 어깨올림근의 작용으로 약간의 어깨뼈 아래쪽돌림이 일어난다.
• 어깨올림근이 약한 경우 약간의 어깨뼈 위쪽돌림을 동반할 수 있다.

가(P, 2), 불가(T, 1), 영(Z, 0)	
검사자세	• 환자는 엎드려 누운 자세에서 어깨올림근의 잠재적 작용을 감소시키기 위해 머리는 편안하도록 검사하는 반대쪽으로 돌림한다. • 검사자는 검사할 쪽에 선다(사진의 검사자는 검사하는 손의 위치를 보여주기 위해 반대쪽에 서 있음).
검사방법	검사자의 한 손은 검사 쪽의 어깨를 받쳐 지지하고 다른 손은 등세모근 위섬유의 닿는 곳인 빗장뼈 위에서 등세모근을 촉진한 상태에서 어깨를 귀를 향해 올리라고 지시한다.
등급판정	• P: 중력이 제거된 상태에서 완전 운동범위의 끝까지 어깨를 올린다. • T: 근수축을 촉진할 수 있다. • Z: 근육의 활동을 촉진할 수 없다.

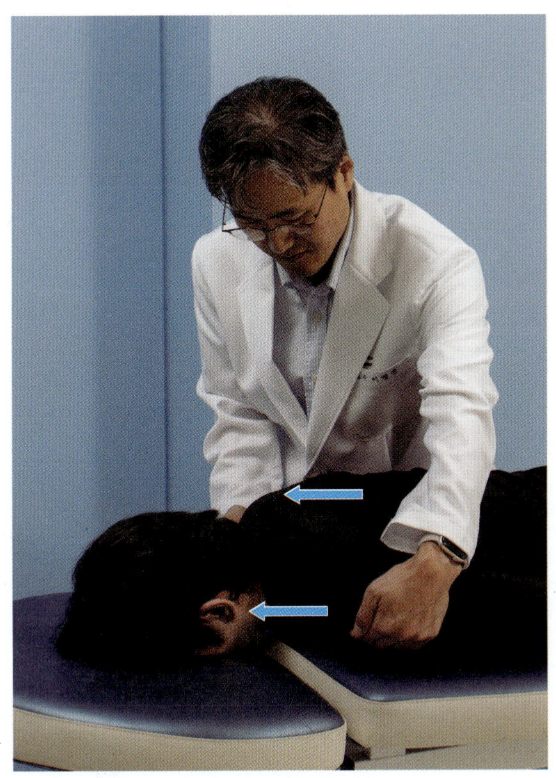

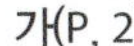

가(P, 2)

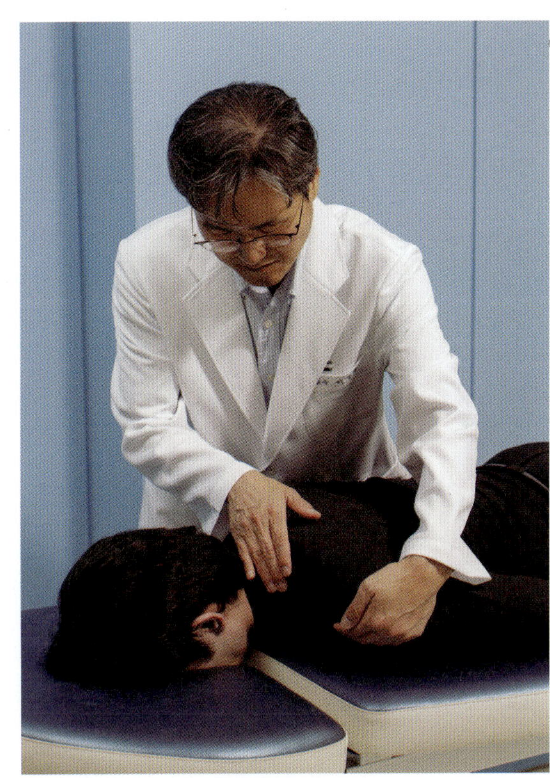

불가(T, 1), 영(Z, 0)

고려사항

• 5, 4등급 검사 시 환자가 앉은 자세를 취할 수 없는 경우 바로누운자세에서 검사할 수 있으나 부정확할 수 있다.
• 3등급 검사를 바로누운자세에서 검사한다면 중력이 작용하지 않으므로 약간의 저항을 주어 검사해야 한다.
• 가, 불가, 영 검사 시 환자가 엎드린 자세를 취할 수 없다면 바로누운자세에서 검사할 수 있지만 촉진이 어려울 수 있다.

memo

3) 어깨뼈 모음 Scapular adduction

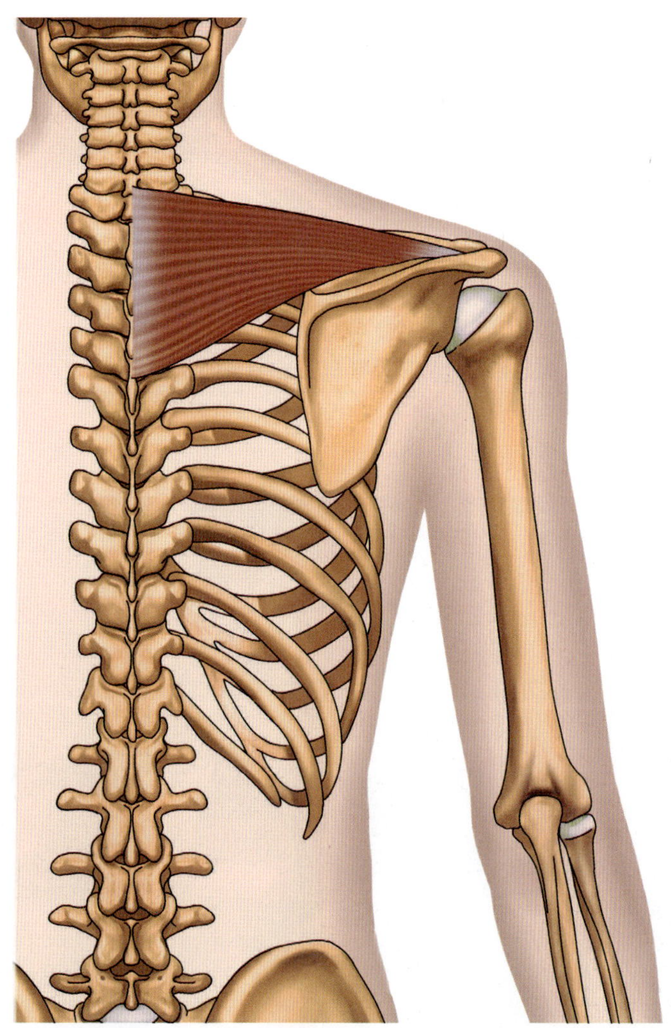

근육 Muscle 및 신경지배 Innervation	이는 곳 Origin	닿는 곳 Insertion
등세모근 중간섬유(Trapezius middle fiber) 더부신경(Accessory N.)	제1~5등뼈 가시돌기	봉우리돌기의 안쪽모서리 어깨뼈 위가시

정상(N, 5), 우(G, 4), 양(F,3)	
검사자세	• 환자는 검사대 모서리에 어깨부위를 대고 엎드려 누운 자세에서 어깨관절 90° 벌림, 팔꿈치관절 90° 굽힘하여 아래팔과 손을 검사대 밖으로 직각으로 내려놓고 머리는 편안하게 한쪽으로 돌림한다. • 검사자는 검사하고자 하는 쪽 환자의 팔 근처에 선다.
고정	검사자는 몸통 돌림을 방지하기 위해 검사하고자 하는 반대쪽의 어깨뼈 부위를 고정한다.
저항	• 검사자는 위팔뼈 먼쪽 끝에서 아래방향으로 저항을 가한다. • 뒤어깨세모근이 약한 경우 어깨뼈에 저항을 가한다.
검사방법	환자는 팔꿈치를 천장을 향해 들어올린다.
등급판정	• N: 최대 저항에 대항하여 검사자세를 유지할 수 있다. • G: 중등도 저항에 대항하여 검사자세를 유지할 수 있다. • F: 저항 없이 완전한 운동범위까지 어깨뼈 모음을 할 수 있다.

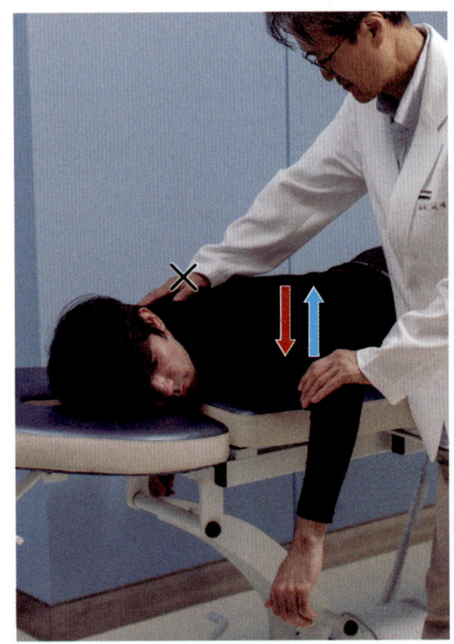

정상(N, 5), 우(G, 4)
뒤어깨세모근이 F 이상일 때

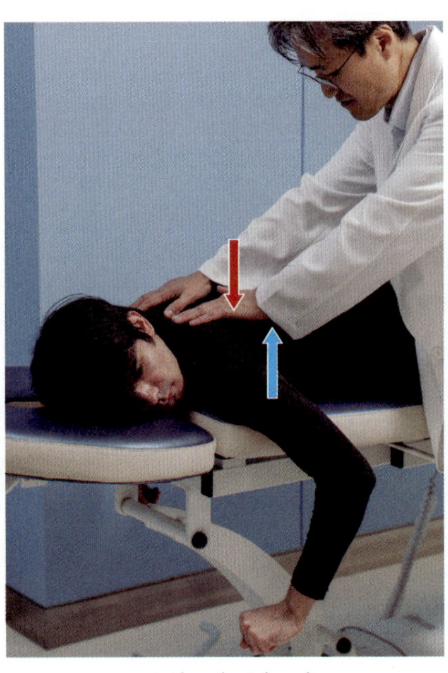

정상(N, 5), 우(G, 4)
뒤어깨세모근이 2등급 이하일 때

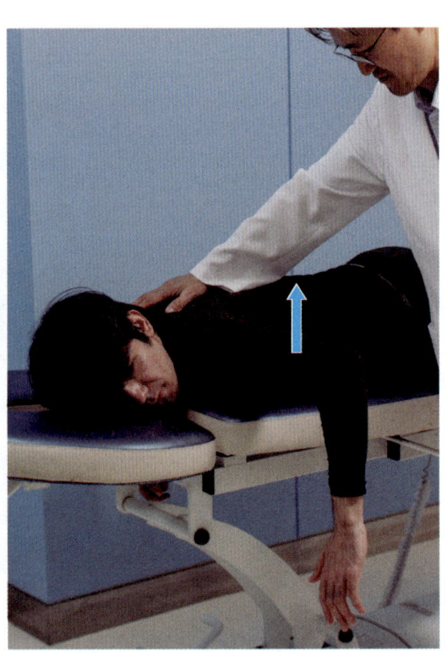

양(F, 3)

고려사항

• 정상과 우 검사 시 어깨세모근 뒤섬유의 근력이 2등급 이하일 때 저항은 어깨관절 부위에 가한다.

대상작용

• 마름근이 대상작용을 하면 어깨뼈 아래쪽돌림과 모음이 일어난다.
• 어깨세모근 뒤섬유에 의해 어깨뼈 모음 없이 어깨관절 수평벌림이 일어난다.

가(P, 2), 불가(T, 1), 영(Z, 0)	
검사자세	• 환자는 검사대 모서리에 어깨를 대고 엎드려 누운 자세에서 어깨관절 90° 벌림, 팔꿉관절 90° 굽힘한다. • 검사자는 환자의 어깨와 위팔을 지지한다.
고정	검사자는 몸통 돌림을 방지하기 위해 검사하고자 하는 반대쪽의 어깨뼈 부위를 고정시킨다.
검사방법	검사자는 팔꿈치를 천장을 향해 들어올리려고 할 때 어깨봉우리부터 척추까지 어깨뼈가시 부위에서 등세모근 중간섬유를 촉진한다.
등급판정	• P: 위팔의 무게 없이 완전한 운동범위까지 어깨뼈 모음을 할 수 있다. • T: 근수축 또는 약간의 움직임이 있다. • Z: 움직임도 없고 근육의 활동을 촉진할 수 없다.

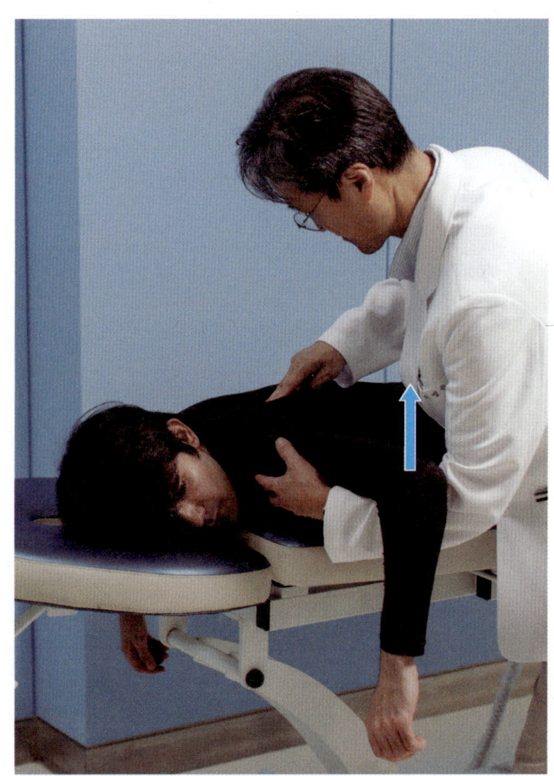

가(P, 2), 불가(T, 1), 영(Z, 0)

memo

4) 어깨뼈 내림 및 모음 Scapular depression and adduction

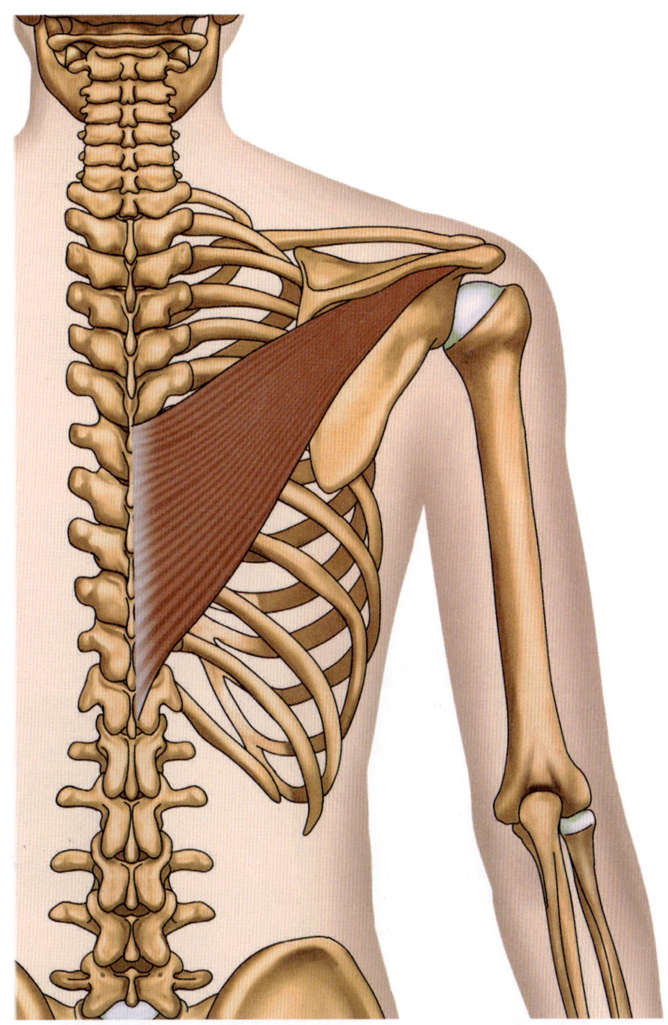

근육 Muscle 및 신경지배 Innervation	이는 곳 Origin	닿는 곳 Insertion
등세모근 아래섬유(Trapezius lower fiber) 더부신경(Accessory N.)	제6~12등뼈 가시돌기	어깨뼈 꼭대기결절 어깨뼈 안쪽가시

정상(N, 5), 우(G, 4), 양(F,3)	
검사자세	• 환자는 검사대에 엎드려 누운 자세(prone position)에서 아래 등세모근 섬유방향과 일치시키기 위해 검사쪽의 위팔을 약 145° 벌림하고 엄지손가락은 천장을 향하도록 하여 머리는 검사하고자 하는 방향으로 돌림한다. • 검사자는 검사하는 쪽에 선다.
고정	검사자는 아래 등세모근에 의해 어깨뼈가 고정된다.
저항	검사자는 아래팔의 먼쪽부위에서 바닥을 향해 아래방향으로 직선으로 저항을 가한다.
검사방법	환자는 검사대에서 팔을 가능한 만큼 높이 들어올린다.
등급판정	• N: 아래팔 먼쪽부위의 최대저항에 대항하여 유지한다. • G: 위팔 먼쪽부위의 최대저항 또는 아래팔 먼쪽부위의 가벼운 저항에 대항하여 유지한다. • F: 중력을 이기면서 완전 운동범위를 움직일 수 있으나 저항을 이기지 못한다.

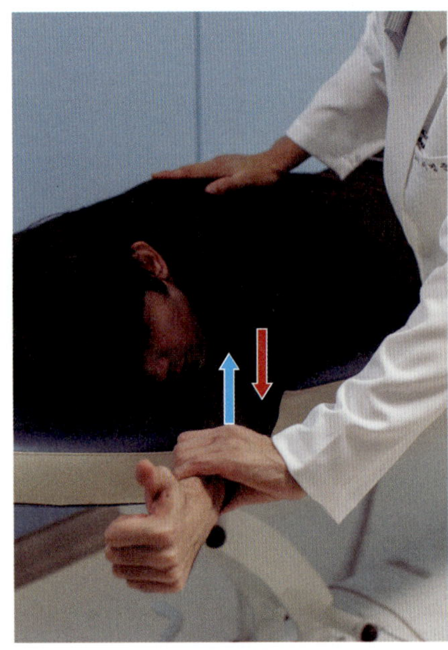

정상(N, 5)

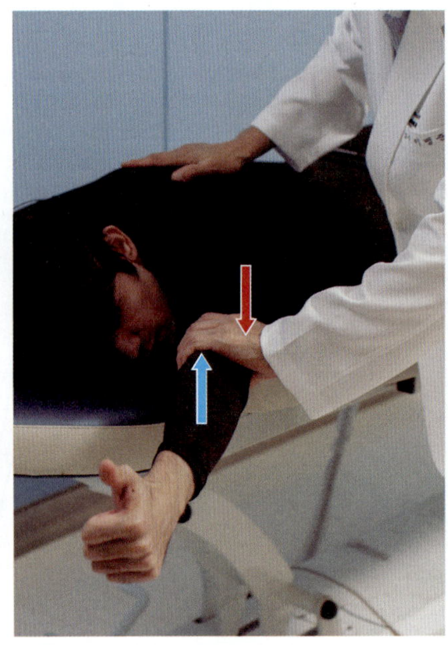

우(G, 4)

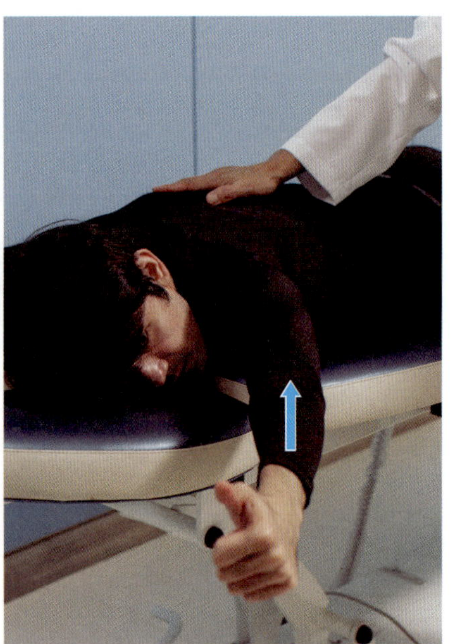

양(F, 3)

가(P, 2), 불가(T, 1), 영(Z, 0)	
검사자세	• 환자는 검사대에 엎드려 누운 자세(prone position)에서 아래 등세모근 섬유방향과 일치시키기 위해 검사쪽의 위팔을 약 145° 벌림하고 엄지손가락은 천장을 향하도록 하여 머리는 검사하고자 하는 방향으로 돌림한다. • 검사자는 검사하는 쪽에서서 팔꿈치관절 밑에서 팔을 지지한다.
고정	환자의 체중으로 몸통이 고정되어 특별한 고정은 필요 없다.
검사방법	검사자는 검사대에서 위팔 들어올리기를 시도할 때 어깨뼈가시와 아래등뼈(T7~T12)사이 삼각부위에서 등세모근 아래섬유를 촉진한다.
등급판정	• P: 중력이 제거된 위팔 지지 상태에서 완전한 운동범위까지 어깨뼈를 움직인다. • T: 근수축을 촉진할 수 있다. • Z: 근육의 활동을 촉진할 수 없다.

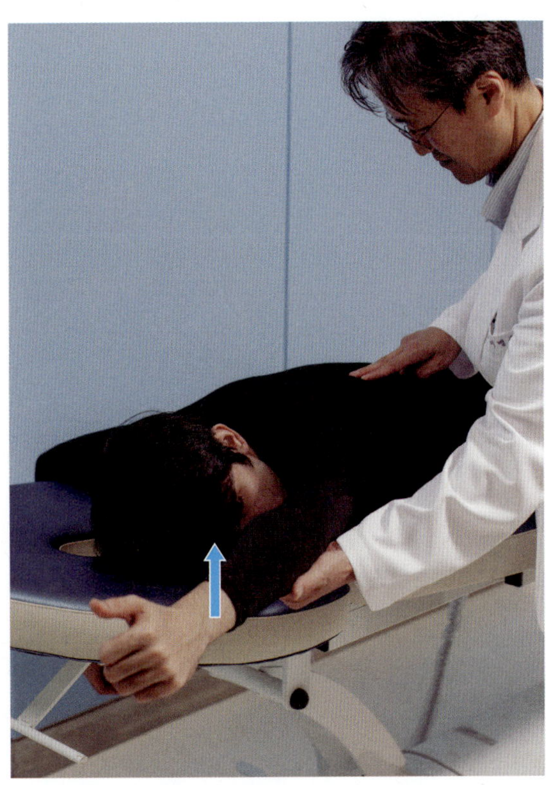

가(P, 2), 불가(T, 1), 영(Z, 0)

memo

5) 어깨뼈 모음 및 아래쪽돌림 Scapular adduction and downward rotation

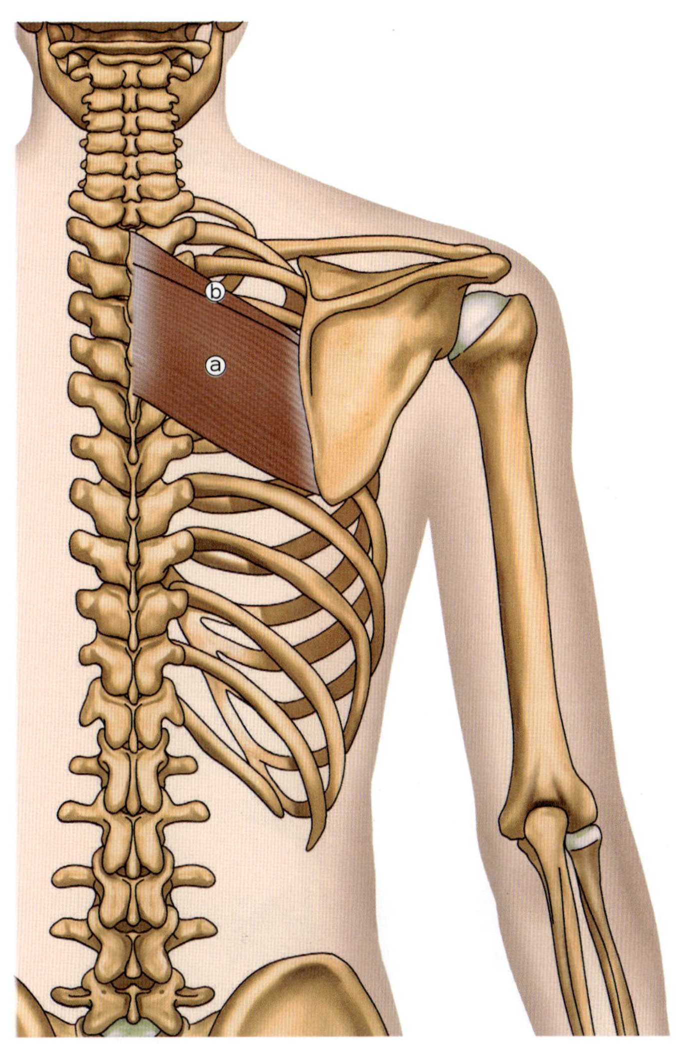

근육 Muscle 및 신경지배 Innervation	이는 곳 Origin	닿는 곳 Insertion
ⓐ 큰마름근(Rhomboid major) 등쪽어깨신경(Dorsal scapular N.)	제2~5등뼈 가시돌기	어깨뼈가시와 아래각 사이에 있는 안쪽모서리
ⓑ 작은마름근(Rhomboid minor) 등쪽어깨신경(Dorsal scapular N.)	제7목뼈 및 제1등뼈 가시돌기	어깨뼈 안쪽모서리 위쪽 부분

정상(N, 5), 우(G, 4), 양(F,3)	
검사자세	• 환자는 검사대에 엎드려 누운 자세(prone position)에서 어깨관절은 안쪽돌림, 팔꿈치관절은 굽힘 상태로 하여 등 뒤로 손을 허리 위에 얹어 놓는다. • 검사자는 검사하는 쪽에 선다.
고정	검사자는 가슴우리(thorax)를 고정시킨다.
저항	검사자는 위팔뼈의 먼쪽(팔꿈치관절부위)부위에서 아래와 가쪽 방향으로 저항을 가한다.
검사방법	환자는 열중쉬어 자세를 유지하면서 손을 허리에서 들어올린다.
등급판정	• N: 최대 저항에 대항하여 완전한 운동범위까지 손을 들어올린다. • G: 중등도 저항에 대항하여 손을 들어올린다. • F: 완전 운동범위를 움직일 수 있으나 저항을 이기지 못한다.

대상작용

• 등세모근 중간섬유에 의해 돌림 없이 모음된다.

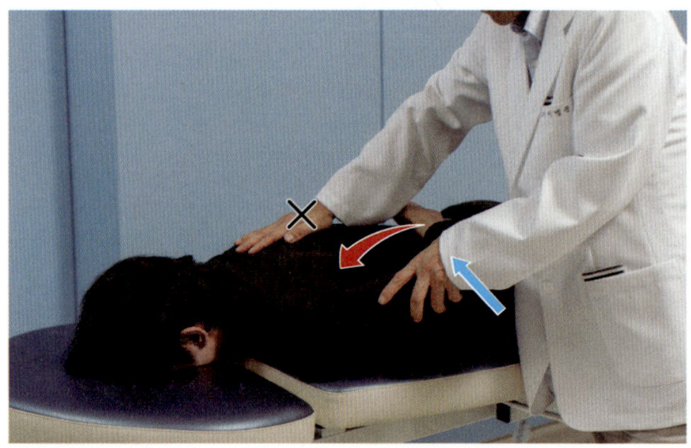

정상(N, 5), 우(G, 4)

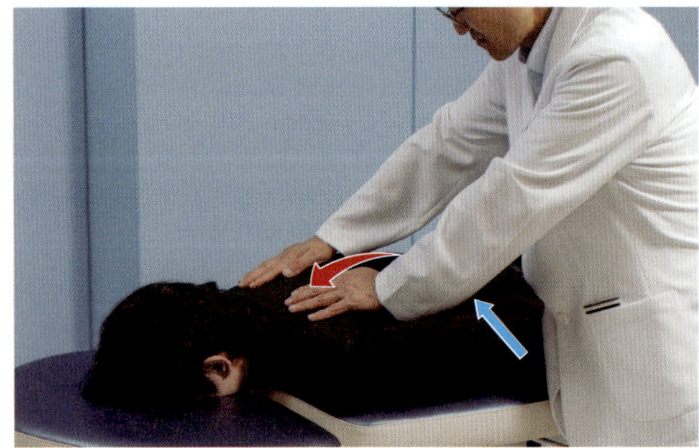

정상(N, 5), 우(G, 4)
어깨폄근이 약한 경우 어깨뼈 가쪽면에서 내림과 가쪽방향으로 저항

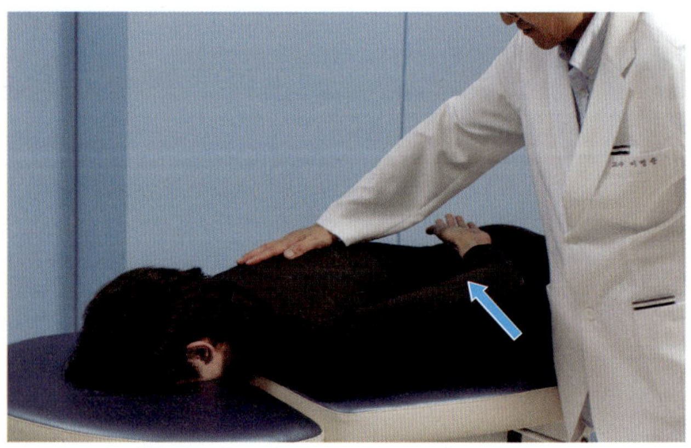

양(F,3)

가(P, 2), 불가(T, 1), 영(Z, 0)	
검사자세	• 환자는 어깨관절은 모음과 안쪽돌림하여 팔을 등 뒤로 붙인 상태로 의자의 모서리에 걸터 앉은자세(sitting position)를 유지한다. • 검사자는 검사하는 쪽에 서서 환자의 손목을 잡고 팔을 지지한다.
고정	환자는 몸통을 고정한다.
검사방법	검사자는 손을 등으로부터 멀어지게 움직일 때 어깨뼈 안쪽모서리 아래에서 근육을 촉진한다.
등급판정	• P: 중력이 제거된(팔 지지) 상태에서 손이 등에서 멀어진다. • T: 근수축을 촉진할 수 있다. • Z: 근육의 활동을 촉진할 수 없다.

고려사항

• 팔꿉 동작을 허용해서는 안되는데 위팔 폄근이 활성화되기 때문에 팔을 들어올릴 때 팔과 어깨뼈가 함께 움직여야 한다.

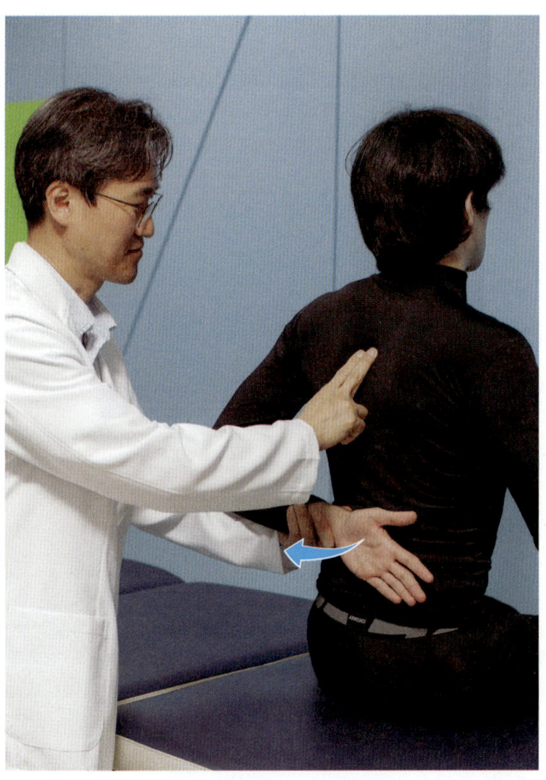

가(P, 2), 불가(T, 1), 영(Z, 0)

memo

② 어깨관절 Shoulder joint

1) 어깨관절 굽힘 Shoulder flexion 관절운동범위: 0~180˚

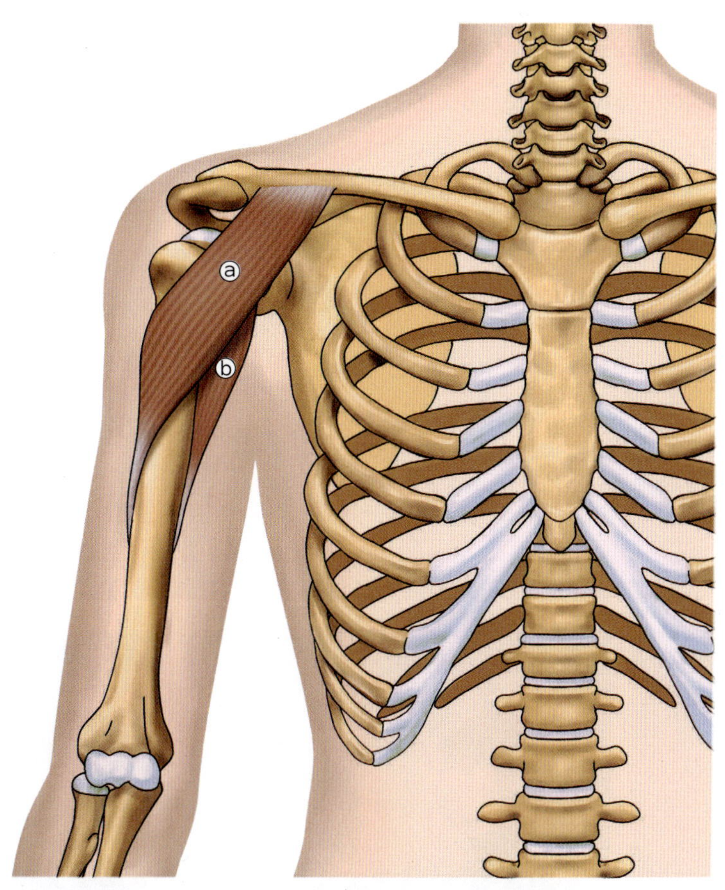

근육 Muscle 및 신경지배 Innervation	이는 곳 Origin	닿는 곳 Insertion
ⓐ 어깨세모근 앞섬유(Deltoid anterior fiber) 겨드랑신경(Axillary N.)	빗장뼈 가쪽 1/3 위팔뼈의 어깨	세모근 거친면
ⓑ 부리위팔근(Coracobrachialis) 근육피부신경(Musculocutaneous N.)	어깨뼈의 부리돌기	중간 위팔뼈몸통의 안쪽면

정상(N, 5), 우(G, 4), 양(F,3)	
검사자세	• 환자는 검사대의 끝에 걸터 앉은 자세(sitting position)에서 어깨관절은 90° 굽힘, 아래팔은 엎침, 팔꿈치관절은 약간 굽힘시킨다. • 검사자는 검사하는 쪽에 선다.
고정	검사자는 어깨부위를 고정시킨다.
저항	검사자는 위팔뼈 먼쪽에서 아랫방향으로 저항을 가한다.
검사방법	환자는 돌림이나 수평운동 없이 90°까지 어깨관절을 굽힘한다.
등급판정	• N: 최대 저항에 대항하여 자세를 유지한다. • G: 중등도 이상의 저항에 대항하여 자세를 유지한다. • F: 저항 없이 동작을 완전하게 수행한다.

대상작용

- 위팔두갈래근에 의해 굽힘하는 동안 가쪽돌림이 일어난다.
- 굽힘을 돕기 위해 몸통을 뒤쪽으로 젖히면서 굽힘을 시도한다.
- 큰가슴근의 대상작용에 의해 굽힘하는 동안 수평모음이 일어난다.
- 위등세모근의 대상작용에 의해 어깨 올림이 나타난다.

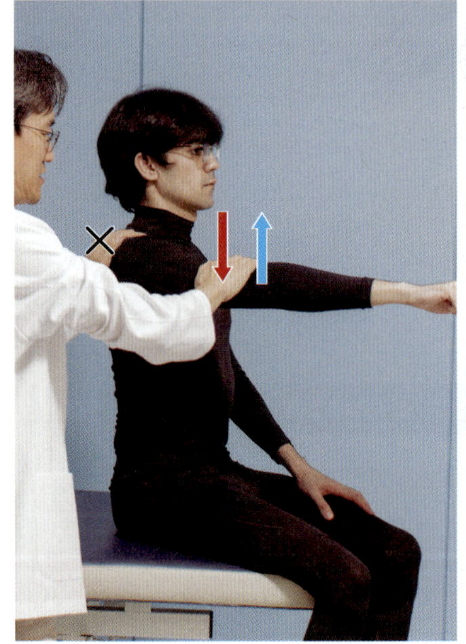

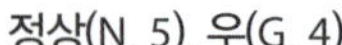
정상(N, 5), 우(G, 4)

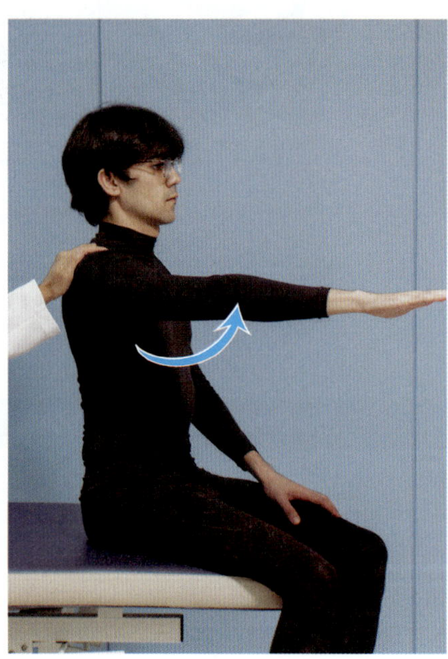
양(F,3)

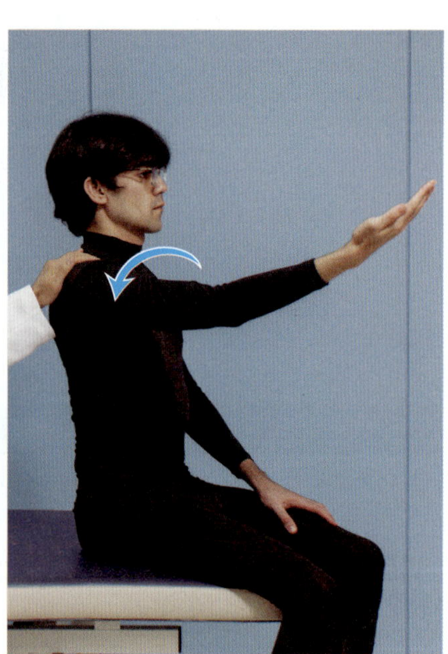
위팔두갈래근 대상작용

가(P, 2), 불가(T, 1), 영(Z, 0)	
검사자세	• 환자는 검사 쪽 팔을 위로 한 채 옆으로 누운 자세(sidelying position)에서 검사자는 환자의 뒤에 서서 환자의 팔을 받쳐준다. • 검사자는 환자의 뒤에서서 환자의 팔을 지지한다.
고정	검사자는 어깨부위를 고정시킨다.
검사방법	검사자는 팔을 어깨 높이만큼 앞으로 들어올리는 동안 어깨관절 위쪽부위에서 어깨세모근을 촉진한다.
등급판정	• P: 중력이 제거된(팔지지) 상태로 완전한 운동범위까지 수행한다. • T: 근수축을 촉진할 수 있다. • Z: 근육의 활동을 촉진할 수 없다.

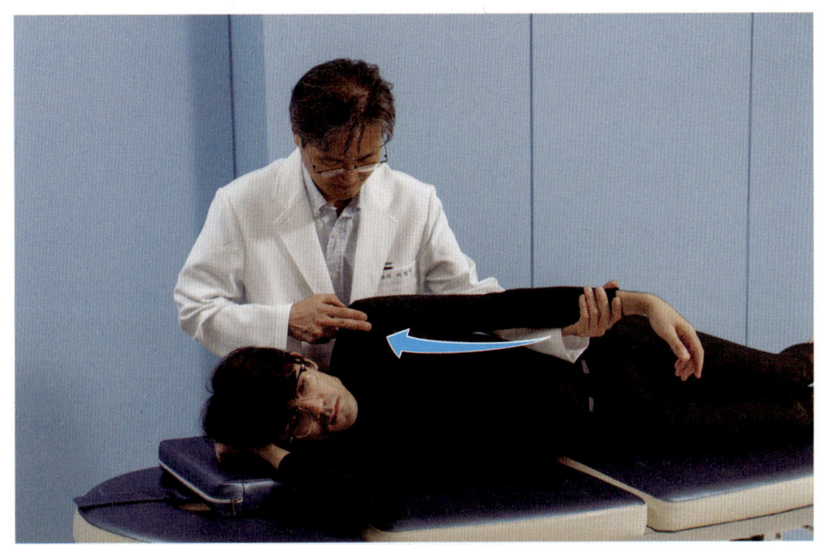

가(P, 2), 불가(T, 1), 영(Z, 0)

memo

2) 어깨관절 폄 Shoulder extension 관절운동범위: 0~50~60°

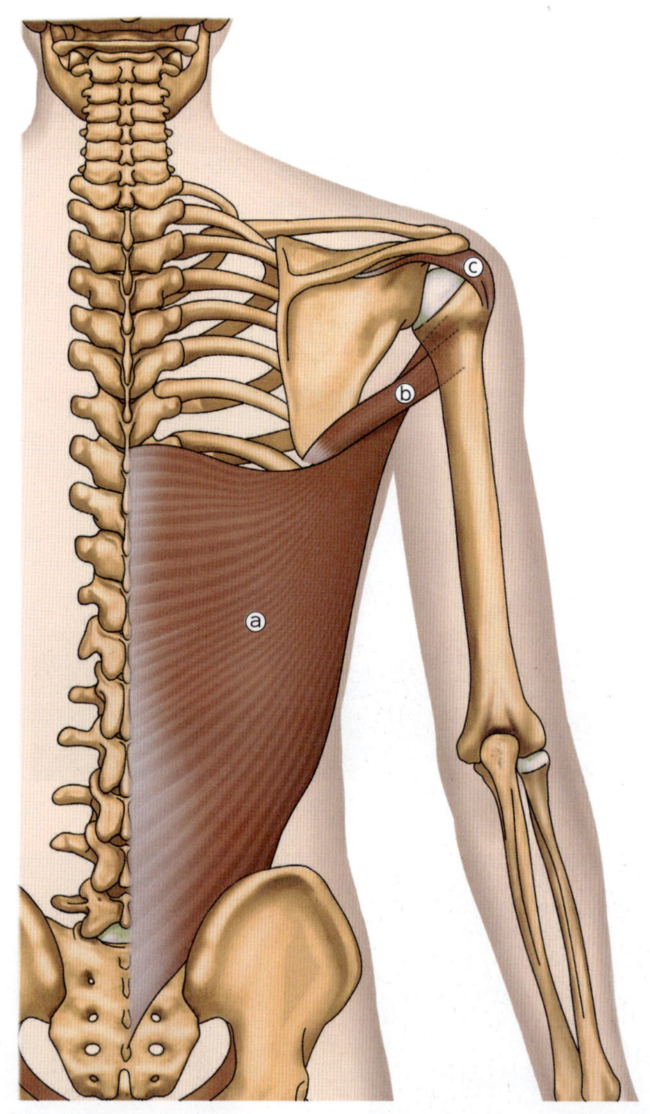

근육 Muscle 및 신경지배 Innervation	이는 곳 Origin	닿는 곳 Insertion
ⓐ 넓은등근(Latissimus dorsi) 가슴등신경(Thoracodorsal N.)	제7등뼈~제5허리뼈 가시돌기 마지막 3~4개 갈비뼈 등허리널힘줄 뒤엉덩뼈능선	위팔뼈의 결절사이고랑
ⓑ 큰원근(Teres major) 아래어깨밑신경(Lower subscapular N.)	어깨뼈 아래각의 가쪽면과 가쪽 모서리의 아래 절반	위팔뼈의 작은결절능선
ⓒ 어깨세모근 뒤섬유(Deltoid posterior fiber) 겨드랑신경(Axillary N.)	어깨뼈가시	위팔뼈의 어깨세모근 거친면

정상(N, 5), 우(G, 4), 양(F,3)	
검사자세	• 환자는 검사대에 엎드려 누운 자세(prone position)에서 어깨관절의 가쪽돌림을 방지시키기 위해 어깨관절은 안쪽돌림시키고 손바닥을 위(palm up)로 향하게 한다. • 검사자는 검사하는 쪽에 선다.
고정	검사자는 가슴우리를 고정시킨다. 어깨뼈 주위 근육이 약하면 어깨뼈를 고정한다.
저항	검사자는 위팔뼈 먼쪽에서 아랫방향으로 저항을 가한다.
검사방법	환자는 팔꿈치를 편 상태로 천장방향으로 위팔을 들어올린다.
등급판정	• N: 완전운동범위를 움직일 수 있고 최대 저항에 대항하여 자세를 유지한다. • G: 완전운동범위를 움직일 수 있고 강한 저항에 대항하여 자세를 유지한다. • F: 저항 없이 동작을 완전한 운동범위까지 수행한다.

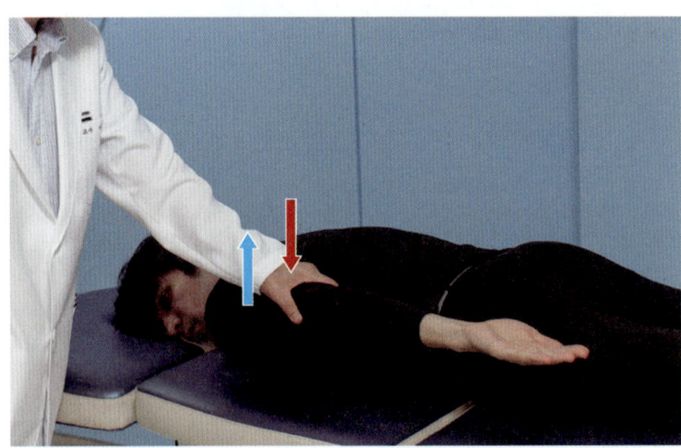

정상(N, 5), 우(G, 4)

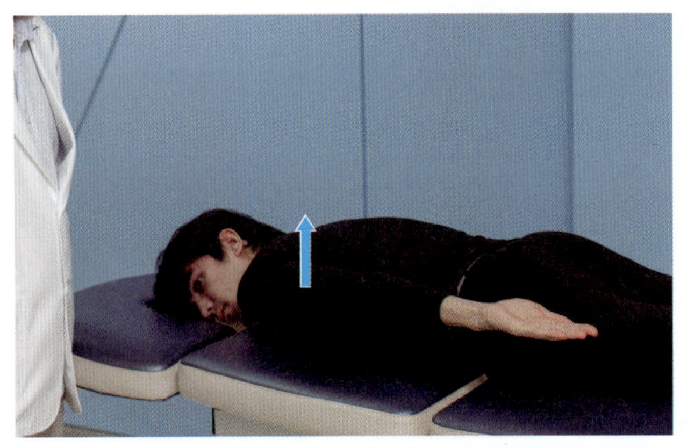

양(F,3), 가(P, 2)

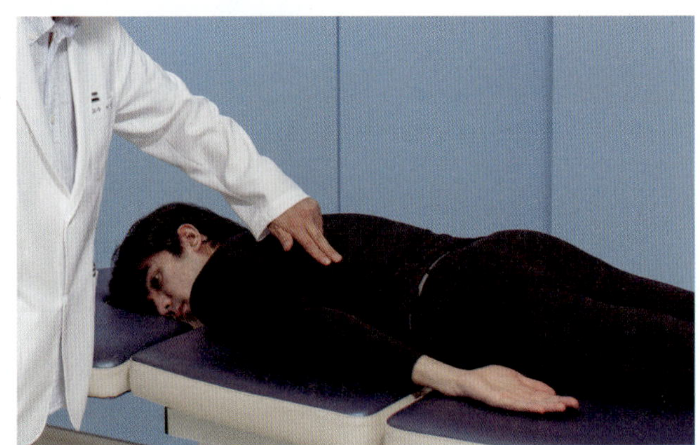

불가(T, 1), 영(Z, 0)

가(P, 2), 불가(T, 1), 영(Z, 0)	
검사자세	환자는 엎드려 누운 자세에서 어깨관절은 안쪽돌림시키고 손바닥은 위(palm up)로 향하게 한다.
고정	검사자는 가슴우리 고정시킨다. 어깨뼈 주위 근육이 약하면 어깨뼈 고정한다.
검사방법	위팔을 들어올리려 할 때 큰원근의 섬유는 어깨뼈의 아래모서리, 넓은 등근 섬유는 약간 아래, 어깨세모근의 뒤쪽 섬유는 위팔의 뒷면을 따라 촉진한다.
등급판정	• P: 부분적으로 수행한다. • T: 근수축을 촉진할 수 있다. • Z: 근육의 활동을 촉진할 수 없다.

3) 어깨관절 벌림 Shoulder abduction 관절운동범위: 0~180°

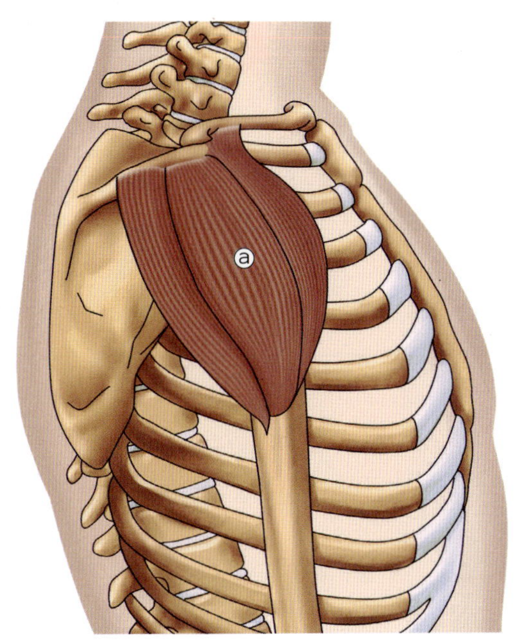

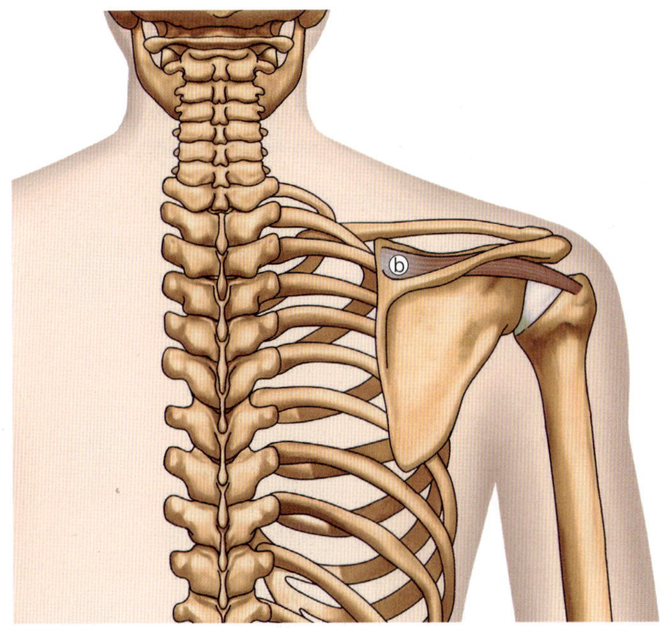

근육 Muscle 및 신경지배 Innervation	이는 곳 Origin	닿는 곳 Insertion
ⓐ 어깨세모근 중간섬유(Deltoid middle fiber) 겨드랑신경(Axillary N.)	어깨봉우리의 가쪽	위팔뼈의 어깨세모근 거친면
ⓑ 가시위근(Supraspinatus) 어깨위신경(Suprascapular N.)	어깨뼈의 가시위오목	위팔뼈의 큰결절 어깨관절주머니

정상(N, 5), 우(G, 4), 양(F,3)	
검사자세	• 환자는 검사대의 끝에 걸터 앉은 자세(sitting position)에서 위팔을 몸통 바로 옆에 위치시키고 팔꿈치 관절은 약간 굽힘시킨 자세를 유지한다. • 검사자는 환자의 뒤에 선다.
고정	검사자는 어깨부위를 고정한다.
저항	검사자는 위팔뼈 먼쪽에서 아랫방향으로 저항을 가한다.
검사방법	환자는 돌림없이 어깨관절을 90° 벌림한다.
등급판정	• N: 최대 저항에 대항하여 자세를 유지한다. • G: 중등도 이상의 저항에 대항하여 자세를 유지한다. • F: 저항 없이 90°까지 벌림한다.

대상작용

- 위팔두갈래근에 의해 팔꿈치관절은 굽혀지고 어깨관절은 가쪽돌림이 일어난다.
- 벌림을 시도할 때 몸통이 반대쪽으로 굽힘된다.

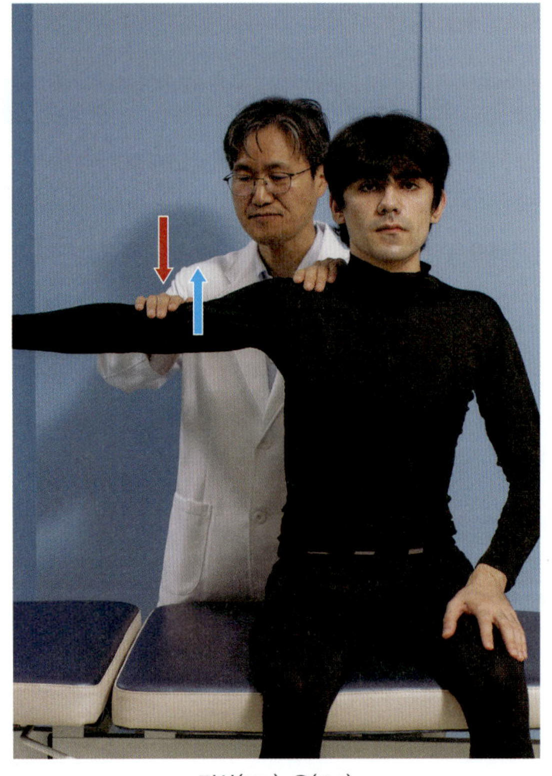
정상(N,5), 우(G,4)

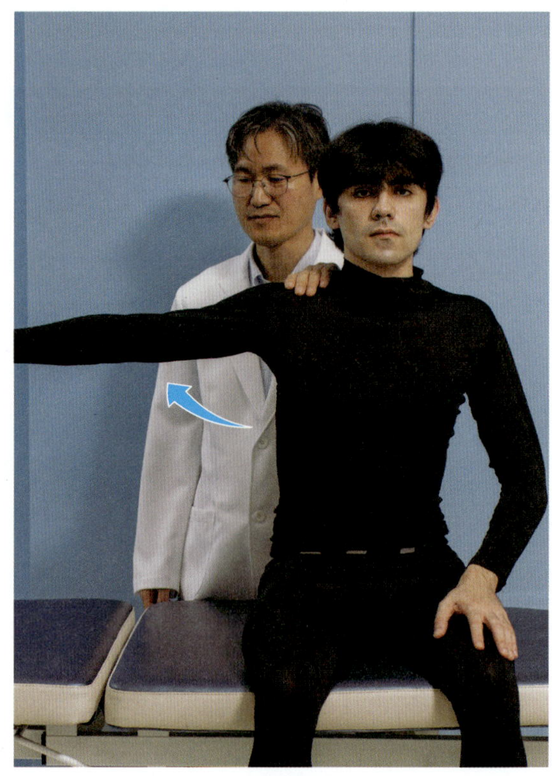
양(F,3)

가(P, 2), 불가(T, 1), 영(Z, 0)	
검사자세	• 환자는 검사대에 바로 누운 자세에서 위팔을 몸통 바로 옆에 둔다. • 검사자는 환자의 검사하는 쪽에 선다(그림은 검사방법을 보여주기 위해 반대쪽에 서 있다).
고정	검사자는 어깨부위를 고정한다.
검사방법	검사자는 어깨를 벌림하려 할 때 위팔 위쪽 1/3의 가쪽에 있는 어깨세모근 중간섬유를 촉진한다.
등급판정	• P: 중력이 제거된 상태(검사대 지지)로 완전한 운동범위까지 벌림이 일어난다. • T: 근수축을 촉진할 수 있다. • Z: 근육의 활동을 촉진할 수 없다.

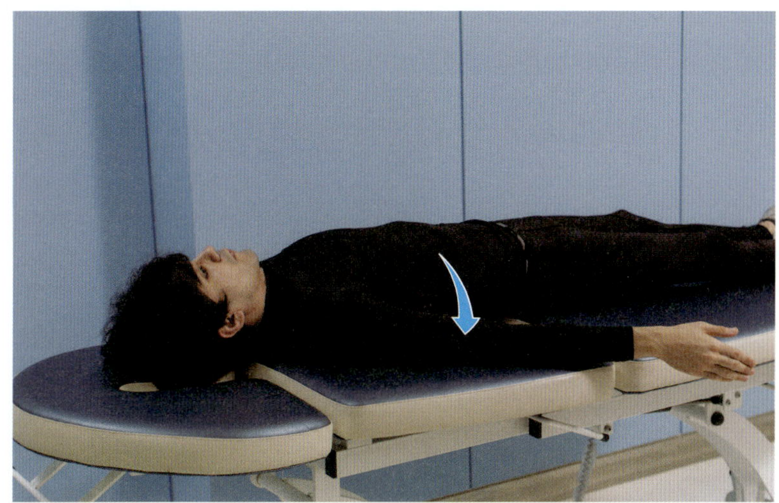

가(P, 2)

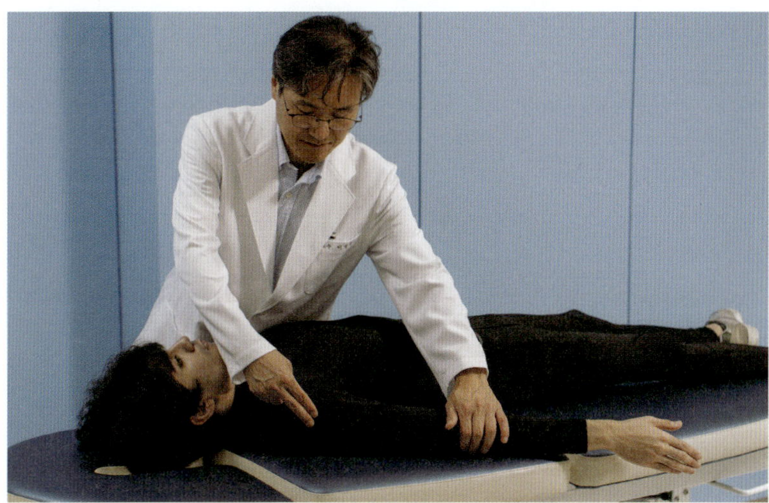

불가(T, 1), 영(Z, 0)

memo

4) 어깨관절 가로벌림 Shoulder horizontal abduction 관절운동범위: 0~45°

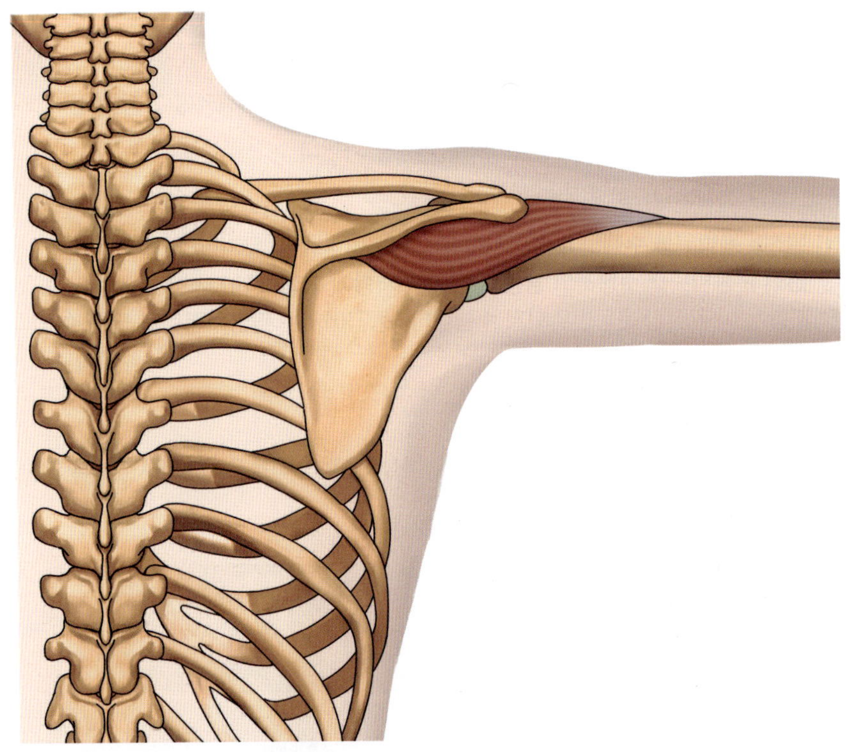

근육 Muscle 및 신경지배 Innervation	이는 곳 Origin	닿는 곳 Insertion
어깨세모근 뒤섬유(Deltoid posterior fiber) 겨드랑신경(Axillary N.)	어깨뼈가시	위팔뼈의 어깨세모근 거친면

정상(N, 5), 우(G, 4), 양(F,3)	
검사자세	• 환자는 검사대에 엎드려 누운 자세(prone position)에서 어깨관절은 90° 벌림시키고 팔꿈치관절은 폄, 아래팔은 검사대 밖으로 내민다. • 검사자는 검사하는 쪽에 선다.
고정	검사자는 가슴우리를 고정시키고 어깨뼈 주위 근육이 약하면 어깨뼈를 고정한다.
저항	검사사는 위팔뼈의 먼쪽에서 아랫방향으로 저항을 가한다.
검사방법	환자는 팔을 천장방향으로 올린다.
등급판정	• N: 완전운동범위를 수행하고 최대저항에 대항하여 자세를 유지한다. • G: 완전 운동범위를 수행하고 중등도 이상의 저항에 대항하여 자세를 유지한다. • F: 저항 없이 완전한 운동범위까지 수행한다(F등급에서는 팔꿈치관절을 굽힐 수 있다).

대상작용

• 위팔세갈래근의 긴갈래에 의해 팔꿈치관절의 폄이 일어난다(대상작용의 방지를 위해 팔꿈치관절을 약간 굽힘).

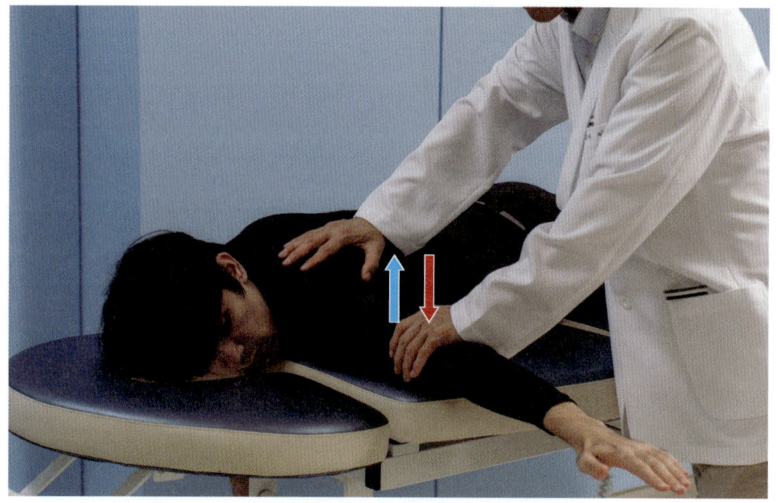

정상(N, 5), 우(G, 4)

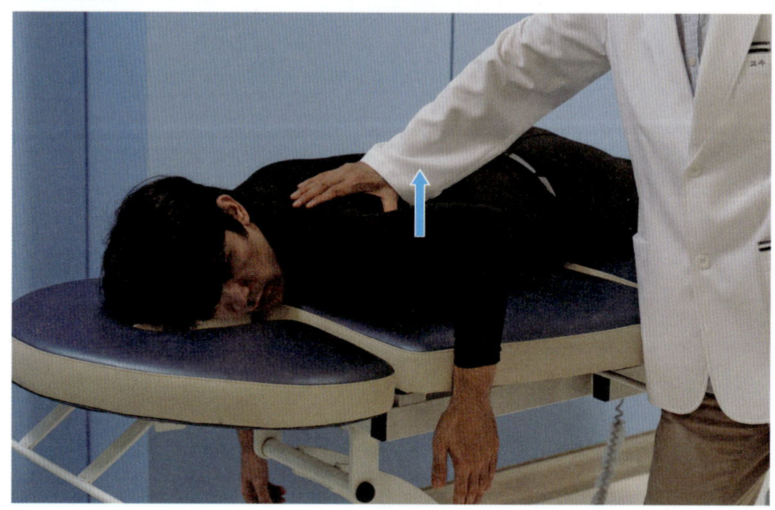

양(F,3)

가(P, 2), 불가(T, 1), 영(Z, 0)	
검사자세	• 환자는 검사대에 앉은 자세(sitting position)에서 팔을 벌린다. • 검사자는 검사하는 쪽에 서서 아래팔을 지지한다.
고정	검사자는 어깨뼈를 고정한다.
검사방법	검사자는 아래팔의 먼쪽을 잡은 상태로 가로벌림하는 동안 어깨세모근의 뒤쪽섬유(posterior fiber)를 위팔의 위쪽 1/3 뒷면과 어깨뼈가시의 가쪽 아래에서 촉진한다.
등급판정	• P: 중력 없이 완전한 운동범위까지 가로벌림한다. • T: 근수축을 촉진할 수 있다. • Z: 근육의 활동을 촉진할 수 없다.

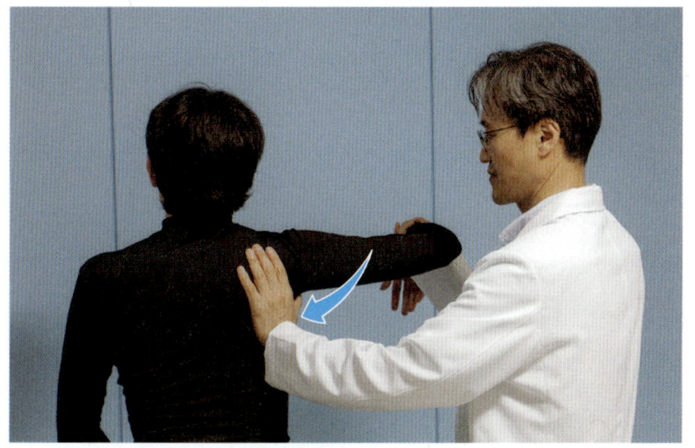

가(P, 2), 불가(T, 1), 영(Z, 0)

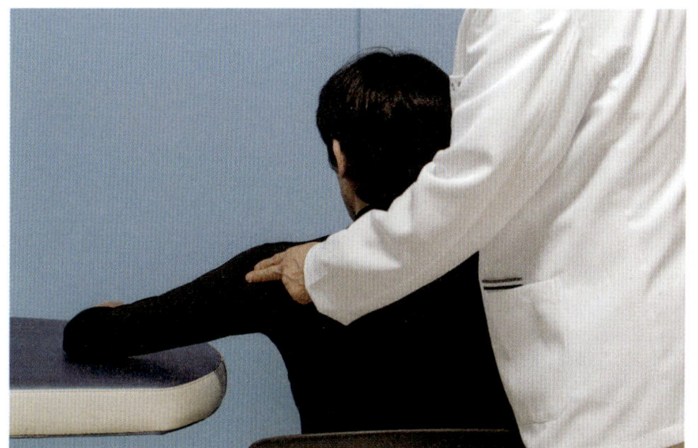

가(P, 2), 불가(T, 1), 영(Z, 0)의 다른 방법

가(P, 2), 불가(T, 1), 영(Z, 0)의 다른 검사방법	
검사자세	• 환자는 앉은 자세(sitting position), 팔은 벌려 검사대에 지지하고 팔꿈치는 약간 굽힌다. • 검사자는 환자의 뒤에 선다.
고정	어깨뼈(scapula)를 고정한다.
검사방법	가로벌림하는 동안 어깨세모근의 뒤쪽섬유(posterior fiber)를 위팔의 위쪽 1/3 뒷면과 어깨뼈가시의 가쪽 아래에서 촉진한다.
등급판정	• P: 중력 없이 완전한 운동범위까지 가로벌림한다. • T: 근수축을 촉진할 수 있다. • Z: 근육의 활동을 촉진할 수 없다.

고려사항

• 어깨뼈 주위의 근육이 약하면 어깨뼈의 벌림을 방지하기 위해 어깨뼈를 고정해야 한다.

memo

5) 어깨관절 가로모음 Shoulder horizontal adduction 관절운동범위: 0∼130°

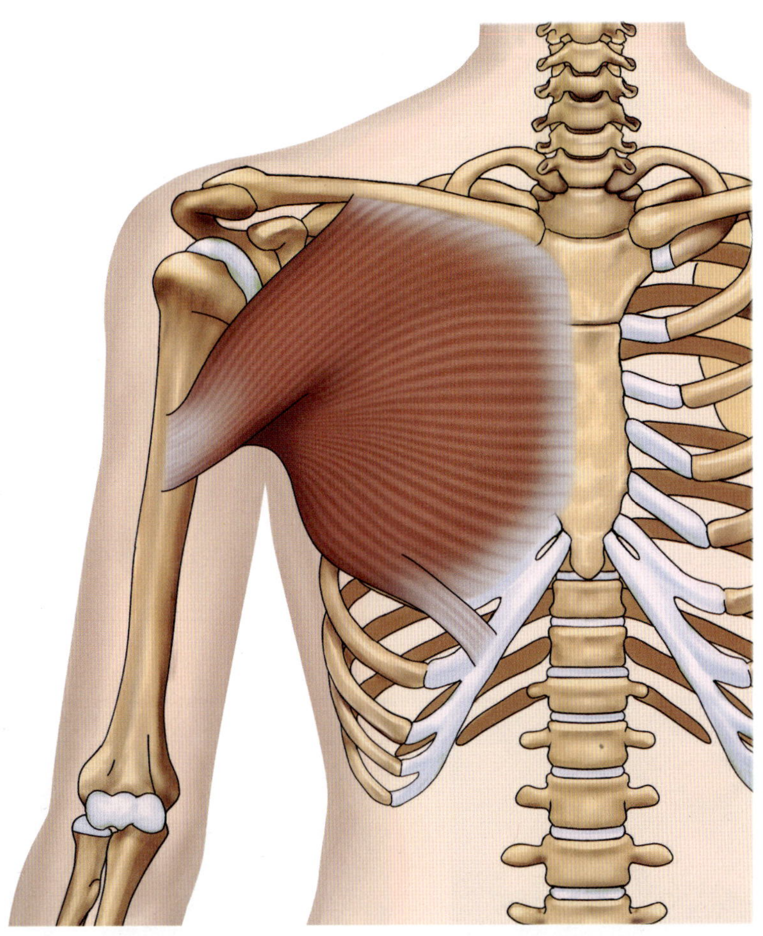

근육 Muscle 및 신경지배 Innervation	이는 곳 Origin	닿는 곳 Insertion
큰가슴근(Pectoralis major) 안쪽, 가쪽 가슴신경(Lateral & Medial Pectoral N.)	빗장뼈의 안쪽절반 복장뼈, 제1∼6갈비연골	위팔뼈의 큰결절능선

정상(N, 5), 우(G, 4), 양(F,3)	
검사자세	• 환자는 검사대에 바로 누운 자세(supine position)를 유지한다. – 전체검사방법: 어깨관절을 90° 벌림시키고 팔꿈치관절은 90° 굽힘시킨다. – 빗장섬유: 어깨관절을 60° 벌림시키고 팔꿈치관절은 90° 굽힘시킨다. – 복장섬유: 어깨관절을 120° 벌림시키고 팔꿈치관절은 90° 굽힘시킨다. • 검사자는 검사하는 쪽 어깨 옆에 선다.
고정	환자의 체중에 의해 가슴우리를 고정시킨다.
저항	• 위팔뼈 먼쪽부위에 저항을 가한다. • 전체검사방법: 가쪽방향으로 저항을 가한다. • 빗장섬유: 가쪽과 아래방향으로 저항을 가한다. • 복장섬유: 가쪽과 위쪽방향으로 저항을 가한다.
검사방법	• 전체검사방법: 팔을 가슴쪽으로 당겨 가로모음한다. • 빗장섬유: 팔을 안쪽과 위쪽으로 가로모음한다. • 복장섬유: 팔을 안쪽과 아래쪽으로 가로모음한다.
등급판정	• N: 최대 저항에 대항하여 검사자세를 유지할 수 있다. • G: 중등도 이상의 저항에 대항하여 검사자세를 유지할 수 있으나, 끝범위에서 약간의 힘 빠짐이 나타난다. • F: 저항 없이 완전한 운동범위까지 수행한다.

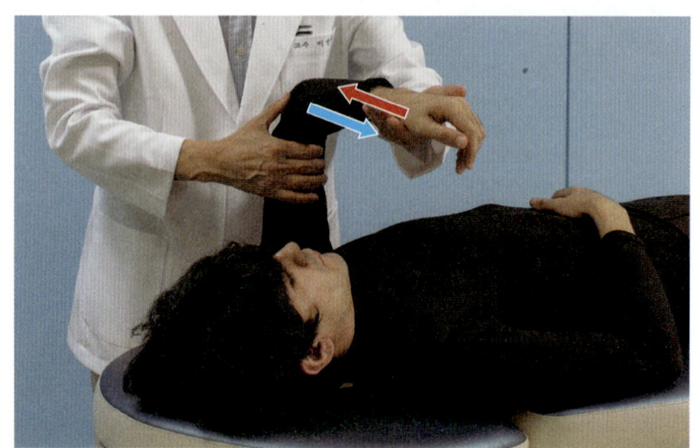

전체검사

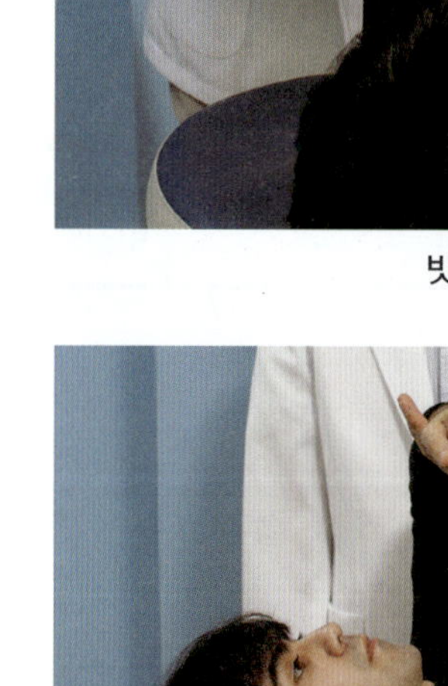

빗장섬유 검사

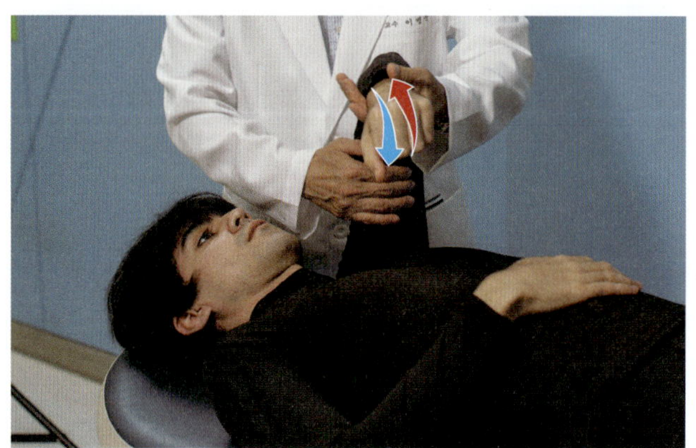

복장섬유 검사

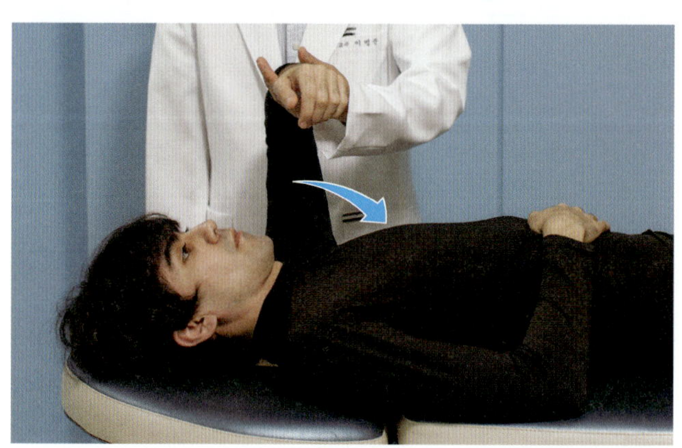

양(F,3)

가(P, 2), 불가(T, 1), 영(Z, 0)	
검사자세	• 검사대에 바로 누운 자세에서 어깨관절을 90° 벌림시키고 팔꿈치관절은 90° 굽힘한다. • 검사자는 환자의 어깨 옆에 서서 팔을 지지한다.
고정	검사자는 어깨뼈 아래각을 고정한다.
검사방법	검사자는 가로모음을 하는 동안 어깨관절 부근 가슴 앞쪽에서 큰가슴근을 촉진한다.
등급판정	• P: 완전한 운동범위까지 가로모음 한다. • T: 근수축을 촉진할 수 있다. • Z: 근육의 활동을 촉진할 수 없다.

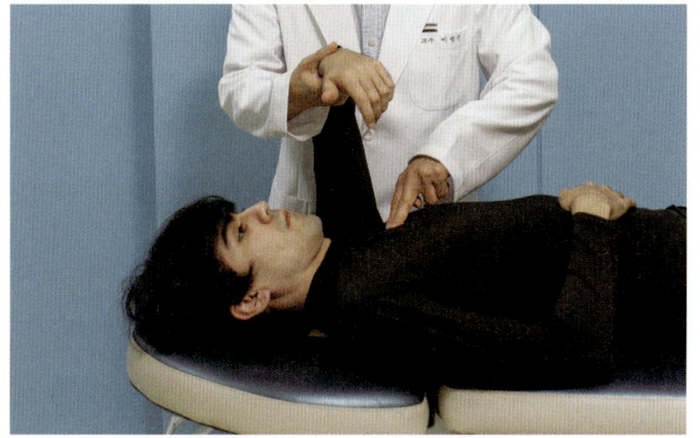

가(P, 2), 불가(T, 1), 영(Z, 0)

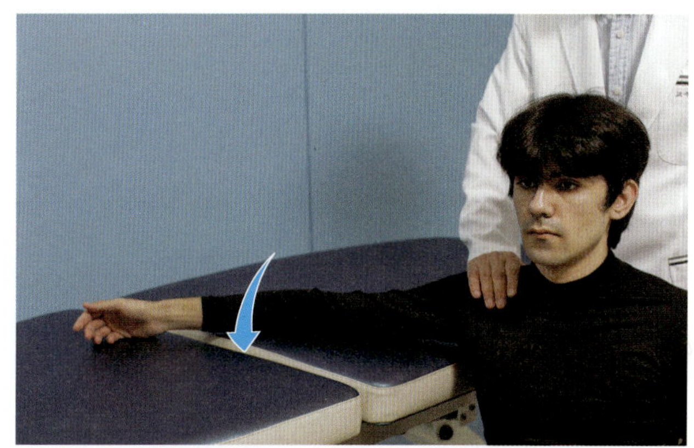

가(P, 2), 불가(T, 1), 영(Z, 0)의 다른 검사방법

가(P, 2), 불가(T, 1), 영(Z, 0)의 다른 검사방법	
검사자세	환자는 앉은 자세(sitting position), 팔은 90° 벌려 검사대에 지지, 팔꿈치(elbow)는 약간 굽힘시킨다.
고정	어깨뼈 아래각을 고정한다.
검사방법	가로모음을 하는 동안 검사자는 어깨관절 부근 가슴 앞쪽에서 큰가슴근을 촉진한다.
등급판정	• P: 완전한 운동범위까지 가로모음 한다. • T: 근수축을 촉진할 수 있다. • Z: 근육의 활동을 촉진할 수 없다.

고려사항

• 팔꿈치관절 굽힘근이 약하면 저항은 위팔뼈 먼쪽(팔꿈치 관절부위)에 가해야 한다.

memo

6) 어깨관절 가쪽돌림 Shoulder external rotation 관절운동범위: 0~90˚

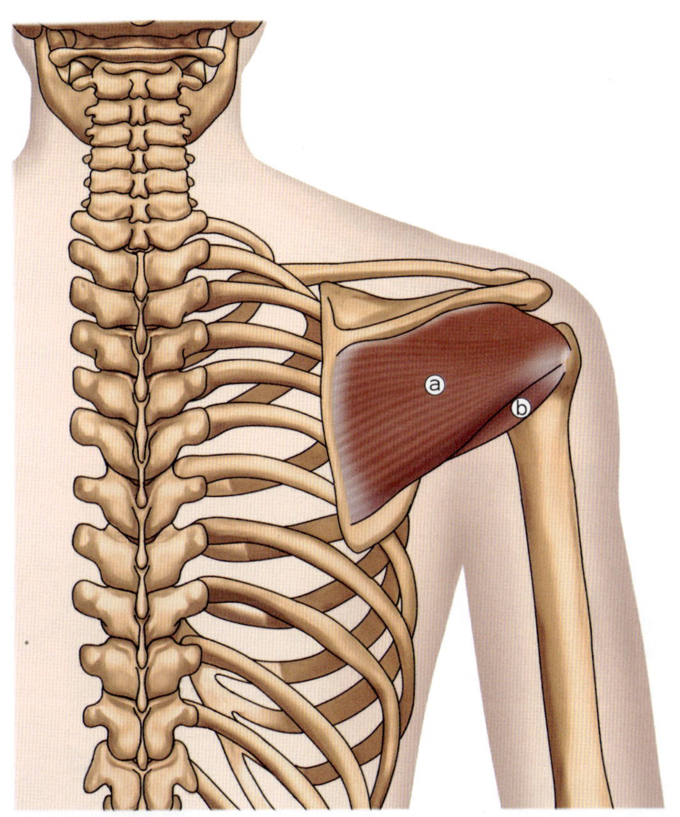

근육 Muscle 및 신경지배 Innervation	이는 곳 Origin	닿는 곳 Insertion
ⓐ 가시아래근(Infraspinatus) 어깨위신경(Suprascapular N.)	어깨뼈의 가시아래오목	위팔뼈 큰결절 어깨관절주머니
ⓑ 작은원근(Teres minor) 겨드랑신경(Axillary N.)	어깨뼈 가쪽모서리 위쪽 절반	위팔뼈 큰결절 어깨관절주머니

정상(N, 5), 우(G, 4), 양(F,3)	
검사자세	• 환자는 검사대의 모서리에 걸터앉은 자세에서 팔꿈치관절 90° 굽힘, 아래팔은 중립위치를 유지한다. • 검사자는 환자의 앞쪽에 선다.
고정	검사자는 팔꿈치관절을 고정시킨다.
저항	검사자는 아래팔 먼쪽, 손목 바로 위 아래팔 등쪽면에 가쪽에서 몸쪽방향으로 저항을 가한다.
검사방법	환자는 어깨관절을 안쪽돌림한 상태에서 몸통에서 멀리 밀어 팔을 가쪽돌림한다.
등급판정	• N: 최대저항에 대항하여 검사자세를 유지할 수 있다. • G: 중등도 저항에 대항하여 검사자세를 유지할 수 있다. • F: 검사자는 운동에 방해되지 않게 아래팔을 지지한 상태로 어깨관절을 안쪽돌림에서 가쪽돌림 할 때 저항없이 완전한 운동범위까지 움직일 수 있다.

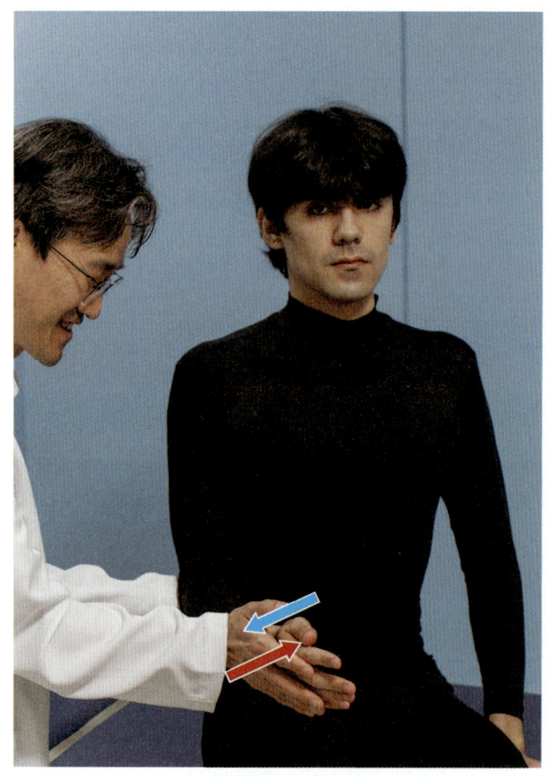

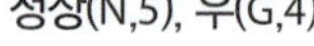

정상(N,5), 우(G,4)

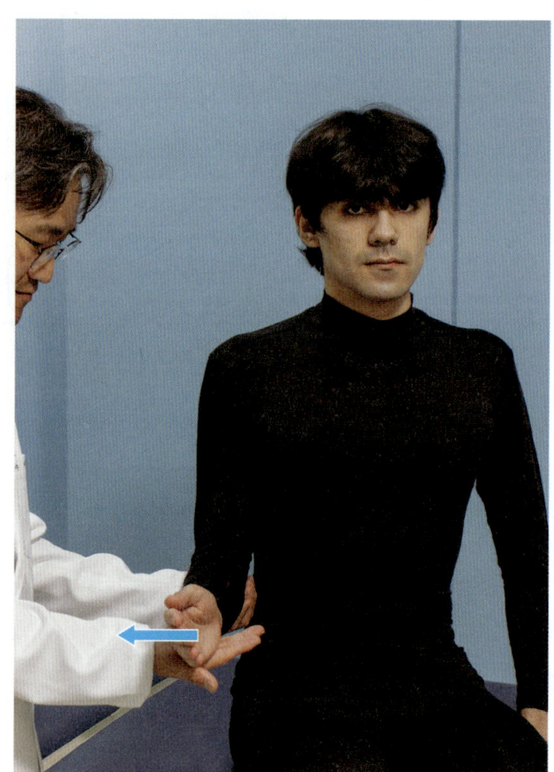

양(F,3)

정상(N, 5), 우(G, 4), 양(F,3)의 다른 검사방법	
검사자세	• 환자는 검사 측으로 머리를 돌리고 엎드려 누운 자세(prone position), 어깨는 90° 벌림, 위팔은 검사대 위에 놓고 아래팔(forearm)은 검사대에 수직으로 내린다. • 검사자는 검사하는 쪽의 환자 허리 옆에 선다.
고정	검사자는 팔꿈치부위를 고정시킨다.
저항	검사자는 아래팔 먼쪽 부위, 뒤쪽과 아랫방향으로 저항을 가한다.
검사방법	환자는 아래팔을 검사대 높이까지 위쪽방향으로 움직이면서 어깨관절을 가쪽으로 돌림한다.
등급판정	• N: 최대저항에 대항하여 검사자세를 유지한다. • G: 중등도 저항에 대항하여 검사자세를 유지한다. • F: 저항 없이 완전한 운동범위까지 움직일 수 있다.

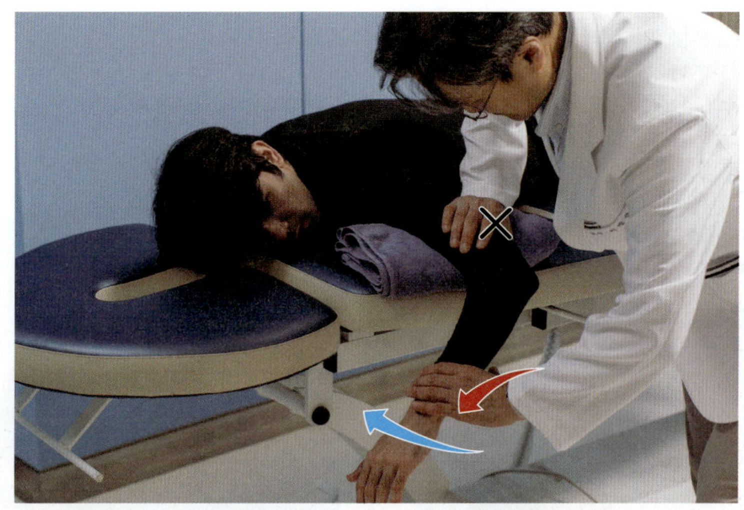

정상(N, 5), 우(G, 4)의 다른 검사방법

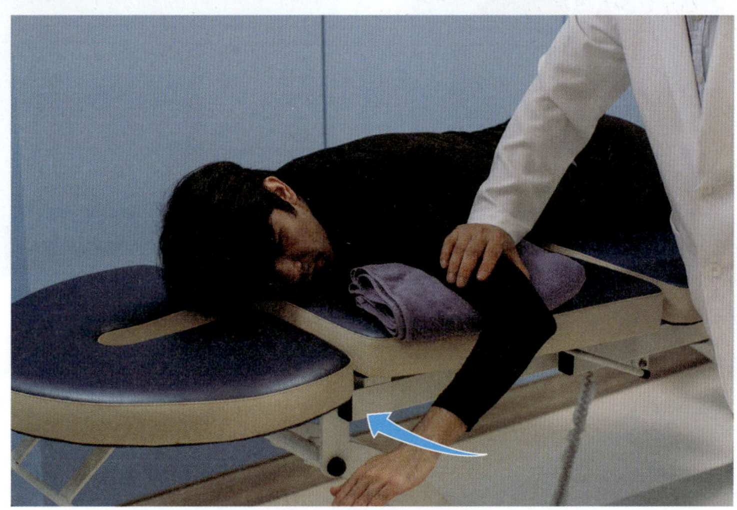

양(F,3)의 다른 검사방법

가(P, 2), 불가(T, 1), 영(Z, 0)	
검사자세	• 환자는 앉은 자세(sitting position), 팔꿈치관절 90° 굽힘, 아래팔은 중립 위치로 아래팔을 검사대에 올려놓는다. • 검사자는 검사하는 쪽 옆에 선다.
고정	검사자는 아래팔을 고정한다.
검사방법	검사자는 아래팔을 바깥쪽으로 밀면서 가쪽돌림하는 동안 가시아래오목, 어깨뼈 가쪽 모서리에서 각각 가시아래근과 작은원근을 촉진한다.
등급판정	• P: 중력이 제거된 상태에서 완전한 운동범위까지 움직일 수 있다. • T: 근수축을 촉진할 수 있다. • Z: 근육의 활동을 촉진할 수 없다.

대상작용

• 가 검사 시 아래팔의 뒤침이 일어나지 않도록 해야 한다(이 동작이 가쪽돌림으로 오인할 수 있음).

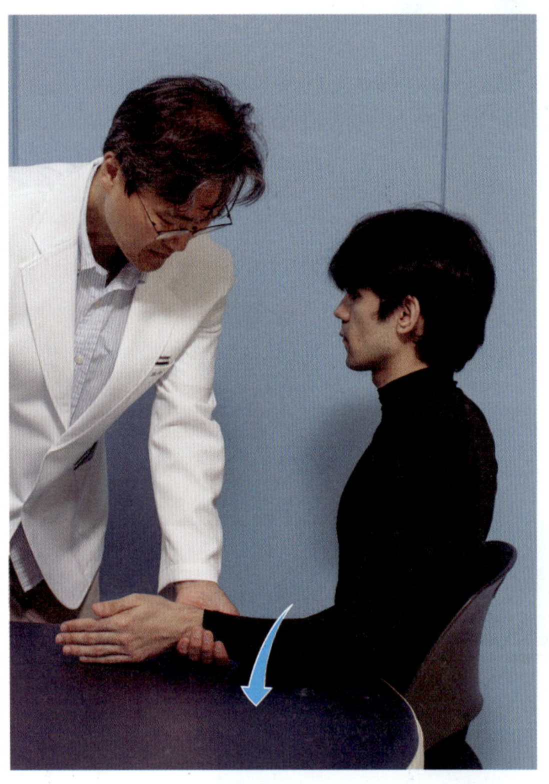

가(P, 2)

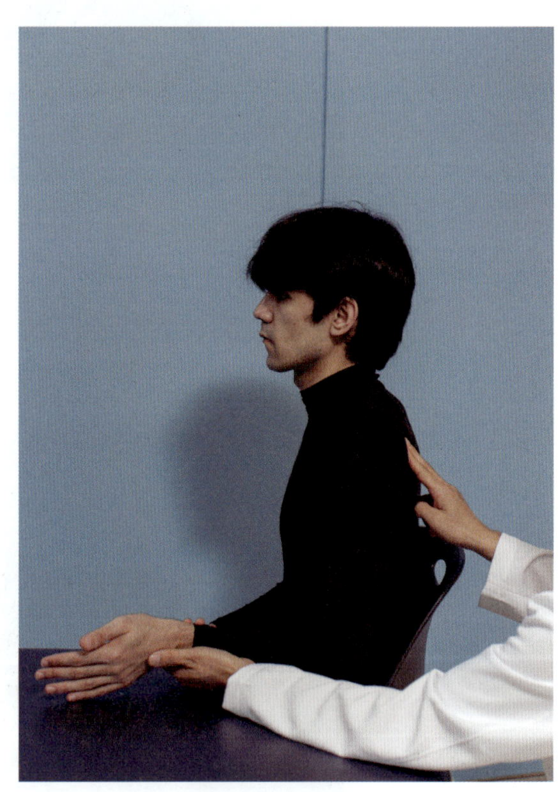

불가(T, 1), 영(Z, 0)

7) 어깨관절 안쪽돌림 Shoulder internal rotation 관절운동범위: 0~70°

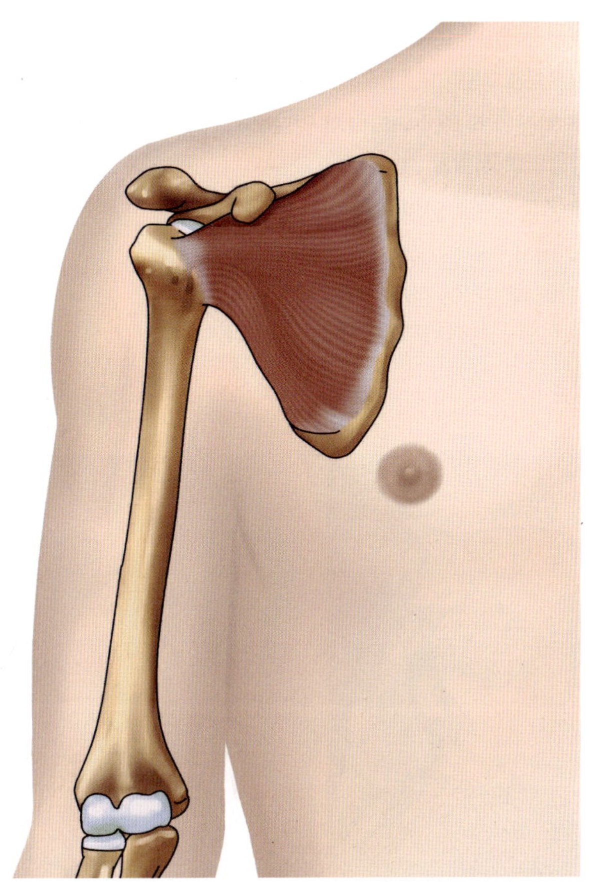

근육 Muscle 및 신경지배 Innervation	이는 곳 Origin	닿는 곳 Insertion
어깨밑근(Subscapularis) 위어깨밑신경과 아래어깨밑신경 (Upper & Lower Subscapular N.)	어깨뼈밑오목	위팔뼈의 작은결절 어깨관절주머니

정상(N, 5), 우(G, 4), 양(F,3)	
검사자세	• 환자는 검사대의 모서리에 걸터앉은 자세에서 팔꿈치관절 90° 굽힘, 아래팔은 중립위치를 유지한다. • 검사자는 환자의 앞에 선다.
고정	검사자는 팔꿈치관절을 고정시킨다.
저항	검사자는 손목 굽힘근의 작용이 나타나지 않도록 아래팔 먼쪽, 손목관절 바로 위 아래팔의 바닥면에 몸통 방향에서 가쪽방향으로 저항을 가한다.
검사방법	환자는 아래팔을 몸통쪽으로 당겨 팔을 안쪽돌림한다.
등급판정	• N: 최대저항에 대항하여 검사자세를 유지할 수 있다. • G: 중등도 저항에 대항하여 검사자세를 유지할 수 있다. • F: 저항없이 완전한 운동범위까지 움직일 수 있다.

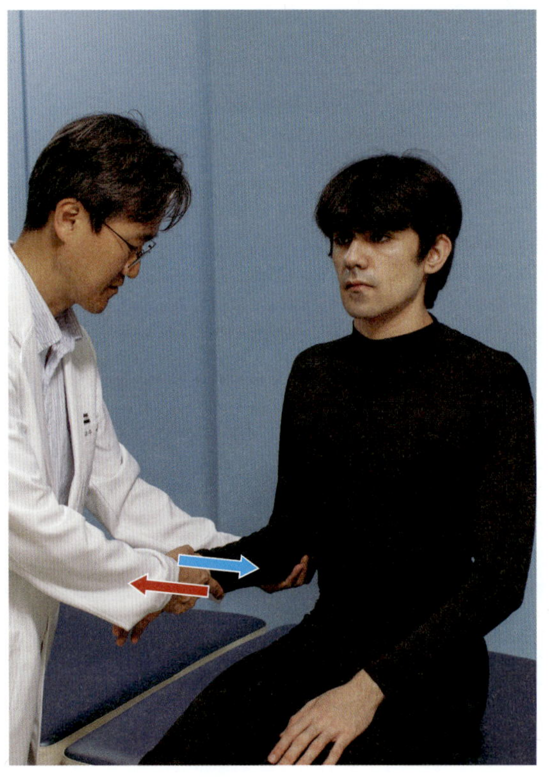
정상(N, 5), 우(G, 4)

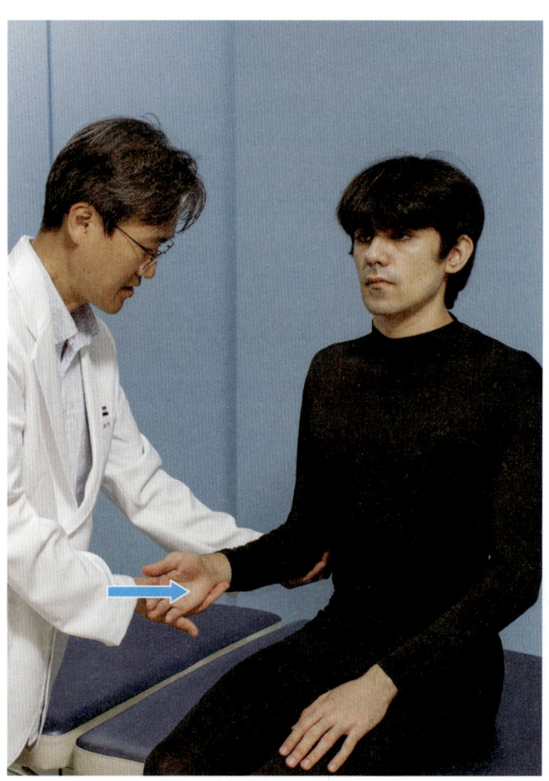
양(F,3)

정상(N, 5), 우(G, 4), 양(F,3)의 다른 검사방법	
검사자세	• 환자는 검사 측으로 머리를 돌리고 엎드려 누운 자세(prone position), 어깨는 90° 벌림, 위팔은 검사대 위에 놓고 아래팔(forearm)은 검사대에 수직으로 내린다. • 검사자는 검사하는 쪽 환자의 허리 옆에 선다.
고정	검사자는 팔꿈치부위에서 반대압(counterforce)을 준다.
저항	검사자는 아래팔 먼쪽 부위, 손목관절 손바닥쪽에서 앞쪽과 아래방향으로 저항을 가한다.
검사방법	환자는 아래팔을 검사대 높이까지 뒤쪽과 위쪽방향으로 움직여 어깨관절을 안쪽돌림한다.
등급판정	• N: 최대저항에 대항하여 검사자세를 유지한다. • G: 중등도 저항에 대항하여 검사자세를 유지한다. • F: 저항 없이 완전한 운동범위까지 움직일 수 있다.

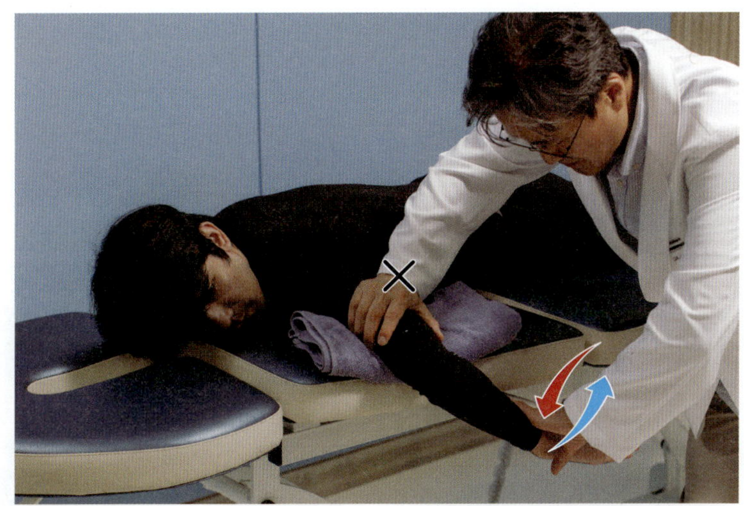

정상(N, 5), 우(G, 4) 다른 검사방법

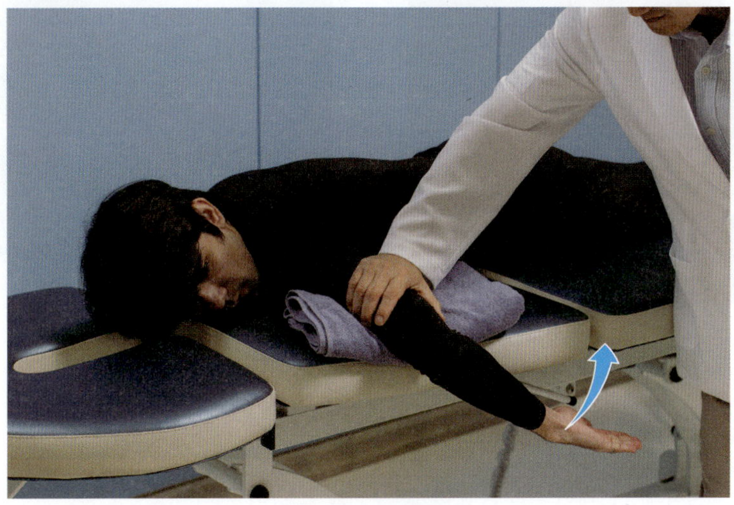

양(F,3) 다른 검사방법

가(P, 2), 불가(T, 1), 영(Z, 0)	
검사자세	• 환자는 앉은 자세(sitting position), 팔꿈치관절 90° 굽힘, 아래팔은 중립 위치로 아래팔을 검사대에 올려놓는다. • 검사자는 검사하는 쪽 옆에 앉거나 선다.
고정	검사자는 아래팔을 고정한다.
검사방법	환자가 아래팔을 몸통쪽으로 당겨 안쪽돌림하는 동안 검사자는 겨드랑이 깊은 곳에서 어깨밑근의 힘줄을 촉진한다.
등급판정	• P: 부분 운동범위를 움직일 수 있다. • T: 근수축을 촉진할 수 있다. • Z: 근육의 활동을 촉진할 수 없다.

대상작용

• 가(P, 2) 검사 시 아래팔의 엎침이 일어나지 않도록 해야 한다(이 동작이 안쪽돌림으로 오인할 수 있음).

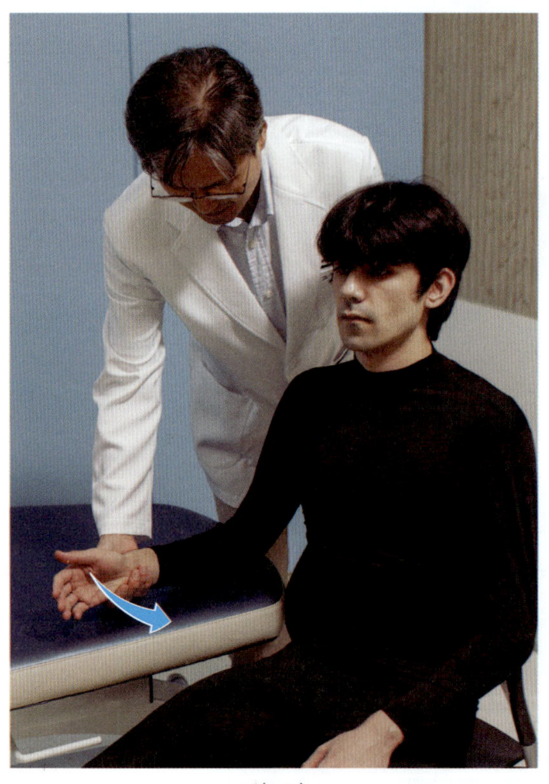

가(P, 2)

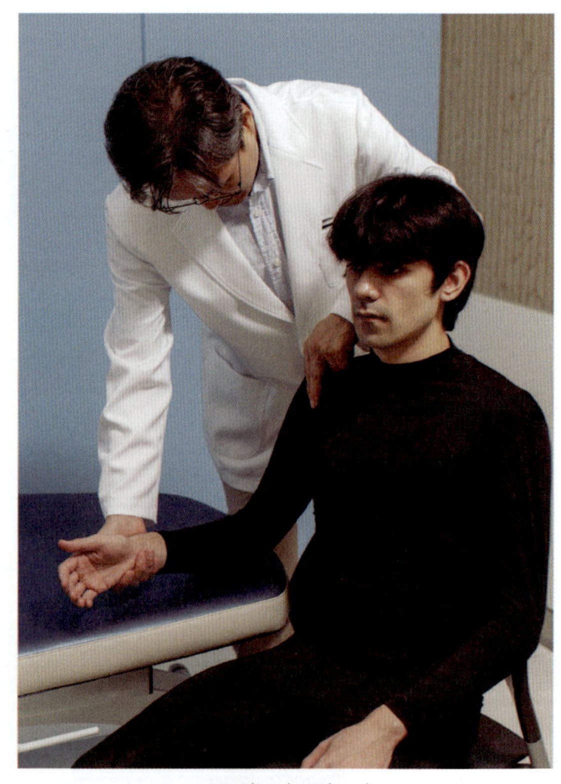

불가(T, 1), 영(Z, 0)

고려사항

• 엎드린 자세에서의 대체검사에서 근육이 약할 경우 어깨뼈부위를 고정시키거나 바로누운자세에서 검사한다.

③ 팔꿈치관절 Elbow joint

1) 팔꿈치관절 굽힘 Elbow flexion 관절운동범위: 0~145°(155°)

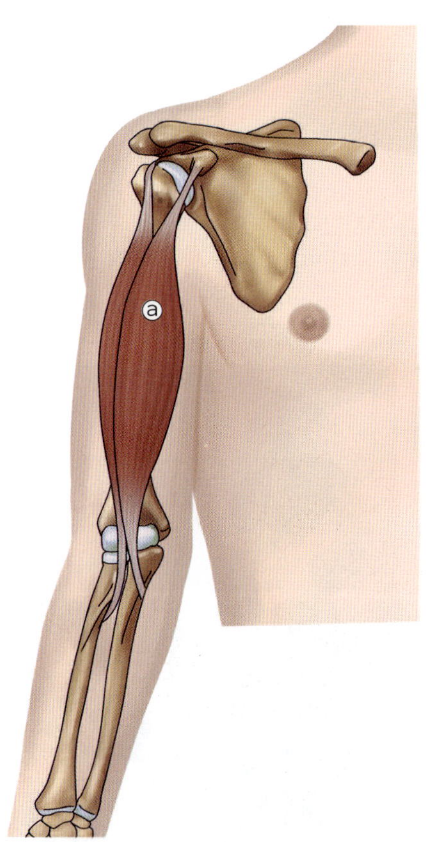

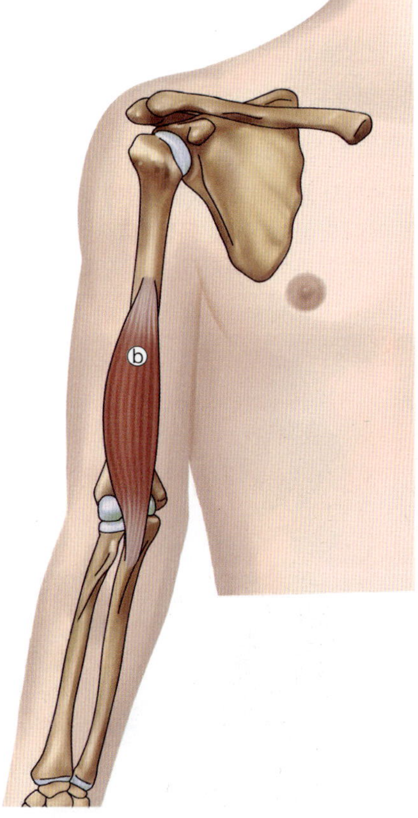

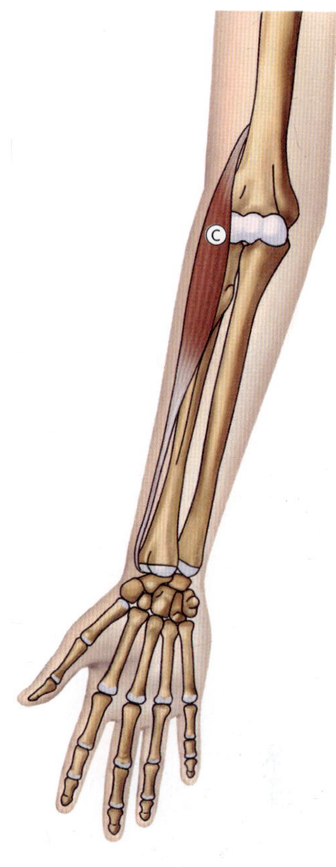

근육 Muscle 및 신경지배 Innervation	이는 곳 Origin	닿는 곳 Insertion
ⓐ 위팔두갈래근(Biceps brachii) 근육피부신경(Musculocutaneous N.)	어깨뼈의 접시위결절 (긴머리), 부리돌기(짧은머리)	노뼈의 거친면
ⓑ 위팔근(Brachialis) 근육피부신경(Musculocutaneous N.)	위팔뼈 앞면의 먼쪽 절반	자뼈의 거친면 갈고리돌기
ⓒ 위팔노근(Brachioradialis) 노신경(Radial N.)	위팔뼈 가쪽 관절융기위능선	노뼈 붓돌기

정상(N, 5), 우(G, 4), 양(F,3)	
검사자세	• 환자는 검사대의 모서리에 걸터앉은 자세(sitting position)를 유지한다. – 위팔두갈래근 검사방법: 아래팔을 뒤침한 자세에서 검사한다. – 위팔근 검사방법: 아래팔 엎침한 자세에서 검사한다. – 위팔노근 검사방법: 아래팔 중립자세에서 검사한다. • 검사자는 검사하는 쪽 환자의 앞에 선다.
고정	검사자의 손을 컵 모양을 만들어 팔꿈치관절을 고정시킨다.
저항	검사자는 손목관절의 몸쪽에서 아랫방향으로 저항을 가한다.
검사방법	환자는 팔꿈치관절을 완전한 운동범위까지 굽힘한다.
등급판정	• N: 완전 운동범위까지 움직이고 최대 저항에 대항하여 자세를 유지한다. • G: 중등도 저항에 대항하여 완전운동범위까지 움직이며 자세를 유지한다. • F: 저항 없이 완전한 운동범위까지 굽힐 수 있다.

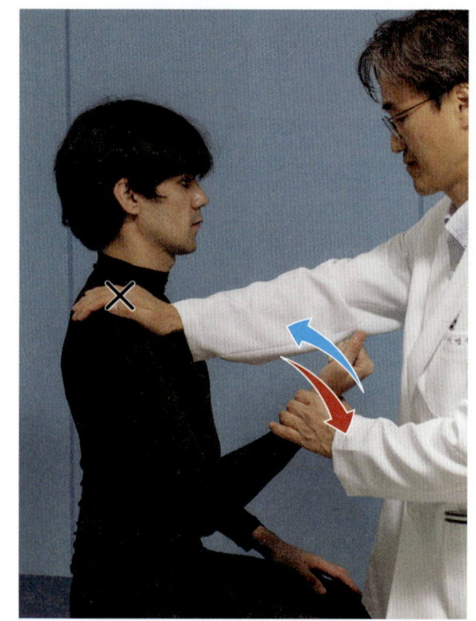
정상(N, 5), 우(G, 4) 위팔두갈래근

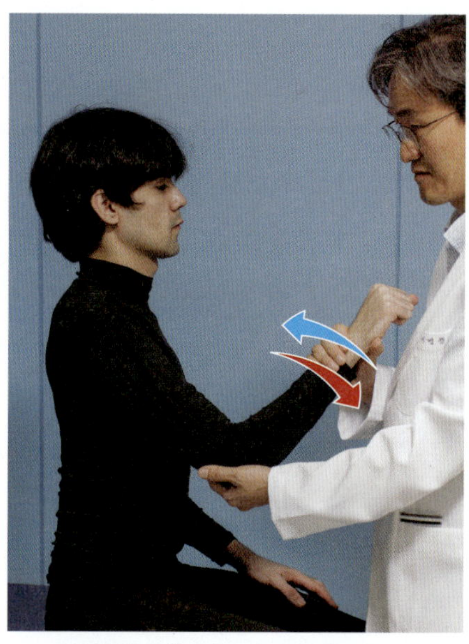
정상(N, 5), 우(G, 4) 위팔근 검사

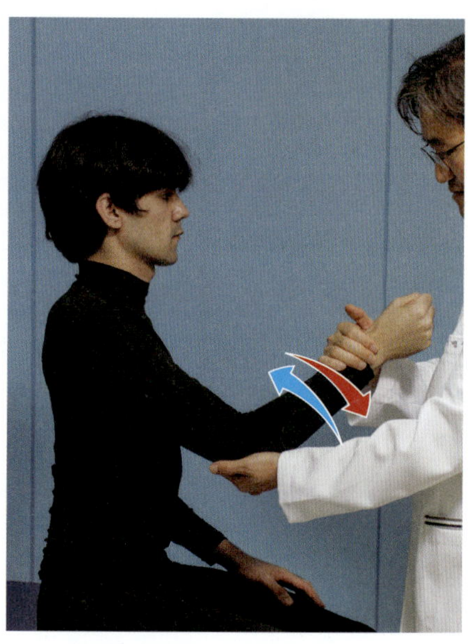
정상(N, 5), 우(G, 4) 위팔노근 검사

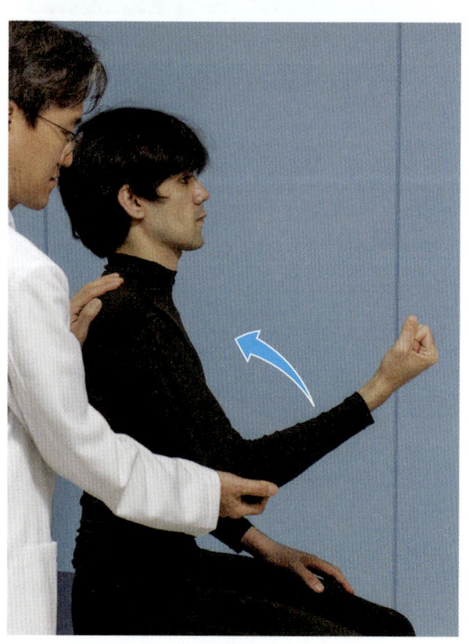
양(F,3)

권두 Color Graphics

전기영동에 의한 단백질의 분리 동정(제2장 참고)

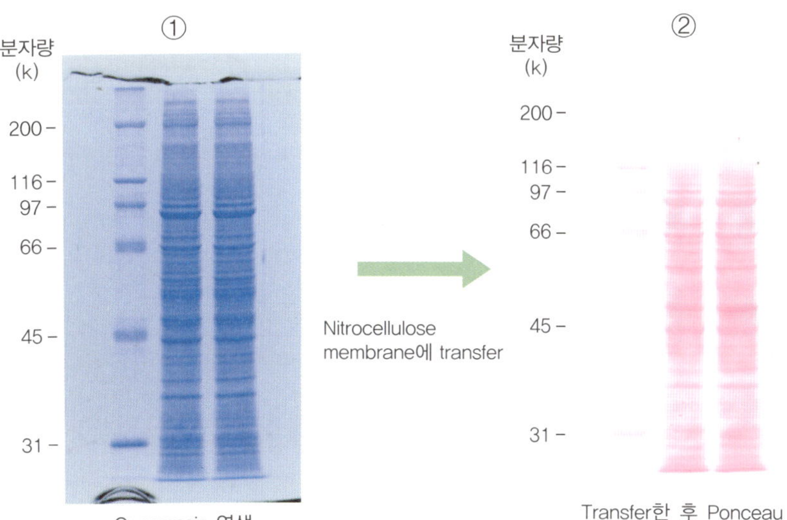

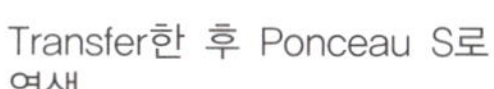

1 Western blotting의 예

PC12 세포를 상피세포성장인자(EGF)로 자극한 후, 세포를 모아서 SDS-PAGE하고 항인산화 티로신 항체와 항 MAP kinase 항체로 Western blotting을 실시하였다.

【사진 제공】奧村宣明(오사카대학 단백질연구소 단백질고차기능학연구부문 체내환경통합단백질연구그룹)

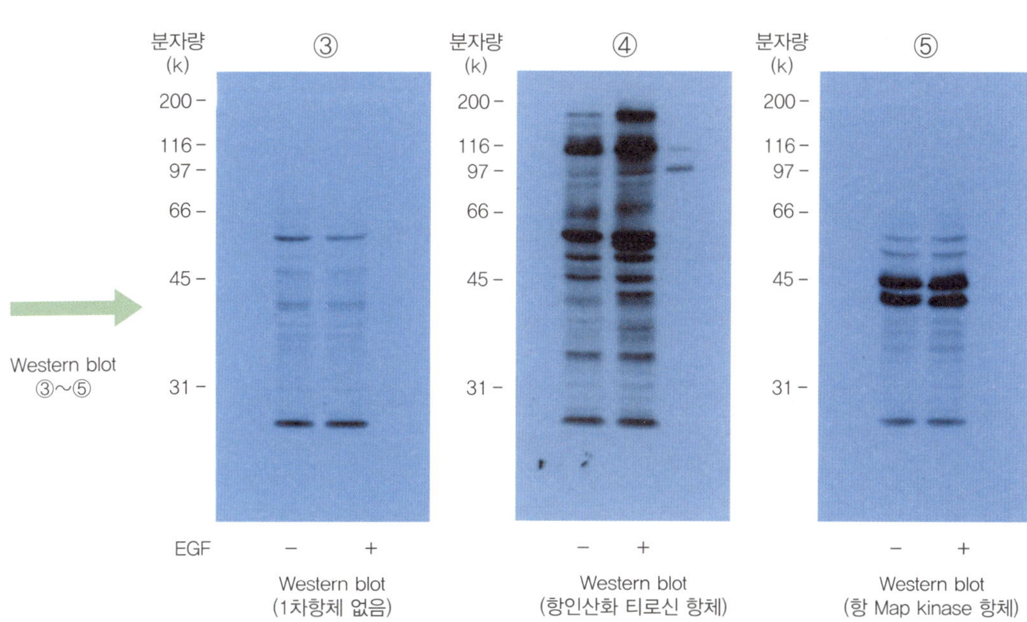

MALDI

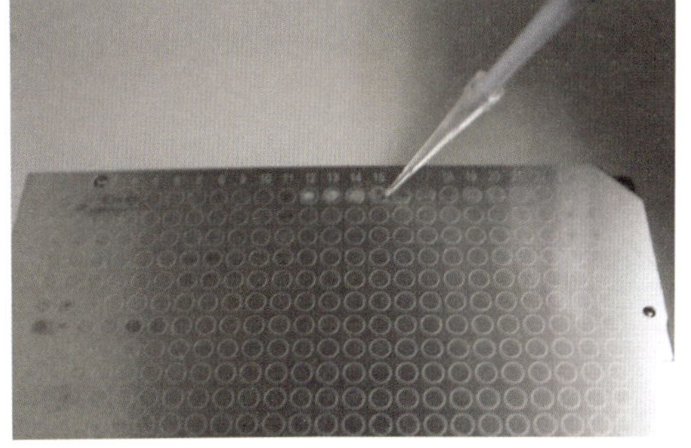

ESI

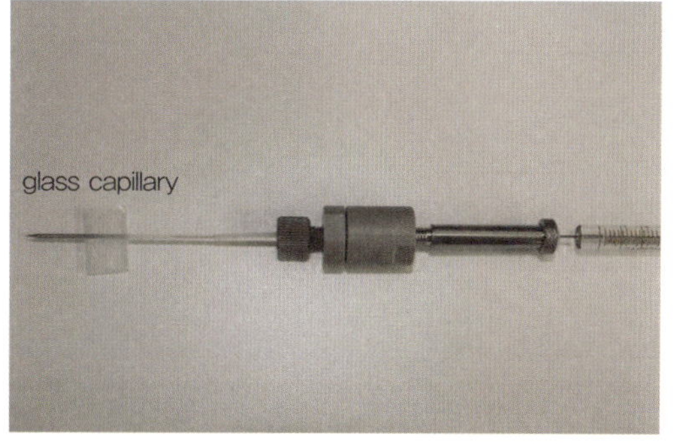

2 질량분석에 의한 단백질 동정

왼쪽) 샘플을 MALDI의 타깃 플레이트 위에서 2~3회 피펫팅한 후 떨어뜨린다.

오른쪽) 샘플을 2~3회 피펫팅한 후 직접 ESI 측정용 glass capillary에 용출 장전한다.

(본문 47페이지 참고)

본 책자의 사용 방법

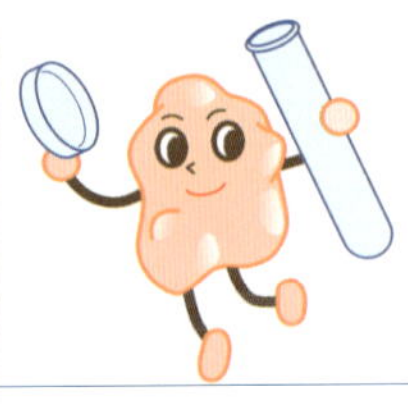

우선 목적하는 실험에 대해 대강 훑어보세요. 실험의 개념, 필요한 기구 • 시약류(사용가능한 보관기간), 소요시간, 자세한 요령 등을 파악할 수 있도록 되어 있습니다.

1 각종 마크에 대하여

본문 중에 나오는 마크는 다음과 같은 의미를 나타냅니다.

준비물 ……… 준비할 물건을 항목별로 소개하고 있습니다. 조제가 필요한 시약에 대해서는 그 조성도 소개하고 있습니다.

Protocol ……… 요령이나 주의할 점, 연구할 점을 해설한 프로토콜입니다.

(시계) …………………… 실험에 필요한 소요시간입니다. 실험계획을 세울 때 정보로 사용하세요.

(달) …………………… Overnight 처리가 필요한 스텝, 또는 overnight가 가능하다는 것을 의미합니다.

원포인트 어드바이스 ………… 작은 요령, 실패에 대한 대처 등, 말 그대로 원포인트입니다.

Troubleshooting …………… 실패했을 때 생각할 수 있는 가능한 원인과, 그에 대한 대처방법을 정리하였습니다. Trouble에 직면했을 때 참고해 주세요.

예)

문제점	가능성 있는 원인	해결을 위한 조치
●세포 파쇄가 불충분하다.	• Spheroplast화가 부족	➡ Spheroplast화의 인큐베이션 시간을 길게 한다. ➡ Zymolyase 양을 늘린다. ➡ Homogenizer를 더 강한 것으로 바꾼다.
●목적단백질이 분해되어 버렸다.	• 내재성의 protease의 활성을 억제하지 못했다.	➡ 사용 직전에 breaking buffer에 PMSF를 넣었는지 점검한다. ➡ Buffer와 기구를 충분히 차게 해두었는지, 분획 과정 중에 세포 현탁액의 온도가 올라가지 않았는지 확인한다. ➡ Protease inhibitor cocktail(예를 들면, Sigma사의 P8215나 Roche의 1836170)을 사용해 본다.

2 물에 관한 표기에 대하여

본 책자에서는 "물"을 다음과 같이 세 가지 그룹으로 나누었습니다.

DW: 증류(또는 역삼투막에 의한 정제)와 이온교환 수지에 의한 정제를 조합해서 만든 순수한 물, 단백질 정제나 전기영동 등의 일반적인 단백질 화학실험에 사용됩니다.

D_2W: 2차 증류수, 세포배양용의 배지 등에 이용되는데 최근에는 MilliQ W로 대체되어 사용되고 있습니다.

MilliQ W: DW를 MilliQ 등의 장치를 이용하여 재차 정제한 초순수 물. 고도의 세포배양용의 배지, 극히 소량의 peptide를 분석하는 HPLC용 buffer, PCR 등 고도의 분자생물학 실험 등에 사용됩니다.

【주의사항】 본 책자의 정보에 대하여

본서에 기재되어 있는 내용은 발행시점에 있어서 최신의 정보에 기초하여 정확함을 기하도록 집필자, 감수·편집자 및 출판사는 각각 최선의 노력을 기울였습니다. 그러나 과학·의학·의료의 진보에 따라 정의나 개념, 기술의 조작방법과 진료의 방침이 변경되고 본서를 사용하는 시점에는 기재된 내용이 정확하지 않은 경우가 있습니다. 또한 본서에 기재되어 있는 기업명이나 상품명, URL 등의 정보가 예고 없이 변경되는 경우도 있으므로 양해바랍니다.

면역염색(제3장 참고)

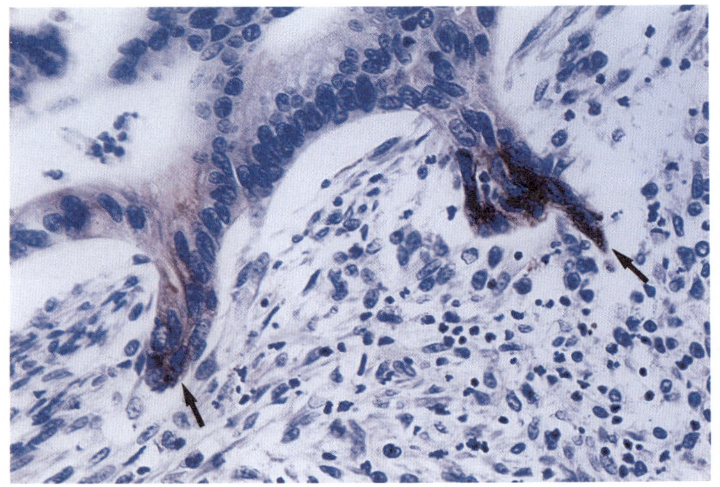

3 사람의 위암 침윤부위에서의 laminin $\gamma 2$ 사슬의 특이적 발현
(본문 86페이지 참고)

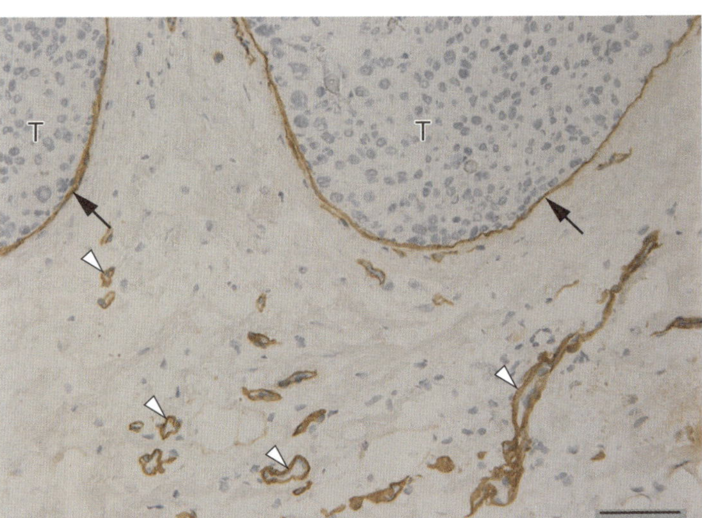

4 사람의 유방암 조직에서 lamin 511/521의 면역염색
bar : 100 μm (본문 88페이지 참고)

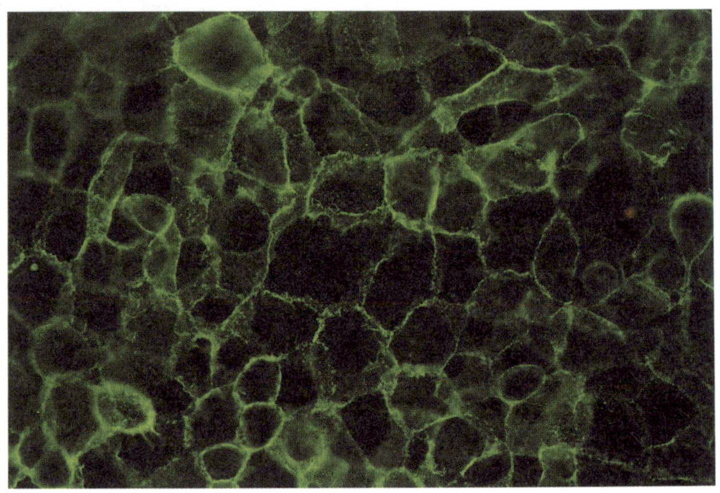

5 A431 인간 편평상피암 세포에서 E-cadherin의 분포
(본문 91페이지 참고)

형광단백질을 이용한 세포내 분포와 공동분포의 분석(제4장 참고)

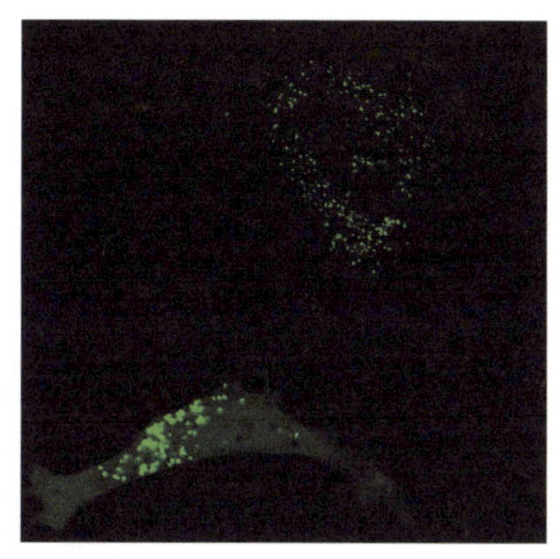

6 과다발현이 세포내 분포에 미치는 영향

EGFP−SKL(peroxisome 분포)을 발현한 세포. 아래의 세포는 형광융합단백질이 과다발현하고 있으며, peroxisome에 편재하지 못하고 세포질에 넘쳐 있다. (본문 129페이지 참고)

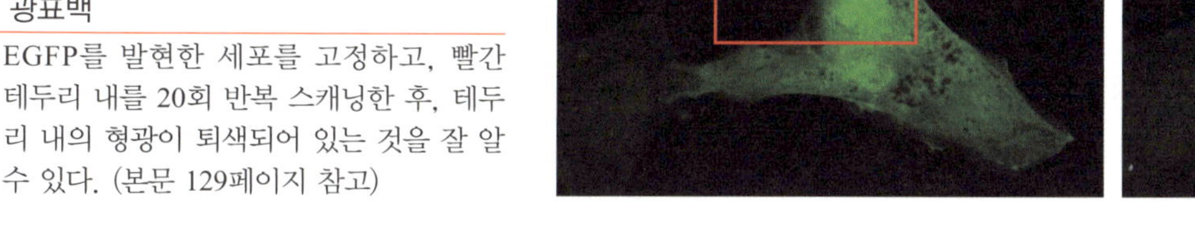

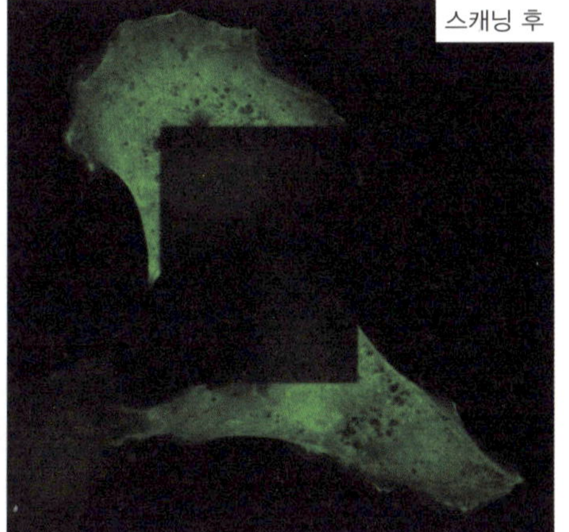

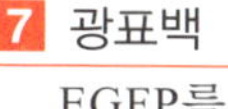

7 광표백

EGFP를 발현한 세포를 고정하고, 빨간 테두리 내를 20회 반복 스캐닝한 후, 테두리 내의 형광이 퇴색되어 있는 것을 잘 알 수 있다. (본문 129페이지 참고)

8 동시여기에 의한 간섭

EGFP−SKL(peroxisome에 분포)을 발현한 세포를 GFP와 RFP 채널에서 화상을 취득하였다. (위) 동시여기 화상 취득, (아래) sequential 모드로 취득. 동시여기 화상 취득에서는 EGFP의 형광이 RFP 채널에 새어 실제로는 존재하지 않는 RFP가 검출된다. (본문 130페이지 참고)

본서에 언급된 시약류 • buffer • 배지의 목록

숫자는 게재된 페이지를 나타낸다.

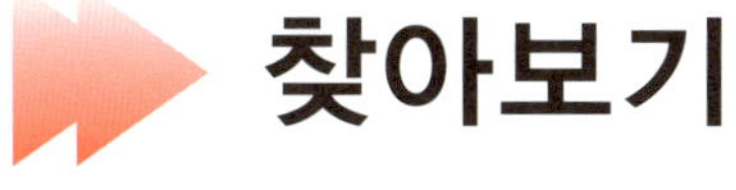

찾아보기

숫 자

기 호

국 문

ㄱ~ㄷ

ㅁ~ㅅ

영 문

A～C

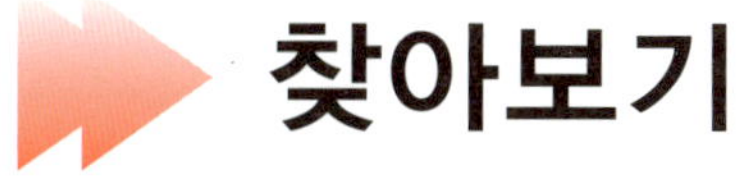

찾아보기

R~S

T~Z

가(P, 2), 불가(T, 1), 영(Z, 0)	
검사자세	• 환자는 검사대의 모서리에 걸터앉은 자세(sitting position)에서 어깨관절 90° 벌림하고 팔은 안쪽돌림(중력을 최소화하기 위해)한다. • 검사자는 검사하는 쪽 환자의 앞에 선다. – 위팔두갈래근 검사방법: 아래팔을 뒤침한 자세에서 검사한다. – 위팔근 검사방법: 아래팔 엎침한 자세에서 검사한다. – 위팔노근 검사방법: 아래팔 중립자세에서 검사한다.
검사방법	검사자는 팔꿈치관절을 굽힘하려 할 때 위팔두갈래근의 긴갈래와 짧은갈래는 팔의 앞면의 중간 2/3, 위팔근의 섬유는 위팔두갈래근의 안쪽 아래, 위팔노근은 팔꿈치 오금의 가쪽 가장자리와 아래팔의 앞가쪽면에서 촉진한다.
등급판정	• P: 중력이 제거된 상태에서 완전한 운동범위까지 움직일 수 있다. • T: 근수축을 촉진할 수 있다. • Z: 근육의 활동을 촉진할 수 없다.

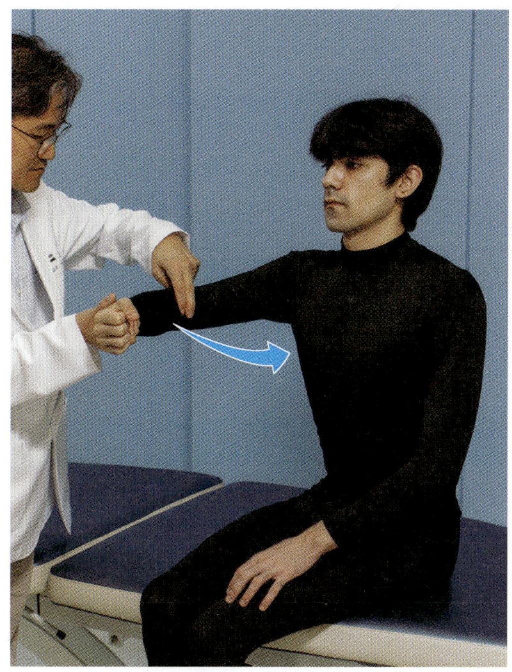
가(P, 2), 불가(T, 1), 영(Z, 0)

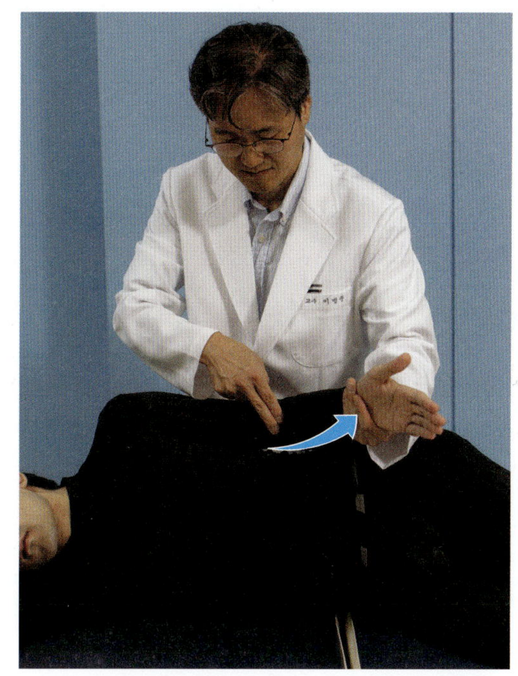
가(P, 2), 불가(T, 1), 영(Z, 0)의 다른 검사방법

가(P, 2), 불가(T, 1), 영(Z, 0)의 다른 검사방법	
검사자세	환자는 옆으로 누운 자세(supine position)에서 중력을 최소화하기 위하여 팔꿈치관절을 90° 굽힌다. • 아래팔 뒤침(위팔두갈래근) • 아래팔 엎침(위팔근) • 아래팔 중립(위팔노근)
검사방법	검사자는 팔꿈치관절을 굽힘하려 할 때 위팔두갈래근의 긴갈래와 짧은갈래는 팔의 앞면의 중간 2/3, 위팔근의 섬유는 위팔두갈래근의 안쪽 아래, 위팔노근은 팔꿈치 오금의 가쪽 가장자리와 아래팔의 앞가쪽면에서 촉진한다.
등급판정	• P: 중력이 제거된 상태에서 완전한 운동범위까지 움직일 수 있다. • T: 근수축을 촉진할 수 있다. • Z: 근육의 활동을 촉진할 수 없다.

고려사항

• 팔꿈치관절 굽힘 검사 시 손목굽힘근들의 대상작용을 방지하기 위해 손목의 이완을 확인해야 한다.

2) 팔꿈치관절 폄 Elbow extension 관절운동범위: 0~-5°

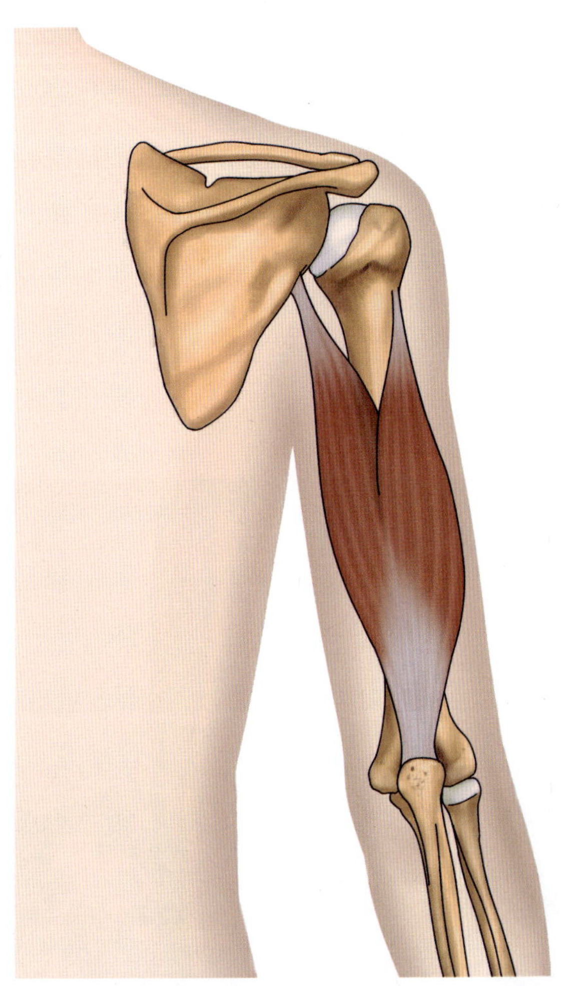

근육 Muscle 및 신경지배 Innervation	이는 곳 Origin	닿는 곳 Insertion
위팔세갈래근(Triceps brachii) 노신경(Radial N.)	어깨뼈의 관절오목아래결절(긴머리) 위팔뼈 몸쪽 1/2 가쪽(가쪽머리) 위팔뼈 먼쪽 안쪽 및 뒷면(안쪽머리)	자뼈의 팔꿈치머리돌기

정상(N, 5), 우(G, 4), 양(F,3)	
검사자세	• 환자는 엎드려 누운 자세에서 어깨관절 90˚ 벌림, 팔꿈치관절 90˚ 굽힘하여 아래팔은 검사대 가장자리에 수직으로 내려놓는다. • 검사자는 검사하는 쪽 환자 옆에 선다.
고정	위팔을 지지한다.
저항	검사자는 손목관절의 몸쪽부위인 아래팔의 등쪽면에서 아래방향으로 저항을 가한다.
검사방법	환자는 아래팔이 지면과 수평이 되도록 운동범위 끝까지 팔꿈치를 편다.
등급판정	• N: 최대 저항에 대항하여 유지한다. • G: 중등도 이상의 저항에 대항하여 유지한다. • F: 저항 없이 완전한 운동범위까지 펼 수 있다.

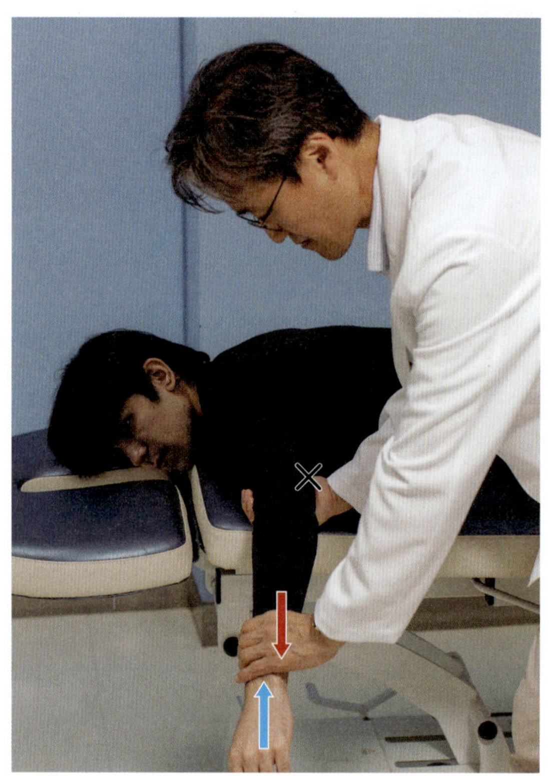
정상(N, 5), 우(G, 4)

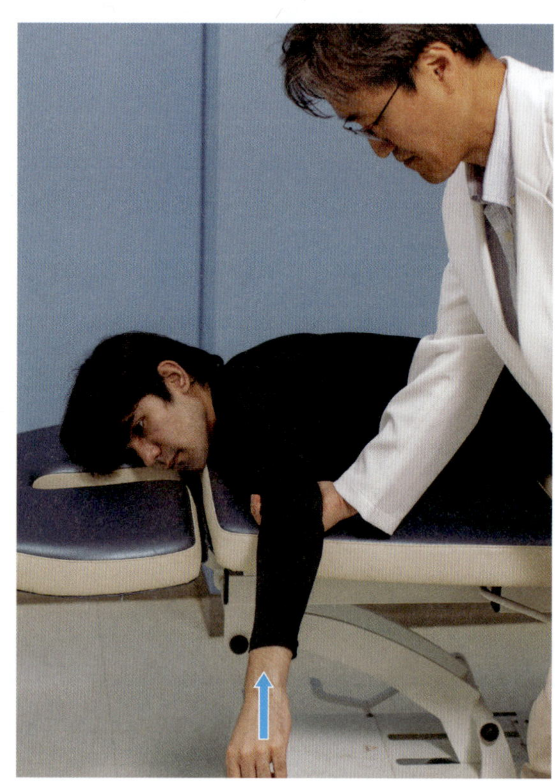
양(F,3)

가(P, 2), 불가(T, 1), 영(Z, 0)	
검사자세	• 환자는 검사대의 모서리에 걸터앉은 자세(sitting position)에서 어깨관절 90° 벌림, 팔꿈치관절 45° 굽힘하고 팔 전체가 바닥과 수평이 되도록 되도록 한다. • 검사자는 검사할 쪽에 서서 위팔을 지지한다(T, Z 검사시 아래팔을 지지한다).
고정	검사자는 위팔을 지지하여 고정한다.
검사방법	환자가 팔꿈치관절을 펴는 동안 검사자는 위팔의 뒷면에서 위팔세갈래근을 촉진한다.
등급판정	• P: 중력이 제거된 상태로 완전한 운동범위까지 펼 수 있다. • T: 근수축을 촉진할 수 있다. • Z: 근육의 활동을 촉진할 수 없다.

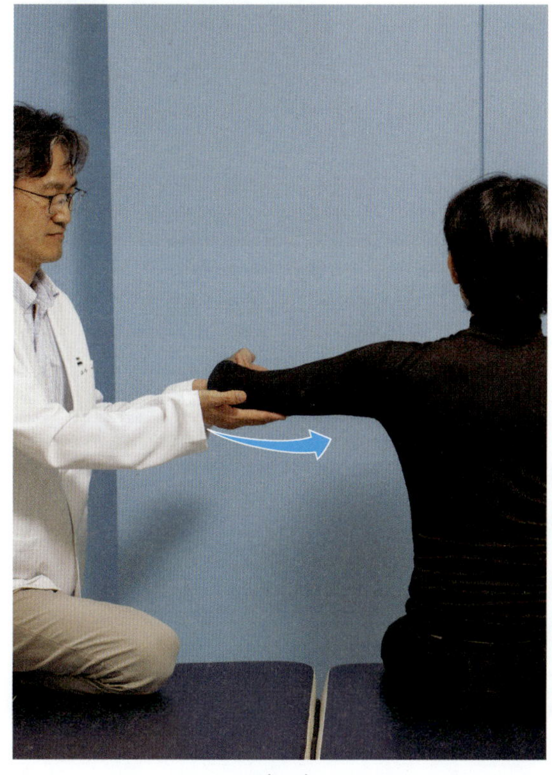

가(P, 2)

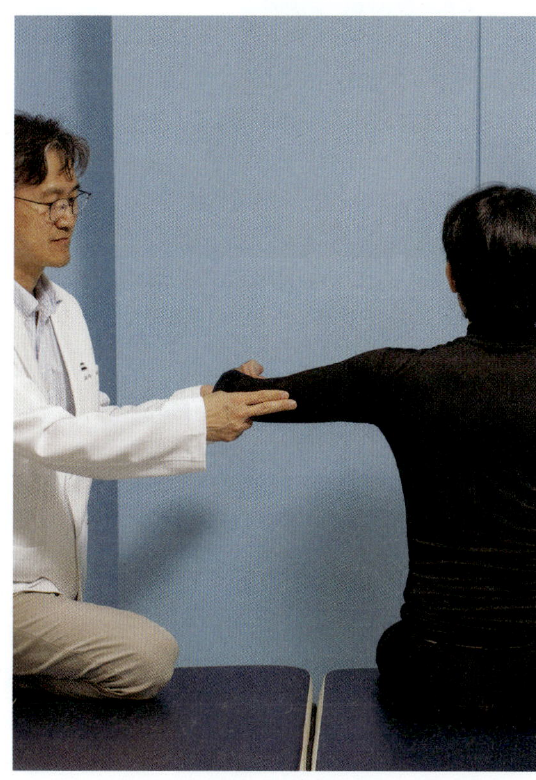

불가(T, 1), 영(Z, 0)

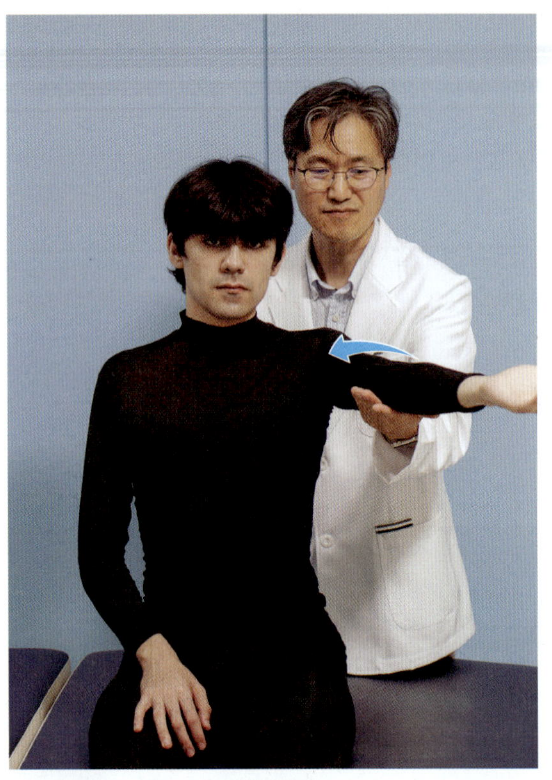

대상작용 1
수평모음에 의해 팔꿈치관절 폄

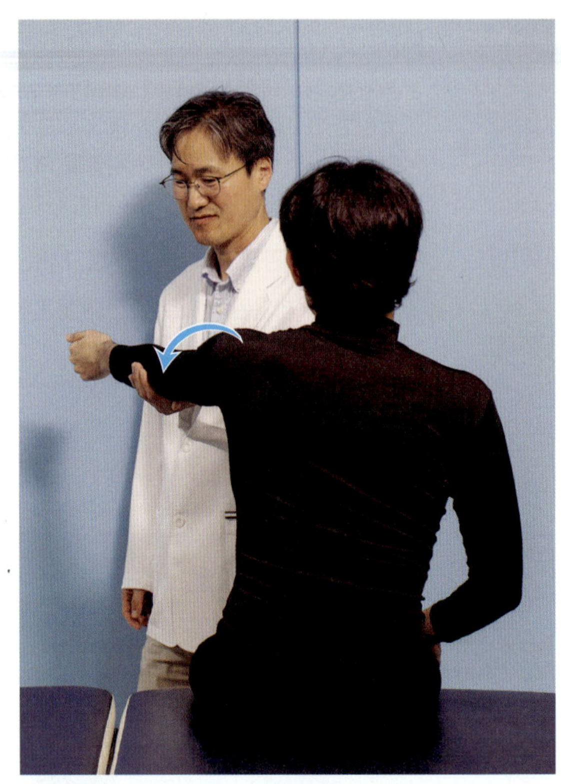

대상작용 2
가쪽돌림에 의해 팔꿈치관절 폄

대상작용

- 불가(T, 1), 영(Z, 0) 검사 시 수평모음에 의해 팔꿈치관절이 폄 될 수 있다.
- 불가(T, 1), 영(Z, 0) 검사 시 가쪽돌림에 의해 팔꿈치관절이 폄 될 수 있다.

고려사항

- 정상, 우, 양 검사 시 검사대에 걸터앉은 자세에서도 검사할 수 있다.
- 정상(N, 5), 우(G, 4) 검사 시 팔꿈치관절의 젖힘(hyperextension)에 의한 잠김현상이 되지 않도록 팔꿈치관절을 약간 굽힘 자세에서 저항을 가한다.

3) 아래팔 뒤침 Forearm supination 관절운동범위: 0~90°

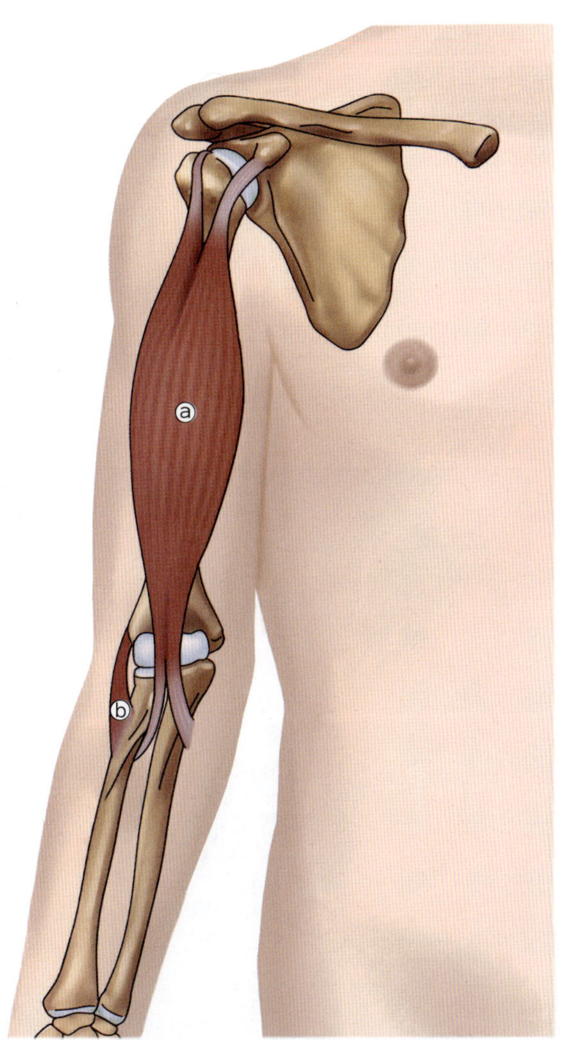

근육 Muscle 및 신경지배 Innervation	이는 곳 Origin	닿는 곳 Insertion
ⓐ 위팔두갈래근(Biceps brachii) 근육피부신경(Musculocutaneous N.)	어깨뼈의 관절오목위결절(긴머리) 부리돌기(짧은머리)	노뼈의 거친면
ⓑ 뒤침근(Supinator) 노신경(Radial N.)	위팔뼈의 가쪽위관절융기 노쪽곁인대 고리인대 자뼈뒤침근능선	노뼈몸쪽부 몸통의 가쪽면

정상(N, 5), 우(G, 4), 양(F,3)	
검사자세	• 환자는 검사대에 걸터앉은 자세(sitting position)에서 팔꿈치관절 90° 굽힘, 아래팔은 엎침시킨다. • 검사자는 환자의 옆이나 앞에 선다.
고정	검사자는 팔꿈치 부위를 고정한다.
저항	검사자는 손목의 등쪽면 위에서 손으로 엎침방향으로 저항을 가한다(다른 검사방법: 환자의 손을 잡거나 악수한 손으로 저항을 준다.
검사방법	환자는 아래팔을 뒤침한다.
등급판정	• N: 최대 저항에 대항하여 검사자세를 유지한다. • G: 중등도 이상의 저항에 대항하여 검사자세를 유지한다. • F: 저항 없이 완전한 운동범위까지 뒤침한다.

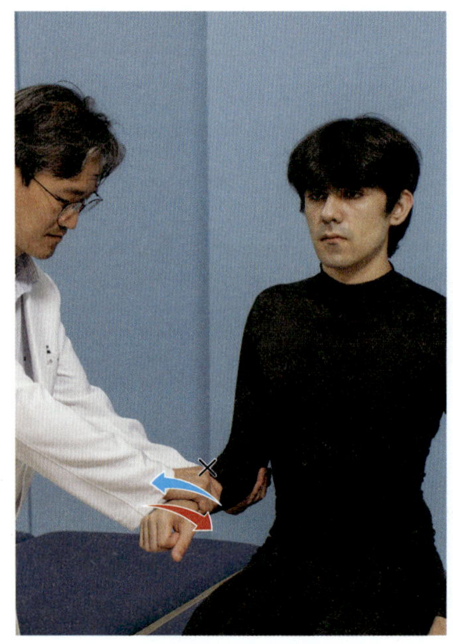
정상(N, 5), 우(G, 4)

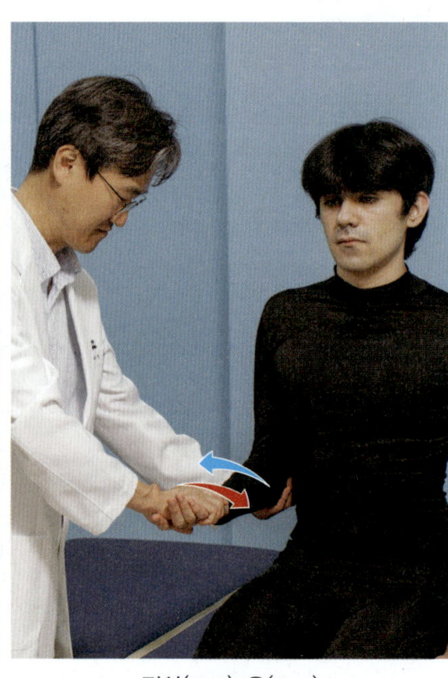
정상(N, 5), 우(G, 4)
대체검사

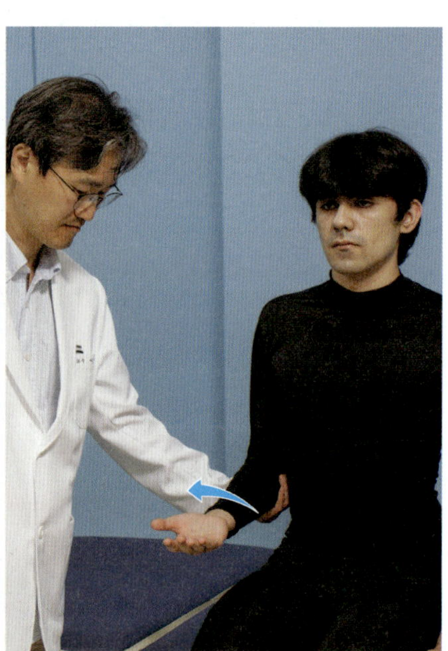
양(F,3), 가(P, 2)

가(P, 2), 불가(T, 1), 영(Z, 0)	
검사자세	• 검사대에 걸터앉은 자세(sitting position)에서 팔꿈치관절 90° 굽힘, 아래팔은 엎침한 후 검사자는 팔꿈치에서 아래팔을 지지해 준다. • 검사자는 환자의 앞이나 옆에 선다.
검사방법	환자가 아래팔을 뒤침하려 할 때 검사자는 환자의 아래팔 등쪽면 노뼈머리의 아래에서 뒤침근을 촉진한다.
등급판정	• P: 부분적인 움직임이 있다. • T: 근수축을 촉진할 수 있다. • Z: 근육의 활동을 촉진할 수 없다.

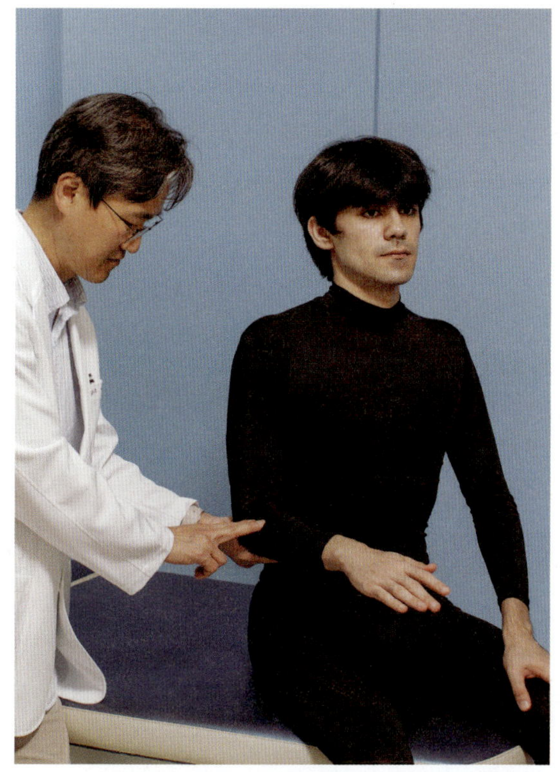

불가(T, 1), 영(Z, 0)

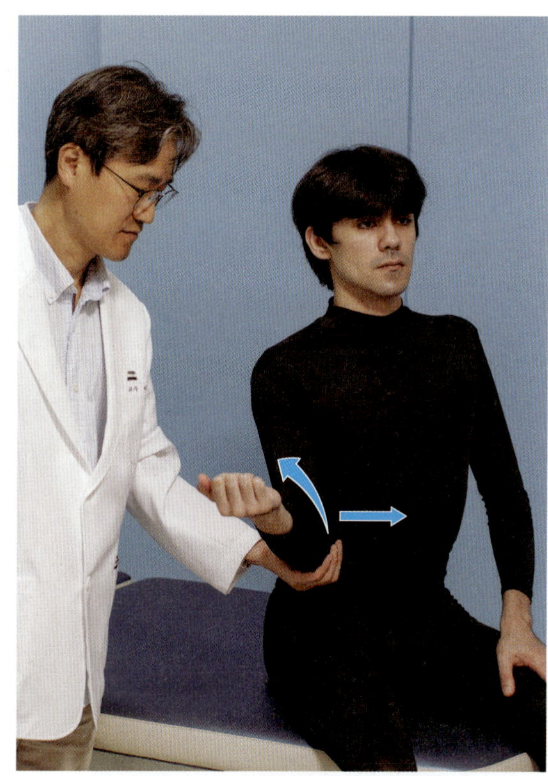

대상작용

대상작용

• 아래팔을 뒤침하는 동안 가쪽돌림과 모음에 의해 뒤침이 일어날 수 있다.

memo

4) 아래팔 엎침 Forearm pronation 관절운동범위: 0~90˚

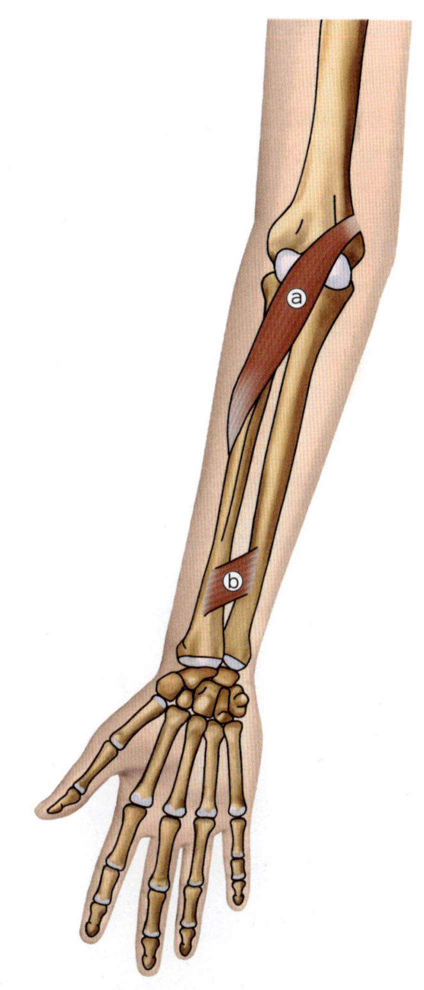

근육 Muscle 및 신경지배 Innervation	이는 곳 Origin	닿는 곳 Insertion
ⓐ 원엎침근(Pronator teres) 정중신경(Median N.)	위팔뼈 안쪽위관절융기 공통 굽힘근힘줄(위팔뼈머리) 자뼈의 갈고리(자뼈머리)	노뼈 가쪽면 중앙
ⓑ 네모엎침근(Pronator quadratus) 정중신경(Median N.)	먼쪽 자뼈의 안쪽 앞면	먼쪽 노뼈의 가쪽 앞면

정상(N, 5), 우(G, 4), 양(F,3)	
검사자세	• 환자는 검사대에 걸터앉은 자세(sitting position)에서 팔꿈치관절 90° 굽힘, 아래팔은 뒤침시킨다. • 검사자는 환자의 옆이나 앞에 선다.
고정	검사자는 팔꿈치부위를 고정한다.
저항	손목의 배쪽면 노뼈 위에서 검사자의 새끼두덩으로 뒤침방향으로 저항을 가한다. 다른 검사방법: 환자의 손을 잡거나(악수) 악수한 손으로 저항을 준다.
검사방법	환자는 아래팔을 엎침한다.
등급판정	• N: 최대 저항에 대항하여 검사자세를 유지한다. • G: 중등도 이상의 저항에 대항하여 검사자세를 유지한다. • F: 저항 없이 완전한 운동범위까지 엎침한다.

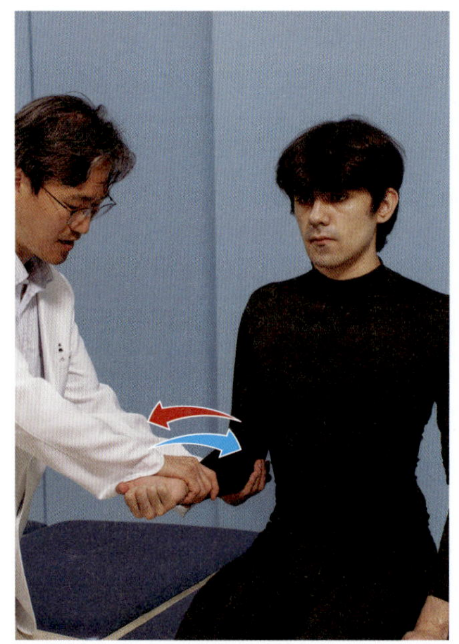

정상(N, 5), 우(G, 4)

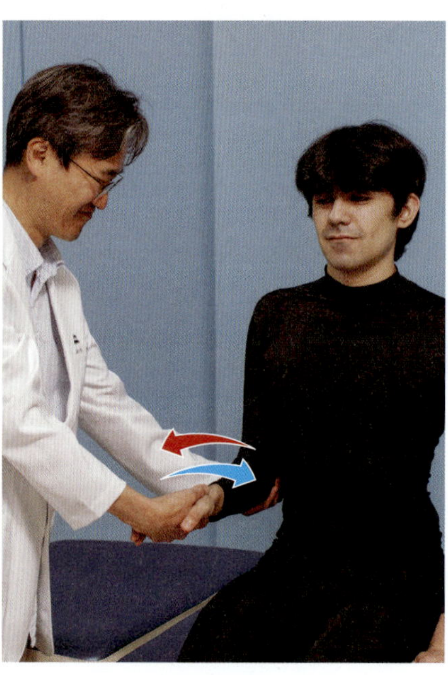

정상(N, 5), 우(G, 4)
대체검사

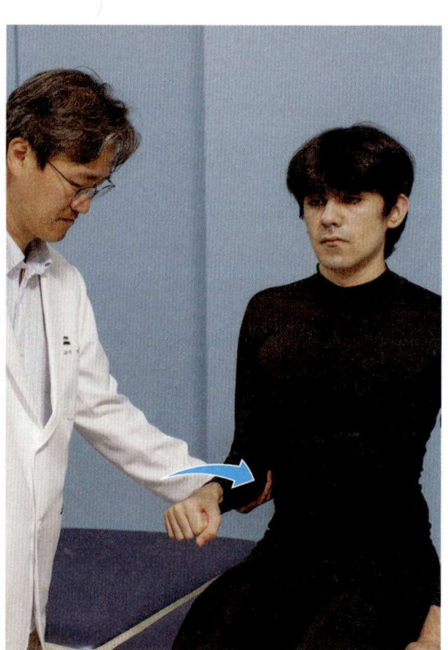

양(F,3), 가(P, 2)

가(P, 2), 불가(T, 1), 영(Z, 0)	
검사자세	• 환자는 검사대에 걸터앉은 자세(sitting position)에서 팔꿈치관절 90° 굽힘, 아래팔은 뒤침한 후 검사자는 팔꿈치에서 아래팔을 지지해 준다. • 검사자는 환자의 옆에 선다.
고정	검사자는 아래팔을 고정한다.
검사방법	환자가 아래팔을 엎침 하려 할 때 검사자는 위팔뼈 안쪽관절융기에서 노뼈의 가쪽면까지 대각선상의 아래팔 손바닥면의 위쪽 1/3에서 원엎침근을 촉진한다.
등급판정	• P: 부분적인 움직임이 있다. • T: 근수축을 촉진할 수 있다. • Z: 근육의 활동을 촉진할 수 없다.

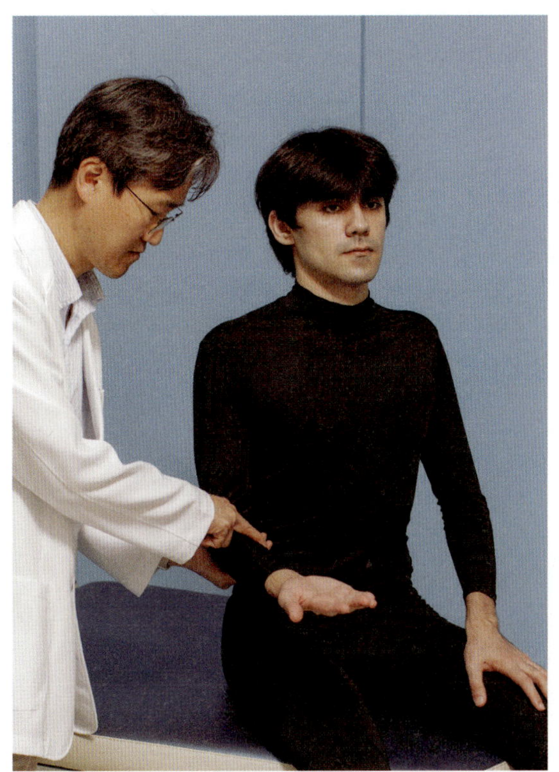
불가(T, 1), 영(Z, 0)

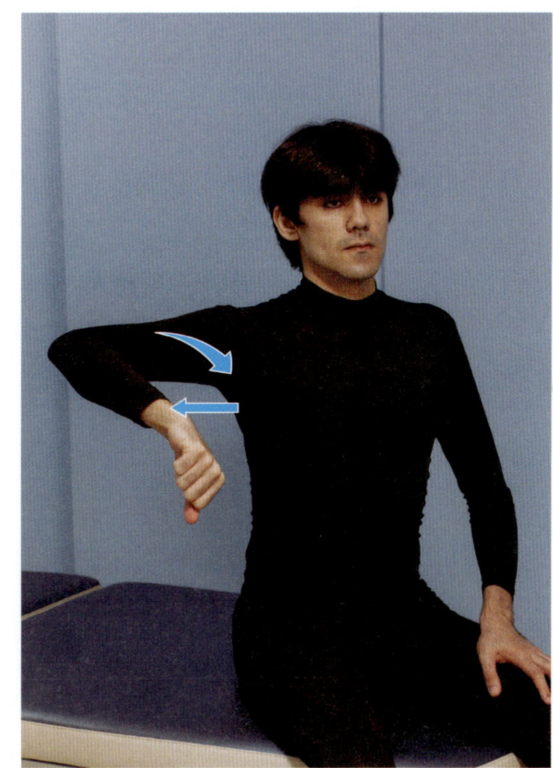
대상작용

대상작용

• 아래팔을 엎침하는 동안 안쪽돌림과 벌림에 의해 엎침이 일어날 수 있다.

memo

4 손목관절과 손 Wrist joint & Hand

1) 손목관절 굽힘 Wrist flexion 관절운동범위: 0~80°(90°)

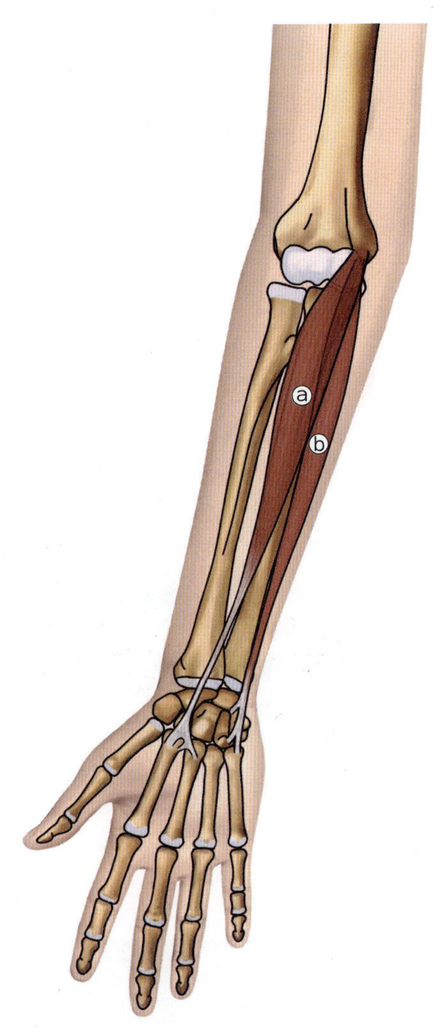

근육 Muscle 및 신경지배 Innervation	이는 곳 Origin	닿는 곳 Insertion
ⓐ 노쪽손목굽힘근(Flexor carpi radialis) 정중신경(Median N.)	안쪽위관절융기의 공통굽힘근힘줄	제2~3손허리뼈바닥
ⓑ 자쪽손목굽힘근(Flexor carpi ulnaris) 자신경(Ulnar N.)	안쪽위관절융기의 공통굽힘근힘줄 자뼈몸통의 몸쪽부 절반의 뒷면	콩알뼈

정상(N, 5), 우(G, 4), 양(F,3)	
검사자세	• 환자는 앉은 자세에서 아래팔을 뒤침(supination) 상태로 테이블 위에 올려놓고, 손목은 중립 위치를 유지한다. • 검사자는 환자 앞에 앉거나 선다.
고정	검사자는 아래팔을 고정시킨다.
저항	전체검사방법: 손바닥쪽 손허리뼈에서 아랫방향으로 저항을 가한다. 노쪽손목굽힘근 검사방법: 2번째 손허리뼈에서 아래와 자쪽편위방향으로 저항을 가한다. 자쪽손목굽힘근 검사방법: 5번째 손허리뼈에서 아래와 노쪽편위방향으로 저항을 가한다.
검사방법	환자는 손바닥을 위로 들어 올린다.
등급판정	• N: 최대 저항에 대항하여 자세를 유지한다. • G: 중등도 저항에 대항하여 자세를 유지한다. • F: 저항 없이 완전한 운동범위를 수행한다.

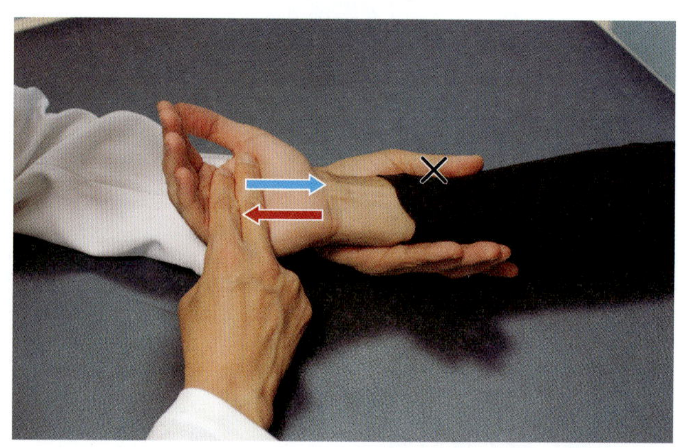

전체검사
정상(N, 5),우(G, 4)

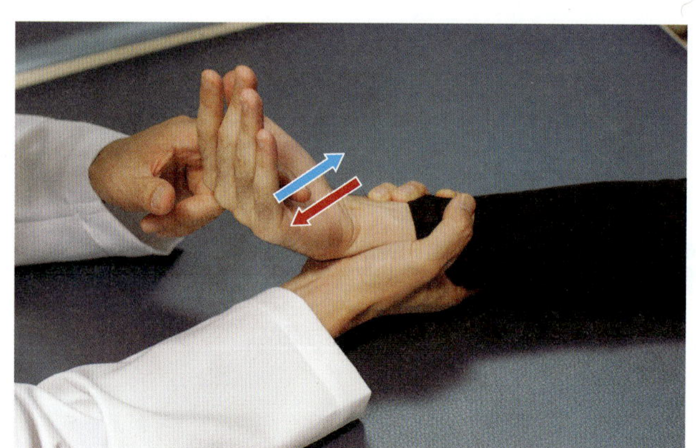

노쪽손목굽힘근검사
정상(N, 5), 우(G, 4)

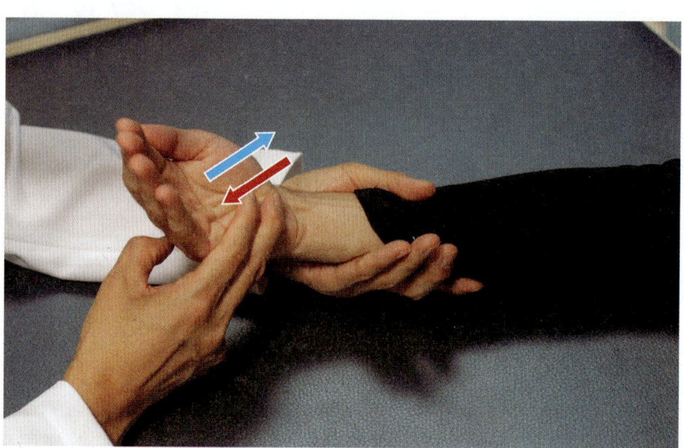

자쪽손목굽힘근검사
정상(N, 5), 우(G, 4)

가(P, 2), 불가(T, 1), 영(Z, 0)	
검사자세	• 환자는 앉은 자세에서 아래팔을 검사대 위에 중간자세로 위치시키고 검사자는 아래팔을 지지한다. • 검사자는 환자의 앞에 앉거나 선다.
고정	검사자는 아래팔을 받쳐준다.
검사방법	검사자는 손목을 굽힘 하려 할 때 노쪽손목굽힘근은 손목의 가쪽손바닥면, 자쪽손목굽힘근은 안쪽손바닥면을 촉진한다.
등급판정	• P: 중력이 제거한 상태에서 완전한 운동범위를 수행한다. • T: 눈에 띄는 움직임은 없으나, 근육의 미세한 수축이 촉진된다. • Z: 전혀 움직임이 없으며, 근육 수축도 촉진되지 않는다.

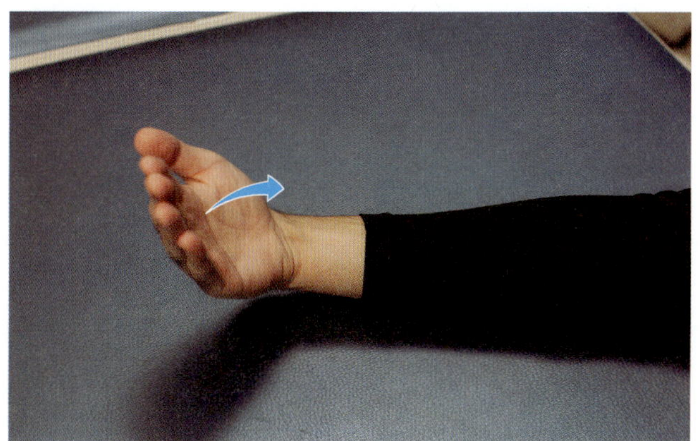

양(F,3)

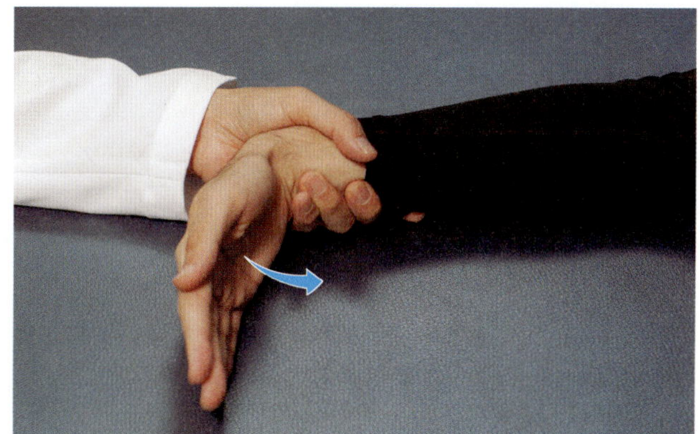

가(P,2)

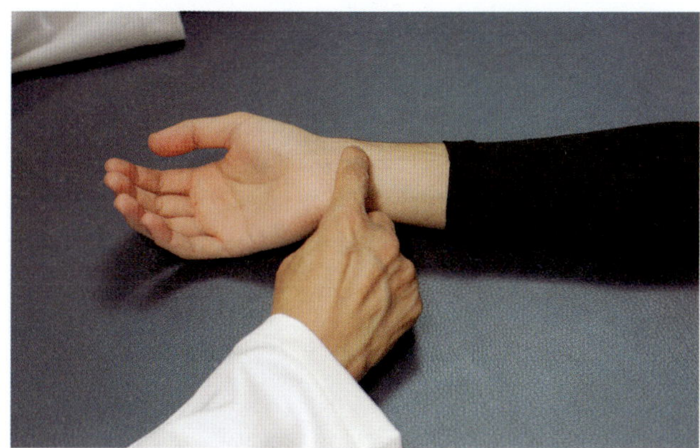

노쪽손목굽힘근

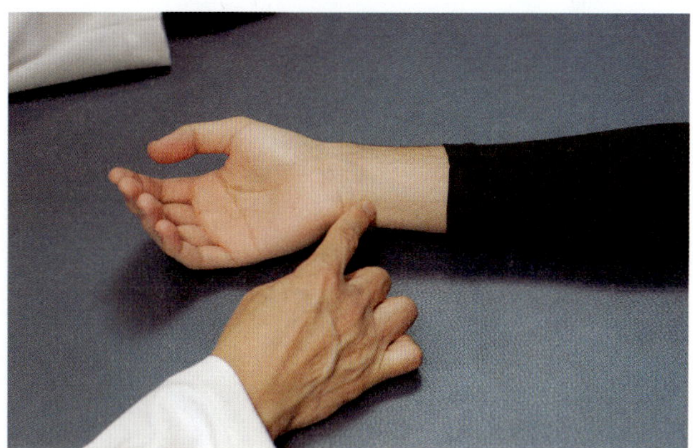

자쪽손목굽힘근

대상작용

• 손가락굽힘근의 대상작용을 방지하기 위해 손가락의 이완을 확인해야 한다.

memo

2) 손목관절 폄 Wrist extension 관절운동범위: 0~70°

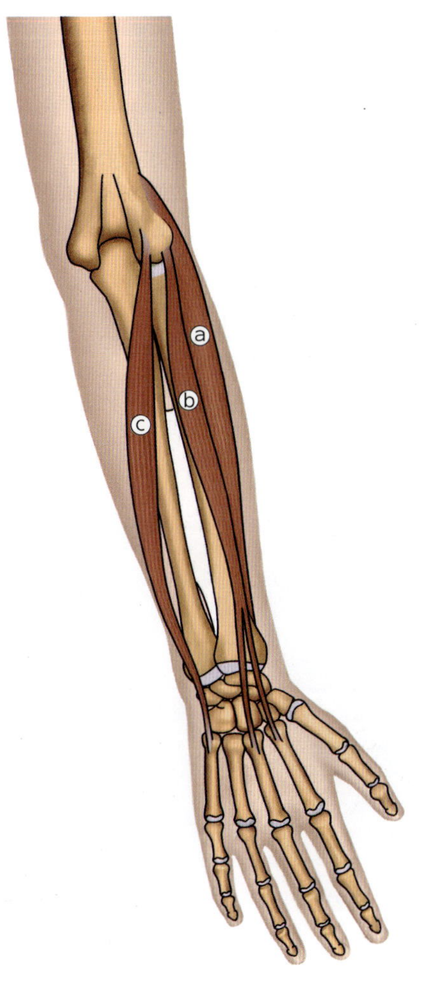

근육 Muscle 및 신경지배 Innervation	이는 곳 Origin	닿는 곳 Insertion
ⓐ 긴노쪽손목폄근(Extensor carpi radialis longus) 노신경(Radial N.)	위팔뼈 가쪽관절융기위능선	제2손허리뼈바닥
ⓑ 짧은노쪽손목폄근(Extensor carpi radialis brevis) 노신경(Radial N.)	위팔뼈 가쪽위관절융기의 공통폄근힘줄	제3손허리뼈바닥
ⓒ 자쪽손목폄근(Extensor carpi ulnaris) 노신경(Radial N.)	위팔뼈 가쪽위관절융기의 공통폄근힘줄	제5손허리뼈바닥

정상(N, 5), 우(G, 4), 양(F,3)	
검사자세	• 환자는 앉은 자세에서 아래팔을 엎침(pronation) 상태로 테이블 위에 올려놓고, 손목은 중립 위치, 손가락은 이완한 상태로 유지한다. • 검사자는 환자 앞에 앉거나 선다.
고정	검사자는 아래팔을 고정시킨다.
저항	전체검사방법: 손등 쪽 손허리뼈에서 앞쪽과 아랫방향으로 저항을 가한다. 긴·짧은노쪽손목폄근 검사방법: 2,3번째 손허리뼈에서 아래와 자쪽편위 방향으로 저항을 가한다. 자쪽손목폄근 검사방법: 5번째 손허리뼈에서 아래와 노쪽편위 방향으로 저항을 가한다.
검사방법	환자는 손등을 위로 들어 올린다.
등급판정	• N: 최대 저항에 대항하여 자세를 유지한다. • G: 중등도 저항에 대항하여 자세를 유지한다. • F: 저항 없이 완전한 운동범위를 수행한다.

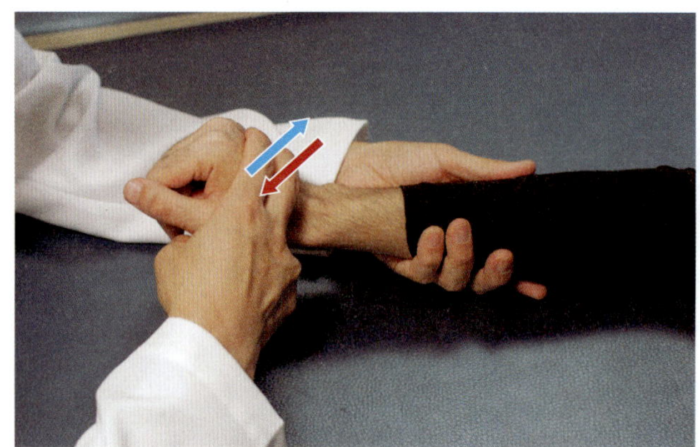
정상(N, 5), 우(G, 4) 전체검사

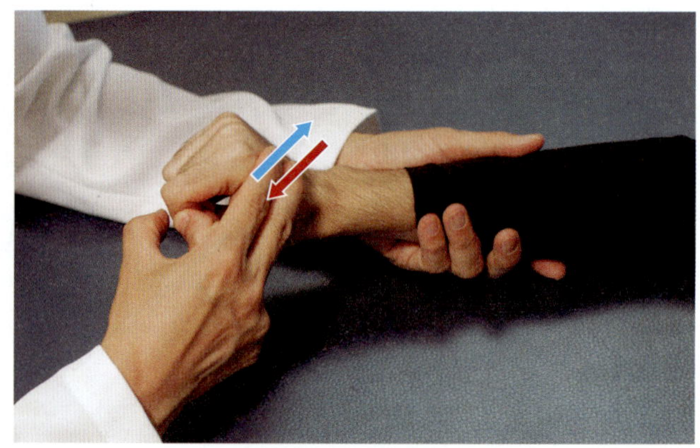
정상(N, 5), 우(G, 4) 긴·짧은노쪽손목폄근 검사

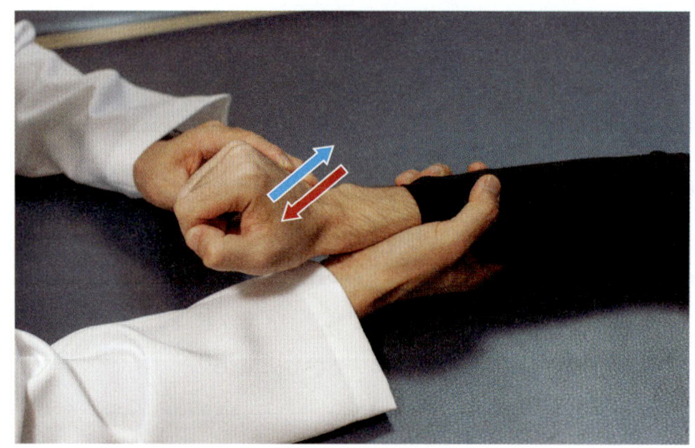
정상(N, 5), 우(G, 4) 자쪽손목폄근 검사

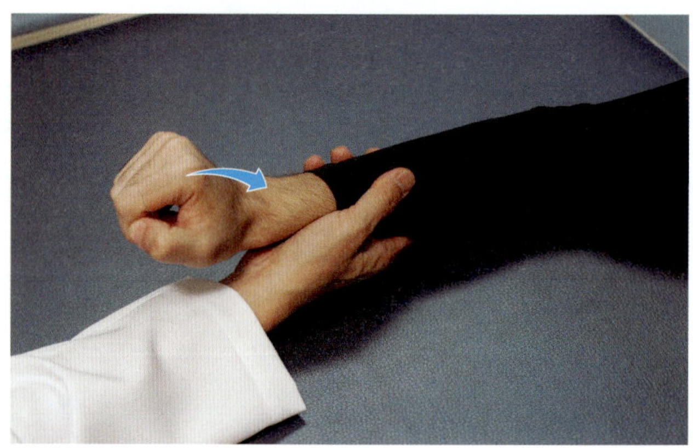
양(F,3)

가(P, 2), 불가(T, 1), 영(Z, 0)	
검사자세	• 환자는 앉은 자세에서 아래팔을 검사대 위에 중간자세로 하고 검사자는 아래팔을 지지한다. • 검사자는 환자의 앞에 앉거나 선다.
고정	아래팔(손목부위) 부위를 고정한다. 손목관절을 약간 폄하여 고정시킨다.
검사방법	환자가 손목을 폄하려 할 때 검사자는 제2,3번째 손허리뼈 위에서 노쪽손목폄근을 촉지하고, 제5번째 손허리뼈 몸쪽과 자뼈 붓돌기 위에서 자쪽손목폄근을 촉지한다.
등급판정	• P: 중력이 제거한 상태에서 완전한 운동범위를 수행한다. • T: 눈에 띄는 움직임은 없으나, 근육의 미세한 수축이 촉진된다. • Z: 전혀 움직임이 없으며, 근육 수축도 촉진되지 않는다.

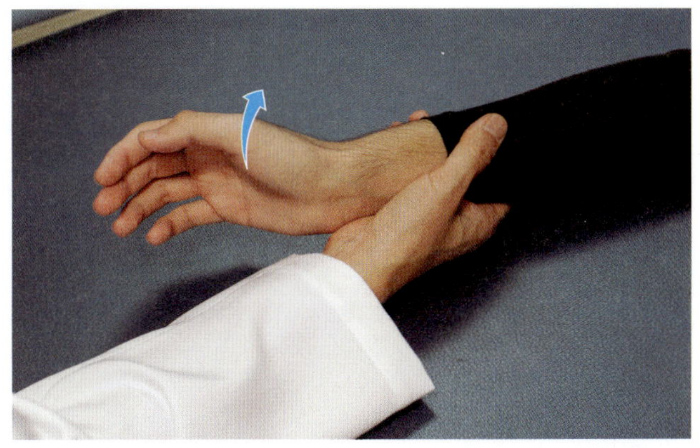

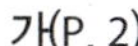

가(P, 2)

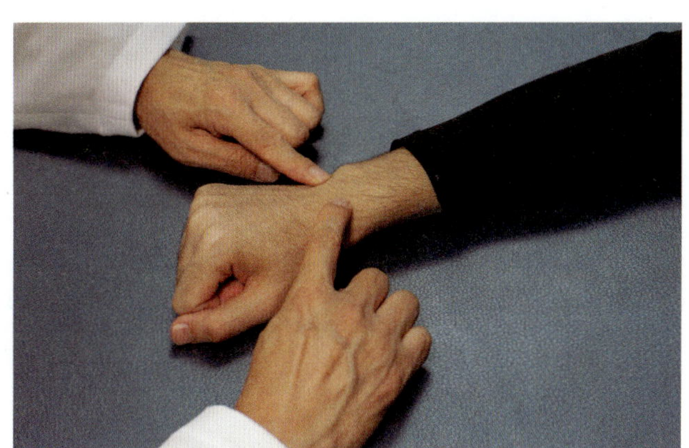

불가(T, 1), 영(Z, 0)

고려사항

• 보통 자쪽손목폄근이 노쪽손목폄근보다 강하다.

memo

3) 손가락의 손허리손가락관절의 굽힘 Finger MP flexion 관절운동범위: 0~90°

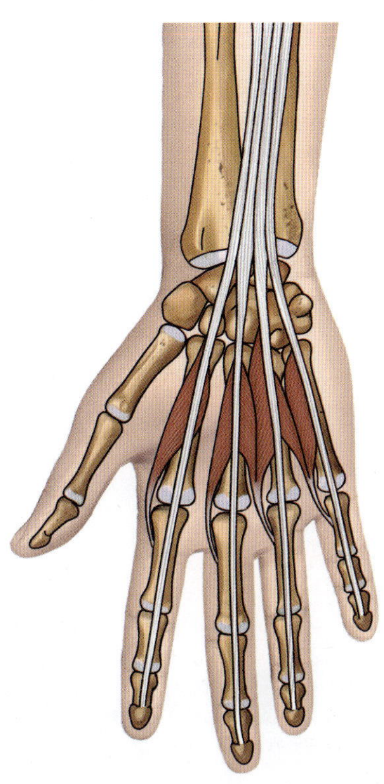

근육 Muscle 및 신경지배 Innervation	이는 곳 Origin	닿는 곳 Insertion
벌레근(Lumbricals) 정중신경(Median N.) 자신경(Ulnar N.)	두 번째와 세 번째 손가락 깊은굽힘근 힘줄의 노쪽(제1, 2벌레근) 세 번째와 네 번째 손가락 깊은굽힘근 힘줄의 인접 부위(제3벌레근) 네 번째와 다섯 번째 손가락 깊은굽힘근힘줄의 인접 부위(제4벌레근)	2~5째 손가락의 노쪽 확장폄근 등쪽

정상(N, 5), 우(G, 4), 양(F,3)	
검사자세	• 환자는 앉은 자세에서 아래팔을 뒤침(supination) 상태로 테이블 위에 올려 놓는다. • 검사자는 환자의 앞이나 옆에 앉는다.
고정	검사자는 손허리뼈를 고정시킨다.
저항	검사자는 손가락의 MP관절 바로 위에 검사자의 손가락을 대고, 폄 방향으로 저항을 가한다.
검사방법	환자는 손가락 관절을 굽힌다.
등급판정	• N: 최대 저항에 대항하여 자세를 유지한다. • G: 중등도 저항에 대항하여 자세를 유지한다. • F: 저항 없는 상태에서 정확하게 동시에 두 동작을 수행한다.

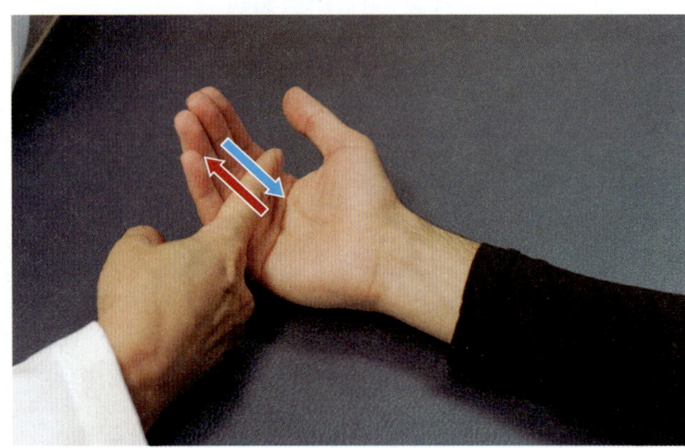

정상(N, 5), 우(G, 4)

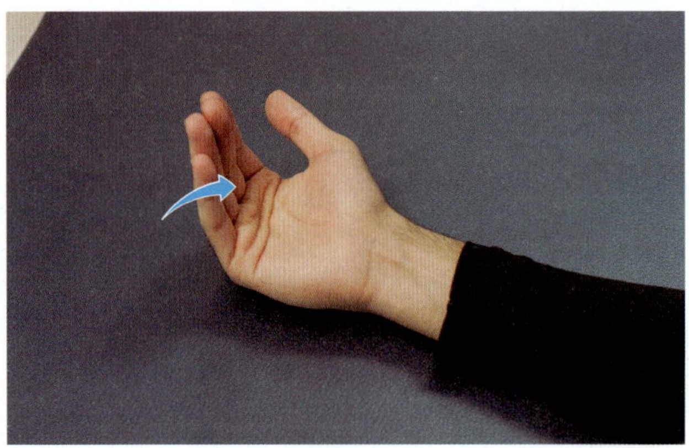

양(F,3)

대상작용

• 얕은, 깊은손가락굽힘근의 대상작용을 피하기 위해 손가락뼈사이관절을 폄시킨다.

가(P, 2), 불가(T, 1), 영(Z, 0)	
검사자세	환자는 아래팔을 중립위치(엄지손가락이 위)로 테이블 위에 올려 놓는다.
고정	검사자는 손허리뼈를 고정시킨다.
검사방법	검사자는 엄지손가락과 검지로 벌레근을 직접 만져 수축을 확인한다.
등급판정	• P : 중력이 제거된 상태로 완전하게 수행한다. • T : 눈에 띄는 움직임은 없으나, 근육의 미세한 수축이 촉진된다. • Z : 전혀 움직임이 없으며, 근육 수축도 촉진되지 않는다.

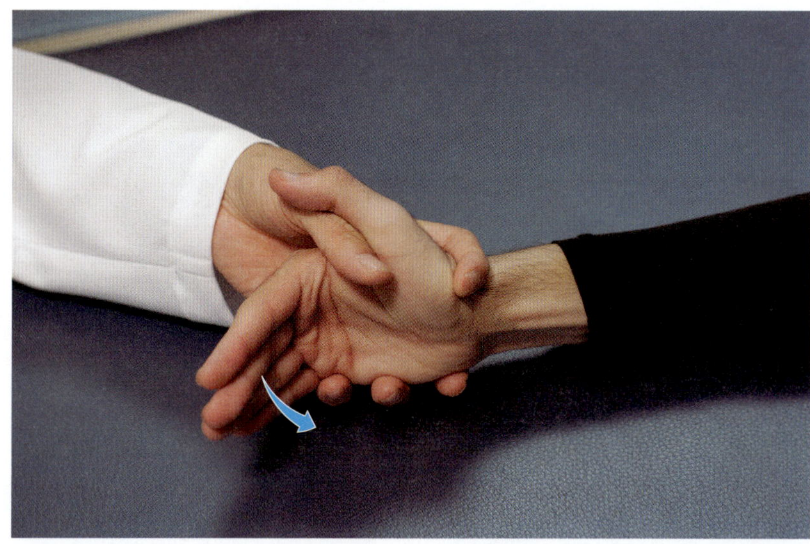

가(P, 2), 불가(T, 1), 영(Z, 0)

고려사항

• 벌레근은 신경지배가 각각 다르며 강도도 다르기 때문에 개별검사를 원칙으로 한다.

4) 손가락의 몸쪽과 먼쪽 손가락뼈사이관절의 굽힘 Finger PIP & DIP flexion

관절운동범위: 0~100°

정상(N, 5), 우(G, 4), 양(F, 3), 가(P, 3), 불가(T, 2), 영(Z, 0) DIP & PIP 통합검사	
검사자세	• 환자는 앉은 자세에서 아래팔을 뒤침(supination) 상태로 테이블 위에 올려 놓는다. • 검사자는 환자 앞에 앉는다.
고정	검사자는 몸쪽손가락뼈를 고정한다.
저항	검사자는 손가락 아래 손바닥 안에서 손가락을 위로 당겨 손가락을 곧게 펴는 방향으로 저항을 가한다.
검사방법	• N/G/F/P: 환자는 손가락의 두 번째 마디(PIP)를 굽힌다. 나머지 관절은 편다. • T/Z: – PIP 굽힘은 손바닥 쪽, 얕은손가락굽힘근 부위를 촉진한다. – DIP 굽힘은 손바닥 쪽, 깊은손가락굽힘근 부위를 촉진한다.
등급판정	• N: 최대 저항에 대항하여 자세를 유지한다. • G: 중등도 저항에 대항하여 자세를 유지한다. • F: 저항 없이 완전한 운동범위를 수행한다. • P: 중력이 제거한 상태에서 완전한 운동범위를 수행한다. • T: 눈에 띄는 움직임은 없으나, 근육의 미세한 수축이 촉진된다. • Z: 전혀 움직임이 없으며, 근육 수축도 촉진되지 않는다.

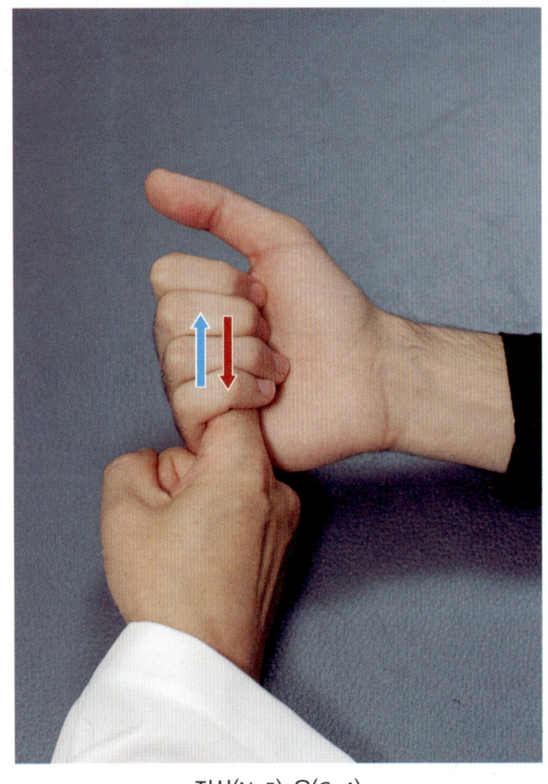
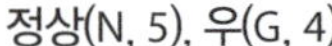

정상(N, 5), 우(G, 4)

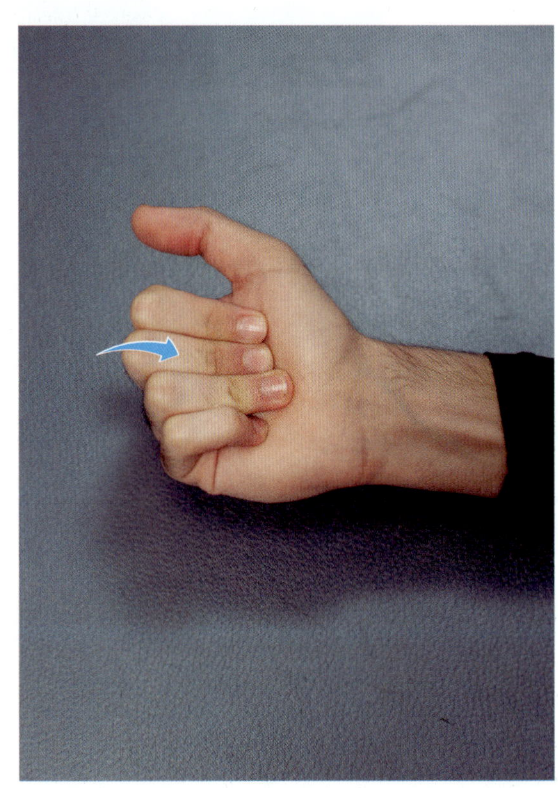

양(F, 3)

5) 손가락의 몸쪽손가락뼈사이관절의 굽힘 Finger PIP flexion 관절운동범위: 0~100°

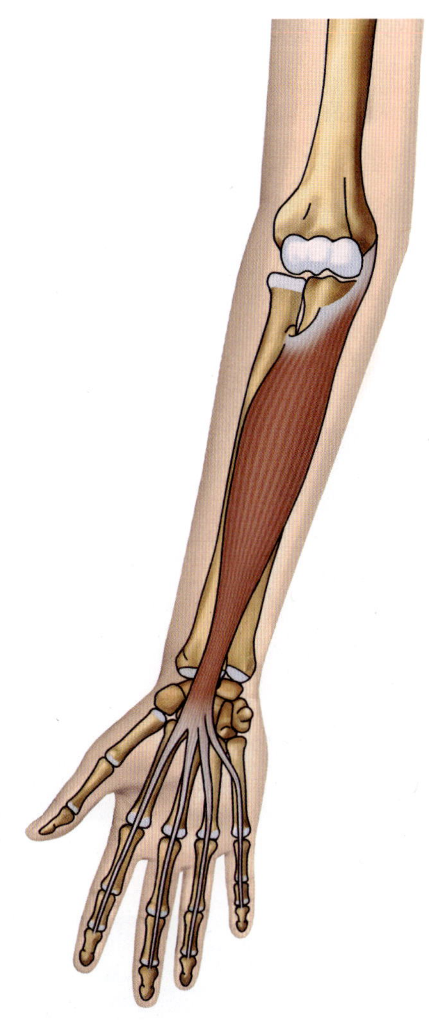

근육 Muscle 및 신경지배 Innervation	이는 곳 Origin	닿는 곳 Insertion
얕은손가락굽힘근(Flexor digitorum superficialis) 정중신경(Median N.)	위팔뼈 안쪽위관절융기의 공통굽힘근힘줄 자쪽곁인대 자뼈의 갈고리돌기 노뼈몸통	제2~5중간마디뼈 양쪽면

정상(N, 5), 우(G, 4), 양(F,3)	
검사자세	• 환자는 앉은 자세에서 아래팔을 뒤침(supination) 상태로 테이블 위에 올려놓고, 검사 대상 손가락을 제외한 나머지 손가락은 폄 상태로 유지한다. • 검사자는 환자 앞에 앉는다.
고정	검사자는 검사대상 손가락을 제외하고 나머지 손가락을 폄하여 깊은근의 작용을 차단시킨다.
저항	검사자는 중간마디뼈, 손가락 폄 방향으로 저항을 가한다.
검사방법	환자는 두 번째 마디(PIP)를 굽힌다.
등급판정	• N : 최대 저항에 대항하여 자세를 유지한다. • G : 중등도 저항에 대항하여 자세를 유지한다. • F : 저항 없이 완전한 운동범위를 수행한다.

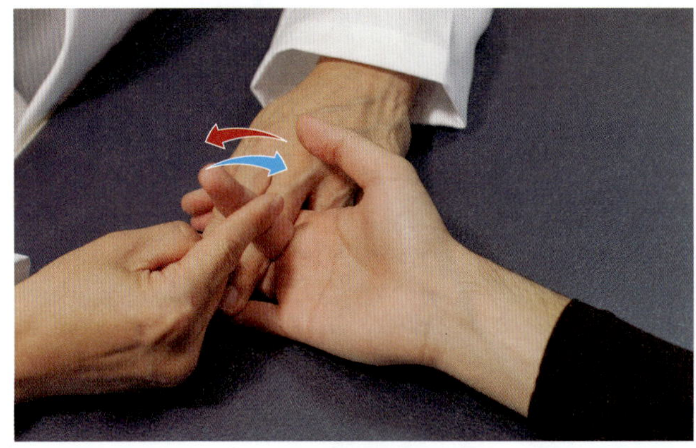

정상(N, 5), 우(G, 4)

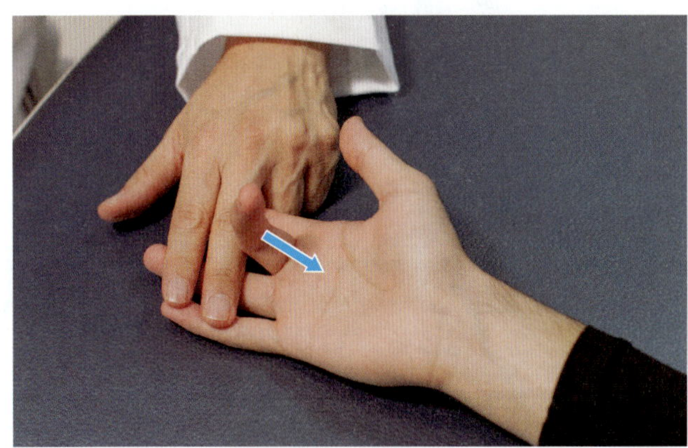

양(F,3)

대상작용

• 깊은손가락굽힘근에 의해 먼쪽손가락뼈사이관절이 굽혀진다. 손목 폄에 의한 테노데시스(tenodesis) 작용(손목의 중간자세 유지)

가(P, 2), 불가(T, 1), 영(Z, 0)	
검사자세	• 환자를 옆으로 누운 자세로 변경하거나, 팔을 테이블 위에 올려 중력의 영향을 제거한다. • 검사자는 환자 앞에 앉는다.
고정	검사자는 검사대상 손가락을 제외하고 나머지 손가락을 펌하여 깊은근의 작용을 차단시킨다.
검사방법	환자는 먼쪽손가락뼈사이관절을 이완상태에서 몸쪽손가락관절을 굽힘한다.
등급판정	• P: 중력이 제거한 상태에서 완전한 운동범위를 수행한다. • T: 눈에 띄는 움직임은 없으나, 근육의 미세한 수축이 촉진된다. • Z: 전혀 움직임이 없으며, 근육 수축도 촉진되지 않는다.

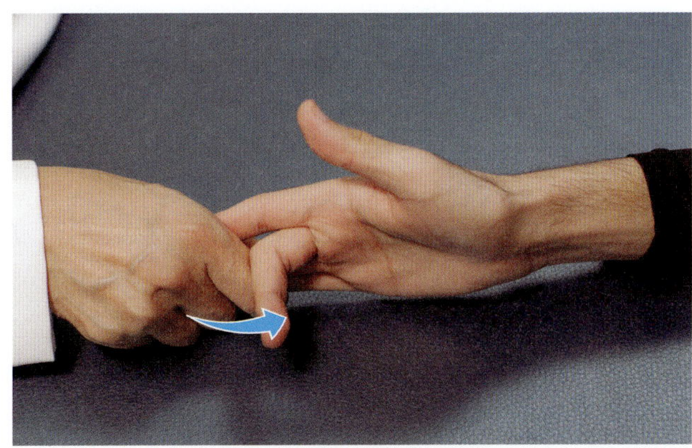

가(P, 2)

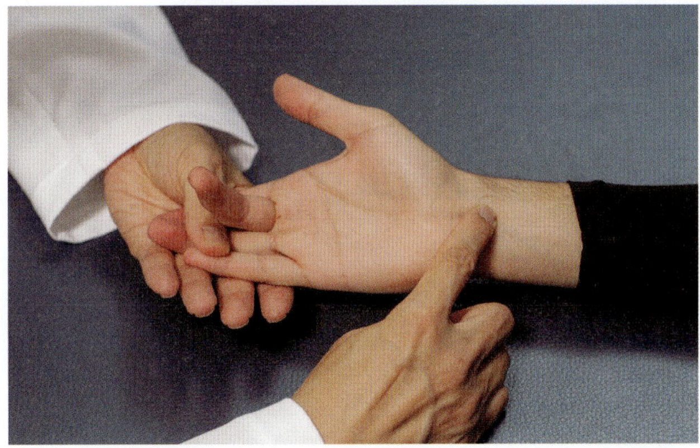

불가(T, 1), 영(Z, 0)

memo

6) 손가락의 먼쪽손가락뼈사이관절의 굽힘 Finger DIP flexion 관절운동범위: 0~90°

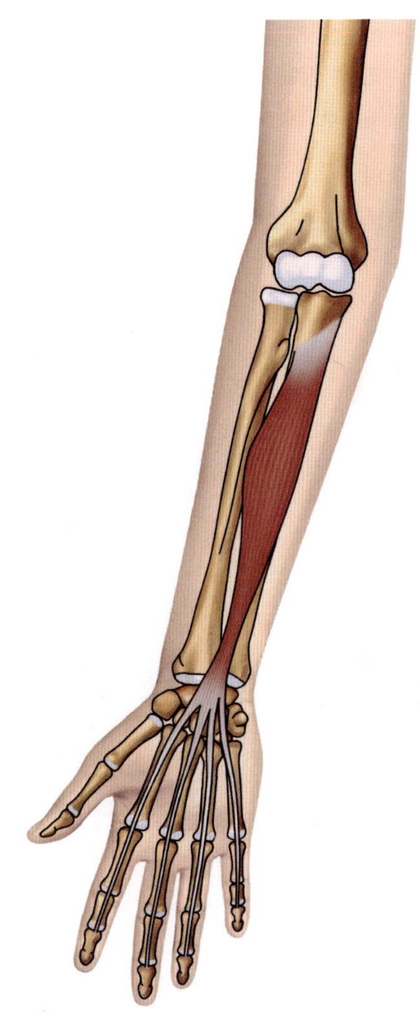

근육 Muscle 및 신경지배 Innervation	이는 곳 Origin	닿는 곳 Insertion
깊은손가락굽힘근(Flexor digitorum profundus) 정중신경(제1, 2깊은손가락굽힘근)(Median N.) 자신경(제3, 4깊은손가락굽힘근)(Ulnar N.)	자뼈몸쪽 3/4의 앞면과 안쪽면 뼈사이막	제2~5끝마디뼈 손바닥면

정상(N, 5), 우(G, 4), 양(F,3)	
검사자세	• 환자는 앉은 자세에서 아래팔을 뒤침(supination) 상태로 테이블 위에 올려놓는다. • 검사자는 환자 앞에 앉는다.
고정	검사자는 펴져 있는 가운데 손가락 양쪽을 잡아서 고정시킨다.
저항	검사자는 끝마디뼈, 손가락 폄 방향으로 저항을 가한다.
검사방법	환자는 손가락 끝마디(DIP)를 굽힌다.
등급판정	• N: 최대 저항에 대항하여 자세를 유지한다. • G: 중등도 저항에대항하여 자세를 유지한다. • F: 저항 없이 완전한 운동범위를 수행한다.

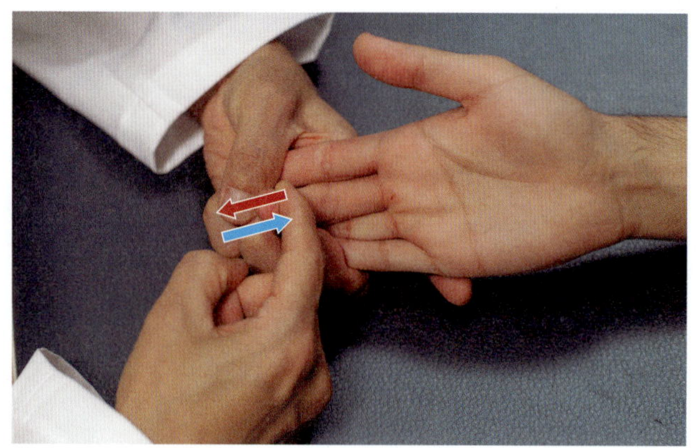
정상(N, 5), 우(G, 4)

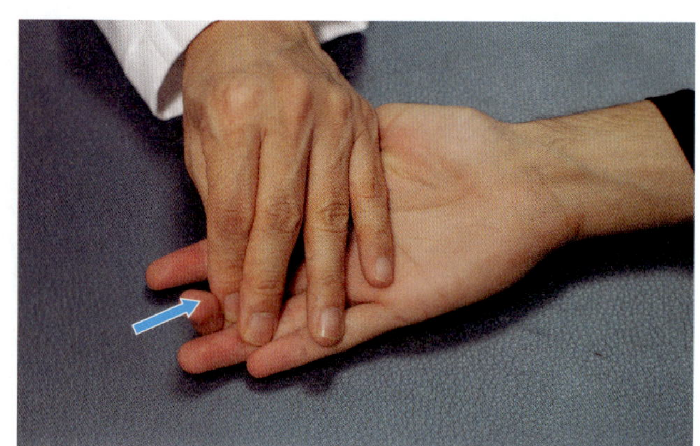
양(F,3)

가(P, 2), 불가(T, 1), 영(Z, 0)	
검사자세	• 아래팔을 중립(neutral) 위치로 두고, 검사자가 손가락을 받쳐 중력의 영향을 제거한다. • 검사자는 환자 앞에 앉는다.
고정	검사자는 펴져 있는 가운데 손가락 양쪽을 잡아서 고정시킨다.
검사방법	검사자는 먼쪽손가락뼈사이관절을 이완상태에서 먼쪽손가락관절을 굽힘할 때 손가락 바닥 쪽에서 깊은 손가락굽힘근을 촉진한다.
등급판정	• P: 중력이 제거한 상태에서 완전한 운동범위를 수행한다. • T: 눈에 띄는 움직임은 없으나, 근육의 미세한 수축이 촉진된다. • Z: 전혀 움직임이 없으며, 근육 수축도 촉진되지 않는다.

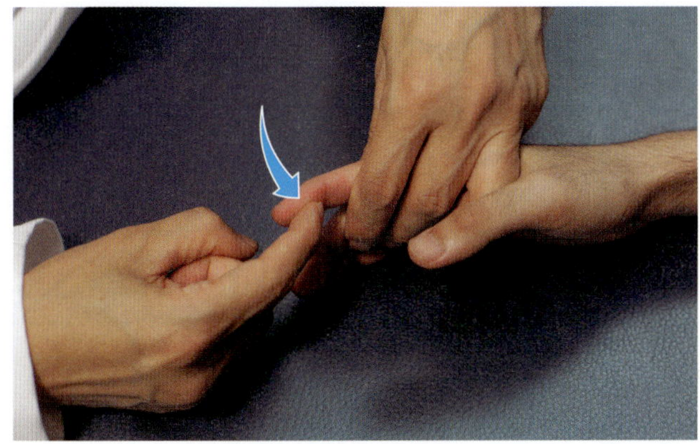

가(P, 2)

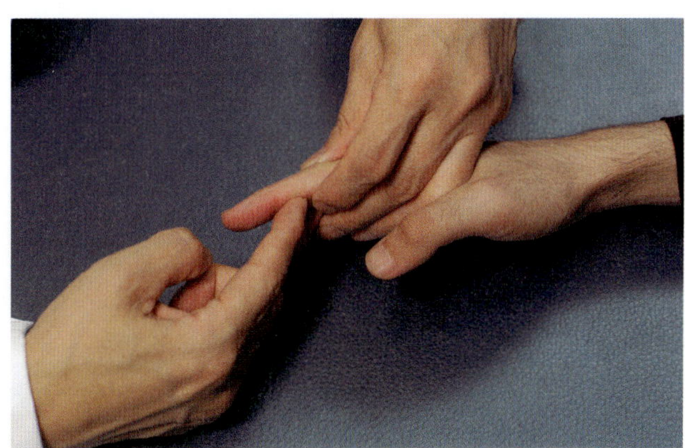

불가(T, 1), 영(Z, 0)

memo

7) 손가락의 손허리손가락관절 폄 Finger MP extension 관절운동범위: 0~45°

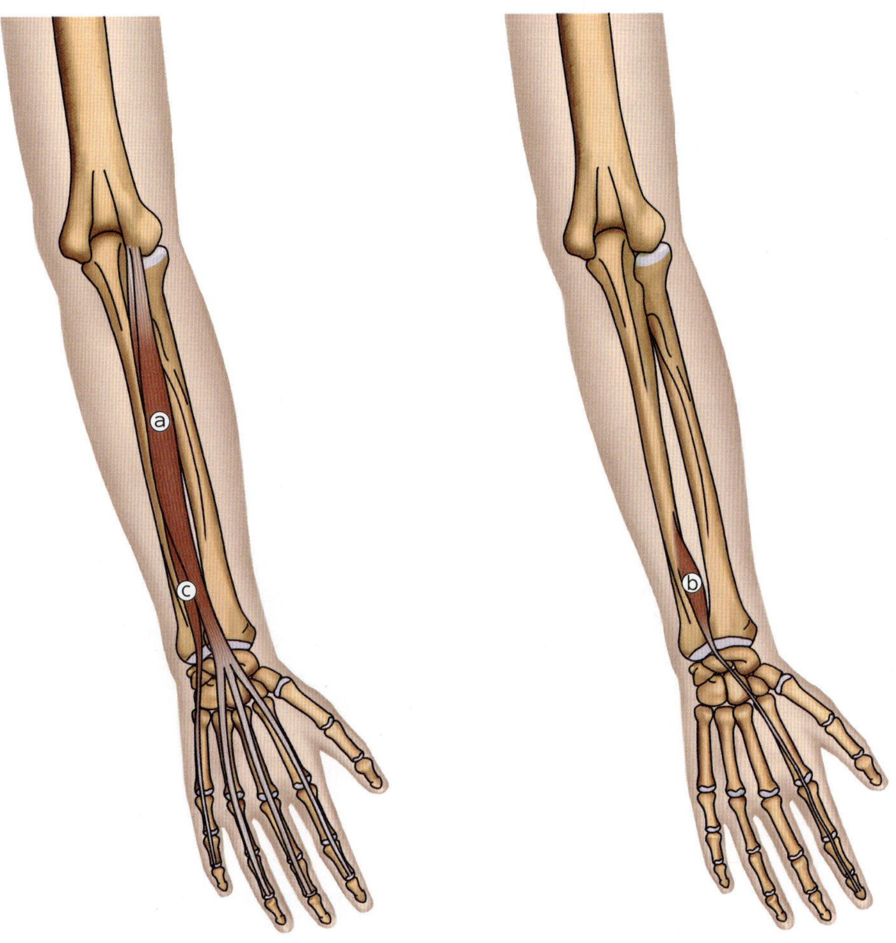

근육 Muscle 및 신경지배 Innervation	이는 곳 Origin	닿는 곳 Insertion
ⓐ 손가락폄근(Extensor digitorum) 노신경(Radial N.)	위팔뼈 가쪽위관절융기의 공통폄근힘줄	제2~5손가락의 등쪽 확장 막 및 중간과 먼쪽 손가락뼈
ⓑ 집게폄근(Extensor indicis) 노신경(Radial N.)	자뼈 먼쪽 몸통과 뼈사이막 뒷면	긴 손가락 폄근힘줄과 함께 두 번째 손가락의 확장 폄근
ⓒ 새끼손가락폄근(Extensor digiti minimi) 노신경(Radial N.)	위팔뼈의 가쪽위관절융기의 공통폄근힘줄	다섯 번째 손가락의 확장 폄근

정상(N, 5), 우(G, 4), 양(F,3)	
검사자세	• 환자는 앉은 자세에서 아래팔을 엎침(pronation) 상태로 테이블 위에 올려놓는다. • 검사자는 환자 앞에 앉는다.
고정	검사자는 손목관절을 고정시킨다.
저항	검사자는 첫마디뼈의 등쪽에서 아랫방향으로 저항을 가한다.
검사방법	환자는 손허리손가락관절(MCP)을 편다. 단, 손가락사이관절(IP관절)은 굽힌 상태를 유지한다.
등급판정	• N: 최대 저항에 대항하여 자세를 유지한다. • G: 중등도 저항에대항하여 자세를 유지한다. • F: 저항 없이 완전한 운동범위를 수행한다.

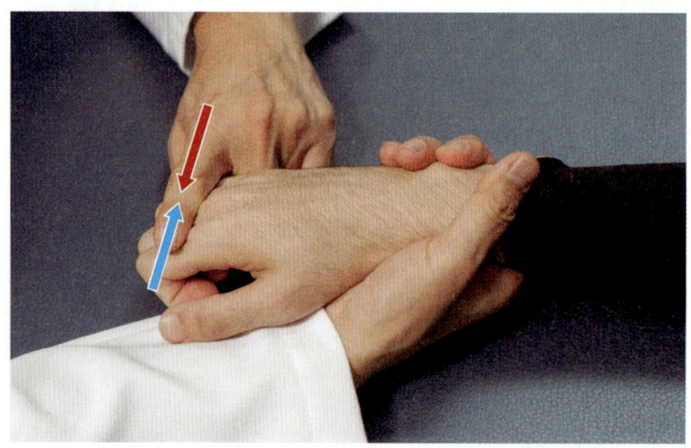

정상(N, 5), 우(G, 4)

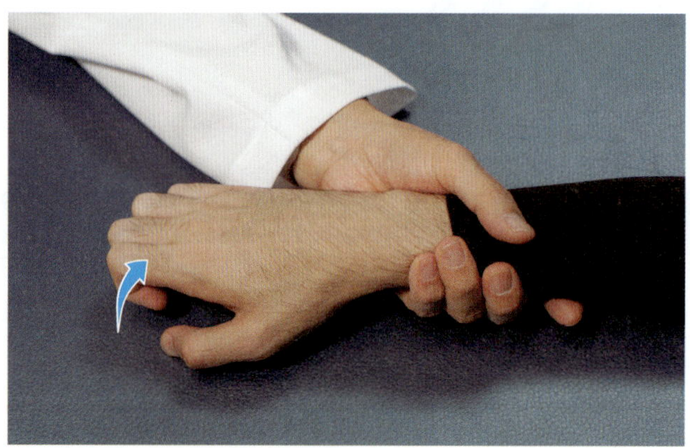

양(F,3)

대상작용

• 손목 굽힘에 의한 테노데시스(tenodesis) 작용(손목의 중간자세 유지)

가(P, 2), 불가(T, 1), 영(Z, 0)	
검사자세	• 아래팔을 중립(neutral) 위치(엄지손가락이 위)로 테이블 위에 올려놓거나, 검사자가 팔을 받쳐 중력의 영향을 제거한다. • 검사자는 환자 앞에 앉는다.
고정	검사자는 손목을 고정시킨다.
검사방법	검사자는 환자가 중력 제거 상태에서 MCP관절을 폄할 때 손등 쪽 부위에서 근육 수축을 촉진한다.
등급판정	• P: 중력이 제거한 상태에서 완전한 운동범위를 수행한다. • T: 눈에 띄는 움직임은 없으나, 근육의 미세한 수축이 촉진된다. • Z: 전혀 움직임이 없으며, 근육 수축도 촉진되지 않는다.

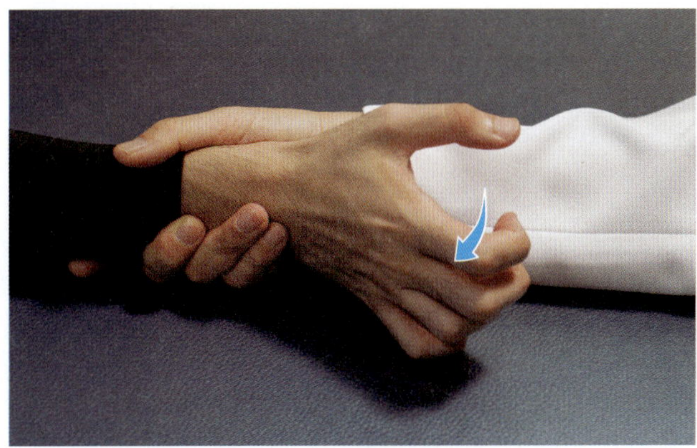

가(P, 2)

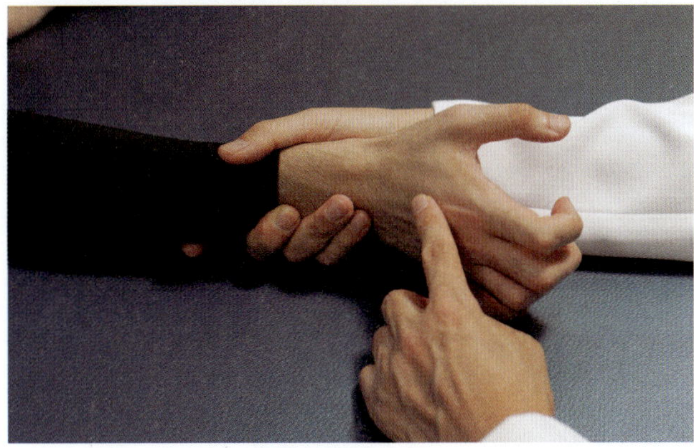

불가(T, 1), 영(Z, 0)

memo

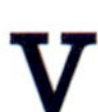

V 다리의 근력평가

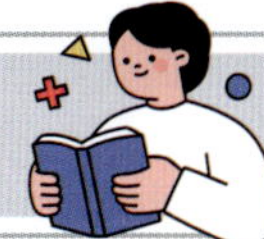

1 엉덩관절 Hip joint

1) 엉덩관절 굽힘 Hip joint flexion 관절운동범위:0~120°

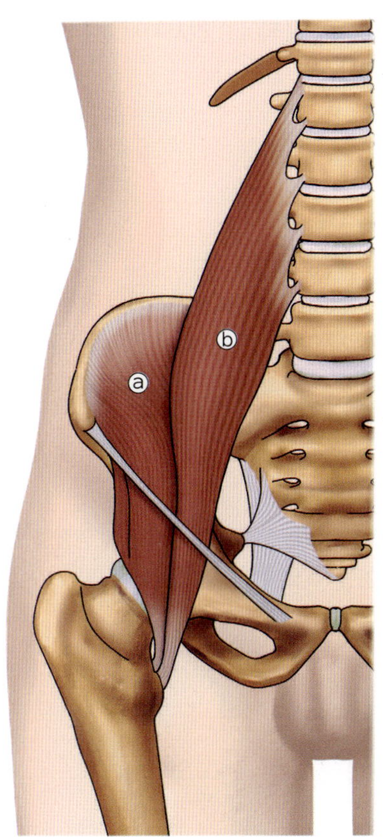

근육 Muscle 및 신경지배 Innervation	이는 곳 Origin	닿는 곳 Insertion
ⓐ 엉덩근(Iliacus) 넓적다리신경(Femoral N.)	엉덩뼈 오목(위 2/3) 엉덩뼈 능선(안쪽 열)	넓적다리뼈 작은돌기
ⓑ 큰허리근(Psoas major) 허리신경(L2,L3 N.)	허리뼈(L1~5) 몸통과 가로돌기	넓적다리뼈 작은돌기

정상(N,5)/우(G,4)/양(F,3)	
검사자세	• 환자는 검사대 모서리에 걸터앉은 자세(sitting with legs over edge of table), 넓적다리를 검사대에 완전히 지지하고 몸통의 안정성을 위해 양손으로 검사대의 양 모서리를 잡는다. • 검사자는 검사할 다리 옆에 선다.
고정	환자는 골반과 척추를 중립 상태로 고정한다.
저항	검사자는 넓적다리뼈의 먼쪽 끝(무릎관절 바로 위) 부위에서 바닥을 향해 아래쪽으로 저항을 적용한다.
검사방법	환자는 엉덩관절을 완전 관절운동범위 끝까지 들고 중립 자세를 유지하고, 엉덩관절을 굽힘 중간범위에서 검사자의 저항에 대하여 자세를 유지하게 한다.
등급판정	• N: 최대 저항에 대항하여 검사자세를 유지한다. • G: 강한 저항에서 중간 저항까지 대항하여 검사자세를 유지한다. • F: 저항 없이 완전 관절운동범위를 움직이고 검사자세를 유지한다.

대상작용

- 넓적다리빗근이 엉덩관절의 가쪽돌림과 벌림을 유발한다.
- 넓적다리근막긴장근이 엉덩관절의 안쪽돌림과 벌림을 유발한다
- 근육 길이 장력 또는 엉덩관절 굽힘을 강화하기 위해 엉덩관절을 굽히거나 몸통을 뒤로 과다폄 할 수 있다.
- 엉덩관절 굽힘근은 작은 근육이므로 정상 수준의 저항을 주기 위한 경험이 필요하다(검사자가 저항을 가하면서 팔이 구부린 자세가 나타난다).

고려사항

- 환자의 골반은 중립 자세를 취해야 한다. 골반의 자세는 엉덩관절 굽힘근에 영향을 준다.
- 몸통이 약한 경우에는 바로 누운 자세에서 시행할 수 있다.

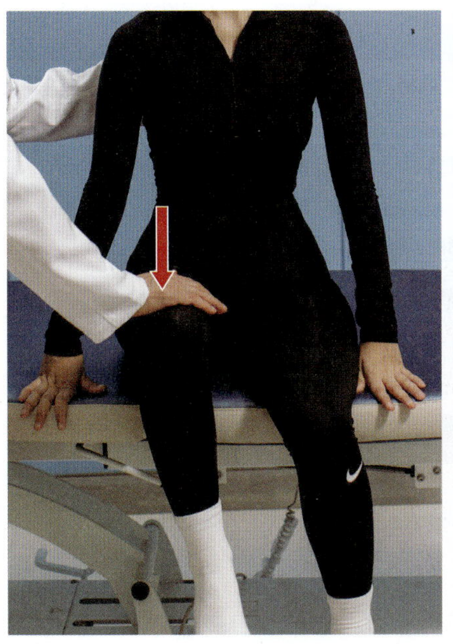

정상(N,5), 우(G,4)

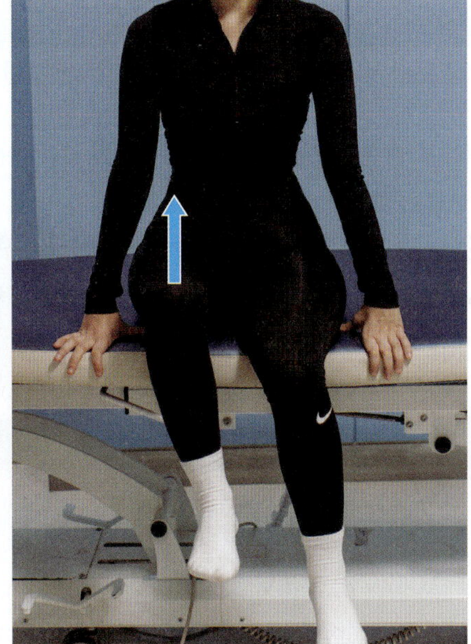

양(F,3)

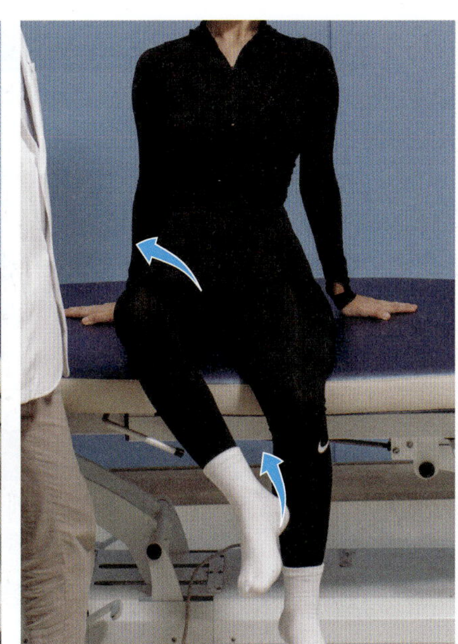

넓적다리빗근의 대상작용

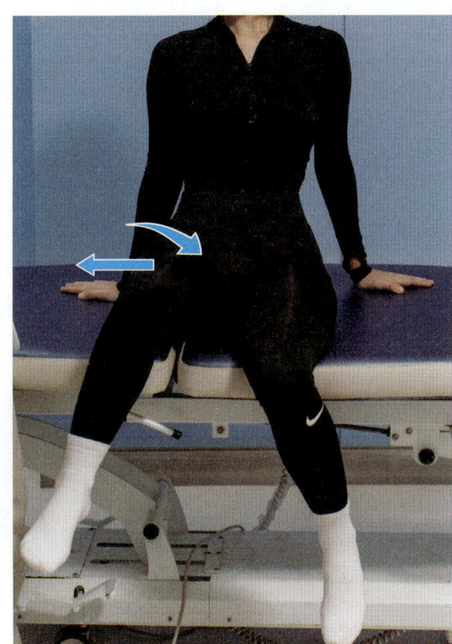

넓적다리근막긴장근의 대상작용

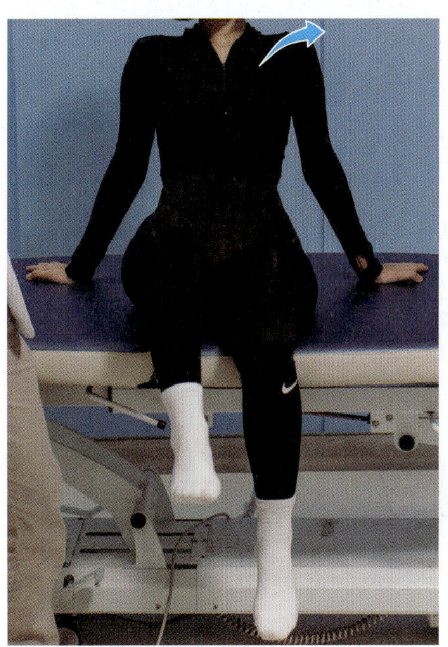

몸통 뒤로 과다폄 대상작용

가(P,2)	
검사자세	• 환자는 검사대에 옆으로 누운 자세, 몸통은 중립으로 정렬한 자세, 아래쪽 다리는 안정을 위해 굽힘 자세를 취한다. • 검사자는 환자 뒤에 서서 위쪽 다리가 몸통과 평행하게 무릎은 약간 굽힘하고 무릎관절 안쪽을 팔로 지지한다.
고정	검사자의 손으로 환자 몸통 정렬을 위해 엉덩관절 부위를 고정한다.
검사방법	환자는 무릎을 가슴쪽으로 관절운동범위 끝까지 엉덩관절을 굽힘하게 한다.
등급판정	• P: 환자는 중력 없이 완전 관절운동범위를 수행한다.

불가(T,1)/영(Z,0)	
검사자세	• 환자는 검사대에 바로 누운 자세를 취한다. • 검사자는 검사할 다리에 서서, 오금과 다리 밑 장딴지 부위를 지지한다.
고정	환자의 체중을 이용해서 골반 및 몸통을 고정한다.
검사방법	환자가 엉덩관절을 굽힘할 때 고샅인대(inguinal ligament) 먼쪽에서 넓적다리빗근의 안쪽 부위를 촉진한다.
등급판정	• T: 움직이지 못하지만 근수축을 촉진할 수 있다. • Z: 움직이지 못하고 근수축도 촉진할 수 없다.

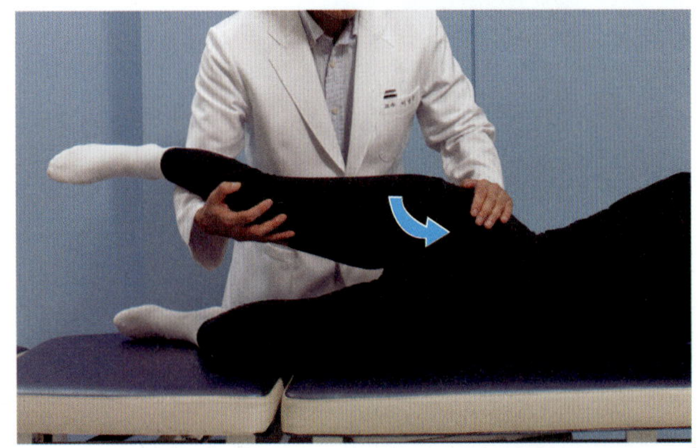

가(P,2)

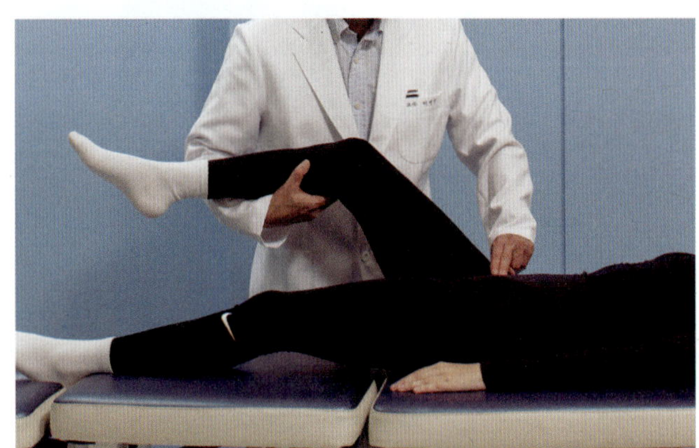

불가(T,1), 영(Z,0)

2) 무릎관절 굽힘 상태에서 엉덩관절 굽힘, 벌림, 가쪽돌림

Hip flexion, abduction and external rotation with knee flexion

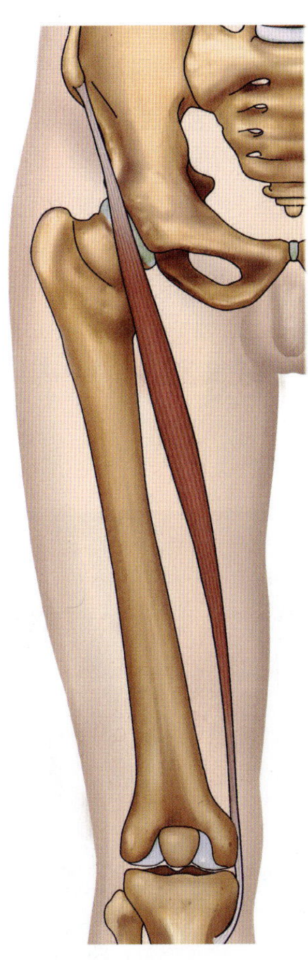

근육 Muscle 및 신경지배 Innervation	이는 곳 Origin	닿는 곳 Insertion
넙적다리빗근(Sartorius) 넙적다리신경(Femoral N.)	엉덩뼈 앞위엉덩뼈가시	정강뼈 몸쪽부 안쪽 거위발힘줄을 형성

정상(N,5)/우(G,4)/양(F,3)	
검사자세	• 환자는 검사대에 걸터앉은 자세(sitting with legs over edge of table), 넓적다리를 검사대에 완전히 지지하고 몸통의 안정성을 위해 양손으로 검사대의 양 모서리를 잡는다. • 검사자는 검사할 다리 옆에 선다.
고정	환자는 골반과 척추가 중립 상태로 고정한다.
저항	검사자는 무릎관절의 위가쪽면에서 엉덩관절 굽힘과 벌림에 대한 저항(아래쪽과 안쪽 방향)을 주며, 발목관절의 안쪽앞면위에서 엉덩관절 가쪽돌림과 무릎관절 굽힘에 대한 저항(가쪽과 위쪽)을 적용한다.
검사방법	환자는 무릎관절을 굽힘 상태로 엉덩관절을 굽힘, 벌림, 가쪽돌림 한다. 또는 환자에게 검사 측 다리의 발꿈치를 다른 쪽 정강이를 따라 들어 올리게 한다.
등급판정	• N: 최대 저항에 대항하여 검사자세를 유지한다. • G: 강한 저항에서 중간 저항까지 대항하여 검사자세를 유지한다. • F: 저항 없이 완전 관절운동범위를 움직이고 검사자세를 유지한다.

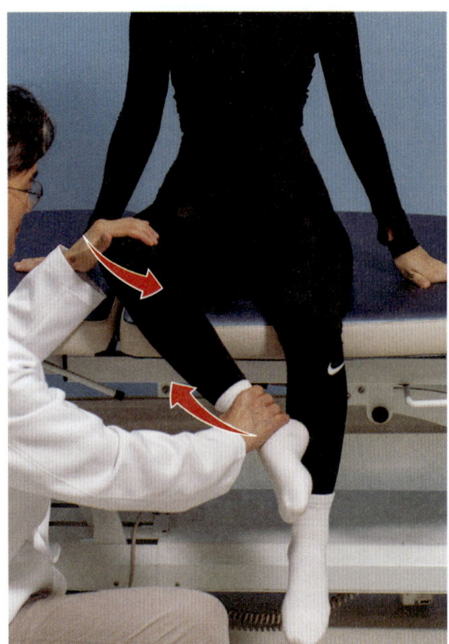
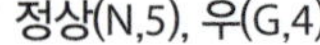
정상(N,5), 우(G,4)

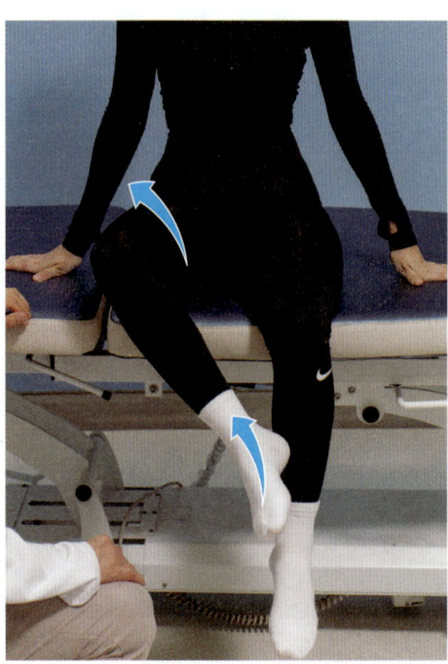
양(F,3)

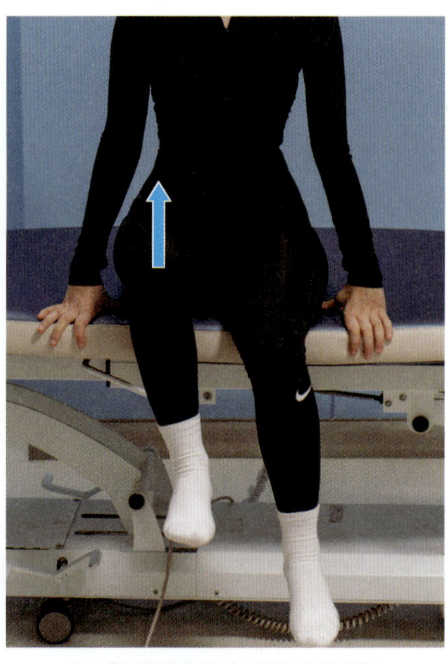
순수한 엉덩관절의 굽힘 대상작용

대상작용

• 엉덩허리근 또는 넓적다리곧은근이 가쪽돌림이나 회전 없이 순수한 엉덩관절의 굽힘을 유발한다.

가(P,2)	
검사자세	• 환자는 검사대에 바로 누운 자세, 검사 측 다리의 발꿈치를 다른 쪽 정강이에 올려놓는다. • 검사자는 검사할 다리 옆에 서서 다리의 정렬을 유지하기 위해 손을 검사 측 무릎 뒤를 지지해 줄 수 있다.
고정	환자의 체중을 이용해서 골반 부위를 고정한다.
검사방법	환자는 검사 측 다리의 발꿈치가 다른 쪽 정강이를 따라 무릎까지 올리게 한다.
등급판정	• P: 환자는 중력 없이 완전 관절운동범위를 수행한다.

불가(T,1)/영(Z,0)	
검사자세	• 환자는 검사대에 바로 누운 자세, 검사 측 다리의 발꿈치를 다른 쪽 정강이에 올려놓는다. • 검사자는 검사할 다리 옆에 서서 손을 검사 측 무릎 뒤에 두고 장딴지를 감싸 지지하여 자세 유지를 한다.
고정	환자의 체중을 이용해서 골반 부위를 고정한다.
검사방법	환자가 발꿈치를 다른 쪽 정강이를 따라 무릎까지 올리려 할 때 검사자는 앞위엉덩뼈가시 바로 아래 넓적다리빗근이 이는곳 가까이에서 촉진한다.
등급판정	• T: 움직이지 못하지만 근수축을 촉진할 수 있다. • Z: 움직이지 못하고 근수축도 촉진할 수 없다.

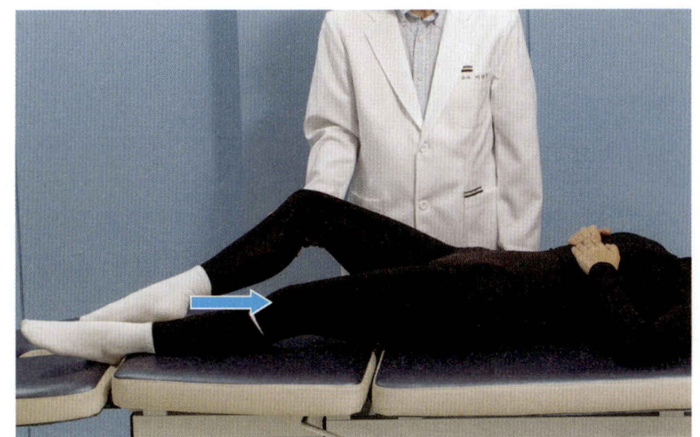
가(P,2)

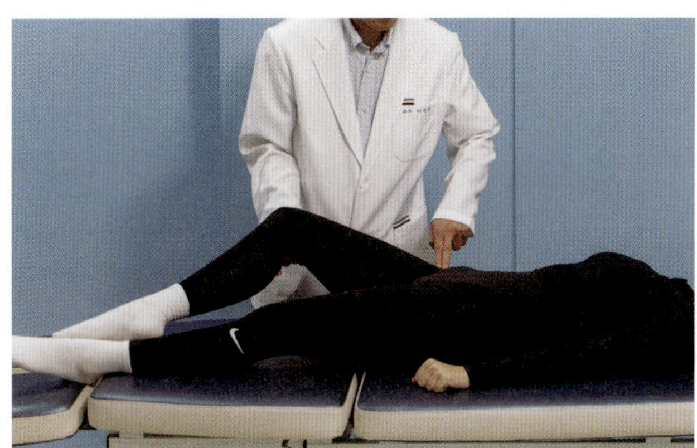
불가(T,1), 영(Z,0)

memo

3) 엉덩관절 폄 Hip joint extension 관절운동범위:0~20°

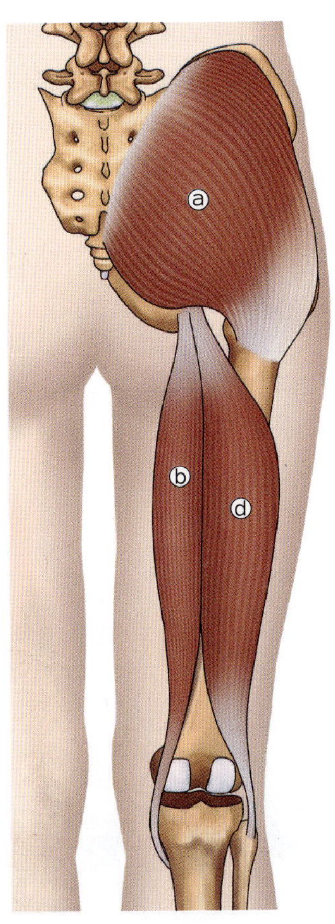

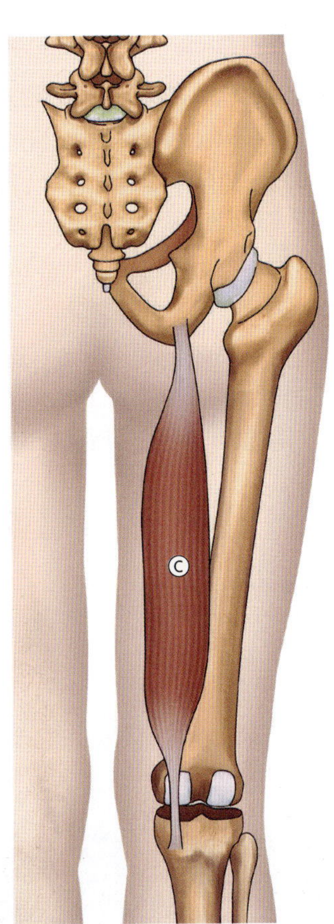

근육 Muscle 및 신경지배 Innervation	이는 곳 Origin	닿는 곳 Insertion
ⓐ 큰볼기근(Gluteus maximus) 아래볼기신경(Inferior gluteal N.)	꼬리뼈 엉치뼈 테두리 엉덩뼈능선 뒤안쪽 엉치결절인대 엉치엉덩인대	넓적다리뼈 볼기근 거친면 넓적다리근막긴장근 엉덩정강띠
ⓑ 반힘줄근(Semitendinosus) 궁둥신경(Sciatic N.)	궁둥뼈 거친면	정강뼈 몸쪽부 안쪽 거위발힘줄을 형성
ⓒ 반막(모양)근(Semimembranous) 궁둥신경(Sciatic N.)	궁둥뼈 거친면	정강뼈 안쪽관절융기
ⓓ 넓적다리두갈래근(긴머리)[Biceps femoris(long head)] 궁둥신경(Sciatic N.)	궁둥뼈 거친면 엉덩뼈 거친면 인대	종아리뼈 머리 정강뼈 가쪽관절융기

정상(N,5)/우(G,4)/양(F,3)	
검사자세	• 환자는 검사대에 엎드려 누운 자세, 몸통의 안정성을 위해 양손으로 검사대의 양 모서리를 잡는다. • 검사자는 검사할 다리의 골반 옆에 선다(검사 자세가 가려지기 때문에 반대쪽에 검사자가 서있는 것임).
고정	검사자의 손으로 환자의 뒤위엉덩뼈가시 부위에서 골반 고정하거나 골반의 정렬을 유지한다.
저항	• 검사자는 긴 지렛대의 경우 종아리 뒷면 발목 바로 위부위에서 아래쪽 바닥 방향으로 저항을 적용한다. • 검사자는 짧은 지렛대의 경우 넓적다리뼈 뒷면 먼쪽 끝부위에서 아래쪽 바닥 방향으로 저항을 적용한다 (짧은 지렛대로 최적의 저항을 가할 수 없으므로 최고 등급은 G 등급이다).
검사방법	환자는 무릎을 펴고 엉덩관절을 완전 관절운동범위 끝까지 들어 중립 자세를 유지하고 검사자는 저항에 대하여 자세를 유지하게 한다.
등급판정	• N: 최대 저항에 대항하여 검사자세를 유지한다. • G: 강한 저항에서 중간 저항까지 대항하여 검사자세를 유지한다. • F: 저항 없이 완전 관절운동범위를 움직이고 검사자세를 유지한다.

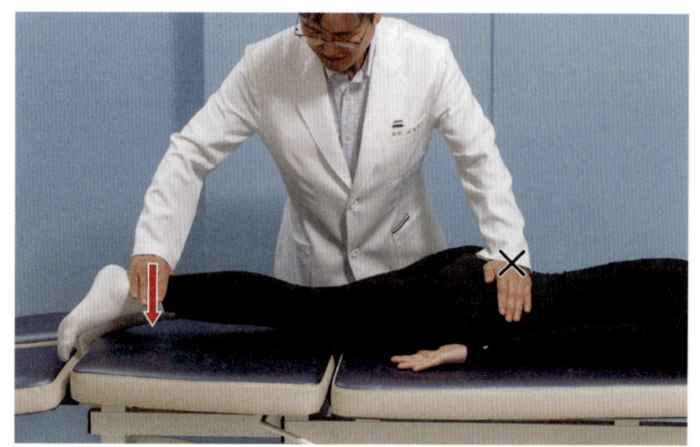

정상(N,5), 우(G,4)

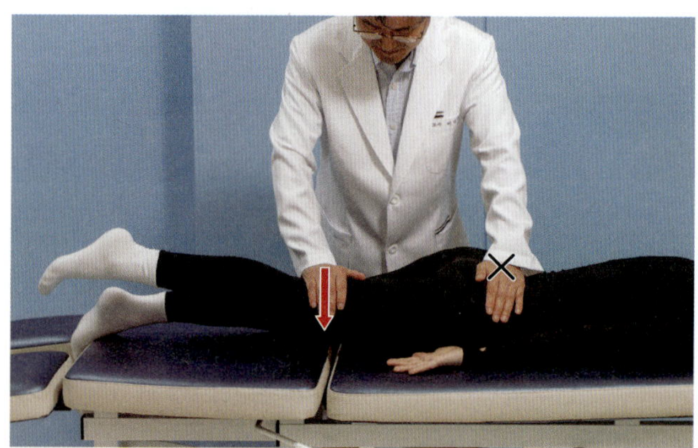

정상(N,5), 우(G,4)

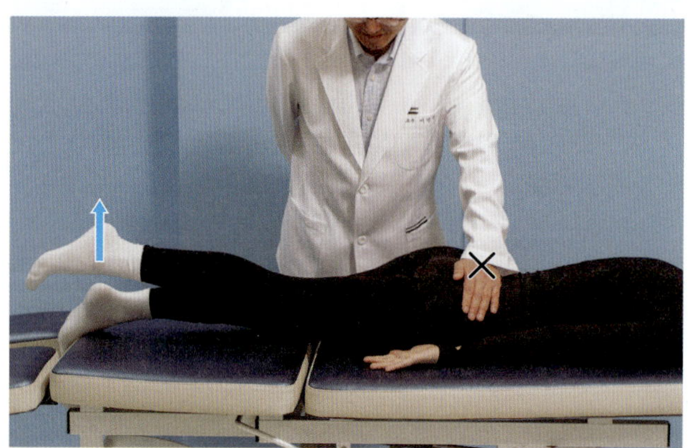

양(F,3)

가(P,2)	
검사자세	• 환자는 검사대에 옆으로 누운 자세, 몸통은 중립으로 정렬하고 아래쪽 다리는 안정을 위해 굽힘 자세를 취한다. • 검사자는 환자 뒤 넓적다리 부위에 서서 위쪽 다리가 몸통과 평행하게 무릎은 펴하고 무릎관절 안쪽을 팔로 지지한다.
고정	검사자의 손으로 환자 골반과 엉덩관절의 정렬을 위해 골반의 능선을 고정한다.
검사방법	환자는 무릎을 편 상태로 다리를 뒤쪽으로 관절운동범위 끝까지 엉덩관절을 펴하게 한다.
등급판정	• P: 환자는 중력 없이 완전 관절운동범위를 수행한다.

불가(T,1)/영(Z,0)	
검사자세	• 환자는 검사대에 엎드려 누운 자세를 취한다. • 검사자는 검사할 골반에 선다(검사 자세가 가려지기 때문에 반대쪽에 검사자가 서있는 것임).
고정	환자의 체중을 이용해서 골반 부위를 고정한다.
검사방법	환자가 엉덩관절을 폄을 할 때 궁둥뼈거친면에서 넓적다리뒤근과 엉덩이의 중앙을 깊숙히 눌러 큰볼기근을 촉진한다.
등급판정	• T: 움직이지 못하지만 근수축을 촉진할 수 있다(큰볼기근 수축으로 볼기주름이 좁아진다). • Z: 움직이지 못하고 근수축도 촉진할 수 없다.

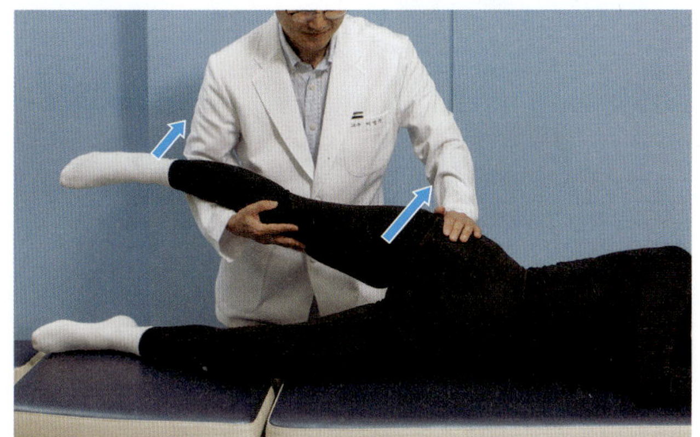

가(P,2)

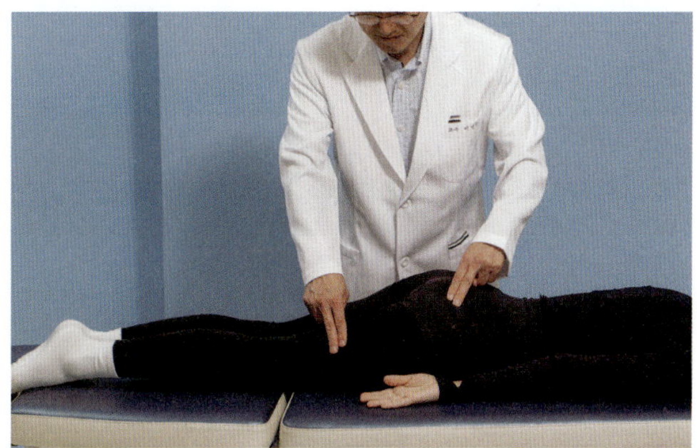

불가(T,1), 영(Z,0)

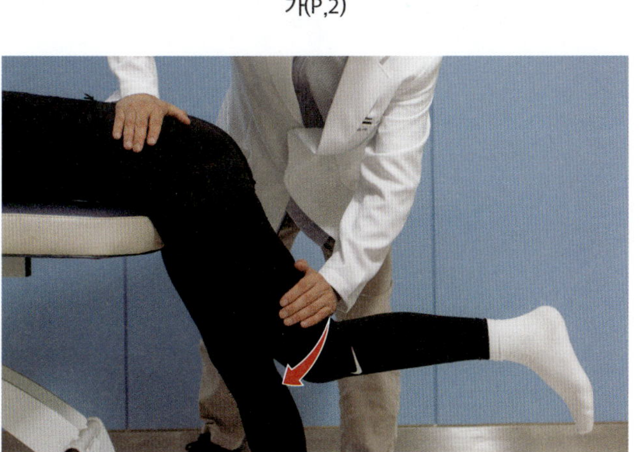

수정된 엉덩관절 폄 검사

고려사항

- 짧은 지렛대는 넓적다리뼈 뒷면 먼쪽 끝에 저항을 가하는 자세는 최적의 저항을 줄 수 없어서 대체로 권장하지 않는다.
- 엉덩관절 굽힘근 단축인 환자는 검사대에 몸통을 엎드려 수정된 엉덩관절 폄 검사(p220, p221)를 수행할 수 있다.
- 큰볼기근의 근력이 강하므로 팔을 폄 기법(최대 저항을 주도록)을 사용하며 N 등급의 깨기 기법을 하기는 어렵다.
- 골반 돌림 또는 환자의 머리를 검사 반대 방향으로 돌리는 것은 몸통 돌림을 예방할 수 있다.

(1) 큰볼기근 단독 검사(Independent test of gluteus maximus)

정상(N,5)/우(G,4)/양(F,3)	
검사자세	• 환자는 검사대에 엎드려 누운 자세, 무릎관절 90˚ 굽힘, 엉덩관절을 벌림과 가쪽돌림을 취한다. • 검사자는 검사할 골반 부위에 선다(검사 자세가 가려지기 때문에 반대쪽에 검사자가 서있는 것임).
고정	검사자의 손으로 환자 골반과 엉덩관절의 정렬을 위해 골반을 고정한다.
저항	검사자는 넓적다리뼈 뒷면 먼쪽 끝 부위(무릎 바로 위 부위)에서 아래쪽 바닥 방향으로 저항을 적용한다.
검사방법	환자는 무릎 굽힘을 유지하면서 벌림과 가쪽돌림된 엉덩관절을 완전 관절운동범위 끝까지 펴하고 검사자의 저항에 대하여 자세를 유지하게 한다.
등급판정	• N: 최대 저항에 대항하여 검사자세를 유지한다. • G: 강한 저항에서 중간 저항까지 대항하여 검사자세를 유지한다. • F: 저항 없이 완전 관절운동범위를 움직이고 검사자세를 유지한다(넓적다리뒤근의 약화 시 무릎 굽힘 상태를 지지할 수 있다).

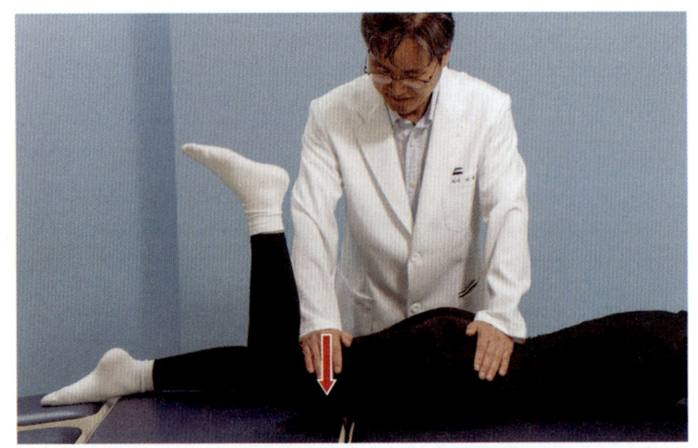

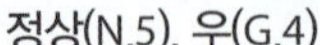
정상(N,5), 우(G,4)

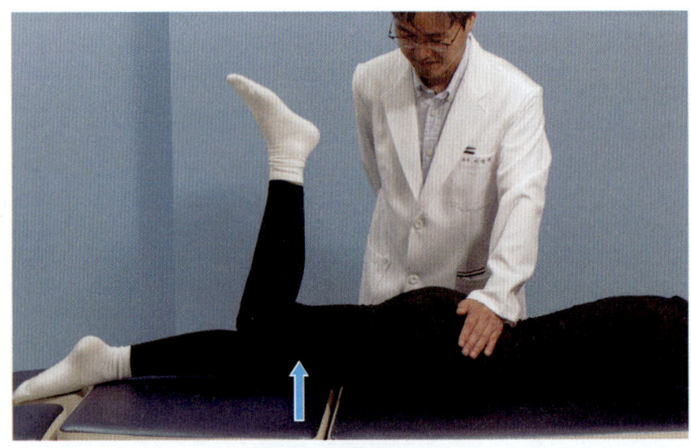
양(F,3)

가(P,2)	
검사자세	• 환자는 검사대에 옆으로 누운 자세, 몸통은 중립으로 정렬하고 아래쪽 다리는 안정을 위해 굽힘 자세를 취한다. • 검사자는 환자 뒤 골반 부위에 서서 위쪽 다리가 몸통과 평행하게 무릎은 굽힘하고 무릎관절 안쪽을 팔로 지지한다.
고정	검사자는 손으로 환자의 골반과 엉덩관절이 어깨와 일치하도록 엉덩뼈능선에서 골반 부위를 중립으로 정렬하여 고정한다.
검사방법	환자는 무릎 굽힘 상태를 지지한 상태로 뒤쪽으로 관절운동범위 끝까지 엉덩관절을 펌하게 한다.
등급판정	• P: 환자는 중력 없이 완전 관절운동범위를 수행한다.

불가(T,1)/영(Z,0)	
검사자세	• 환자는 검사대에 엎드려 누운 자세를 취한다. • 검사자는 검사할 골반에 선다(검사 자세가 가려지기 때문에 반대쪽에 검사자가 서있는 것임).
고정	환자의 체중을 이용해서 골반 부위를 고정한다.
검사방법	환자가 엉덩관절을 폄을 할 때 궁둥뼈거친면에서 넓적다리뒤근과 엉덩이의 중앙을 눌러 큰볼기근을 촉진한다.
등급판정	• T: 움직이지 못하지만 근수축을 촉진할 수 있다(큰볼기근 수축으로 볼기주름이 좁아진다). • Z: 움직이지 못하고 근수축도 촉진할 수 없다.

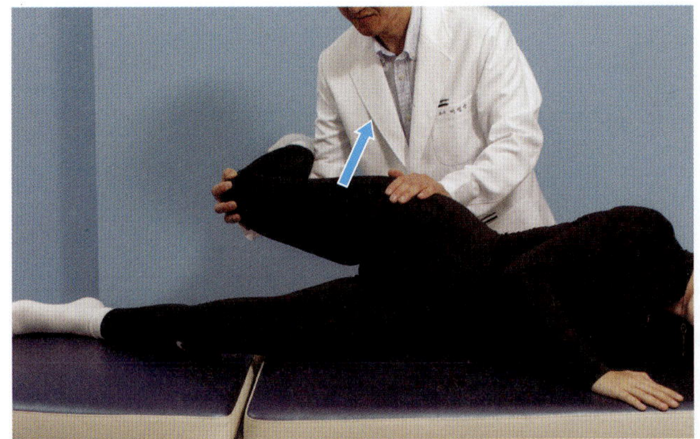
가(P,2)

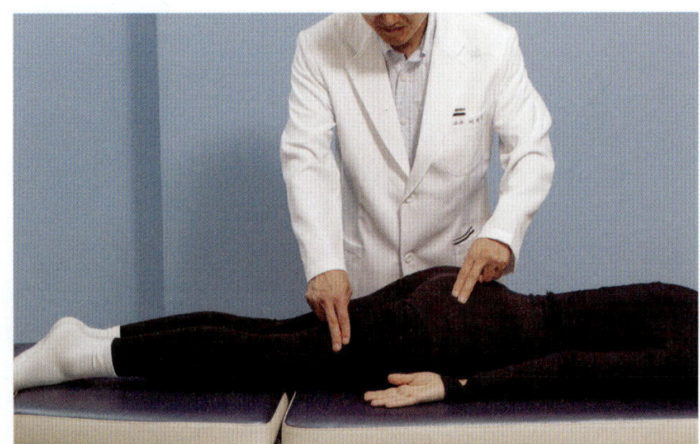
불가(T,1), 영(Z,0)

고려사항

- 위 검사는 넓적다리곧은근의 긴장에 의해 관절운동범위는 줄어든다.
- 위 검사 시 종종 넓적다리뒤근의 경련이 발생할 수 있다(경련 감소 방법: 무릎 70° 굽힘 또는 근육 중간에 저항을 준다).
- 엉덩관절 굽힘근 구축 시 엉덩관절을 90° 굽힘하고 엎드려 누운 자세에서 검사해야 한다.
- 엉덩관절 굽힘 각도가 커지면 엉덩관절 폄의 토크도 증가한다.

(2) 엉덩관절 굽힘근 단축 시 엉덩관절 폄(큰볼기근과 넓적다리뒤근)

정상(N,5)/우(G,4)/양(F,3)	
검사자세	• 환자는 엉덩관절을 굽혀 상태로 위엉덩뼈가시가 검사대 끝에 걸치면서 검사대 위로 몸을 엎드린 자세를 취하며 검사 하지 않는 다리는 무릎을 굽혀 발이 바닥에 놓이도록 위치한다. 몸통의 안정성을 위해 팔을 옆으로 벌려 검사대의 모서리를 잡는다. • 검사자는 검사할 다리 옆에 선다(검사 자세가 가려지기 때문에 반대쪽에 검사자가 서있는 것임).
고정	검사자는 손으로 환자의 엉덩이와 골반 자세를 유지하기 위해 골반의 가쪽 부위를 고정한다. 또한 골반이 들리는 것을 막기 위해 엉덩이 위를 고정할 수도 있다.
저항	환자는 넓적다리뼈의 뒤쪽 무릎 바로 위 부위에서 아래 방향과 앞 방향으로 저항을 적용한다.
검사방법	• 환자는 엉덩관절을 완전 관절운동범위 끝까지 폄하고 검사자의 저항에 대하여 자세를 유지하게 한다. • 무릎관절 폄 상태는 모든 엉덩관절 폄근 검사이며, 무릎관절 굽힘 상태는 큰볼기근 단독 검사이다.
등급판정	• N: 최대 저항에 대항하여 검사자세를 유지한다. • G: 강한 저항에서 중간 저항까지 대항하여 검사자세를 유지한다. • F: 저항 없이 완전 관절운동범위를 움직이고 검사자세를 유지한다.

가(P,2), 불가(T,1)/영(Z,0)
위 검사에서 양(F, 3) 미만의 근력을 가진 환자의 가(P,2), 불가(T,1)/영(Z,0) 검사는 엉덩관절 폄 검사(p217) 또는 큰볼기근 단독 검사(p219)로 진행한다.

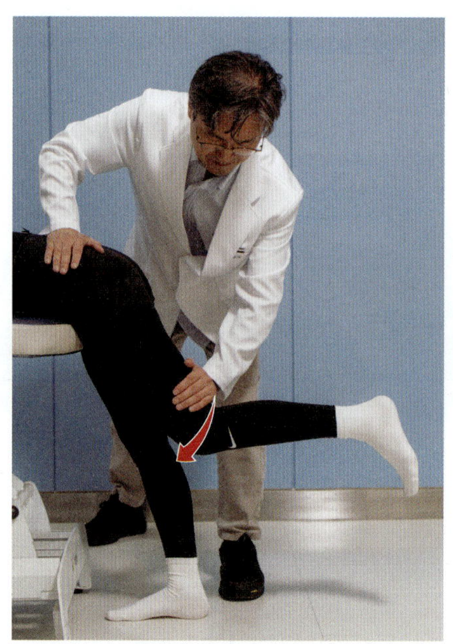

정상(N,5), 우(G,4)

고려사항

- 위 검사는 엎드린 자세를 싫어하거나 취할 수 없는 환자에게 권장된다.
- 위 검사는 바로 누운 자세에서 엉덩관절 폄 검사를 수행하는 것보다 더 큰 노력과 주의가 필요하다.

(3) 바로 누운 자세 엉덩관절 폄(Supine Hip extension)

정상(N, 5), 우(G, 4), 양(F, 3), 가(P, 2)	
검사자세	• 환자는 검사대 끝에 발꿈치를 놓고 바로 누운 자세, 두 팔을 가슴에서 교차 자세를 취한다(팔로 검사대를 밀지 않도록 함). • 검사자는 검사대 끝에 서서 환자의 다리를 약 32인치 들어 65° 이상 굽힌다. • 검사대에서 발꿈치까지 거리를 측정하여 환자의 엉덩관절의 운동범위를 확인한다. • 검사자는 환자의 매우 강한 근육에 저항할 수 있도록 역학적 자세를 만들어야 한다. 즉 무릎과 엉덩이를 굽히고 팔꿈치를 폄 한 자세에서 양손으로 발꿈치 아래를 받쳐 주어야 한다.
고정	환자는 체중으로 골반 부위를 고정한다.
저항	검사자는 검사대에서 약 35인치(약 65°) 들어 올린 상태에서 발꿈치 부위에서 엉덩관절 굽힘 방향으로 저항을 적용한다.
검사방법	• 검사자는 양손으로 환자의 발꿈치 아래를 받치고 무릎을 폄하고 엉덩이가 잠긴 상태에서 검사자 손을 밀라고 한다. • 환자는 검사자가 검사할 다리를 검사대에서 약 35인치 정도까지 들어 올릴 때 자세를 유지하면서 다리가 들어 올리지 못하도록(엉덩관절 굽힘 못하도록) 발꿈치로 검사자의 양손을 누르게 한다. 반대쪽 다리는 긴장을 푼 상태로 있도록 한다.
등급판정	• N: 검사 측 엉덩관절 중립 완전 폄 유지하고 골반 및 등이 하나의 잠겨진 단위로 올림이 나타난다. 반대쪽 다리는 불수의적으로 올라가 골반 잠김이 나탄면서 검사 측 다리와 수평을 이룬다. • G: 검사 측 엉덩관절 굽힘이 골반과 등이 올라가기 전에 나타나며 잠김이 나타난다(잠김 발생 전에 엉덩관절 굽힘이 30°를 초과하면 안된다). 반대쪽 다리는 불수의적으로 올라가지만 골반이 완전히 잠겨있지 않기 때문에 약간의 엉덩관절 굽힘이 나타난다. • F: 검사 측 골반의 올라감이 약간 또는 전혀 없이 엉덩관절 굽힘이 약 65° 끝까지 나타나며, 반대쪽 다리는 검사대에 놓여지게 된다. 검사자는 검사 동안 강한 저항을 느낀다. • P: 검사 측 엉덩관절은 완전히 굽혀지고 최소한의 저항만 느껴진다. 검사자는 저항보다 다리의 무게가 더 느낀다. • T: 이 검사에서는 1등급은 없다. • Z: 검사 측 다리를 들어 올리면서 능동적인 저항이 없는 상태로 엉덩관절이 완전히 굽혀짐을 느낀다. 검사자는 저항이 완전한 다리의 무게라고 느낀다.

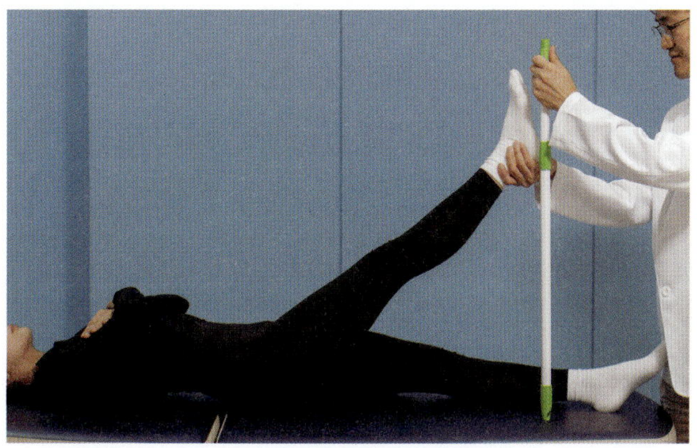
검사 시 다리가 돌려지는 거리

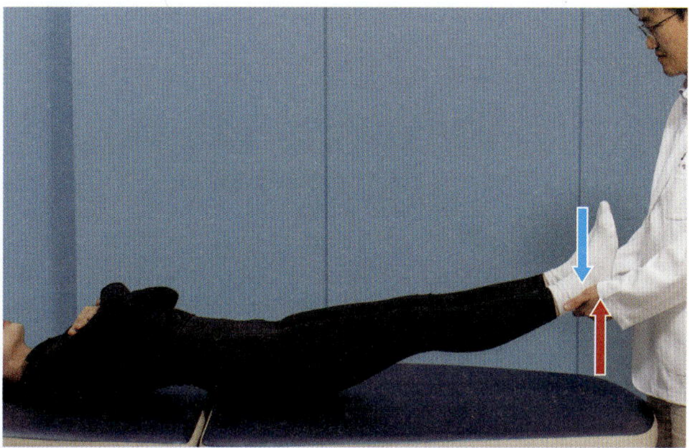
검사방법

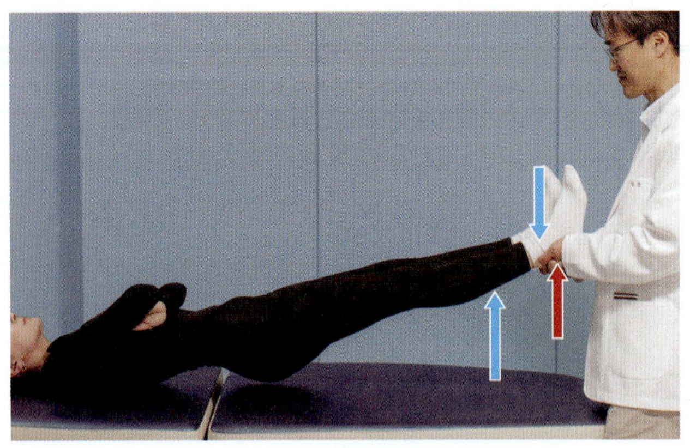
정상(N,5)

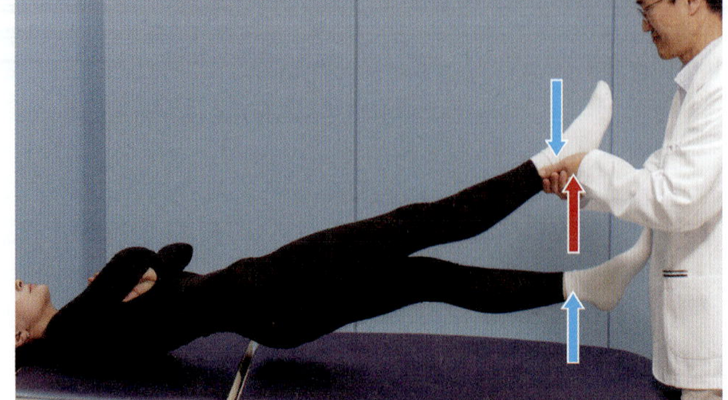
우(G, 4)

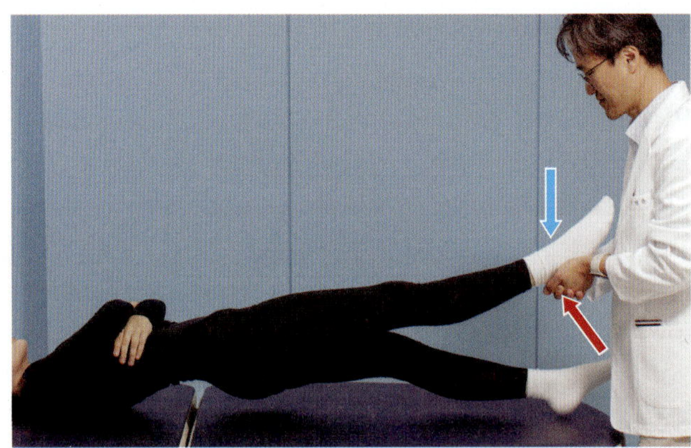
양(F, 3), 가(P, 2)

4) 엉덩관절 벌림 Hip joint abduction 관절운동범위:0~45°

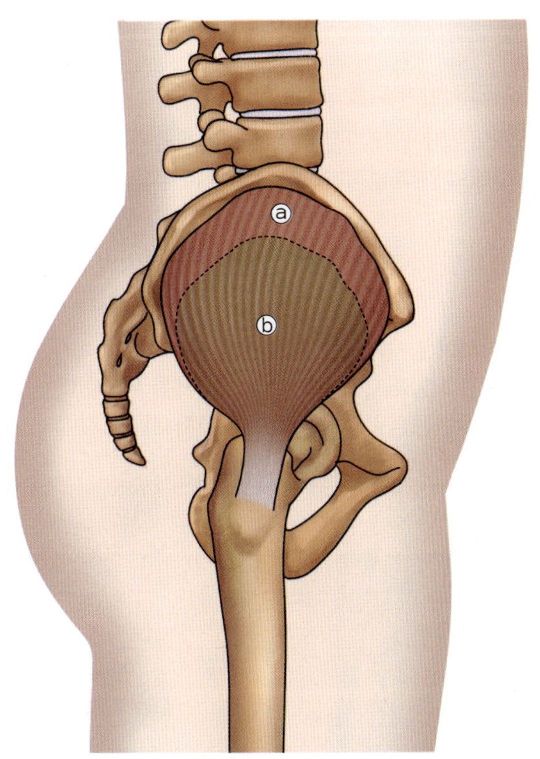

근육 Muscle 및 신경지배 Innervation	이는 곳 Origin	닿는 곳 Insertion
ⓐ 중간볼기근(Gluteus medius) 위볼기신경(Superior gluteal N.)	엉덩뼈능선과 앞뒤 볼기선 사이	넓적다리뼈 큰돌기
ⓑ 작은볼기근(Gluteus minimus) 위볼기신경(Superior gluteal N.)	엉덩뼈 앞아래 볼기선 사이	넓적다리뼈 큰돌기

정상(N,5)/우(G,4)/양(F,3)	
검사자세	• 환자는 검사 다리를 위로 하고 옆으로 누운 자세, 다리가 몸통 중심선보다 약간 뒤쪽으로 펴고 골반은 앞쪽 기울기를 유지하며, 아래쪽 다리는 안정을 위해 굽힘 자세를 취한다. • 검사자는 뒤에 선다.
고정	검사자는 손으로 환자의 골반 부위를 고정한다.
저항	• 검사자는 긴 지렛대의 경우 발목관절 부위에서 아래 수직 방향으로 저항을 적용한다. • 검사자는 짧은 지렛대의 경우 넓적다리뼈 먼쪽부위 무릎의 가쪽부위에서 아래 수직 방향으로 저항을 적용한다.
검사방법	환자는 엉덩관절의 굽힘 및 가쪽돌림 없이 완전 관절운동범위 끝까지 벌림 한다. 검사자의 저항에 대하여 자세를 유지하게 한다.
등급판정	• N: 최대 저항에 대항하여 검사자세를 유지한다. • G: 강한 저항에서 중간 저항까지 대항하여 검사자세를 유지한다. • F: 저항 없이 완전 관절운동범위를 움직이고 검사자세를 유지한다. 전두면에서 굽힘이나 돌림이 없어야 한다.

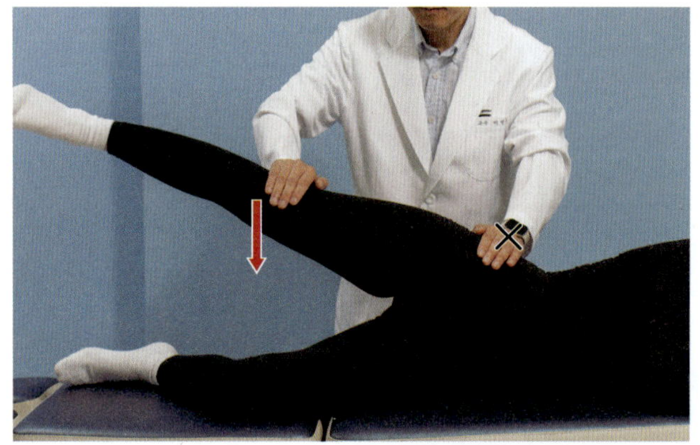

정상(N,5), 우(G,4) – 짧은 지렛대

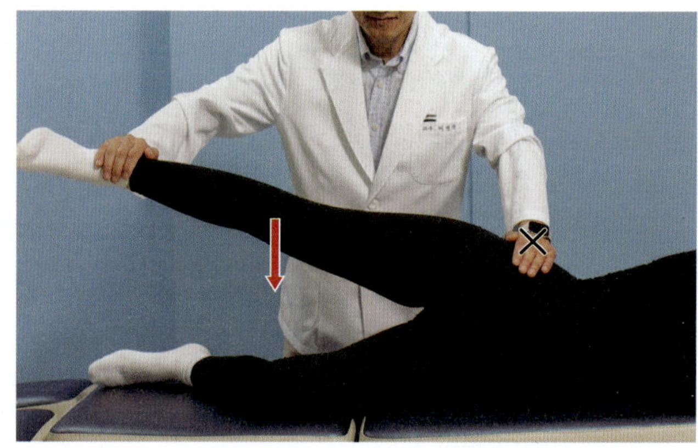

정상(N,5), 우(G,4) – 긴 지렛대

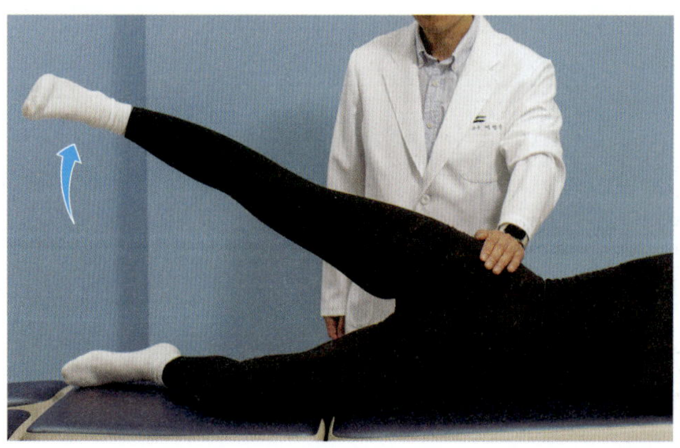

양(F,3)

고려사항

- 등급판정 시 발목에 최대 저항을 주어 환자가 자세를 유지할 수 없다면 무릎에 저항을 줄 수 있으며 근력 등급판정은 4등급이 된다.

대상작용

- 허리네모근은 바로누운자세에서 가쪽 몸통 근육을 사용하여 골반을 가슴에 당기는 골반 끌어올림(힙하이크 동작)을 유발된다.
- 넓적다리빗근이 엉덩관절 벌림 시 가쪽돌림과 굽힘을 유발한다(엉덩관절 굽힘근의 사선동작으로 중간볼기근을 대신 함).
- 넓적다리근막긴장근이 엉덩관절의 굽힘 자세에서 검사를 시작 시 엉덩관절 벌림을 유발한다.

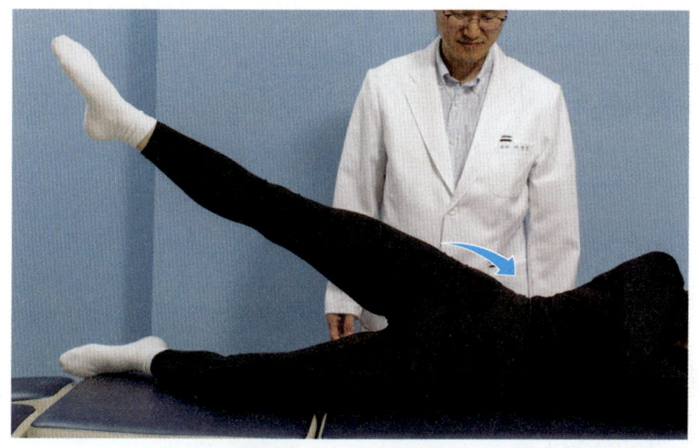
허리네모근의 대상작용

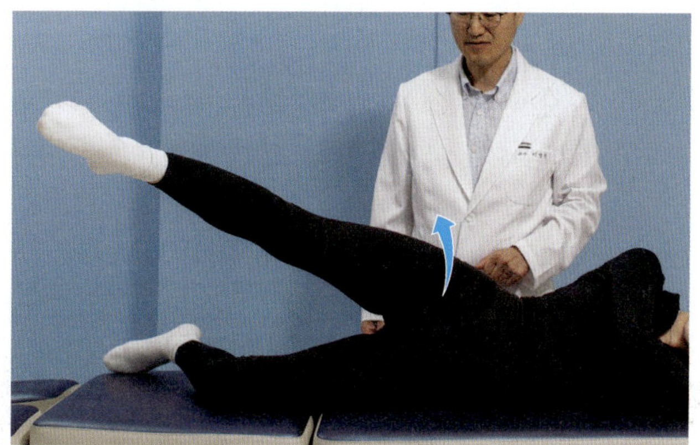
넓적다리빗근의 대상작용

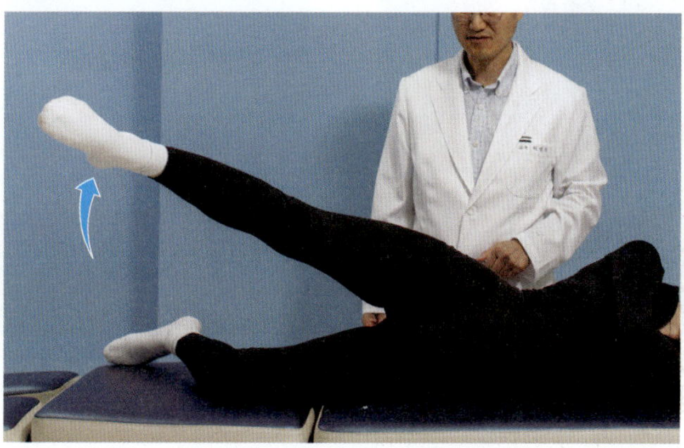
넓적다리근막긴장근의 대상작용

가(P,2)	
검사자세	• 환자는 검사대에 바로 누운 자세를 취한다. • 검사자는 검사할 다리 옆에 선다(검사 자세가 가려지기 때문에 반대쪽에 검사자가 서있는 것임). 손으로 발목 아래를 지지하여 다리를 약간 들어 올려 마찰을 줄이는 자세를 취한다.
고정	환자는 체중으로 골반을 고정하고 검사자는 손으로 복사뼈 바로 위 발목 아래에서 다리를 지지하며 발목을 잡은 손은 움직임에 대한 저항이나 움직임에 도움을 주어서는 안 된다.
검사방법	환자는 돌림 없이 관절운동범위 끝까지 저항 없이 마찰을 최소화하여 엉덩관절을 벌림하게 한다.
등급판정	• P: 환자는 중력 없이 완전 관절운동범위를 수행한다.

불가(T,1)/영(Z,0)	
검사자세	• 환자는 검사대에 바로 누운 자세를 취한다. • 검사자는 검사할 다리의 넓적다리 부위에 선다(검사 자세가 가려지기 때문에 반대쪽에 검사자가 서있는 것임).
고정	환자는 체중과 반대쪽 다리의 무게가 골반을 안정하게 고정한다. 빌목 아래를 지지한 손은 움직임에 대한 저항이나 움직임에 도움을 주어서는 안 된다.
검사방법	환자가 엉덩관절을 벌림을 할 때 큰돌기 바로 위 엉덩관절 가쪽에서 중간볼기근을 촉진한다.
등급판정	• T: 움직이지 못하지만 근수축을 촉진할 수 있다. • Z: 움직이지 못하고 근수축도 촉진할 수 없다.

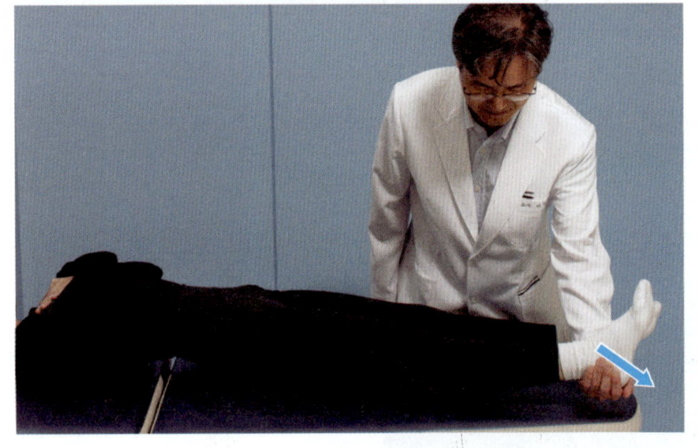
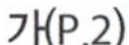
가(P,2)

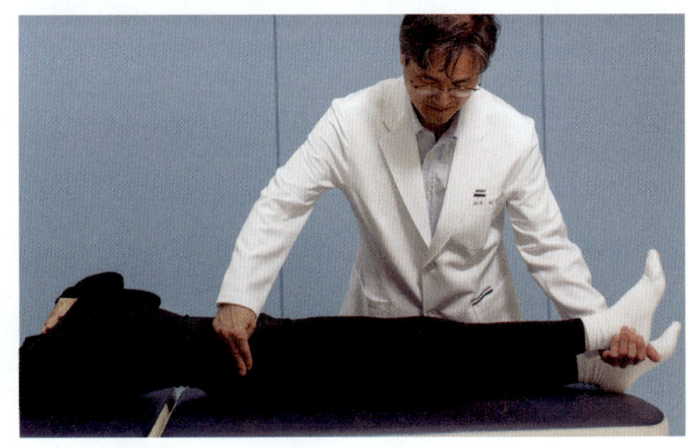
불가(T,1), 영(Z,0)

5) 엉덩관절 굽힘자세에서 벌림 Hip joint abduction(Hip flexed position)

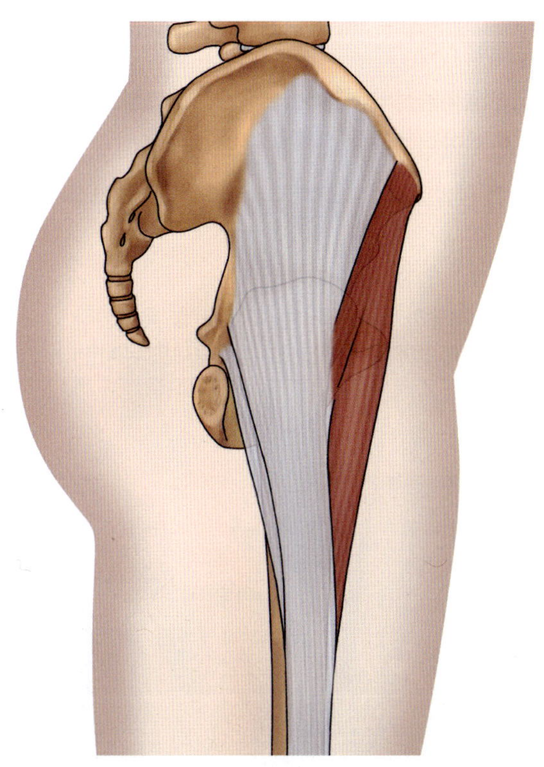

근육 Muscle 및 신경지배 Innervation	이는 곳 Origin	닿는 곳 Insertion
넓적다리근막긴장근(Tensor fascia latae) 위볼기신경(Superior gluteal N.)	엉덩뼈능선 가쪽선 앞위엉덩뼈가시 가쪽면	엉덩정강띠 아래 1/3 끝지점

정상(N,5)/우(G,4)/양(F,3)	
검사자세	• 환자는 검사대에 옆으로 누운 자세, 몸통은 중립 자세를 유지하며 검사할 위쪽 다리는 엉덩관절 약 45° 정도 굽힘을 유지하며, 아래쪽 다리는 안정을 위해 굽힘 자세를 취한다. • 검사자는 골반부위 뒤에 선다.
고정	검사자의 손을 환자의 엉덩뼈능선의 가쪽에 놓아 골반을 고정한다.
저항	검사자는 넓적다리뼈 먼쪽 끝의 가쪽부위(무릎 바로 위부위)에서 아래 바닥 방향으로 저항을 적용한다.
검사방법	환자는 엉덩관절을 완전 관절운동범위 끝까지 약 30° 벌림 자세를 유지하고, 검사자의 저항에 대하여 자세를 유지하게 한다.
등급판정	• N: 최대 저항에 대항하여 검사자세를 유지한다. • G: 강한 저항에서 중간 저항까지 대항하여 검사자세를 유지한다. • F: 저항 없이 완전 관절운동범위를 움직이고 검사자세를 유지한다.

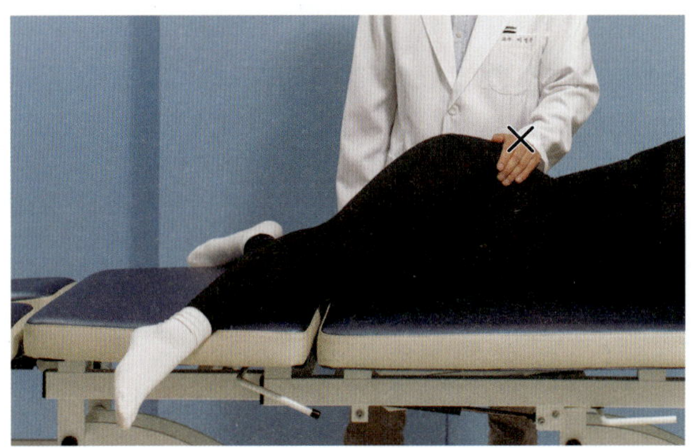

검사자세

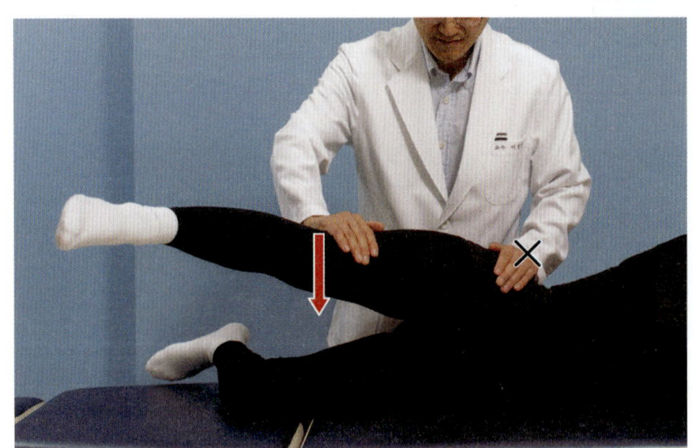

정상(N,5), 우(G,4)

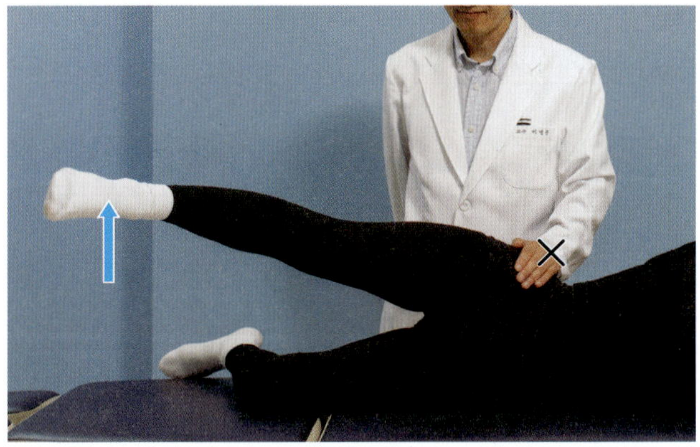

양(F,3)

가(P,2)	
검사자세	• 환자는 검사대에 다리를 뻗고 앉은 자세(long sitting position), 양팔을 뒤로 뻗어 몸통이 수직에서 45° 까지 뒤로 기울여 몸통을 지지하는 자세를 취한다. • 검사자는 검사할 다리 옆에 선다(검사 자세가 가려지기 때문에 반대쪽에 검사자가 서있는 것임). 손으로 발목 아래를 지지하여 다리를 약간 들어 올린 자세를 취한다.
고정	환자는 체중으로 골반을 고정하고 검사자는 손으로 복사뼈 바로 위 발목 아래에서 다리를 지지하며 발목을 잡은 손은 움직임에 대한 저항이나 움직임에 도움을 주어서는 안 된다.
검사방법	환자는 돌림 없이 관절운동범위 끝까지 엉덩관절을 약 30° 벌림하게 한다.
등급판정	• P: 환자는 중력 없이 완전 관절운동범위를 수행한다.

불가(T,1)/영(Z,0)	
검사자세	• 환자는 검사대에 다리를 뻗고 앉은 자세, 양팔을 뒤로 뻗어 몸통이 수직에서 45°까지 뒤로 기울여 몸통을 지지하는 자세를 취한다. • 검사자는 검사할 다리 옆에 선다(검사 자세가 가려지기 때문에 반대쪽에 검사자가 서있는 것임).
고정	환자는 체중과 반대쪽 다리의 무게가 골반을 안정하게 고정한다.
검사방법	환자가 엉덩관절을 벌림을 할 때 무릎의 가쪽면에서 넓적다리근막긴장근의 닿는 곳을 촉진하고 넓적다리의 앞가쪽면에서 넓적다리근막긴장근을 촉진한다.
등급판정	• T: 움직이지 못하지만 근수축을 촉진할 수 있다. • Z: 움직이지 못하고 근수축도 촉진할 수 없다.

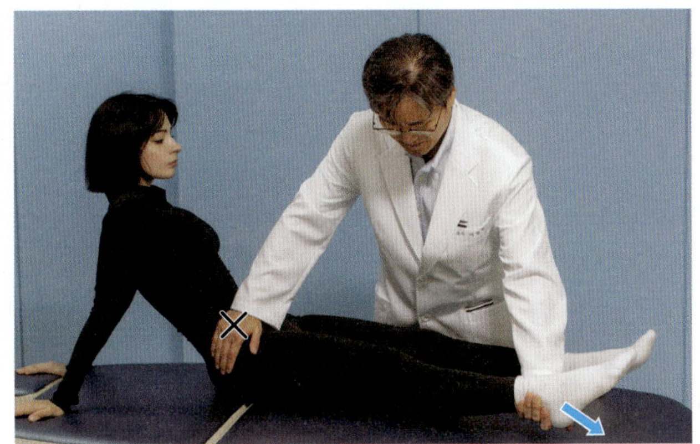

가(P,2)

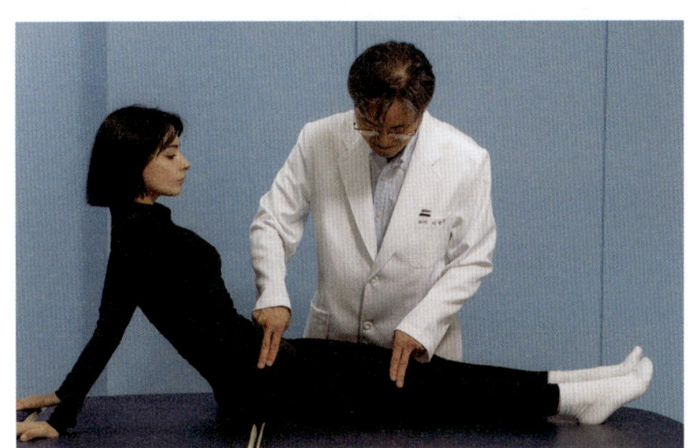

불가(T,1), 영(Z,0)

memo

6) 엉덩관절 모음 Hip joint adduction 관절운동범위:0~15(20)°

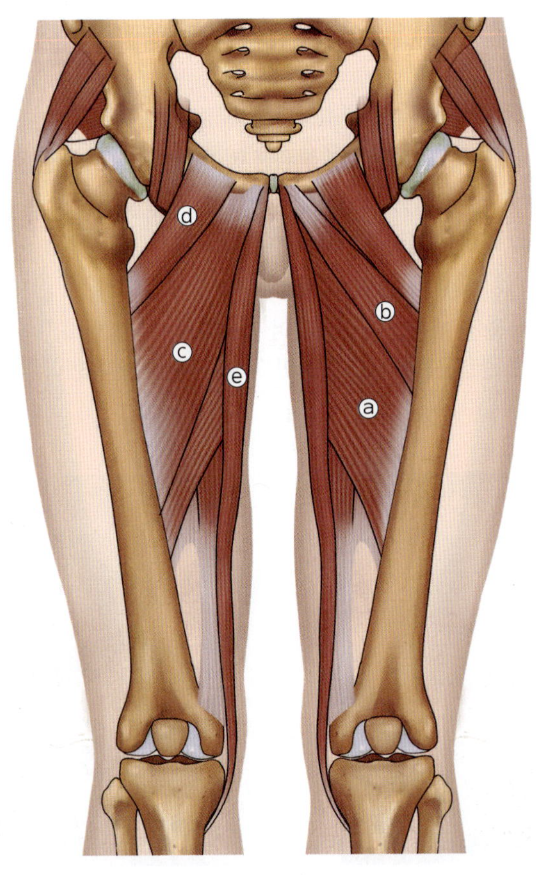

표층 심층

근육 Muscle 및 신경지배 Innervation	이는 곳 Origin	닿는 곳 Insertion
ⓐ 큰모음근(Adductor magnus) 폐쇄신경(Obturator N.) 궁둥신경(Sciatic N.)	두덩뼈 아래가지 궁둥뼈 아래가지 궁둥뼈 거친면	넓적다리뼈 거친선 안쪽입술 넓적다리뼈 안쪽관절융기 모음근결절
ⓑ 짧은모음근(Adductor brevis) 폐쇄신경(Obturator N.)	두덩뼈 아래가지	넓적다리뼈 두덩근선 넓적다리뼈 거친선 안쪽입술
ⓒ 긴모음근(Adductor longus) 폐쇄신경(Obturator N.)	두덩뼈능선 두덩결합 앞면	넓적다리뼈 거친선 안쪽입술
ⓓ 두덩근(Pectineus) 넓적다리신경(Femoral N.) 폐쇄신경(Obturator N.)	두덩뼈 위가지	넓적다리뼈 두덩근선
ⓔ 두덩정강근(Gracilis) 폐쇄신경(Obturator N.)	두덩뼈 아래가지 두덩결합 아래 1/2	정강뼈 몸쪽부 안쪽 거위발힘줄 형성

정상(N,5)/우(G,4)/양(F,3)	
검사자세	• 환자는 검사대에 옆으로 누운 자세, 몸통은 중립 자세를 유지하며, 검사 측 다리는 아래에 놓는다. • 검사자는 환자의 무릎 뒤에 선다. 검사자 손으로 무릎의 안쪽면을 지지하여 25° 벌리고 아래팔로 다리를 감싸 지지한다.
고정	환자는 체중으로 골반 부위를 고정한다.
저항	검사자는 넓적다리뼈 먼쪽 끝의 안쪽면 부위에서 아래 방향으로 저항을 적용한다.
검사방법	환자는 엉덩관절의 아래 다리가 윗다리에 접촉될 때까지 완전 관절운동범위 끝까지 모음 자세를 유지하고, 검사자의 저항에 대하여 자세를 유지하게 한다.
등급판정	• N: 최대 저항에 대항하여 검사자세를 유지한다. • G: 강한 저항에서 중간 저항까지 대항하여 검사자세를 유지한다. • F: 저항 없이 완전 관절운동범위를 움직이고 검사자세를 유지한다.

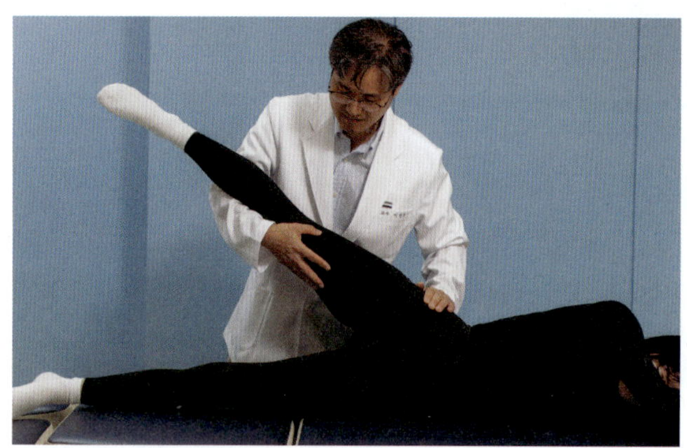

검사자세

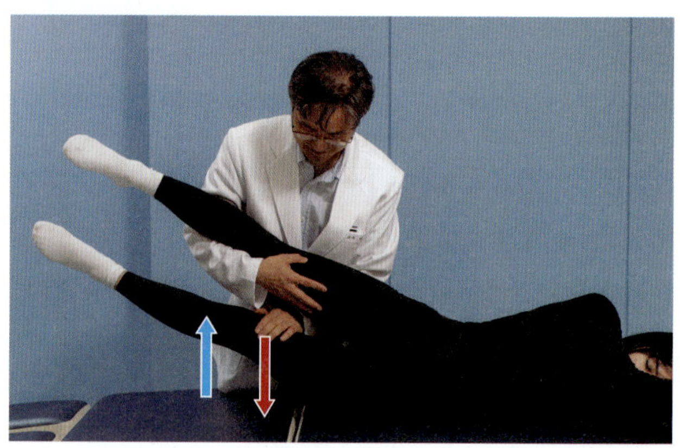

정상(N,5), 우(G,4)

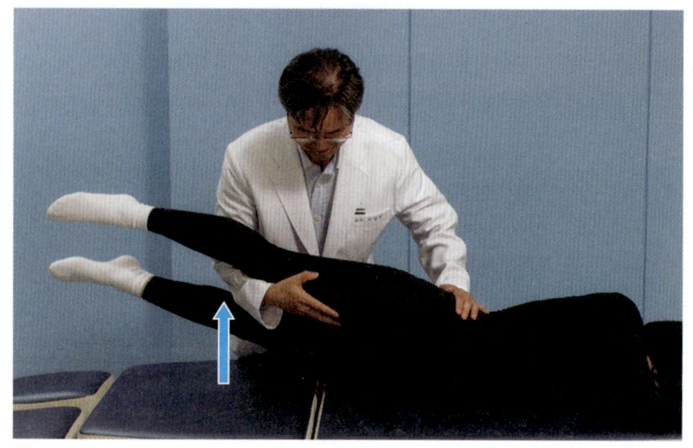

양(F,3)

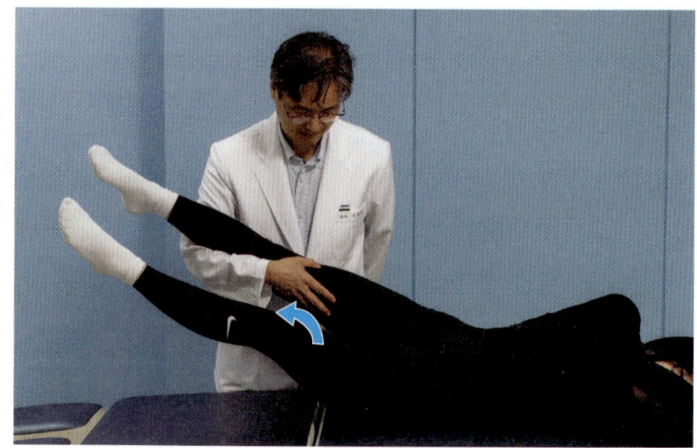

엉덩관절 굽힘근의 대상작용

대상작용

• 엉덩관절 굽힘근이 골반의 뒤쪽 기울임과 엉덩관절을 안쪽돌림이 나타나면서 엉덩관절 모음을 유발한다. 즉 환자가 옆으로 누운 자세에서 바로 누운 자세로 돌림을 할 때 일어나며, 정확한 검사를 위해 옆으로 누운 자세를 잘 유지하면서 검사하는 것이 필요하다.

가(P,2)	
검사자세	• 환자는 검사대에 바로 누운 자세, 비 검사 쪽 다리를 엉덩관절 약 25° 정도 벌림 상태를 유지한다 • 검사자는 검사할 다리에 서서 발목을 지지한다.
고정	환자는 체중으로 골반을 고정하고 검사자는 손으로 복사뼈 바로 위 발목 아래에서 다리를 지지하며 발목을 잡은 손은 움직임에 대한 저항이나 움직임에 도움을 주어서는 안 된다.
검사방법	환자는 엉덩관절의 돌림 없이 관절운동범위 끝까지 반대 측 다리에 접촉될 때까지 엉덩관절을 모음하게 한다.
등급판정	• P: 환자는 중력 없이 완전 관절운동범위를 수행한다.

불가(T,1)/영(Z,0)	
검사자세	• 환자는 검사대에 바로 누운 자세, 비 검사 쪽 다리의 엉덩관절을 약 25° 정도 벌림 상태를 유지한다. • 검사자는 검사할 다리에 선다.
고정	환자는 체중과 반대쪽 다리의 무게가 골반을 안정하게 고정한다. 빌목 아래를 지지한 손은 움직임에 대한 저항이나 움직임에 도움을 주어서는 안 된다.
검사방법	환자가 엉덩관절을 모음을 할 때 넓적다리 몸쪽의 안쪽 면에서 모음근을 촉진한다.
등급판정	• T: 움직이지 못하지만 근수축을 촉진할 수 있다. • Z: 움직이지 못하고 근수축도 촉진할 수 없다.

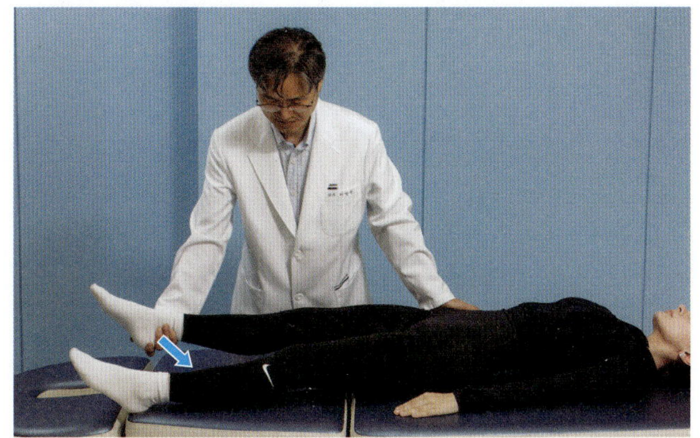
가(P,2)

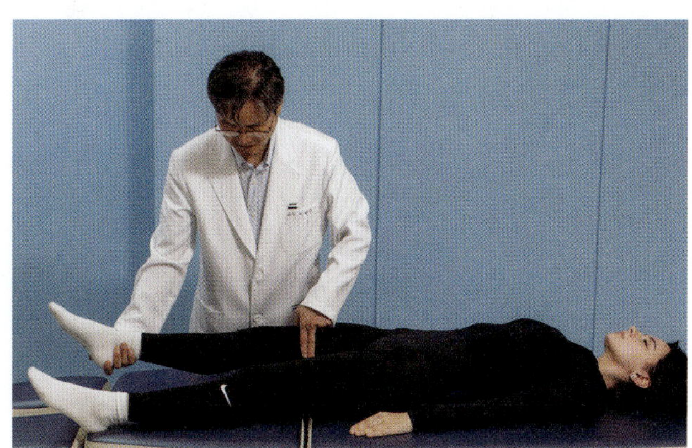
불가(T,1), 영(Z,0)

memo

7) 엉덩관절 가쪽돌림 Hip joint external rotation 관절운동범위:0~35°

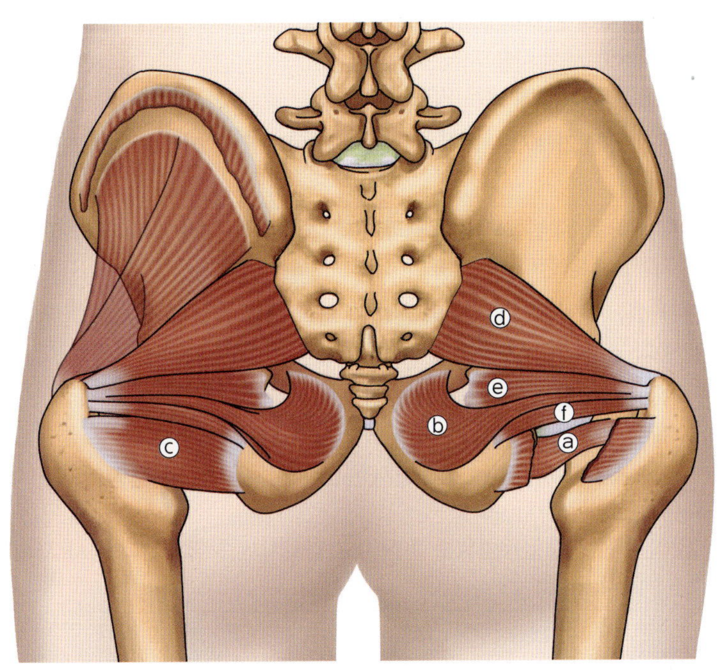

근육 Muscle 및 신경지배 Innervation	이는 곳 Origin	닿는 곳 Insertion
ⓐ 바깥폐쇄근(Obturator externus) 폐쇄신경(Obturator N.)	두덩뼈 아래가시 궁둥뼈 가지	넓적다리뼈 돌기오목
ⓑ 속폐쇄근(Obturator internus) 엉치신경얼기(Sacral plexus)	폐쇄구멍 모서리 폐쇄막 안쪽면	넓적다리뼈 큰돌기 안쪽면
ⓒ 넓적다리네모근(Quadratus femoris) 엉치신경얼기(Sacral plexus)	궁둥뼈 거친면 가쪽모서리	넓적다리뼈 돌기사이능선
ⓓ 궁둥구멍근(Piriformis) 엉치신경얼기(Sacral plexus)	엉치뼈 앞면	넓적다리뼈 큰돌기
ⓔ 위쌍동이근(Gemellus superior) 엉치신경얼기(Sacral plexus)	궁둥뼈 가시	넓적다리뼈 큰돌기 안쪽면
ⓕ 아래쌍동이근(Gemellus inferior) 엉치신경얼기(Sacral plexus)	궁둥뼈 거친면	넓적다리뼈 큰돌기 안쪽면
큰볼기근(Gluteus maximus) 아래볼기신경(Inferior gluteal N.)	꼬리뼈 엉치뼈 테두리 엉덩뼈능선 뒤안쪽 엉치결절인대 엉치엉덩인대	넓적다리뼈 볼기근 거친면 넓적다리근막긴장근 엉덩정강띠

정상(N,5)/우(G,4)/양(F,3)/가(P, 2)	
검사자세	• 환자는 검사대 모서리에 걸터앉은 자세, 넓적다리를 검사대에 완전히 지지하고 아랫다리를 늘어 뜨린다. 양손으로 검사대 모서리를 잡아 몸통을 지지한다(환자 엉덩관절의 안쪽돌림과 가쪽돌림 운동범위 사이의 중간 위치에서 검사를 시작한다). • 검사자는 검사할 다리 옆에 낮은 의자에 앉는다.
고정	환자의 다리는 발목에 가해지는 가쪽 저항에 대응하여 무릎 가쪽에 가해지는 안쪽 저항이 짝힘으로 발생하여 고정된다.
저항	검사자는 복사뼈 바로 위 발목의 안쪽면과 반대압을 주기 위해 넓적다리뼈 먼쪽 끝의 가쪽면에서 안쪽돌림 방향으로 저항을 적용한다.
검사방법	환자는 엉덩관절을 완전 관절운동범위 끝까지 가쪽 돌림 자세를 유지하고, 검사자의 저항에 대하여 자세를 유지하게 한다.
등급판정	• N: 최대 저항에 대항하여 검사자세를 유지한다. • G: 강한 저항에서 중간 저항까지 대항하여 검사자세를 유지한다. • F: 약한 저항에서부터 저항없는 상태에서 완전 관절운동범위를 움직이고 검사자세를 유지한다(검사 자세가 중력이 최소화된 위치이다). • P: 저항 없이 완전 관절운동범위를 움직이고 검사자세를 유지한다(검사 자세가 중력이 최소화된 위치이다).

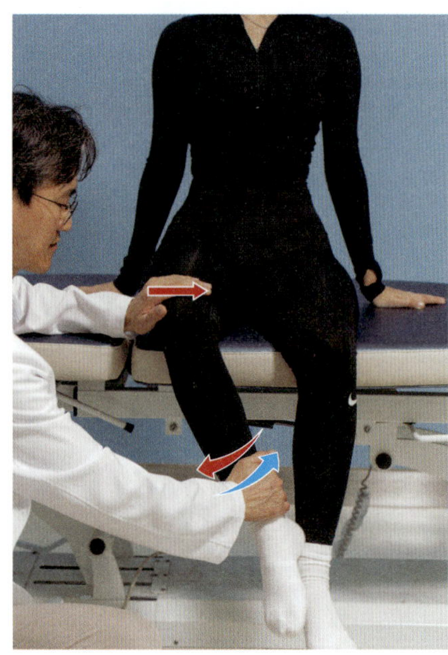
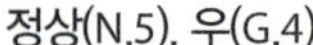
정상(N,5), 우(G,4)

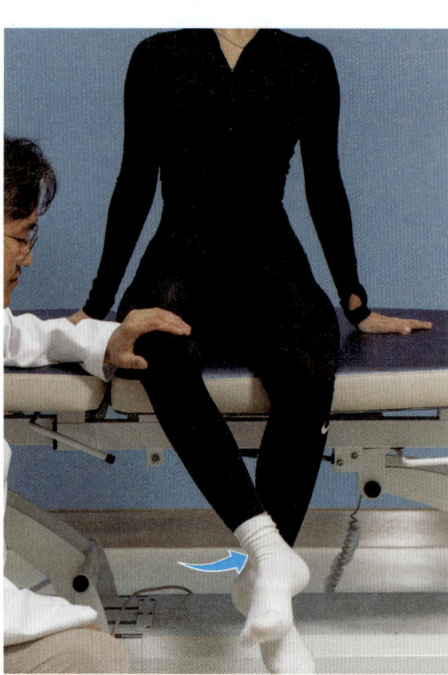
양(F,3), 가(P,2)

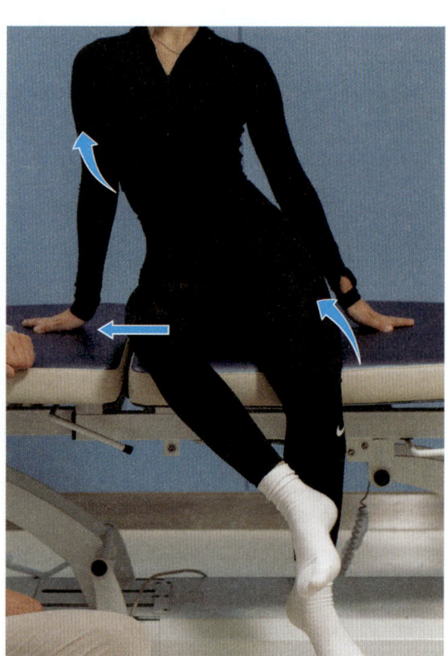
골반과 몸통의 대상작용

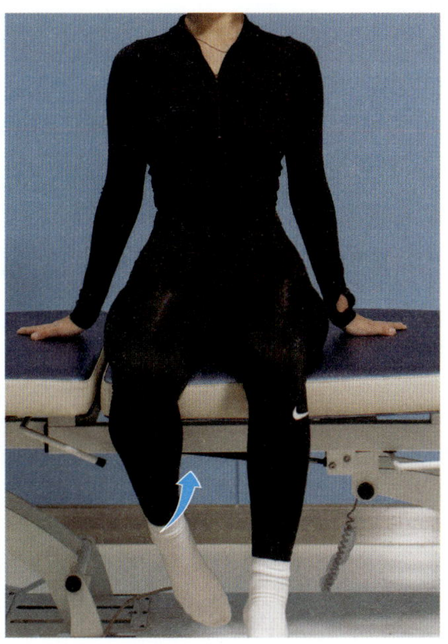
무릎관절의 굽힘 대상작용

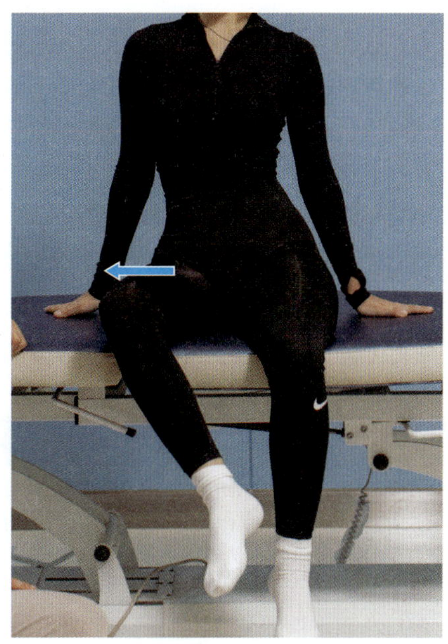
엉덩관절의 벌림 대상작용

대상작용

- 앉은 자세 검사 시
  - 반대 측 엉덩이를 들어 올림을 유발한다.
  - 몸을 기울여 골반을 들어 올림을 유발한다.
  - 검사 측 무릎관절의 굽힘 증가를 유발한다.
  - 검사 측 엉덩관절의 벌림을 유발한다.
- 엉덩관절 폄보다 굽힘 시 더 큰 돌림이 일어난다.

가(P,2): 환자가 앉을 수 없는 경우 대체 검사 방법	
검사자세	• 환자는 검사대에 바로 누운 자세, 검사 측 엉덩관절을 안쪽돌림 상태 유지한다. • 검사자는 검사할 다리 옆에 서서 검사 측 다리가 중력에 의해 가쪽돌림이 나타남으로 안쪽으로 돌려 지지해 준다(검사 자세가 가려지기 때문에 반대쪽에 검사자가 서있는 것임).
고정	검사자는 손으로 환자의 골반 가쪽 부위를 고정한다.
검사방법	환자는 엉덩관절을 관절운동범위 끝까지 가쪽돌림하게 한다, 엉덩관절이 중앙을 넘어갈 때는 중력을 상쇄하기 위해 약간의 저항을 준다.
등급판정	• P: 환자는 중력 없이 완전 관절운동범위를 수행한다.

불가(T,1)/영(Z,0)	
검사자세	• 환자는 검사대에 바로 누운 자세, 검사 측 엉덩관절을 안쪽돌림 상태 유지한다. • 검사자는 검사할 다리 옆에 선다(검사 자세가 가려지기 때문에 반대쪽에 검사자가 서있는 것임).
고정	검사자는 손으로 환자의 골반 가쪽 부위를 고정한다.
검사방법	환자가 엉덩관절을 가쪽돌림을 할 때 큰돌기와 궁둥뼈 사이에서 큰볼기근을 촉진한다.
등급판정	• T: 움직이지 못하지만 근수축을 촉진할 수 있다(큰볼기근을 제외하고는 촉진할 수 없다). • Z: 움직이지 못하고 근수축도 촉진할 수 없다.

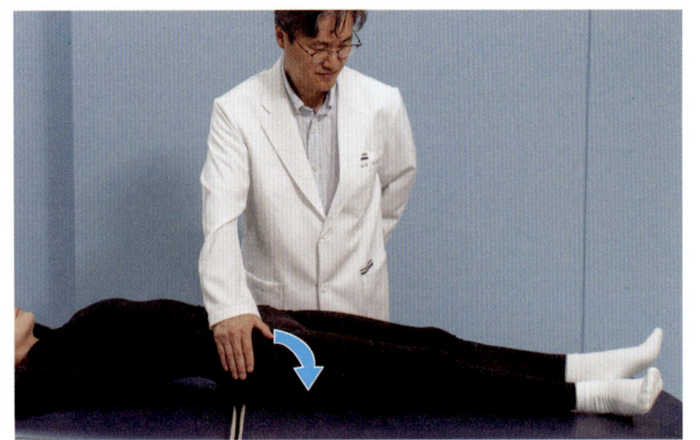

가(P,2)

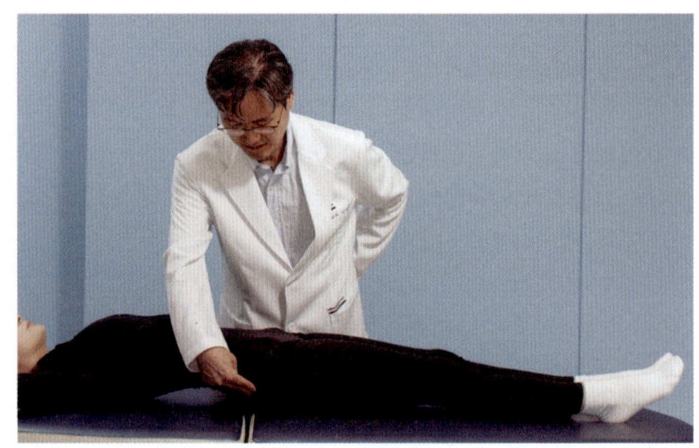

불가(T,1), 영(Z,0)

8) 엉덩관절 안쪽돌림 Hip joint internal rotation 관절운동범위:0~45°

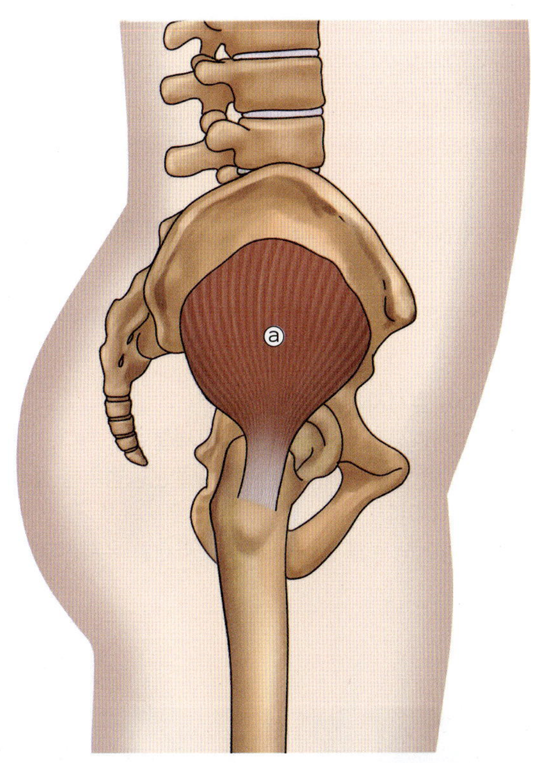

근육 Muscle 및 신경지배 Innervation	이는 곳 Origin	닿는 곳 Insertion
ⓐ 작은볼기근(Gluteus minimus) 위볼기신경(Superior gluteal N.)	엉덩뼈 앞아래 볼기선 사이 엉덩관절주머니	넓적다리뼈 큰돌기 앞모서리
넓적다리근막긴장근(Tensor fascia latae) 위볼기신경(Superior gluteal N.)	엉덩뼈능선 가쪽선 앞위엉덩뼈가시 가쪽면	엉덩정강띠 아래 1/3 끝지점
중간볼기근(앞섬유)(Gluteus medius) 위볼기신경(Superior gluteal N.)	넓적다리뼈 큰돌기 가쪽면 볼기근 근막	넓적다리뼈 큰돌기 가쪽면

정상(N,5)/우(G,4)/양(F,3)	
검사자세	• 환자는 검사대 모서리에 걸터앉은 자세, 넓적다리를 검사대에 완전히 지지하고 아랫다리를 늘어 뜨린다. 양손으로 검사대 모서리를 잡아 몸통을 지지한다(환자 엉덩관절의 안쪽돌림과 가쪽돌림 운동범위 사이의 중간 위치에서 검사를 시작한다). • 검사자는 검사할 다리 옆에 낮은 의자에 앉는다.
고정	환자의 다리는 발목에 가해지는 안쪽 저항에 대응하여 무릎 안쪽에 가해지는 가쪽 저항이 짝힘으로 발생하여 고정된다.
저항	검사자는 복사뼈 바로 위 발목의 가쪽면과 반대압을 주기 위해 넓적다리뼈 먼쪽 끝의 안쪽면에서, 가쪽돌림 방향으로 저항을 적용한다.
검사방법	환자는 엉덩관절을 완전 관절운동범위 끝까지 안쪽돌림 자세를 유지하고, 검사자의 저항에 대하여 자세를 유지하게 한다.
등급판정	• N: 최대 저항에 대항하여 검사자세를 유지한다. • G: 강한 저항에서 중간 저항까지 대항하여 검사자세를 유지한다. • F: 약한 저항에서부터 저항 없는 상태에서 완전 관절운동범위를 움직이고 검사자세를 유지한다(검사 자세가 중력이 최소화된 위치이다). • P: 저항 없이 완전 관절운동범위를 움직이고 검사자세를 유지한다(검사 자세가 중력이 최소화된 위치이다).

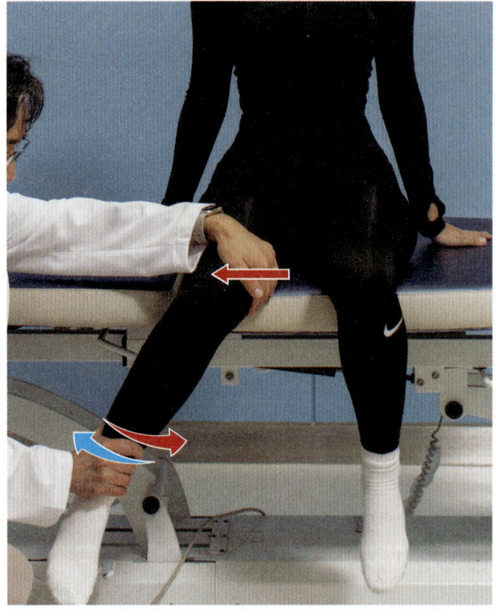
정상(N,5), 우(G,4)

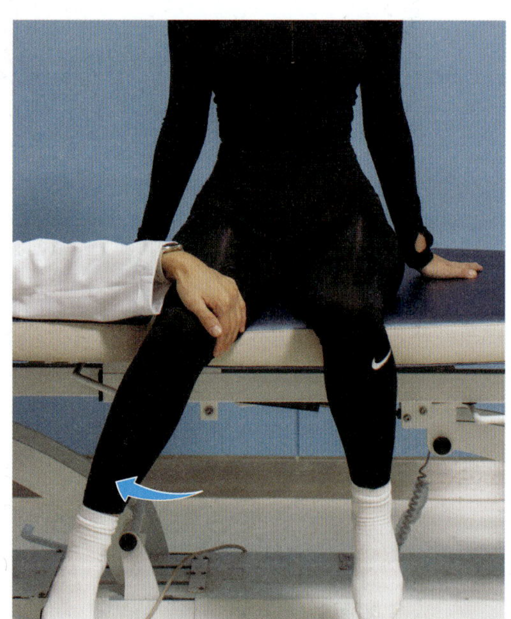
양(F,3) , 가(P,2)

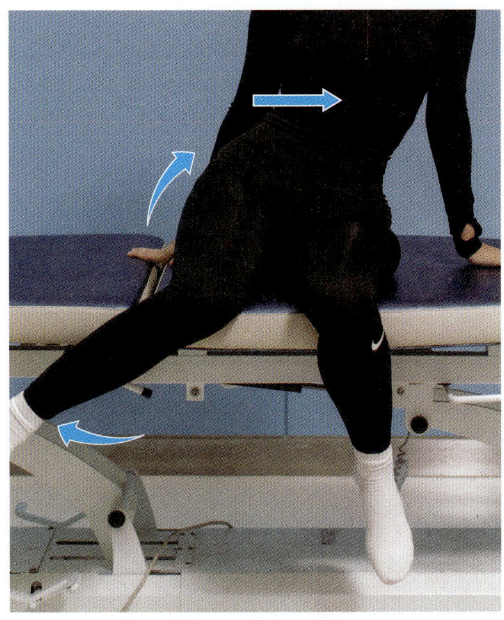

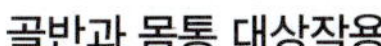

골반과 몸통 대상작용

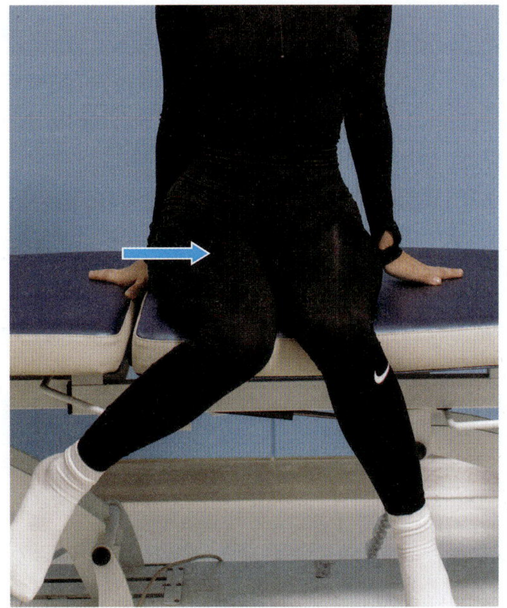

엉덩관절의 모음 대상작용

대상작용

- 앉은 자세 검사 시
  - 반대 측 엉덩이를 들어 올림을 유발한다.
  - 몸을 기울여 골반을 들어 올림을 유발한다.
  - 검사 측 무릎관절의 굽힘 증가를 유발한다.
  - 검사 측 엉덩관절의 모음을 유발한다.
- 검사 측 다리 쪽에서 무릎을 펴하거나 엉덩관절을 모음이나 폄을 하지 않도록 주의한다.
- 엉덩관절 폄보다 굽힘 시 더 큰 돌림이 일어난다.

가(P,2): 환자가 앉을 수 없는 경우 대체 검사 방법	
검사자세	• 환자는 검사대에 바로 누운 자세, 검사 측 엉덩관절을 가쪽돌림 상태 유지한다. • 검사자는 검사할 다리 옆에 서서 검사 측 다리가 중력에 의해 안쪽돌림이 나타남으로 가쪽으로 돌려 지지해 준다(검사 자세가 가려지기 때문에 반대쪽에 검사자가 서있는 것임).
고정	검사자는 손으로 환자의 골반 가쪽 부위를 고정한다.
검사방법	환자는 엉덩관절을 관절운동범위 끝까지 안쪽돌림하게 한다, 엉덩관절이 중앙을 넘어갈 때는 중력을 상쇄하기 위해 약간의 저항을 준다.
등급판정	• P: 환자는 중력 없이 완전 관절운동범위를 수행한다.

불가(T,1)/영(Z,0)	
검사자세	• 환자는 검사대에 바로 누운 자세, 검사 측 엉덩관절을 가쪽돌림 상태 유지한다. • 검사자는 검사할 다리 옆에 선다(검사 자세가 가려지기 때문에 반대쪽에 검사자가 서있는 것임).
고정	검사자는 손으로 환자의 골반 가쪽 부위를 고정한다.
검사방법	환자가 엉덩관절을 안쪽돌림을 할 때 큰돌기 위의 엉덩이 뒤가쪽면 위부위에서 중간볼기근과 앞위엉덩뼈가시 아래 엉덩이의 앞가쪽부위에서 넓적다리근막긴장근을 촉진한다.
등급판정	• T: 움직이지 못하지만 근수축을 촉진할 수 있다. • Z: 움직이지 못하고 근수축도 촉진할 수 없다.

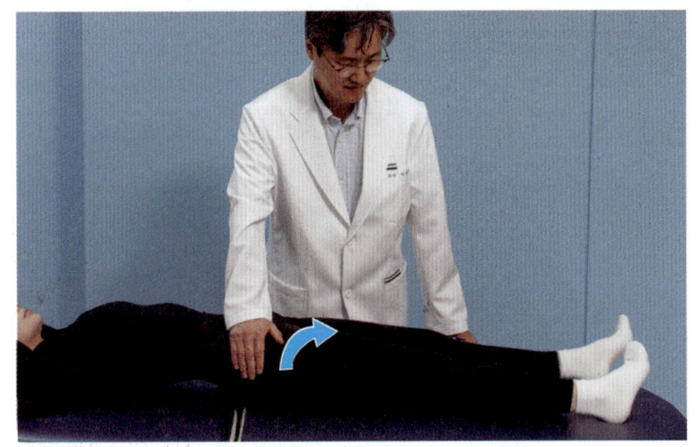
가(P,2)

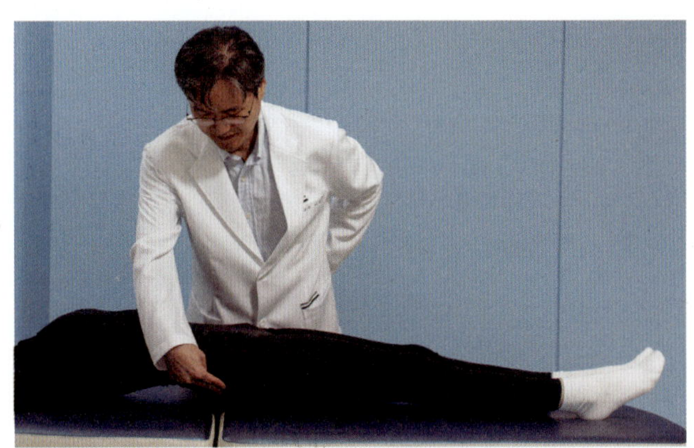
불가(T,1), 영(Z,0)

② 무릎관절 Knee joint

1) 무릎관절 굽힘 Knee joint flexion 관절운동범위:0~135˚

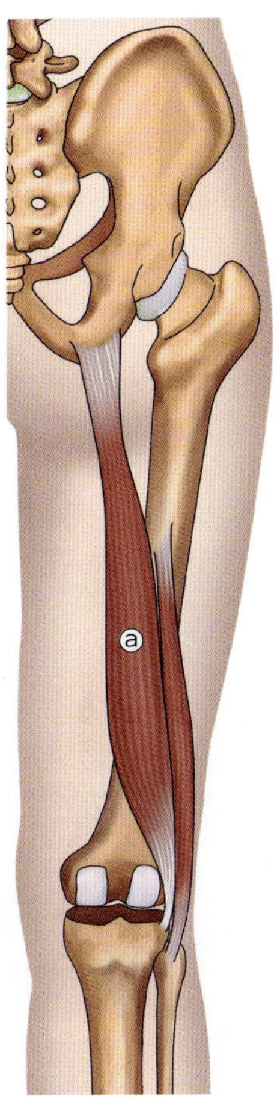

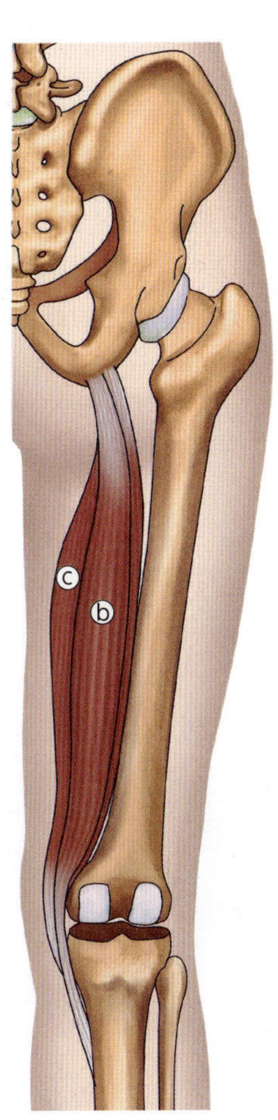

근육 Muscle 및 신경지배 Innervation	이는 곳 Origin	닿는 곳 Insertion
ⓐ 넓적다리두갈래근(Biceps femoris) 긴갈래(long head) 짧은갈래(short head) 궁둥신경(Sciatic N.)	궁둥뼈 거친면 넓적다리뼈 거친선과 가쪽관절융기	종아리뼈 머리 정강뼈 가쪽관절융기
ⓑ 반힘줄근(Semitendinosus) 궁둥신경(Sciatic N.)	궁둥뼈 거친면	정강뼈 몸쪽부 거위발힘줄을 형성
ⓒ 반막근(Semimembranous) 궁둥신경(Sciatic N.)	궁둥뼈 거친면	정강뼈 안쪽관절융기

(1) 전체 넓적다리뒤근의 검사

정상(N,5)/우(G,4)/양(F,3)	
검사자세	• 환자는 검사대에 엎드려 누운 자세, 발가락은 검사대 끝에 늘어뜨려 놓는다. 무릎관절은 45° 정도 굽힘 상태 시작하고 다리는 중립을 유지한다. • 검사자는 검사할 다리 옆에 선다(검사 자세가 가려지기 때문에 반대쪽에 검사자가 서있는 것임).
고정	검사자는 환자의 넓적다리뒤근의 힘줄 위를 고정한다(선택 사항).
저항	검사자는 발목관절 몸쪽부위의 뒤쪽에서 무릎관절 폄 방향으로 저항을 적용한다.
검사방법	환자는 무릎관절을 완전 관절운동범위 끝까지 다리의 중립을 유지한 상태에서 45° 굽힘 자세를 유지하고, 검사자의 저항에 대하여 자세를 유지하게 한다.
등급판정	• N: 최대 저항에 대항하여 검사자세를 유지한다. • G: 강한 저항에서 중간 저항까지 대항하여 검사자세를 유지한다. • F: 저항 없이 완전 관절운동범위를 움직이고 검사자세를 유지한다.

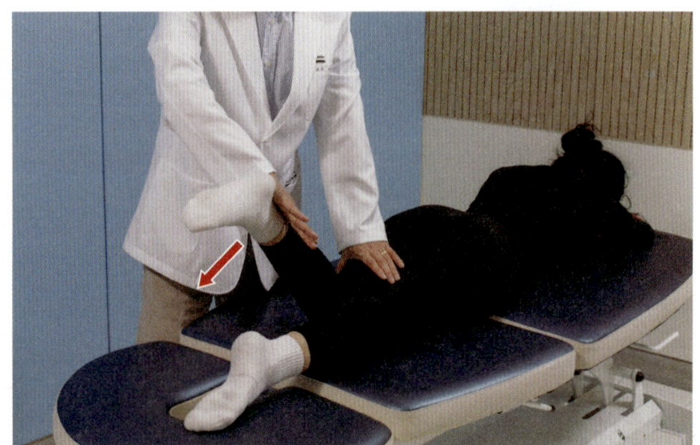

정상(N,5), 우(G,4)

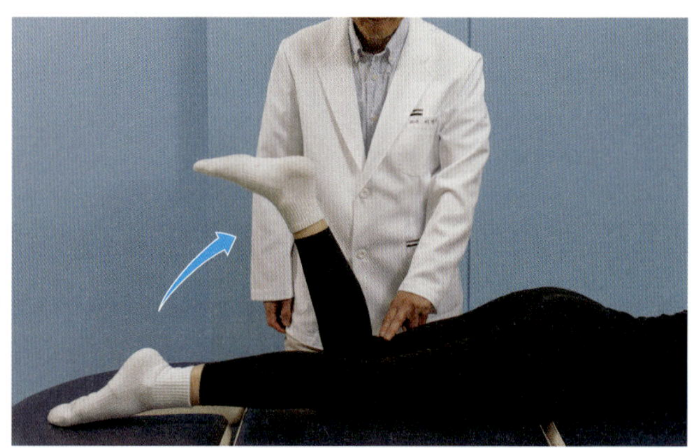

양(F,3)

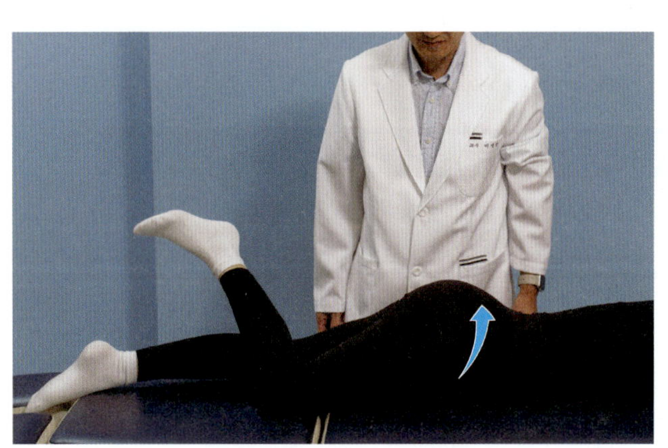

엉덩관절 굽힘근의 대상작용

대상작용

- 검사 측 엉덩관절 굽힘근의 작용으로 골반이 들어 올림을 유발하며 바로 눕는 쪽으로 약간 구르는 것처럼 보일 수 있다.
- 넓적다리빗근이 엉덩관절 굽힘과 가쪽돌림을 유발한다.
- 두덩정강근이 엉덩관절 모음을 유발한다.
- 장딴지근이 발목관절의 발바닥쪽굽힘을 유발한다.
- 무릎 굽힘 관절운동범위 끝에서 엉덩관절 굽힘이 나타나면 넓적다리곧은근의 긴장을 확인한다.

(2) 가쪽 넓적다리뒤근의 검사(넓적다리두갈래근)

정상(N,5)/우(G,4)/양(F,3)	
검사자세	• 환자는 검사대에 엎드려 누운 자세, 발가락은 검사대 끝에 늘어뜨려 놓는다. 무릎관절은 45° 정도 굽힘 상태 시작하고 다리는 발가락이 가쪽을 가리키도록 가쪽돌림 자세를 취한다. • 검사자는 검사할 다리 옆에 선다(검사 자세가 가려지기 때문에 반대쪽에 검사자가 서있는 것임).
고정	검사자는 환자의 넓적다리뒤근의 힘줄 위를 고정한다(선택 사항).
저항	검사자는 발목관절 몸쪽부위의 뒤쪽에서 무릎관절 폄 방향으로 저항을 적용한다.
검사방법	환자는 무릎관절을 완전 관절운동범위 끝까지 다리의 가쪽돌림(발꿈치는 검사자 먼 방향으로 발가락은 검사자를 향하도록)을 유지한 채 45° 굽힘 자세를 유지하고, 검사자의 저항에 대하여 자세를 유지하게 한다.
등급판정	• N: 최대 저항에 대항하여 검사자세를 유지한다. • G: 강한 저항에서 중간 저항까지 대항하여 검사자세를 유지한다. • F: 저항 없이 완전 관절운동범위를 움직이고 검사자세를 유지한다.

(3) 안쪽 넓적다리뒤근 검사(반힘줄모양근과 반막근)

정상(N,5)/우(G,4)/양(F,3)	
검사자세	• 환자는 검사대에 엎드려 누운 자세, 발가락은 검사대 끝에 늘어뜨려 놓는다. 무릎관절은 45° 정도 굽힘 상태 시작하고 다리는 발가락이 안쪽을 가리키도록 안쪽돌림 자세를 취한다. • 검사자는 검사할 다리 옆에 선다(검사 자세가 가려지기 때문에 반대쪽에 검사자가 서있는 것임).
고정	검사자는 환자의 넓적다리뒤근의 힘줄 위를 고정한다(선택 사항).
저항	검사자는 발목관절 몸쪽부위의 뒤쪽에서 무릎관절 폄 방향으로 저항을 적용한다.
검사방법	환자는 무릎관절을 완전 관절운동범위 끝까지 다리의 안쪽돌림(발꿈치가 검사자를 향하고 발가락은 중간선을 향하도록)을 유지한 채 45° 굽힘 자세를 유지하고, 검사자의 저항에 대하여 자세를 유지하게 한다.
등급판정	• N: 최대 저항에 대항하여 검사자세를 유지한다. • G: 강한 저항에서 중간 저항까지 대항하여 검사자세를 유지한다. • F: 저항 없이 완전 관절운동범위를 움직이고 검사자세를 유지한다.

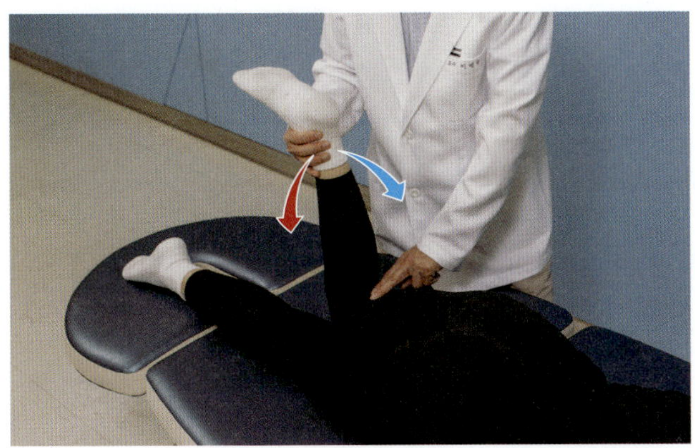
가쪽 넓적다리뒤근 검사

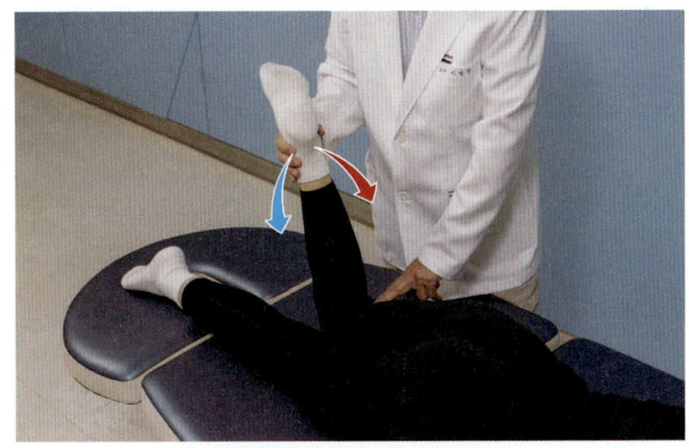
안쪽 넓적다리뒤근 검사

가(P,2)	
검사자세	• 환자는 검사대에 옆으로 누운 자세, 몸통은 중립으로 정렬한 자세, 아래쪽 다리는 안정을 위해 굽힘 자세를 취한다. • 검사자는 환자 무릎 뒤에 서서 한 손으로 위쪽 넓적다리를 감싸안고 무릎 안쪽을 지지하며, 다른 손은 복사뼈 바로 위 발목 아래를 지지한다.
고정	환자는 스스로 몸통, 골반 및 넓적다리 부위를 고정한다.
검사방법	환자는 무릎관절을 관절운동범위 끝까지 굽힘하게 한다.
등급판정	• P: 환자는 중력 없이 완전 관절운동범위를 수행한다.

불가(T,1)/영(Z,0)	
검사자세	• 환자는 검사대에 엎드려 누운 자세, 발가락은 검사대 끝에 늘어뜨려 놓는다. 무릎관절은 약간 굽힘 상태 자세를 취한다. • 검사자는 검사할 무릎 옆에 서서 발목 부위를 지지한다(검사 자세가 가려지기 때문에 반대쪽에 검사자가 서있는 것임).
고정	환자는 스스로 몸통, 골반 및 넓적다리 부위를 고정한다.
검사방법	환자가 무릎관절을 굽힘할 때 무릎 뒤 바로 위에서 안쪽과 가쪽 넓적다리뒤근의 힘줄을 촉진한다.
등급판정	• T: 움직이지 못하지만 힘줄 수축을 촉진할 수 있다. • Z: 움직이지 못하고 근수축 또는 힘줄 수축도 촉진할 수 없다.

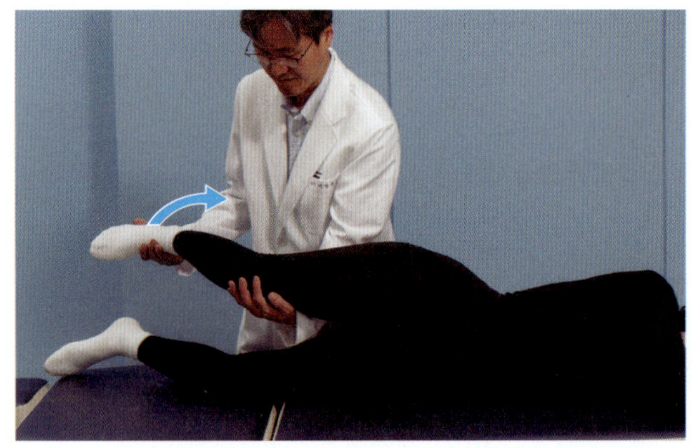

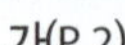
가(P,2)

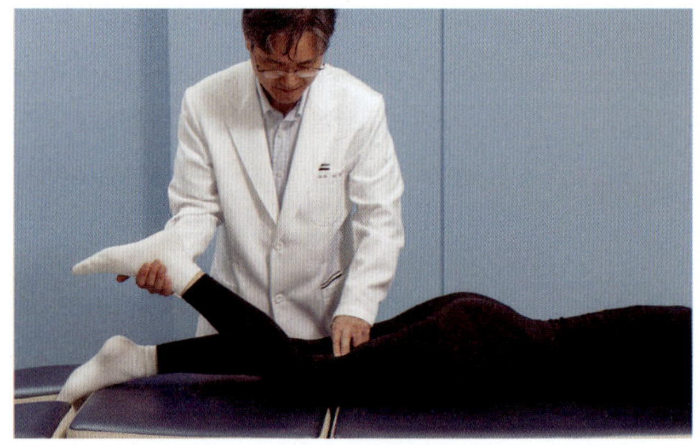
불가(T,1), 영(Z,0)

고려사항

- 넓적다리두갈래근이 반힘줄근과 반막근보다 강할 경우 무릎 굽힘하는 동안 다리는 가쪽돌림을 유발한다(분리된 검사를 해야 함).
- 반힘줄근과 반막근이 넓적다리두갈래근보다 강한 경우 무릎 굽힘하는 동안 다리는 안쪽돌림을 유발한다(분리된 검사를 해야 함).
- 양, 가 등급 검사 시 장딴지근이 약한 경우 무릎관절 10° 정도 굽힘에서 시작해야 한다.

2) 무릎관절 폄 Knee joint extension 관절운동범위: 135~2°

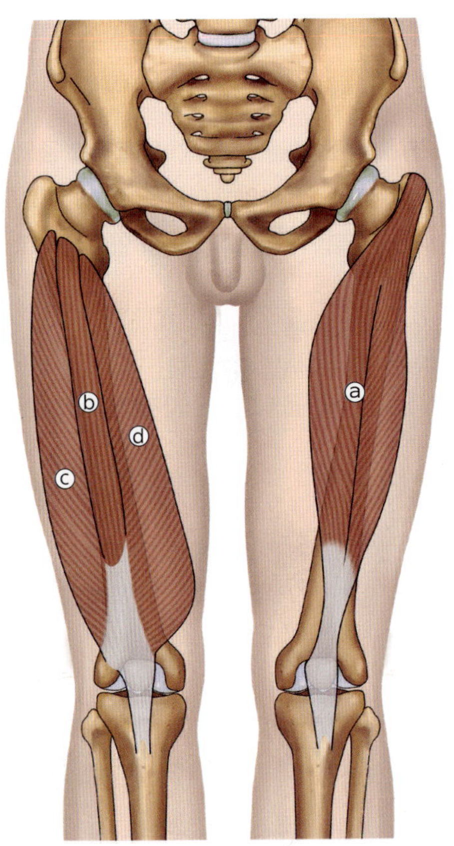

근육 Muscle 및 신경지배 Innervation	이는 곳 Origin	닿는 곳 Insertion
ⓐ 넓적다리곧은근(Rectus femoris) 넓적다리신경(Femoral N.)	앞아래엉덩뼈가시	무릎인대 정강뼈 거친면
ⓑ 중간넓은근(Vastus intermedius) 넓적다리신경(Femoral N.)	넓적다리뼈 몸통 앞가쪽면	무릎인대 정강뼈 거친면
ⓒ 가쪽넓은근(Vastus lateralis) 넓적다리신경(Femoral N.)	넓적다리뼈 거친선 가쪽입술 볼기근 거친면 가쪽	무릎인대 정강뼈 거친면 무릎뼈 가쪽면
ⓓ 안쪽넓은긴근(Vastus medialis longus) 넓적다리신경(Femoral N.)	넓적다리뼈 거친선 안쪽입술	무릎인대 정강뼈 거친면 무릎뼈 안쪽면
ⓓ 안쪽넓은빗근(Vastus medialis oblique) 넓적다리신경(Femoral N.)	넓적다리뼈 거친선 먼쪽	무릎인대 정강뼈 거친면 무릎뼈 안쪽면

정상(N,5)/우(G,4)/양(F,3)	
검사자세	• 환자는 검사대 걸터앉은 자세, 넓적다리뼈가 수평을 유지하도록 넓적다리 먼쪽 밑에 패드를 위치, 골반의 뒤쪽 기울기를 통해 넓적다리뒤근을 이완, 몸통의 안정성을 위해 양손으로 검사대의 양 모서리를 잡는다. • 검사자는 검사할 다리 옆에 선다.
고정	검사자는 환자의 엉덩이가 올라가는 것을 방지하기 위해 벨트 등으로 검사대에 고정한다.
저항	검사자는 다리 먼쪽 앞면(발목 바로 위) 부위에 아래쪽 바닥 방향으로 저항을 적용한다.
검사방법	환자는 무릎관절을 완전 관절운동범위 끝까지 과다폄 없이 무릎을 약 15° 굽힘 위치를 유지하고, 검사자의 저항에 대하여 자세를 유지하게 한다.
등급판정	• N: 최대 저항에 대항하여 검사자세를 유지한다. • G: 중등도 저항에 대항하여 검사자세를 유지한다. • F: 저항 없이 완전 관절운동범위를 움직이고 검사자세를 유지한다.

고려사항

- 정상, 우, 양 검사 시 넓적다리뒤근 긴장을 없애기 위해 몸을 뒤쪽으로 기울임을 허용한다.
- 정상, 우 검사 시 엉덩이가 올라가는 것을 막기 위해 환자를 벨트로 검사면에 고정한다.
- 과다폄이 나타나지 않도록 잠긴 무릎(locked knee)을 방지해야 한다.

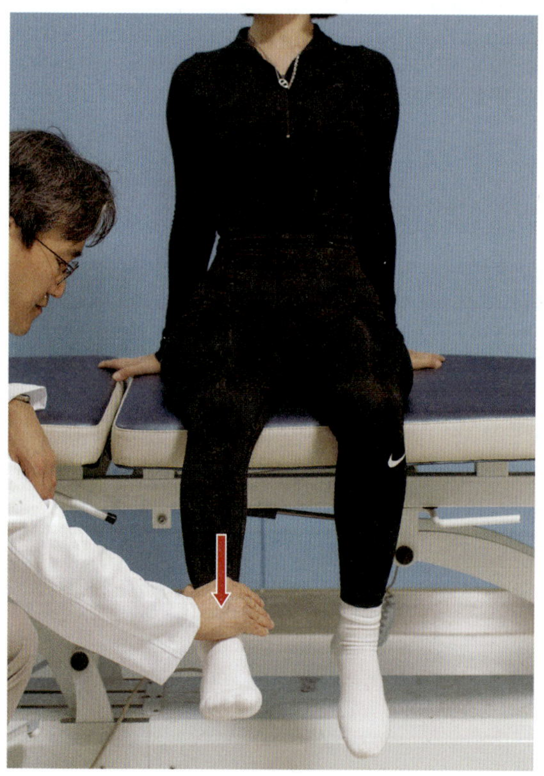

정상(N,5), 우(G,4)

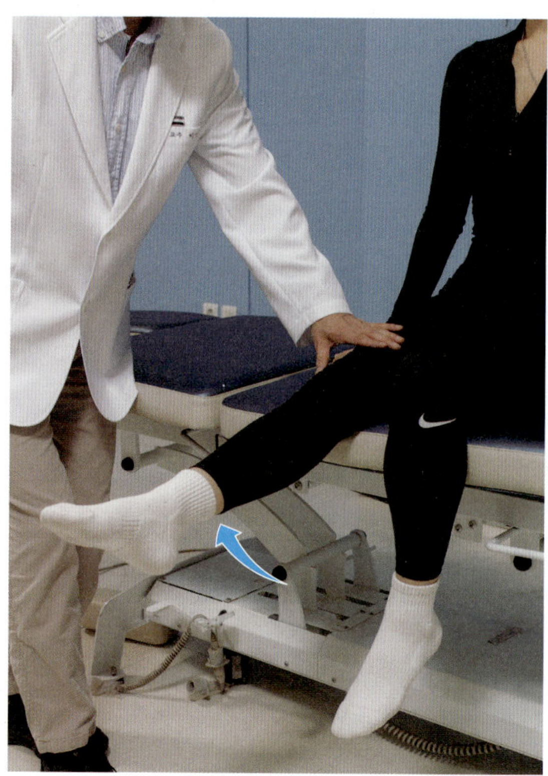

양(F,3)

가(P,2)	
검사자세	• 환자는 검사대에 옆으로 누운 자세, 몸통은 중립으로 정렬한 자세, 아래쪽 다리는 안정을 위해 굽힘 자세를 취한다. • 검사자는 환자 무릎 뒤에 서서 한 손으로 위쪽 넓적다리를 감싸안고 무릎 안쪽을 지지하며, 다른 손은 복사뼈 바로 위 발목 아래를 지지한다. 검사 할 무릎관절 약 90° 굽힘, 엉덩관절 완전하게 폄 상태를 유지한다.
고정	검사자는 손으로 환자의 넓적다리 먼쪽, 안쪽 부위를 고정한다.
검사방법	환자는 무릎관절을 관절운동범위 끝까지 폄하게 한다, 검사자는 환자의 자발적 움직임을 돕거나 저항을 주지 않아야 한다.
등급판정	• P: 환자는 중력 없이 완전 관절운동범위를 수행한다.

대상작용

• 가 검사 시 엉덩관절 안쪽돌림근에 의해 무릎을 떨어뜨려 폄을 유발한다.

불가(T,1)/영(Z,0)	
검사자세	• 환자는 검사대에 바로 누운 자세를 취한다. • 검사자는 검사할 다리 무릎 옆에 선다.
고정	환자는 체중을 이용해서 넓적다리 부위를 고정한다.
검사방법	환자가 무릎관절을 폄을 할 때 엄지와 검지 손가락으로 무릎뼈 위와 아래에서 넓적다리네갈래근 힘줄과 무릎 힘줄을 촉진한다.
등급판정	• T: 움직이지 못하지만 근수축은 힘줄을 통해 촉진할 수 있다. • Z: 움직이지 못하고 근수축 또는 힘줄 수축을 촉진할 수 없다.

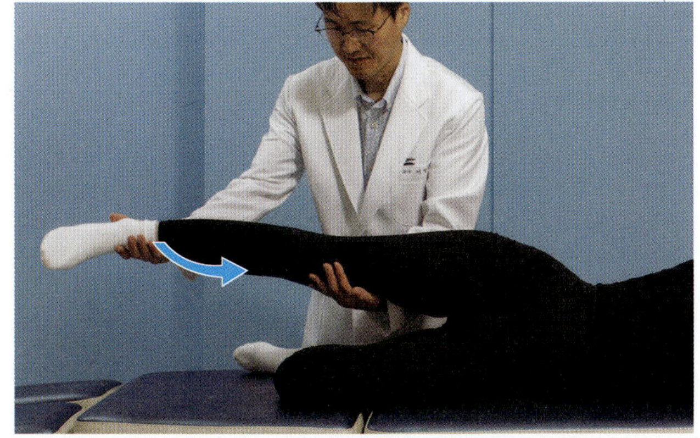

가(P,2)

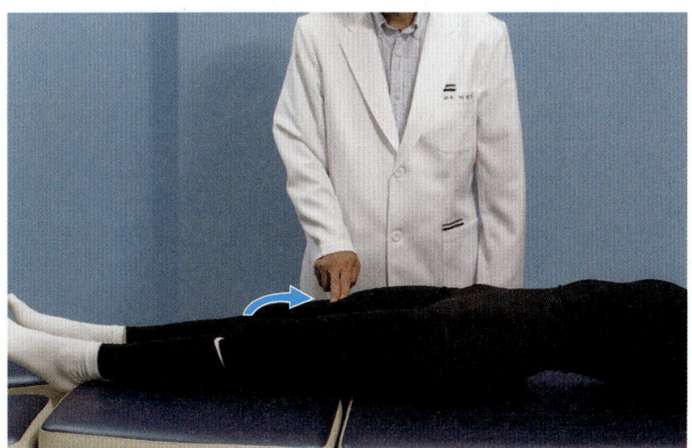

불가(T,1), 영(Z,0)

memo

③ 발목관절과 발 Ankle joint and foot

1) 발목관절 발바닥쪽굽힘 Ankle joint plantar flexion 관절운동범위:0~45°

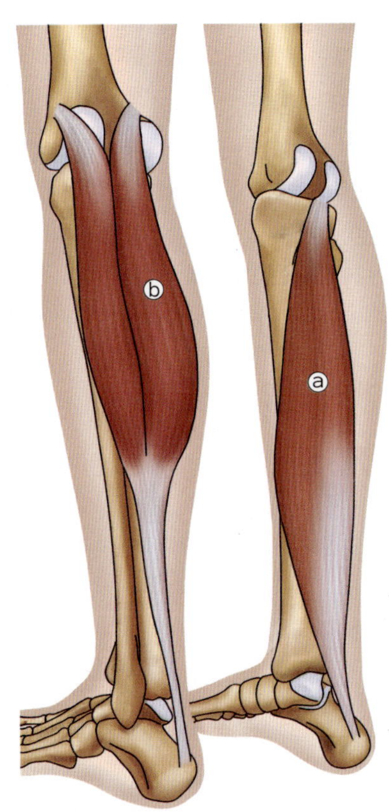

근육 Muscle 및 신경지배 Innervation	이는 곳 Origin	닿는 곳 Insertion
ⓐ 가자미근(Soleus) 정강신경(Tibial N.)	정강뼈 안쪽모서리 중간 1/3 정강뼈 가자미근선 종아리뼈 머리 뒷면	발꿈치힘줄을 통한 발꿈치뼈 뒷면
ⓑ 장딴지근(Gastrocnemius) 안쪽갈래 가쪽갈래 정강신경(Tibial N.)	넓적다리뼈 안·가쪽관절융기 뒷면	발꿈치힘줄을 통한 발꿈치뼈 뒷면

정상(N,5)/우(G,4)/양(F,3)	
검사자세	• 환자는 검사 측 다리로 무릎을 펴고 선 자세, 균형을 위해 1개 또는 2개의 손가락으로 검사대를 지지한다. 환자는 똑바로 선 자세를 유지하도록 한다. • 검사자는 검사할 다리 가쪽에 서거나 앉는다.
고정	환자는 손가락을 벽면에 어깨 높이에 위치 또는 검사대에 1개 또는 2개의 손가락으로 이용해서 자세로 몸 정렬을 유지하며 고정한다.
저항	환자는 자신의 체중을 저항으로 적용한다.
검사방법	환자는 무릎을 펌하고 발을 완전 관절운동범위 끝까지 발바닥쪽굽힘을 운동범위(발꿈치를 바닥에서 2인치 들어 올림)의 50% 이상을 할 수 없을 때까지 2초에 한 번씩 발꿈치를 들어 올리면서 자세를 유지하게 한다.
등급판정	• N: 휴식과 피곤함 없이 최소 25번 이상 완전하게 들어 올린다. • G: 휴식과 피곤함 없이 2~24번을 완전하게 들어 올린다. • F: 휴식과 피곤함 없이 1번을 완전하게 들어 올린다.

대상작용

- 정상, 우, 양 등급 검사 시 앞발이 고정되고 발꿈치(발끝) 위치를 유지하려면 뒤정강근, 긴종아리근 및 짧은종아리근의 근력이 정상 또는 우 등급이 되어야 한다.
  - 긴발가락굽힘근과 긴엄지발가락굽힘근이 발 앞부분의 발바닥쪽굽힘과 함께 발가락 굽힘 및 발꿈치뼈의 불완전한 움직임을 유발한다.
- 긴종아리근과 짧은종아리근이 발의 가쪽들림을 유발한다.
- 뒤정강근이 발의 안쪽들림을 유발한다.
- 뒤정강근, 긴종아리근 및 짧은종아리근이 발목 대신 발의 앞부분이 발바닥쪽굽힘을 유발한다.

고려사항

- 우 등급의 정의는 분명하지 않다.
- 단 한 번이라도 완전히 발꿈치를 들어 올리지 못하면 양 이하이다.

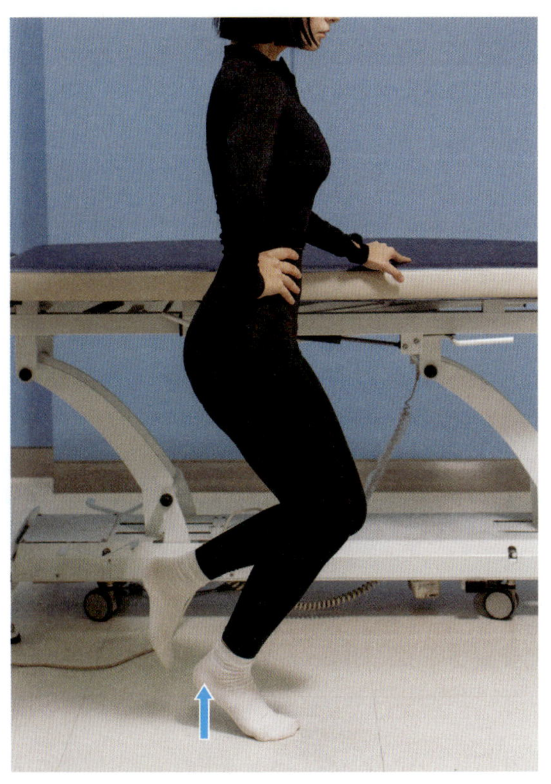
가자미근 단독검사

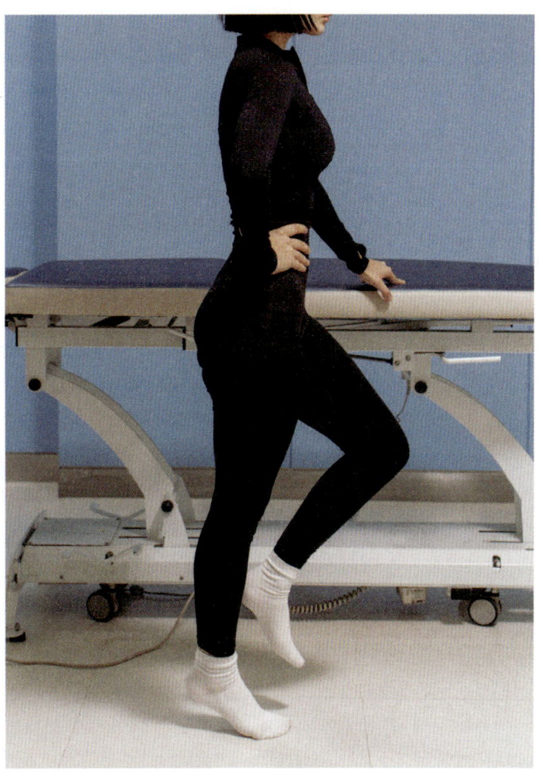
정상(N,5), 우(G,4), 양(F,3)

가(P,2)	
검사자세	• 환자는 검사대에 엎드려 누운 자세, 발은 검사대 밖에 놓이도록 한다. • 검사자는 검사할 발 가까이에 선다.
고정	검사자의 손으로 환자의 발목 위 부위를 고정한다.
저항	검사자는 발허리뼈 머리 부분의 발바닥면 부위에서, 발목관절 등쪽굽힘 방향으로 저항을 적용한다.
검사방법	환자는 발목관절을 관절운동범위 끝까지 발바닥쪽굽힘을 하게 한다.
등급판정	• P: 환자는 최대 저항에 대항하여 완전 관절운동범위를 움직이고 검사자세를 유지한다. • P −: 환자는 강한 저항에서 중간 저항까지 대항하여 부분적 관절운동범위를 움직이고 검사자세를 유지한다.

불가(T,1)/영(Z,0)	
검사자세	• 환자는 검사대에 엎드려 누운 자세, 발은 검사대 밖에 놓이도록 한다. • 검사자는 검사하는 발 앞의 검사대 끝에 선다.
고정	검사자는 손으로 환자의 발목 위 부위를 고정한다.
검사방법	환자는 발목관절을 발바닥쪽굽힘을 할 때 발꿈치뼈 바로 위에서 아킬레스힘줄의 긴장을 살피며, 종아리 중앙부위 중앙선의 양쪽부위에서 장딴지근을, 종아리 먼쪽부위의 뒷방향 가쪽면 부위에서 가자미근을 엄지손가락과 나머지 손가락을 이용하여 촉진한다.
등급판정	• T: 움직이지 못하지만 근수축을 촉진할 수 있다. • Z: 움직이지 못하고 근수축도 촉진할 수 없다.

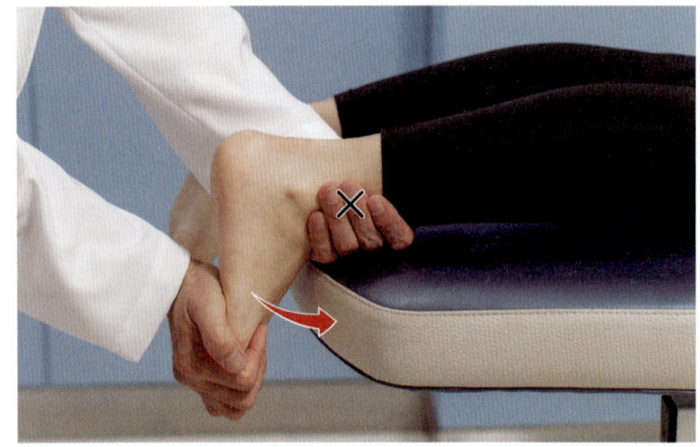
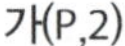

가(P,2)

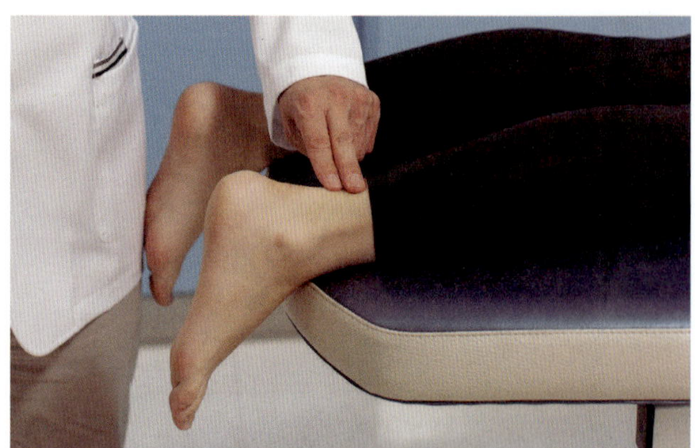

불가(T,1), 영(Z,0)

2) 발목관절 등쪽굽힘 및 안쪽들림 Ankle joint dorsiflexion and inversion 관절운동범위:0~25°

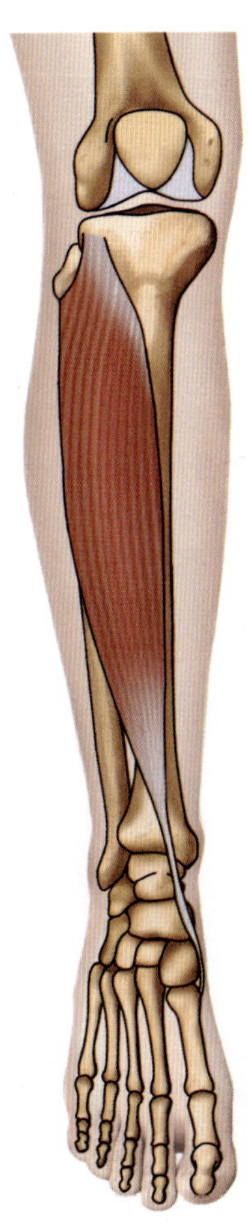

근육 Muscle 및 신경지배 Innervation	이는 곳 Origin	닿는 곳 Insertion
앞정강근(Tibialis anterior) 깊은종아리신경(Deep peronial N.)	정강뼈 몸쪽 가쪽면 뼈사이막	첫째 안쪽 쐐기뼈 제1 발허리뼈 바닥

정상(N,5)/우(G,4)/양(F,3)/가(P, 2)/불가(T, 1)/영(Z, 0)	
검사자세	• 환자는 검사대에 바로 누운 자세, 발꿈치를 검사대 위에 놓은 자세를 취한다. • 검사자는 검사하는 쪽의 발꿈치 앞에 선다.
고정	검사자는 손으로 환자의 정강뼈 가쪽면을 고정한다.
저항	검사자는 발의 안쪽 등쪽면 부위에서, 아래 및 가쪽 방향으로 저항을 적용한다.
검사방법	• 환자는 발목관절을 완전 관절운동범위 끝까지 등쪽굽힘 및 안쪽들림 자세를 유지하고, 검사자의 저항에 대하여 자세를 유지하게 한다. • 앞정강근은 정강뼈 부위 바로 가쪽면에서, 앞정강근 힘줄은 복사뼈 부위 발목의 앞안쪽면에서 촉진한다.
등급판정	• N: 최대 저항에 대항하여 검사자세를 유지한다. • G: 강한 저항에서 중간 저항까지 대항하여 검사자세를 유지한다. • F: 저항 없이 완전 관절운동범위를 움직이고 검사자세를 유지한다. • P: 환자는 부분적인 관절운동범위를 수행한다. • T: 움직이지 못하지만 근수축 또는 힘줄 두드러짐을 통해 촉진할 수 있다. • Z: 움직이지 못하고 근수축 또는 힘줄 수축을 촉진할 수 없다.

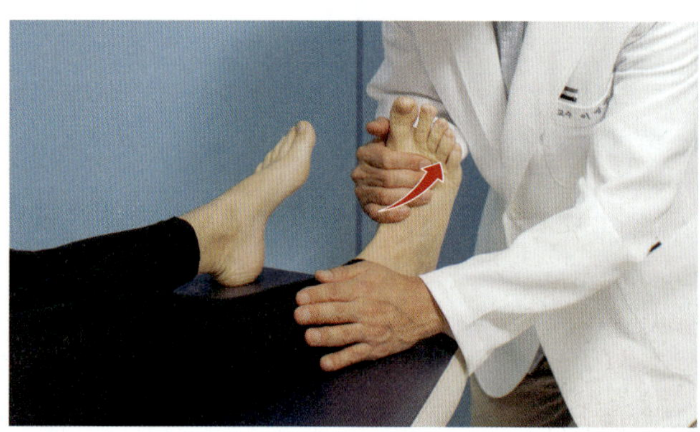
정상(N,5), 우(G,4)

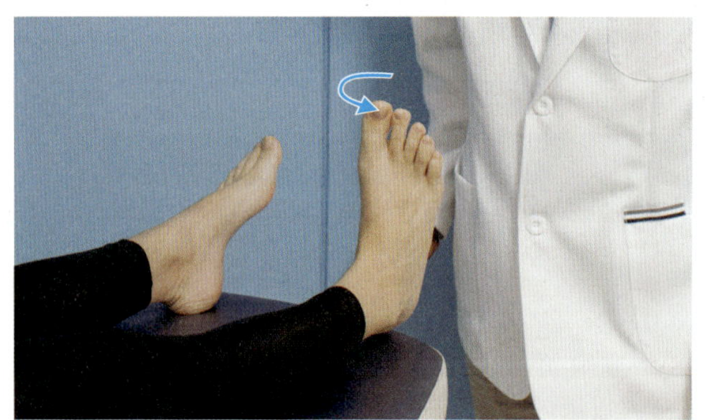
양(F,3), 가(P, 2)

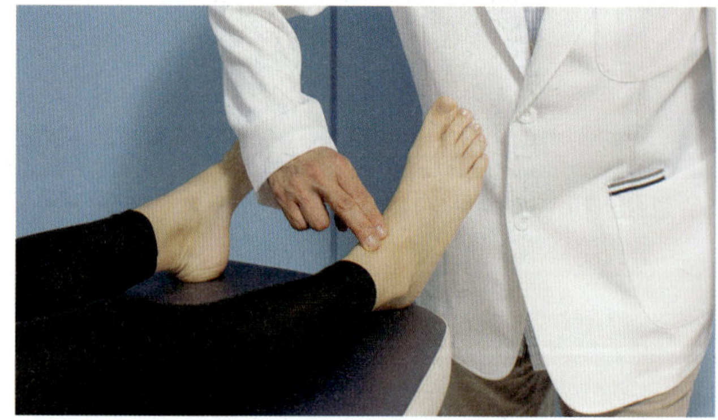
불가(T,1), 영(Z,0)

대상작용

- 긴발가락폄근과 긴엄지발가락폄근이 발가락의 펴짐을 유발한다(발가락이 검사 동작의 일부분으로 작용하지 않도록 발가락은 이완된 상태로 유지되어야 한다).
- 앉은 자세 또는 바로 누운 자세에서 무릎관절을 굽힘하여 장딴지근이 이완 되도록 한다(무릎관절이 폄은 장딴지근이 긴장되어 등쪽굽힘 완전 관절운동범위를 얻을 수 없다).

3) 발 안쪽들림 Foot inversion 관절운동범위:0~35°

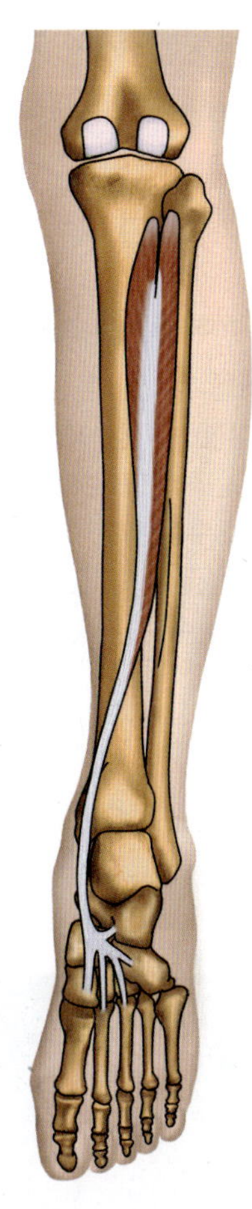

근육 Muscle 및 신경지배 Innervation	이는 곳 Origin	닿는 곳 Insertion
뒤정강근(Tibialis posterior) 정강신경(Tibial N.)	정강뼈 뒷면 가쪽 종아리뼈 몸쪽 뼈사이막 뒤	발배뼈 거친면 쐐기뼈 3개 입방뼈 제2~4 발허리뼈 바닥

정상(N,5)/우(G,4)/양(F,3)/가(P, 2)/불가(T, 1)/영(Z, 0)	
검사자세	• 환자는 검사대에 걸터앉은 자세, 발목관절 약간 발바닥쪽굽힘 자세를 취한다. • 검사자는 검사할 다리 앞이나 옆쪽으로 낮은 의자에 앉는다. 검사자의 넓적다리 위에 검사할 발을 올려 놓는다.
고정	검사자의 손으로 환자의 복사뼈 위에 뒤쪽 종아리 부위에 압력을 주지 않고 고정한다.
저항	검사자는 발허리뼈머리 부위에서 발등과 발 안쪽 모서리 부위에 가쪽들림 방향으로 저항을 적용한다.
검사방법	• 환자는 발을 완전 관절운동범위 끝까지 발가락을 이완하고 안쪽들림 자세를 유지하고, 검사자의 저항에 대하여 자세를 유지하게 한다. • 뒤정강근 힘줄은 안쪽 복사뼈와 발배뼈 사이 또는 복사뼈 위에서 촉진한다.
등급판정	• N: 최대 저항에 대항하여 검사자세를 유지한다. • G: 강한 저항에서 중간 저항까지 대항하여 검사자세를 유지한다. • F: 저항 없이 완전 관절운동범위를 움직이고 검사자세를 유지한다. • P: 환자는 부분적인 관절운동범위를 수행한다. • T: 움직이지 못하지만 근수축 또는 힘줄 두드러짐을 통해 촉진할 수 있다. • Z: 움직이지 못하고 근수축 또는 힘줄 수축을 촉진할 수 없다.

대상작용

- 긴발가락굽힘근과 긴엄지발가락굽힘근이 발가락이 굽혀짐을 유발하기 때문에 검사 동안 발가락은 이완되어야 한다.
- 뒤정강근의 작용은 발목관절에서 발바닥쪽굽힘과 안쪽들림을 유발하기 위해 앞발을 모음 위치로 영향을 미친다.

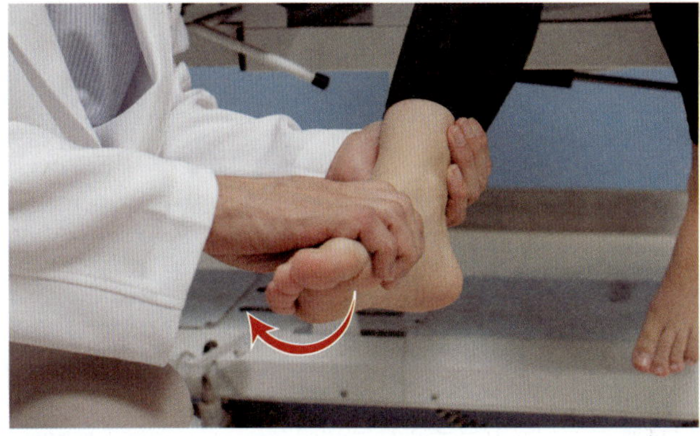

정상(N,5), 우(G,4)

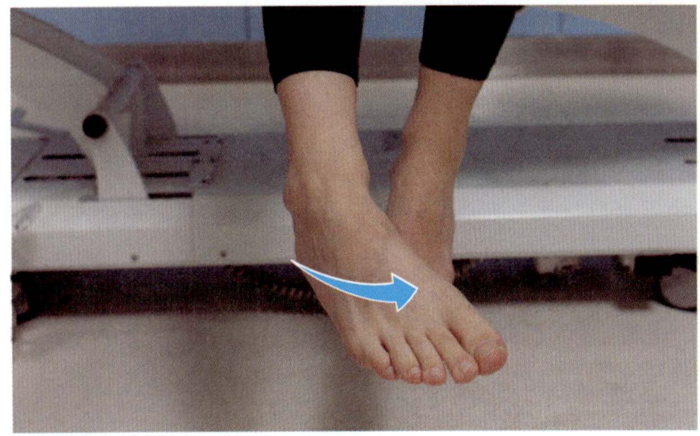

양(F,3), 가(P, 2)

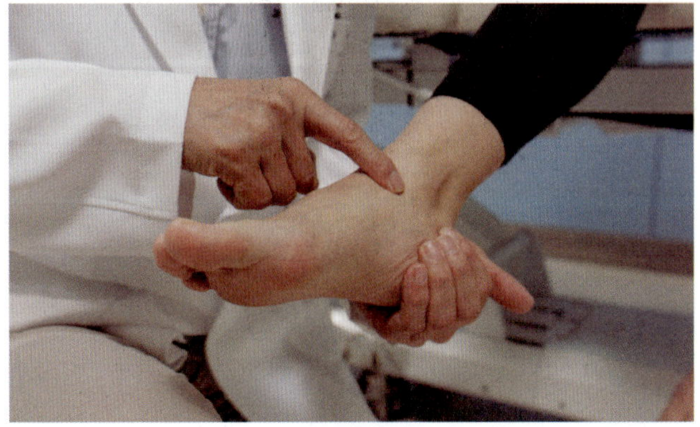

불가(T,1), 영(Z,0)

4) 발바닥쪽굽힘을 동반한 발 가쪽들림 Foot eversion with plantar flexion 관절운동범위:0~25°

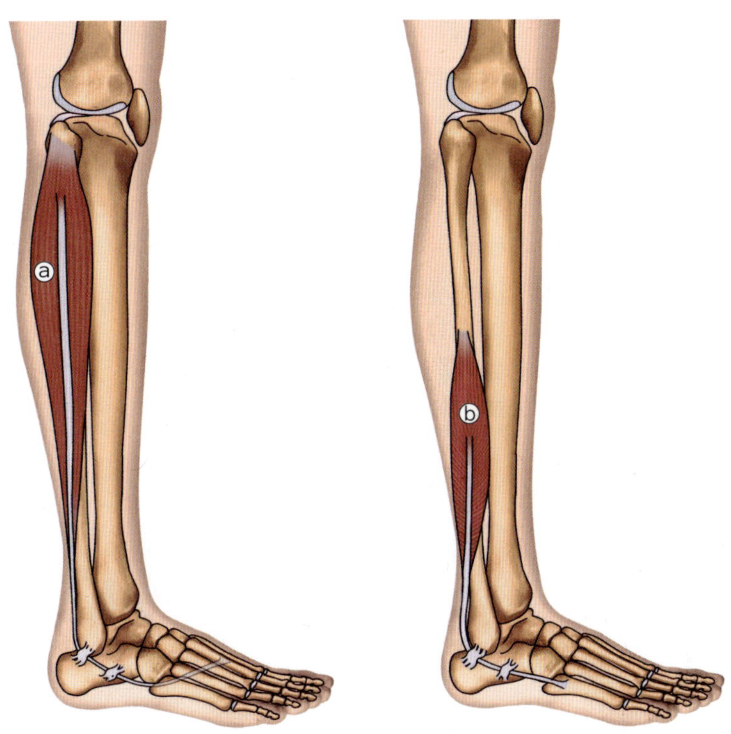

근육 Muscle 및 신경지배 Innervation	이는 곳 Origin	닿는 곳 Insertion
ⓐ 긴종아리근(Peroneus longus) 종아리신경(Peroneal N.)	종아리뼈 가쪽 몸쪽 2/3 정강뼈 가쪽관절융기	제1 발허리뼈 바닥 제1 쐐기뼈 가쪽면
ⓑ 짧은종아리근(Peroneus brevis) 종아리신경(Peroneal N.)	종아리뼈 가쪽 먼쪽 2/3	제5 발허리뼈 거친면 가쪽면

정상(N,5)/우(G,4)/양(F,3)/가(P, 2)	
검사자세	• 환자는 검사대에 걸터앉은 자세 또는 바로 누운 자세, 발목관절은 중립 자세로 위치하게 한다. • 검사자는 바로 누운 경우 환자 앞에 낮은 의자에 앉거나 검사대 끝에 선다.
고정	• 검사자의 손으로 환자의 복사뼈 바로 위에 있는 발목을 고정한다. 정강뼈 면쪽을 압박하지 않도록 한다.
저항	검사자는 발허리뼈머리 부위에서 발 등쪽과 발 가쪽 모서리 부위에, 등쪽굽힘과 안쪽들림 방향으로 저항을 적용한다.
검사방법	환자는 발목관절을 완전 관절운동범위 끝까지 첫 번째 발허리뼈머리를 내리고 발목관절을 약간 발바닥쪽굽힘을 동반한 발의 가쪽들림 자세를 유지하고, 검사자의 저항에 대하여 자세를 유지하게 한다.
등급판정	• N: 최대 저항에 대항하여 검사자세를 유지한다. • G: 강한 저항에서 중간 저항까지 대항하여 검사자세를 유지한다. • F: 저항 없이 완전 관절운동범위를 움직이고 검사자세를 유지한다. • P: 환자는 부분적인 관절운동범위를 수행한다.

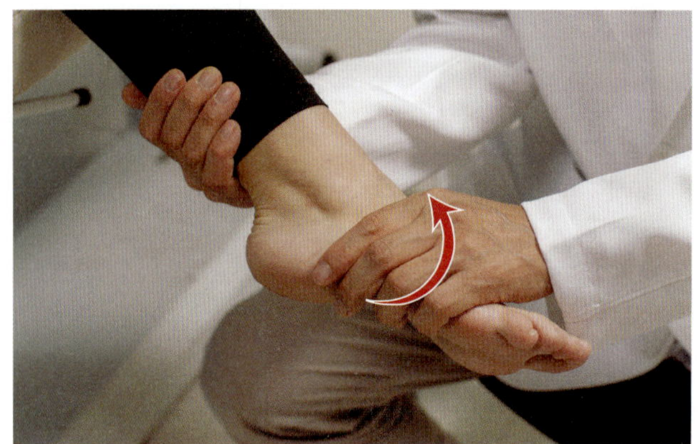

정상(N,5), 우(G,4),

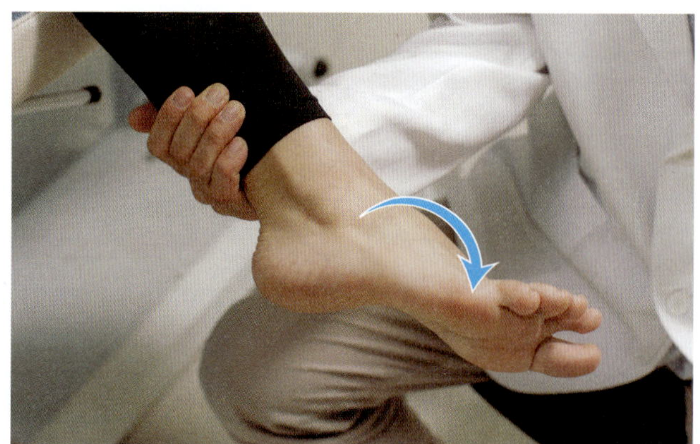

양(F,3), 가(P, 2)

긴종아리근 단독 검사

• 저항은 첫째 발허리뼈 머리의 발바닥면부위에서, 등쪽굽힘과 안쪽들림 방향으로 적용한다.

불가(T,1)/영(Z,0)	
검사자세	• 환자는 검사대에 걸터앉은 자세 또는 바로 누운 자세를 취한다. • 검사자는 환자 앞에 낮은 의자에 앉거나 검사대 끝에 선다.
고정	• 검사자의 손으로 환자의 발목관절 바로 위를 고정한다. 정강뼈 먼쪽을 압박하지 않도록 한다.
검사방법	환자가 발목관절을 가쪽들림을 할 때 긴종아리근은 종아리뼈 머리 바로 아래 1/3의 가쪽부위에서, 힘줄은 가쪽복사 뒤(짧은종아리근 힘줄 뒤)에서 촉진한다. 짧은종아리근은 종아리뼈 위 다리 먼쪽의 가쪽면에서, 힘줄은 가쪽복사 뒤에서부터 5번째 발허리뼈 바닥의 몸쪽까지 앞으로 움직이면서 촉진한다.
등급판정	• T: 움직이지 못하지만 근수축 또는 힘줄 두드러짐을 통해 촉진할 수 있다. • Z: 움직이지 못하고 근수축 또는 힘줄 수축을 촉진할 수 없다.

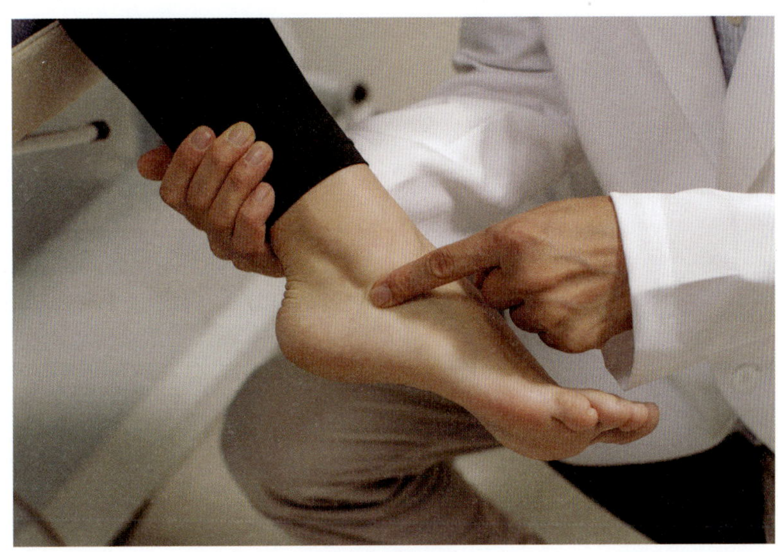

불가(T,1), 영(Z,0)

고려사항

- 발의 가쪽들림은 등쪽굽힘 또는 발바닥쪽굽힘을 동반한다.
- 짧은종아리근이 발바닥쪽굽힘을 동반한 가쪽들림이 주로 유발한다.
- 긴종아리근은 분리 검사가 가능하나 짧은종아리근은 분리 검사가 불가능하다.

memo

5) 엄지발가락과 발가락의 발허리발가락관절 굽힘 Hallux and Toe MP flexion

관절운동범위: 엄지발가락 0~45°, 가쪽 4개 발가락 0~40°

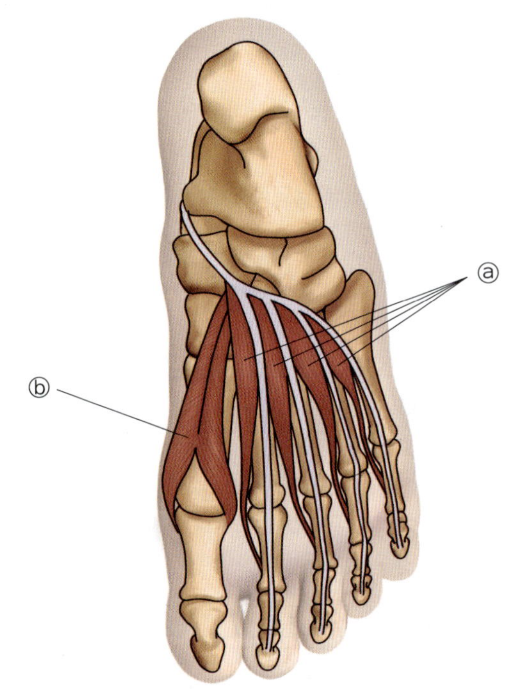

근육 Muscle 및 신경지배 Innervation	이는 곳 Origin	닿는 곳 Insertion
ⓐ 벌레근(Lumbricals) 안쪽발바닥신경(Medial plantar N.) 가쪽발바닥신경(Lateral plantar N.)	긴발가락굽힘근 힘줄	제2~5 발가락 첫마디뼈 안쪽 긴발가락폄근 힘줄들 팽대부
ⓑ 짧은엄지발가락굽힘근(Flexor hallucis brevis) 안쪽발바닥신경(Medial plantar N.)	입방뼈 가쪽 쐐기뼈 바닥	엄지 첫마디뼈 바닥 안쪽면과 가쪽면

(1) 엄지발가락 발허리발가락관절의 굽힘(짧은엄지발가락굽힘근) Hallux MP flexion(flexor hallucis brevis) 관절운동범위: 0~45°

정상(N,5)/우(G,4)/양(F,3)/가(P, 2)/불가(T, 1)/영(Z, 0)	
검사자세	• 환자는 다리를 검사대 끝에 걸치고 앉은 자세 또는 바로 누운 자세를 취한다. 발목관절은 중립 자세로 위치하게 한다. • 검사자는 환자 앞에 낮은 의자에 앉거나 검사대 끝에 선다. 검사자의 무릎 위에 검사하고자 하는 발을 올려 놓는다.
고정	• 검사자의 손으로 환자의 제1발허리뼈 발등쪽을 고정한다. • 정강뼈 먼쪽을 압박하지 않도록 한다.
저항	검사자의 집게손가락을 엄지발가락 몸쪽 첫마디뼈 아래부위에서, 엄지발가락 발허리발가락관절 폄 방향으로 저항을 적용한다.
검사방법	환자는 엄지발가락의 발허리발가락관절을 완전 관절운동범위 끝까지 굽힘 자세를 유지하고, 검사자의 저항에 대하여 자세를 유지하게 한다.
등급판정	• N: 강한 저항에 대항하여 검사자세를 유지한다. • G: 중등도 저항에서 약한 저항까지 대항하여 검사자세를 유지한다. • F: 저항 없이 완전 관절운동범위를 움직이고 검사자세를 유지한다. • P: 저항 없이 환자는 부분적인 관절운동범위를 수행한다. • T: 움직이지 못하지만 근수축 활동이 있다. • Z: 움직이지 못하고 근수축을 감지할 수 없다.

고려사항

• 짧은엄지발가락굽힘근과 힘줄은 촉진할 수 없다.

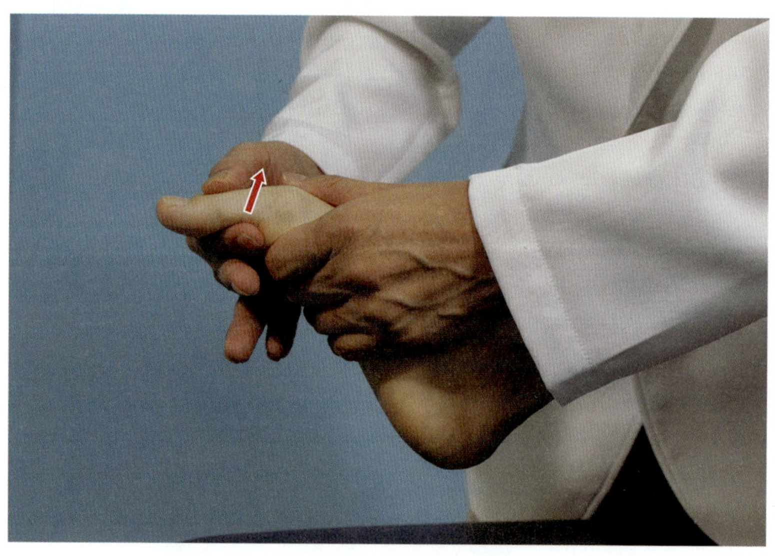

정상(N,5), 우(G,4), 양(F,3), 가(P, 2), 불가(T, 1), 영(Z, 0)

(2) 가쪽 4개 발가락 발허리발가락관절의 굽힘(벌레근) Toe MP flexion(lumbricals) 관절운동범위: 0~40°

정상(N,5)/우(G,4)/양(F,3)/가(P, 2)/불가(T, 1)/영(Z, 0)	
검사자세	• 환자는 다리를 검사대 끝에 걸치고 앉은 자세 또는 바로 누운 자세를 취한다. 발목관절은 중립 자세로 위치하게 한다. • 검사자는 환자 앞에 낮은 의자에 앉거나 검사대 끝에 선다. 검사자의 무릎 위에 검사하고자 하는 발을 올려 놓는다.
고정	검사자의 손으로 환자의 가쪽 4개 발허리뼈 발등쪽을 고정한다.
저항	검사자의 집게손가락을 가쪽 네 발가락의 첫마디뼈 아래부위에서, 가쪽 4개 발가락 발허리발가락관절 폄 방향으로 저항을 적용한다.
검사방법	환자는 가쪽 4개 발허리발가락관절을 완전 관절운동범위 끝까지 굽힘 자세를 유지하고, 검사자의 저항에 대하여 자세를 유지하게 한다. 가쪽 4개 발가락뼈사이관절의 중립을 유지한다.
등급판정	• N: 강한 저항에 대항하여 검사자세를 유지한다. • G: 중등도 저항에서 약한 저항까지 대항하여 검사자세를 유지한다. • F: 저항 없이 완전 관절운동범위를 움직이고 검사자세를 유지한다. • P: 저항 없이 환자는 부분적인 관절운동범위를 수행한다. • T: 움직이지 못하지만 근수축 활동이 있다. • Z: 움직이지 못하고 근수축을 감지할 수 없다.

고려사항

- 환자들에게 엄지발가락과 가쪽 4개 발가락을 구분하여 검사를 하는 경우는 거의 없다. 또한 MP와 IP 움직임을 분리할 수 없다.
- 벌레근 4개의 강도가 각각 달라 개별검사가 원칙이지만 실제로는 불가능하다.

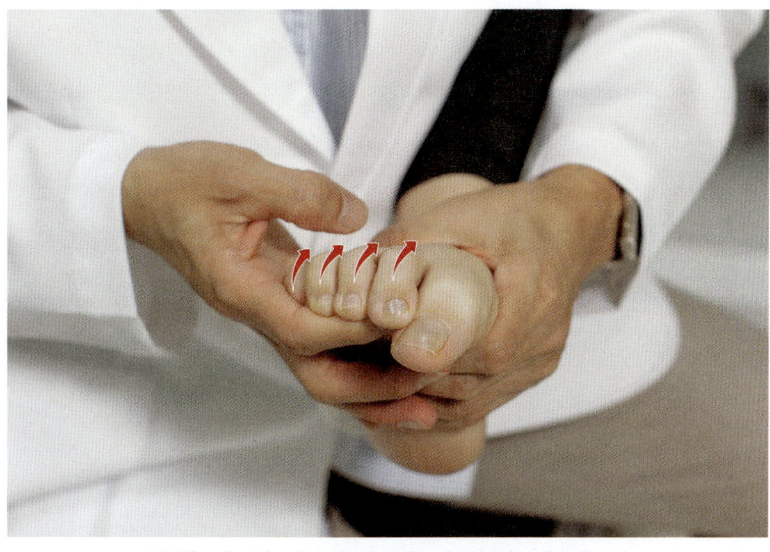

정상(N,5), 우(G,4), 양(F,3), 가(P, 2), 불가(T, 1), 영(Z, 0)

memo

6) 엄지발가락과 발가락의 발가락뼈사이관절 굽힘 Hallux and Toe PIP and DIP flexion

관절운동범위: 엄지발가락 0~90°, 가쪽 4개 발가락 PIP 0~35°, 가쪽 4개 발가락 DIP 0~60°

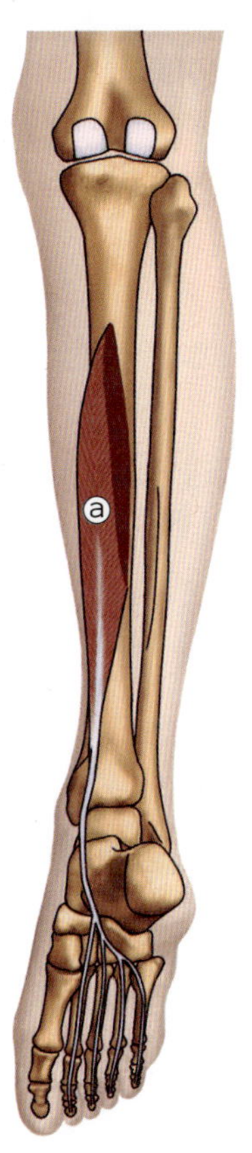

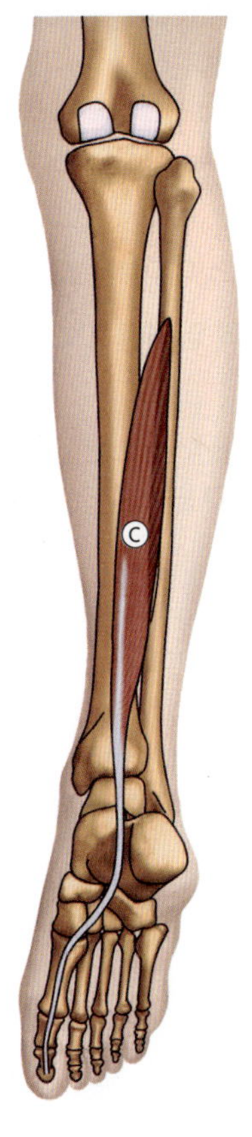

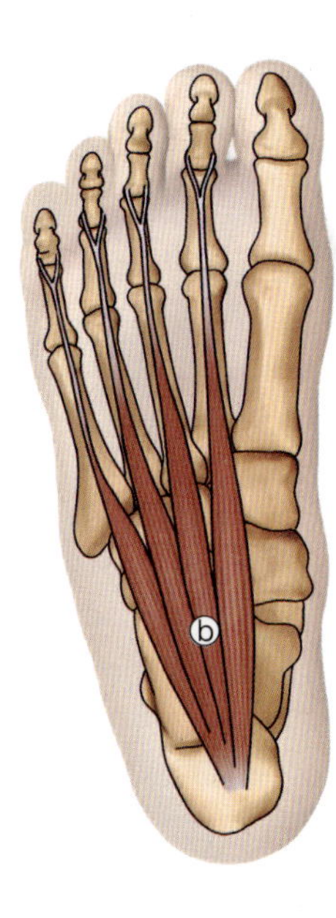

근육 Muscle 및 신경지배 Innervation	이는 곳 Origin	닿는 곳 Insertion
ⓐ 긴발가락굽힘근(Flexor digitorum longus) 정강신경(Tibial N.)	정강뼈 중간 뒷면	제2~5 발가락 끝마디뼈
ⓑ 짧은발가락굽힘근(Flexor digitorum brevis) 안쪽발바닥신경(Medial plantar N.)	발꿈치뼈 거친면	제2~5 발가락 중간마디뼈 양쪽면
ⓒ 긴엄지발가락굽힘근(Flexor hallucis longus) 정강신경(Tibial N.)	종아리뼈 뒷면 중간 2/3 뼈사이막	엄지발가락 끝마디뼈

(1) 엄지발가락의 발가락뼈사이관절의 굽힘(긴엄지발가락굽힘근)(Hallux IP flexion) 관절운동범위:0∼90°

정상(N,5)/우(G,4)/양(F,3)/가(P, 2)/불가(T, 1)/영(Z, 0)	
검사자세	• 환자는 다리를 검사대 끝에 걸치고 앉은 자세 또는 바로 누운 자세를 취한다. 발목관절은 중립 자세로 위치하게 한다. • 검사자는 환자 앞에 낮은 의자에 앉거나 검사대 끝에 선다. 검사자의 무릎 위에 검사하고자 하는 발을 올려 놓는다.
고정	검사자의 손으로 환자의 엄지 발가락의 첫마디뼈 위를 고정한다.
저항	검사자의 엄지와 집게손가락을 검사자의 엄지발가락 끝마디뼈 아래부위에서, 엄지발가락의 발가락뼈사이관절의 폄 방향으로 저항을 적용한다.
검사방법	환자는 엄지발가락의 발가락뼈사이관절을 완전 관절운동범위 끝까지 굽힘 자세를 유지하고, 검사자의 저항에 대하여 자세를 유지하게 한다. 긴엄지굽힘근의 힘줄은 엄지발가락의 몸쪽 마디뼈의 바닥면에서 촉진한다.
등급판정	• N, G: 최소 저항에 대항하여 검사자세를 유지한다. • F: 저항 없이 완전 관절운동범위를 움직인다. • P: 저항 없이 부분적 운동범위를 움직인다. • T, Z: 근수축 촉진이 최소이거나 촉진할 수 없다.

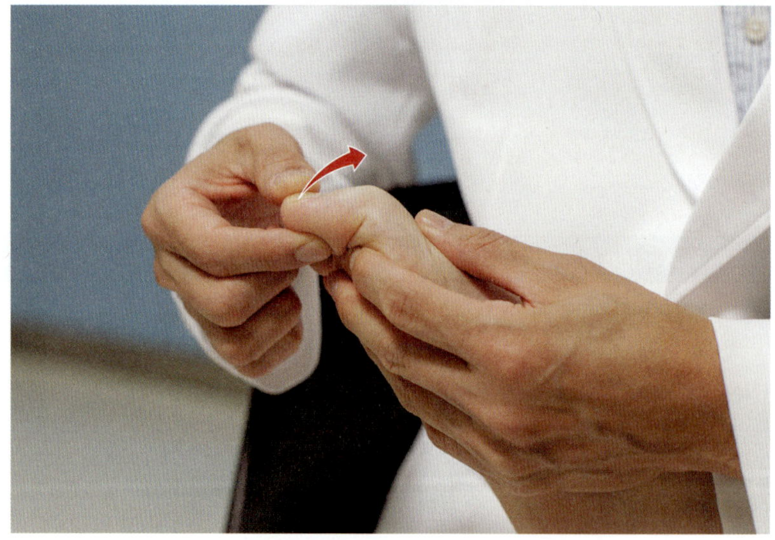

정상(N,5), 우(G,4), 양(F,3), 가(P, 2), 불가(T, 1), 영(Z, 0)

(2) 가쪽 4개 발가락의 몸쪽 발가락뼈사이관절의 굽힘(짧은발가락굽힘근)(Toe PIP flexion)

관절운동범위: 0~35°

정상(N,5)/우(G,4)/양(F,3)/가(P, 2)/불가(T, 1)/영(Z, 0)	
검사자세	• 환자는 다리를 검사대 끝에 걸치고 앉은 자세 또는 바로 누운 자세를 취한다. 발목관절은 중립 자세로 위치하게 한다. • 검사자는 환자 앞에 낮은 의자에 앉거나 검사대 끝에 선다. 검사자의 무릎 위에 검사하고자 하는 발을 올려 놓는다.
고정	검사자의 손으로 환자의 가쪽 4개 발가락의 첫마디뼈 위를 고정한다.
저항	검사자의 엄지와 집게손가락을 검사자의 가쪽 4개 발가락의 중간마디뼈 아래부위에서, 가쪽 4개 발가락의 몸쪽 발가락뼈사이관절의 폄 방향으로 저항을 적용한다.
검사방법	환자는 가쪽 4개 몸쪽 발가락뼈사이관절을 완전 관절운동범위 끝까지 굽힘 자세를 유지하고, 검사자의 저항에 대하여 자세를 유지하게 한다. 가쪽 4개 먼쪽 발가락뼈사이관절의 중립을 유지한다.
등급판정	• N, G: 최소 저항에 대항하여 검사자세를 유지한다. • F: 저항 없이 완전 관절운동범위를 움직인다. • P: 저항 없이 부분적 운동범위를 움직인다. • T, Z: 근수축 촉진이 최소이거나 촉진할 수 없다.

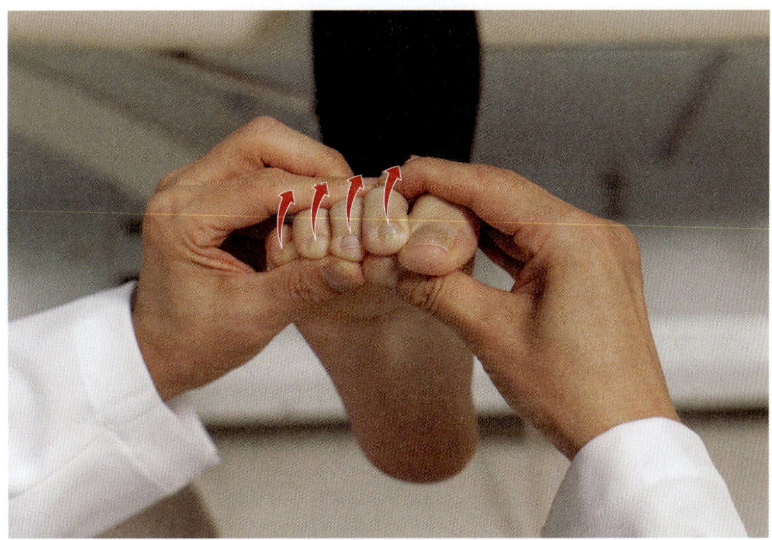

정상(N,5), 우(G,4), 양(F,3), 가(P, 2), 불가(T, 1), 영(Z, 0)

(3) 가쪽 4개 발가락의 먼쪽 발가락뼈사이관절의 굽힘(긴발가락굽힘근)(Toe DIP flexion)
관절운동범위: 0~60°

정상(N,5)/우(G,4)/양(F,3)/가(P, 2)/불가(T, 1)/영(Z, 0)	
검사자세	• 환자는 다리를 검사대 끝에 걸치고 앉은 자세 또는 바로 누운 자세를 취한다. 발목관절은 중립 자세로 위치하게 한다. • 검사자는 환자 앞에 낮은 의자에 앉거나 검사대 끝에 선다. 검사자의 무릎 위에 검사하고자 하는 발을 올려 놓는다.
고정	검사자의 손으로 환자의 가쪽 4개 발가락의 중간마디뼈 위를 고정한다.
저항	검사자의 엄지와 집게손가락을 검사자의 가쪽 4개 발가락의 끝마디뼈 아래부위에서, 가쪽 4개 발가락의 먼쪽 발가락뼈사이관절의 폄 방향으로 저항을 적용한다.
검사방법	환자는 가쪽 4개 먼쪽 발가락뼈사이관절을 완전 관절운동범위 끝까지 굽힘 자세를 유지하고, 검사자의 저항에 대하여 자세를 유지하게 한다.
등급판정	• N, G: 최소 저항에 대항하여 검사자세를 유지한다. • F: 저항 없이 완전 관절운동범위를 움직인다. • P: 저항 없이 부분적 운동범위를 움직인다. • T, Z: 근수축 촉진이 최소이거나 촉진할 수 없다.

고려사항

- 가쪽 4개 발가락에서 발허리발가락관절과 발가락뼈사이관절을 분리하여 검사할 수 없다.
- 가쪽 4개 각각의 발가락을 분리해서 움직일 수 없으므로 개별검사는 불가능하다.

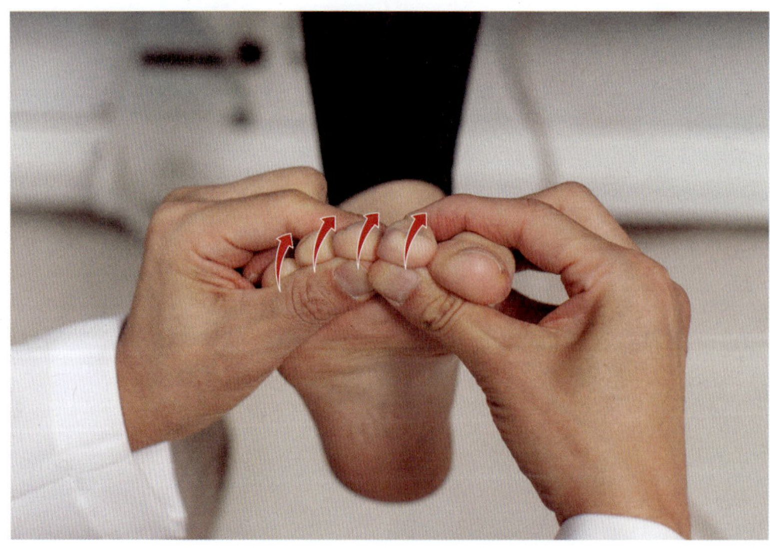

정상(N,5), 우(G,4), 양(F,3), 가(P, 2), 불가(T, 1), 영(Z, 0)

7) 엄지발가락과 발가락의 발허리발가락관절 및 발가락뼈사이관절 폄

Hallux and Toe MP and IP extension

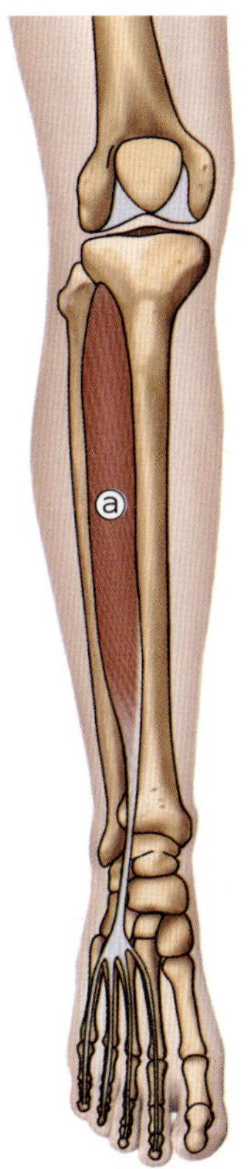

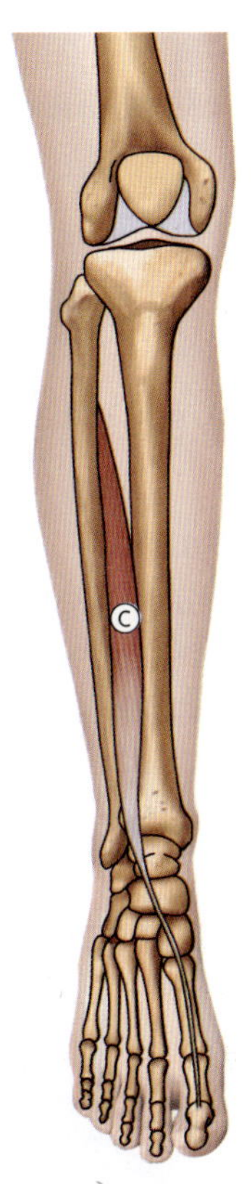

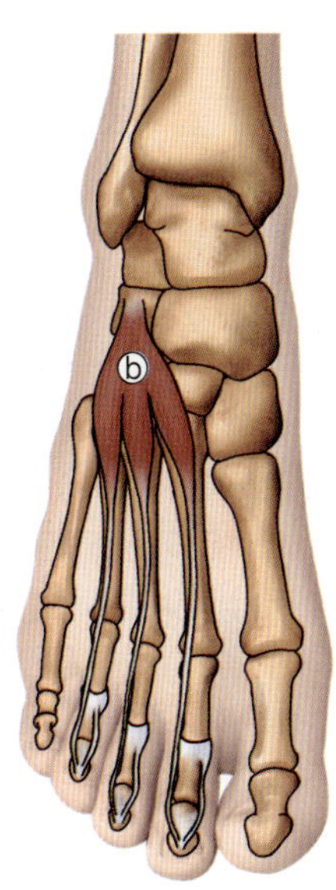

근육 Muscle 및 신경지배 Innervation	이는 곳 Origin	닿는 곳 Insertion
ⓐ 긴발가락폄근(Extensor digitorum longus) 깊은종아리신경(Deep peroneal N.)	정강뼈 가쪽관절융기 종아리뼈 몸쪽 앞면 뼈사이막	제2~5 발가락 중간마디뼈와 끝마디뼈
ⓑ 짧은발가락폄근(Extensor digitorum brevis) 깊은종아리신경(Deep peroneal N.)	발꿈치뼈	제2~4 발가락 긴발가락폄근 힘줄
ⓒ 긴엄지발가락폄근(Extensor hallucis longus) 깊은종아리신경(Deep peroneal N.)	종아리뼈 중간 앞면 뼈사이막	엄지 발가락 끝마디뼈 바닥

(1) 엄지발가락 발허리발가락관절의 폄(긴엄지발가락폄근)(Hallux MP extension)

정상(N,5)/우(G,4)/양(F,3)/가(P, 2)/불가(T, 1)/영(Z, 0)	
검사자세	• 환자는 다리를 검사대 끝에 걸치고 앉은 자세 또는 바로 누운 자세를 취한다. 발목관절은 중립 자세로 위치하게 한다. • 검사자는 환자 앞에 낮은 의자에 앉거나 검사대 끝에 선다. 검사자의 무릎 위에 검사하고자 하는 발을 올려 놓는다.
고정	검사자는 손으로 환자의 발꿈치에서 발을 고정한다.
저항	검사자의 엄지손가락을 검사자의 엄지발가락 첫마디뼈 위부위에서, 엄지발가락 발허리발가락관절의 굽힘 방향으로 저항을 적용한다.
검사방법	환자는 엄지발가락의 발허리발가락관절을 완전 관절운동범위 끝까지 폄 자세를 유지하고, 검사자의 저항에 대하여 자세를 유지하게 한다.
등급판정	• N: 강한 저항에 대항하여 검사자세를 유지한다. • G: 중등도 저항에서 약한 저항까지 대항하여 검사자세를 유지한다. • F: 저항 없이 완전 관절운동범위를 움직이고 검사자세를 유지한다. • P: 저항 없이 환자는 부분적인 관절운동범위를 수행한다. • T: 움직이지 못하지만 근수축 활동이 있다. • Z: 움직이지 못하고 근수축을 감지할 수 없다.

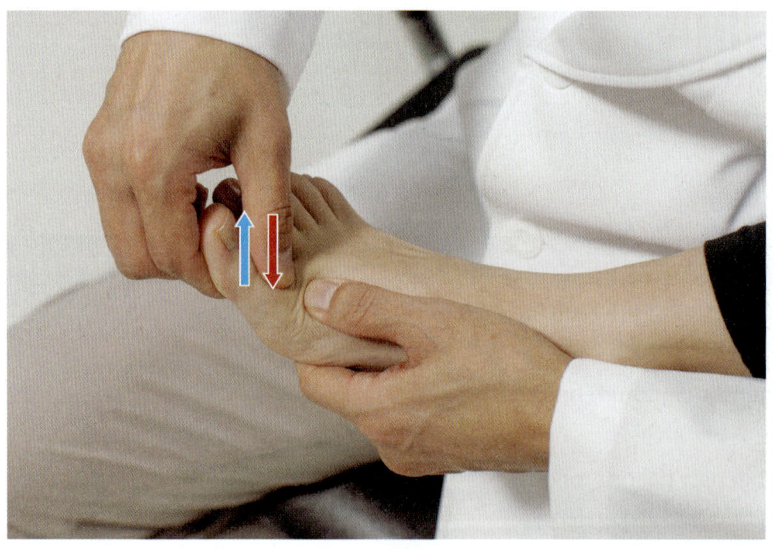

정상(N,5), 우(G,4), 양(F,3), 가(P, 2), 불가(T, 1), 영(Z, 0)

(2) 엄지발가락 발가락뼈사이관절의 폄(긴엄지발가락폄근)(Hallux IP extension)

정상(N,5)/우(G,4)/양(F,3)/가(P, 2)/불가(T, 1)/영(Z, 0)	
검사자세	• 환자는 다리를 검사대 끝에 걸치고 앉은 자세 또는 바로 누운 자세를 취한다. 발목관절은 중립 자세로 위치하게 한다. • 검사자는 환자 앞에 낮은 의자에 앉거나 검사대 끝에 선다. 검사자의 무릎 위에 검사하고자 하는 발을 올려 놓는다.
고정	검사자의 손으로 환자의 발꿈치에서 발을 고정한다.
저항	검사자의 엄지와 집게손가락을 검사자의 엄지발가락 끝마디뼈 위부위에서, 엄지발가락의 발가락뼈사이관절의 굽힘 방향으로 저항을 적용한다.
검사방법	환자는 엄지발가락의 발가락뼈사이관절을 완전 관절운동범위 끝까지 폄 자세를 유지하고, 검사자의 저항에 대하여 자세를 유지하게 한다.
등급판정	• N, G: 최소 저항에 대항하여 검사자세를 유지한다. • F: 저항 없이 완전 관절운동범위를 움직인다. • P: 저항 없이 부분적 운동범위를 움직인다. • T, Z: 근수축 촉진이 최소이거나 촉진할 수 없다.

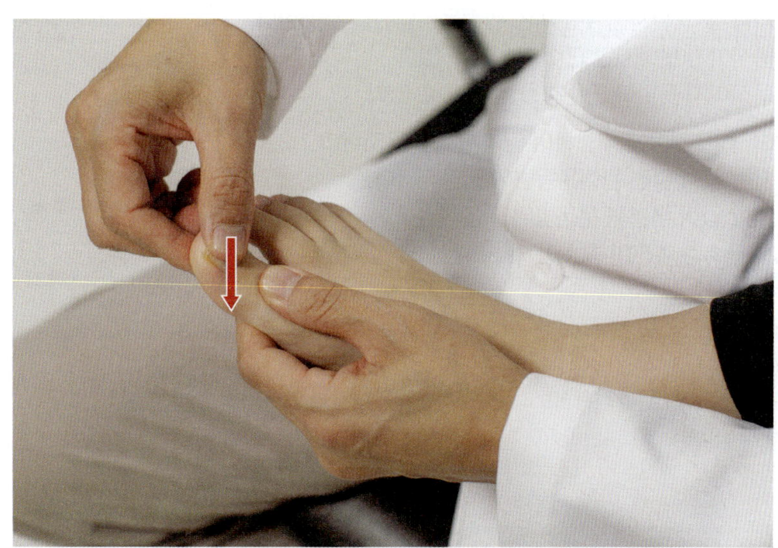

정상(N,5), 우(G,4), 양(F,3), 가(P, 2), 불가(T, 1), 영(Z, 0)

(3) 가쪽 4개 발가락 발허리발가락관절, 발가락뼈사이관절의 폄(짧은발가락폄근, 긴발가락폄근) (Toe MP and IP extension)

정상(N,5)/우(G,4)/양(F,3)/가(P, 2)/불가(T, 1)/영(Z, 0)	
검사자세	• 환자는 다리를 검사대 끝에 걸치고 앉은 자세 또는 바로 누운 자세를 취한다. 발목관절은 중립 자세로 위치하게 한다. • 검사자는 환자 앞에 낮은 의자에 앉거나 검사대 끝에 선다. 검사자의 무릎 위에 검사하고자 하는 발을 올려 놓는다.
고정	• 검사자의 손으로 환자의 가쪽 4개 발허리뼈 발바닥쪽을 고정한다. • 검사자의 손으로 환자의 가쪽 4개 발가락의 첫마디뼈와 중간마디뼈 아래를 고정한다.
저항	검사자의 엄지손가락을 검사자의 첫마디뼈(발허리발가락관절), 중간마디뼈와 끝마디뼈(발가락뼈사이관절) 위 부위에, 가쪽 4개 발가락 발허리발가락관절, 발가락뼈사이관절의 굽힘 방향으로 저항을 적용한다.
검사방법	환자는 가쪽 4개 발가락 발허리발가락관절, 발가락뼈사이관절을 완전 관절운동범위 끝까지 폄자세를 유지하고, 검사자의 저항에 대하여 자세를 유지하게 한다. 가쪽 4개 발가락뼈사이관절과 먼쪽 발가락뼈사이관절은 중립을 유지한다.
등급판정(MP)	• N: 강한 저항에 대항하여 검사자세를 유지한다. • G: 중등도 저항에서 약한 저항까지 대항하여 검사자세를 유지한다. • F: 저항 없이 완전 관절운동범위를 움직이고 검사자세를 유지한다. • P: 저항 없이 환자는 부분적인 관절운동범위를 수행한다. • T: 움직이지 못하지만 근수축 활동이 있다. • Z: 움직이지 못하고 근수축을 감지할 수 없다.
등급판정(IP)	• N, G: 최소 저항에 대항하여 검사자세를 유지한다. • F: 저항 없이 완전 관절운동범위를 움직인다. • P: 저항 없이 부분적 운동범위를 움직인다. • T, Z: 근수축 촉진이 최소이거나 촉진할 수 없다.

고려사항

- 등급판정의 목적은 근력의 등급을 판정하기보다는 근력이 활동적인지 아닌지를 구별하는 것이다.
- 엄지발가락과 가쪽 4개 발가락의 발허리발가락관절 및 발가락뼈사이관절의 폄에 대한 분리 검사는 거의 불가능하다.

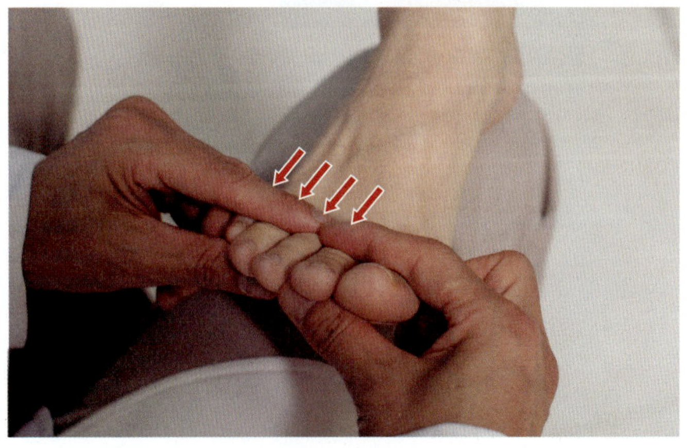

정상(N,5), 우(G,4), 양(F,3), 가(P, 2), 불가(T, 1), 영(Z, 0)

VI 얼굴의 근력 평가

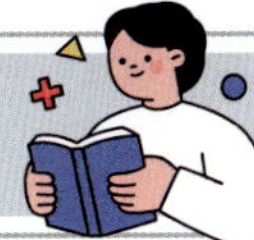

얼굴 근육은 대부분 뼈를 움직이지 않기 때문에 도수근력검사의 등급 기준을 적용하기에 부적합하다. 많은 경우 얼굴 근육은 피부에 정지하여 표정을 만드는 근육이므로 기능적 수준을 평가하는 것이 타당하다(표 3-3).

얼굴 근육을 검사하기 위한 분리된 얼굴 근육의 움직임은 환자에게 익숙하지 않아 연습이 필요할 수 있다. 따라서 검사자는 검사 전 시범을 보여주고 환자가 움직임에 익숙해질 수 있는 시간을 주는 것이 필요하다.

얼굴근육을 평가할 때는 대칭성을 검사하는 것이 중요하고 위운동신경세포병변과 아래운동신경세포병변으로 인해 나타나는 뇌신경 운동장애에 대한 고려가 필요하다.

검사 자세는 뼈대근육과 같이 등급에 따라 자세가 변하지 않고 앉은 자세에서 평가를 한다. 앉은 자세를 취할 수 없는 경우 바로누운자세에서 실시한다.

검사자는 환자의 체액을 접할 수 있기 때문에 장갑을 착용하는 것이 좋다.

[표 3-3] 얼굴 근육의 등급기준

등급	내용
기능적(Functional, F)	기능적으로 정상 또는 약한 손상
기능적이지만 약함(Weak Functional, WF)	능동운동 수준에 영향을 미칠 정도의 중등도 손상
기능적이지 못함(NonFunctional, NF)	심한 손상, 비기능적
제로(0)	움직임 없음

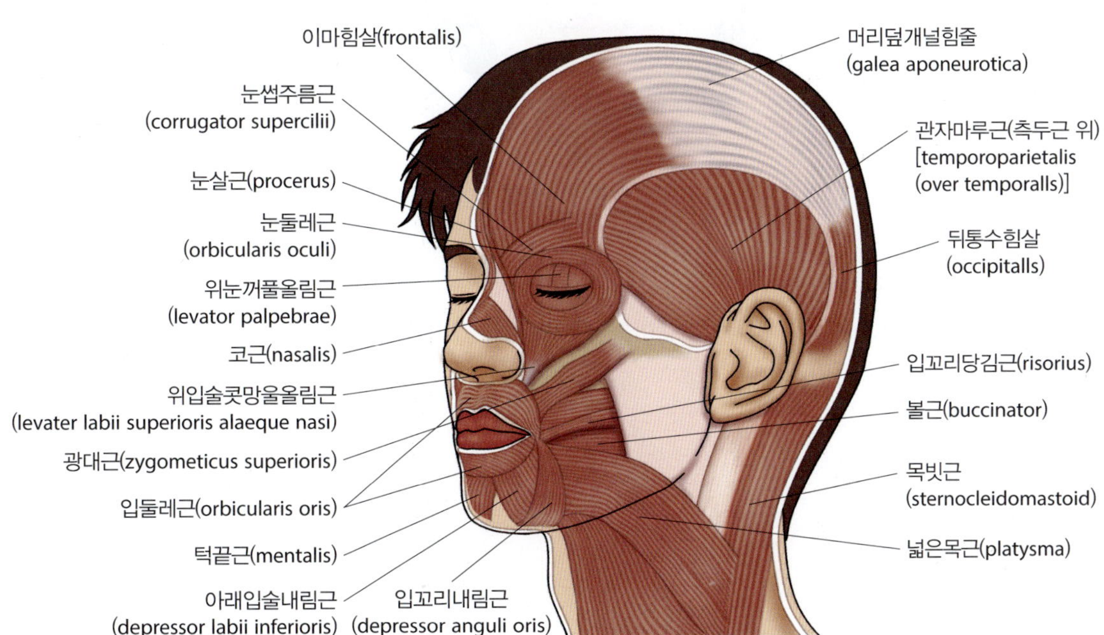

1 이마와 눈 주변의 근육

1) 눈썹 올리기

근육 Muscle 및 신경지배 Innervation	이는 곳 Origin	닿는 곳 Insertion
후두전두근, 전두부위(Occipitofrontalis, frontalis part) 얼굴신경(Facial N)	머리덮개널힘줄	눈확 위의 피부

근육기능	후두전두근은 이마에 수평주름을 만들면서 눈썹을 올리는 근육이다.
저항	검사자의 양손 엄지로 각각 눈썹위의 피부를 아랫방향으로 저항을 준다.
검사방법	환자는 눈썹을 올려 이마에 주름을 만든다.
등급판정	• F:저항을 이기고 깊은 수평 주름을 만들 수 있다. • WF: 얕은 주름이 나타나고 저항을 이기지 못한다. • NF: 약간의 움직임이 나타난다. • 0: 눈썹을 위로 올리지 못한다.

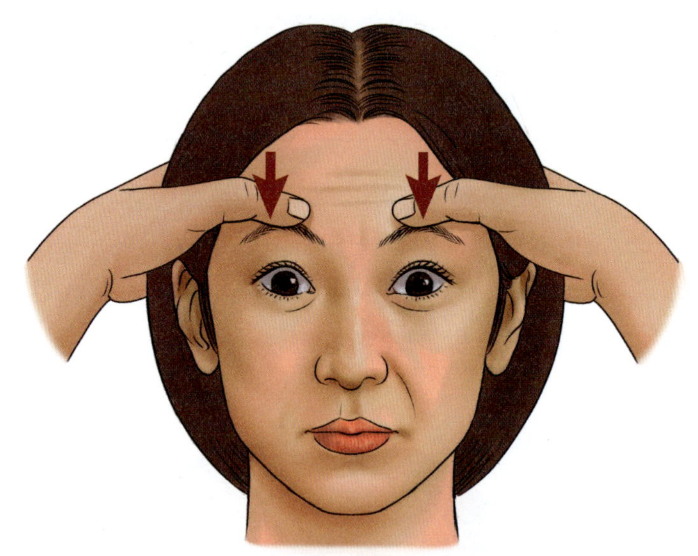

2) 눈 뜨기

근육 Muscle 및 신경지배 Innervation	이는 곳 Origin	닿는 곳 Insertion
눈꺼풀올림근(Levator palperae superioris) 눈돌림신경(Occulomotor N)	나비뼈 눈확공간의 위부분	위눈꺼풀판 위눈꺼풀 피부

근육기능	눈꺼풀올림근은 위눈꺼풀을 올려 눈을 뜨게 하는 근육이다.
저항	검사자의 엄지나 집게손가락으로 눈꺼풀 위의 피부를 아랫방향으로 저항을 준다.
검사방법	환자가 눈을 크게 뜬다.
등급판정	• F: 저항을 이기고 눈을 크게 뜬다(홍채가 완전히 보인다). • WF: 눈을 뜨지만 부분적으로 홍채가 보이고 저항에 견디지 못한다. • NF: 눈을 뜰 수 없고 홍채가 거의 덮여있다. • 0: 눈꺼풀을 올리지 못한다.

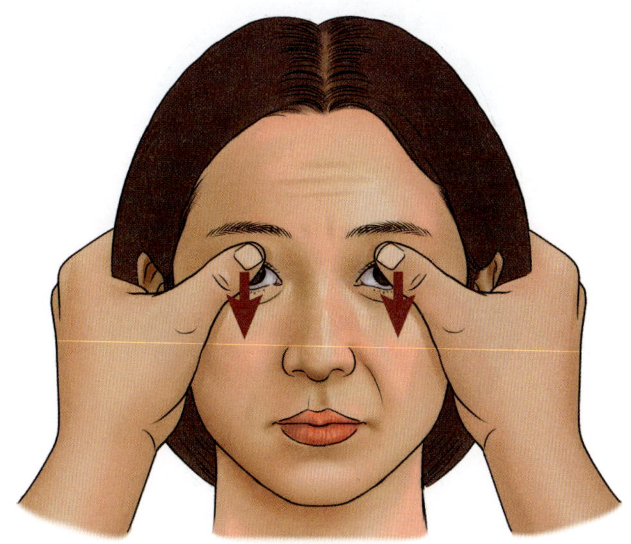

고려사항

- 저항을 주는 동안 안구를 누르는 것을 피한다
- 이마근의 보상작용에 유의한다.

3) 눈 감기

근육 Muscle 및 신경지배 Innervation	이는 곳 Origin	닿는 곳 Insertion
눈둘레근(Orbicularis oculi) 얼굴신경(Facial N)	전두골 안쪽눈꺼풀인대 눈물뼈	가쪽 눈꺼풀솔기

눈둘레근	눈둘레근은 눈의 조임근으로 눈을 감는 근육이다.
저항	검사자의 엄지와 집게손가락으로 감은 눈을 벌린다.
검사방법	환자는 눈을 꼭 감는다.
등급판정	• F: 저항을 이기고 눈을 꼭 감는다. • WF: 저항 없이 눈을 감을수는 있으나 흰자위막이 조금 보인다. • NF: 눈을 감아 홍채를 완전히 덮을 수 없다. • 0: 눈둘레근의 작용이 없다.

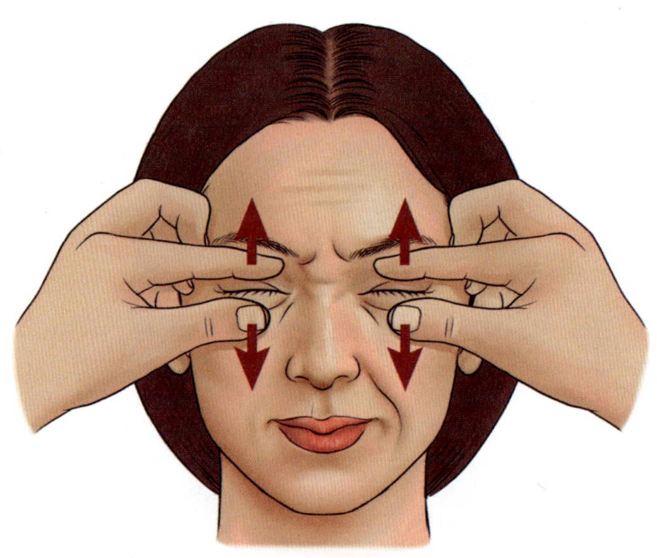

4) 찌푸리기

근육 Muscle 및 신경지배 Innervation	이는 곳 Origin	닿는 곳 Insertion
눈썹주름근(Corrugator supercilii) 얼굴신경(Facial N)	이마뼈	눈썹의 안쪽 피부

눈썹주름근	눈썹주름근은 눈썹을 안쪽과 아래쪽으로 당겨 이마에 수직으로 주름을 만드는 근육이다.
저항	검사자의 양손 엄지를 눈썹 시작부위에 놓고 눈썹이 옆으로 움직이도록 한다.
검사방법	환자는 양 미간을 찌푸린다.
등급판정	• F: 약간의 저항을 이기고 깊은 주름을 만들 수 있다. • WF: 저항 없이 찌푸릴 수 있으나 주름이 얕고 분명하지 않다. • NF: 약간의 움직임이 일어난다 • 0: 눈썹주름근의 작용이 없다.

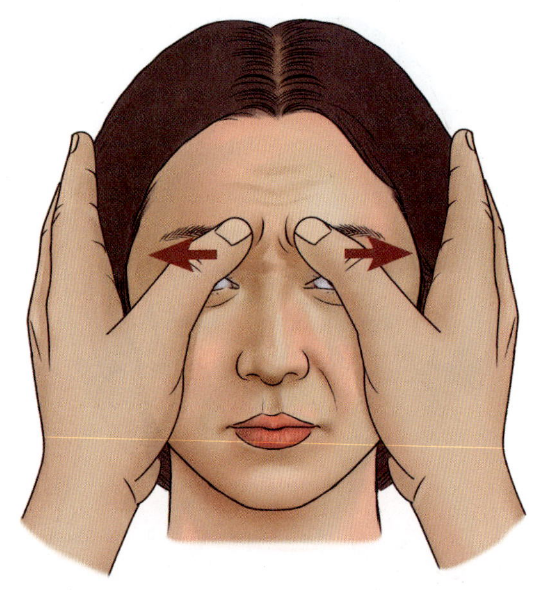

5) 콧날에 주름잡기

근육 Muscle 및 신경지배 Innervation	이는 곳 Origin	닿는 곳 Insertion
눈살근(Procerus) 얼굴신경(Facial N)	코뼈의 힘줄막 가쪽 코 연골	눈썹 사이 이마 아래를 덮는 피부

근육기능	눈살근은 콧구멍의 가쪽 모서리를 들어 올려 콧날에 대각선 주름을 만드는 근육이다.
저항	검사자의 양손 엄지를 콧날 옆에 놓고 가쪽으로 움직인다.
검사방법	환자는 코에 주름이지게 한다(기분 나쁜 표정)
등급판정	• F: 약간의 저항을 이기고 주름을 만들 수 있다. • WF: 저항 없이 주름을 만들 수 있으나 주름이 얕다. • NF: 움직임을 어렵게 관찰할 수 있다. • 0: 표정의 변화가 없다 (눈살근의 작용이 없다).

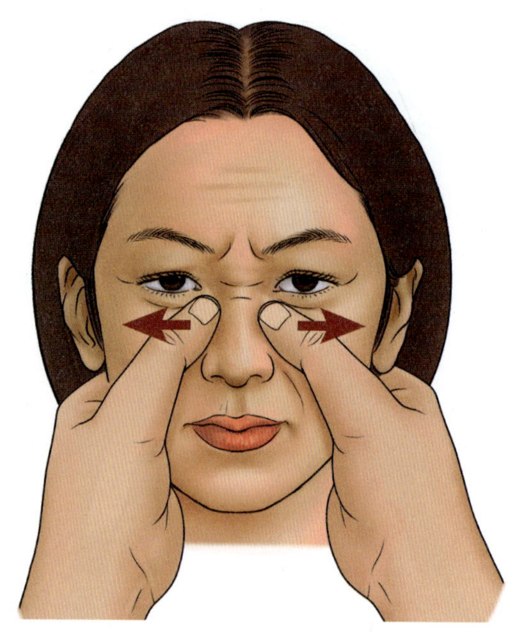

② 입 주변의 근육

1) 입술 오므리기

근육 Muscle 및 신경지배 Innervation	이는 곳 Origin	닿는 곳 Insertion
입둘레근(Orbicularis oris) 얼굴신경(Facial N)	위턱뼈 아래턱뼈	입술 주변의 피부

근육기능	입둘레근은 입술을 오므리고 내미는 근육이다.
저항	설압자의 납작한 면을 윗입술과 아랫입술위에 대각선으로 놓고 입 안쪽으로 저항을 준다.
검사방법	입술을 모으고 내민다.
등급판정	• F: 비교적 강한 저항을 이기면서 완전히 입술을 모을 수 있다. • WF: 저항 없이 입술을 모을 수 있다. • NF: 움직임은 있으나 입술을 모을 수 없다. • 0: 입술을 모을 수 없다(입둘레근의 작용이 없다).

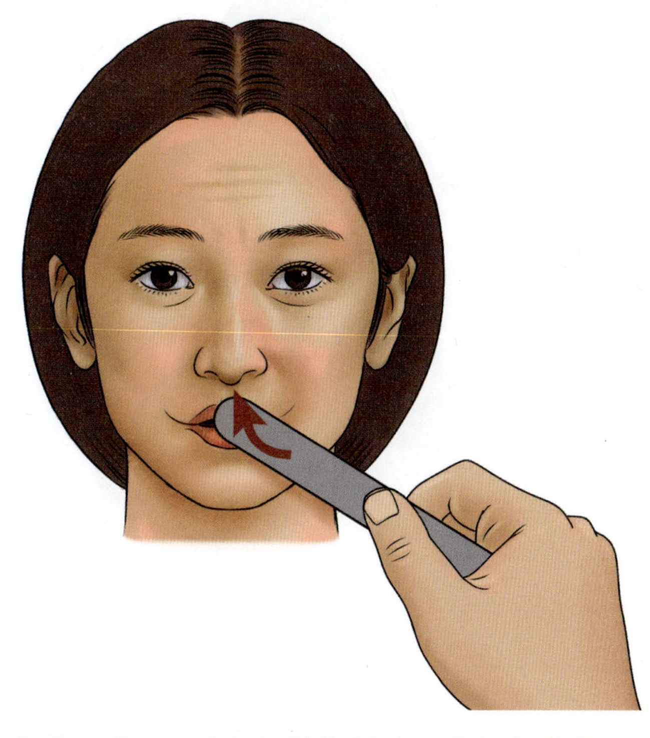

2) 볼 압축하기

근육 Muscle 및 신경지배 Innervation	이는 곳 Origin	닿는 곳 Insertion
볼근(Buccinator) 얼굴신경(Facial N)	위턱뼈와 아래턱뼈 깨물근과 넓은목근의 근막	입둘레근

근육기능	볼근은 치아에 대하여 뺨을 압축하는 근육이다.
저항	설압자를 입안에 넣고 납작한 면을 안쪽에서 가쪽으로 민다.
검사방법	입안으로 볼을 당기면서 압축한다.
등급판정	• F : 강한 저항을 대항하여 볼을 압축하여 유지할 수 있다. • WF : 저항 없이 볼을 압축할 수 있다. • NF : 움직임은 있으나 완전하게 압축할 수 없다. • 0 : 볼에서 움직임이 없다(볼근의 작용이 없다).

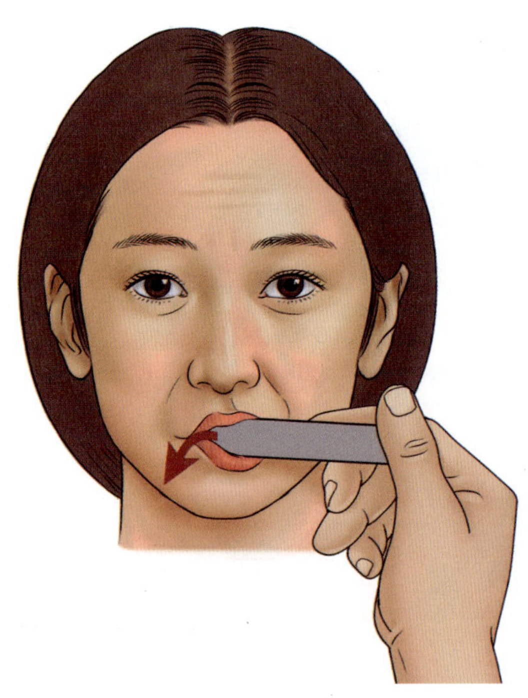

3 기타 입 근육

1) 입꼬리 올리기

근육 Muscle 및 신경지배 Innervation	이는 곳 Origin	닿는 곳 Insertion
입꼬리올림근(Levator anguli oris) 얼굴신경(Facial N)	입꼬리의 피부	입둘레근

근육기능	입꼬리올림근은 입꼬리를 올려 웃을 때 치아를 보이게 하는 근육이다.
검사방법	한쪽을 검사할 때는 비웃는 표정을 지으면서 입꼬리를 위로 올린다.

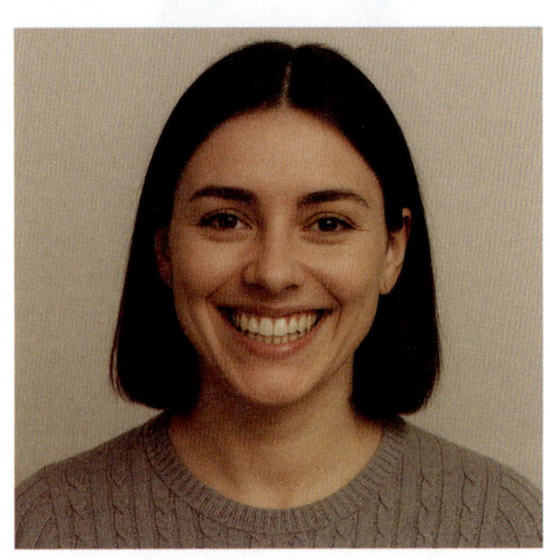

2) 윗입술 올리기

근육 Muscle 및 신경지배 Innervation	이는 곳 Origin	닿는 곳 Insertion
위입술올림근(Levator labii superioris) 얼굴신경(Facial N)	위턱뼈 이마돌기의 윗부분	윗입술 안쪽

근육기능	위입술올림근은 윗입술을 올려 윗니가 보이도록 하는 근육이다.
검사방법	윗입술을 올리면서 내밀어 윗니가 보이도록 움직인다.

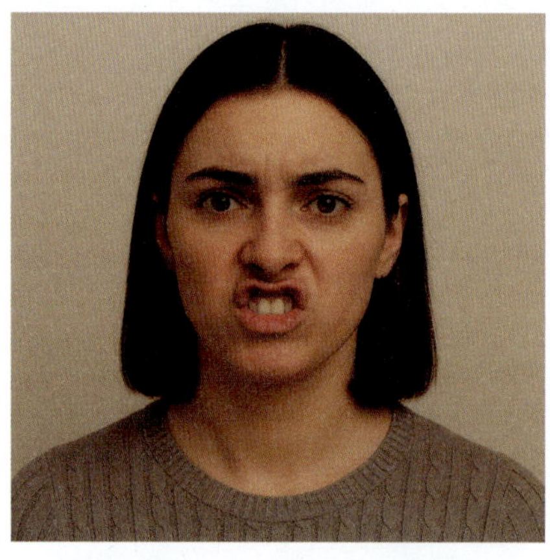

3) 미소짓기

근육 Muscle 및 신경지배 Innervation	이는 곳 Origin	닿는 곳 Insertion
큰광대근(Zygomaticus major) 얼굴신경(Facial N)	광대뼈	입꼬리 윗입술의 가쪽

근육기능	큰광대근은 입꼬리를 위쪽과 가쪽으로 당기는 근육이다.
검사방법	입꼬리를 위쪽과 가쪽으로 당겨 미소 짓도록 한다.

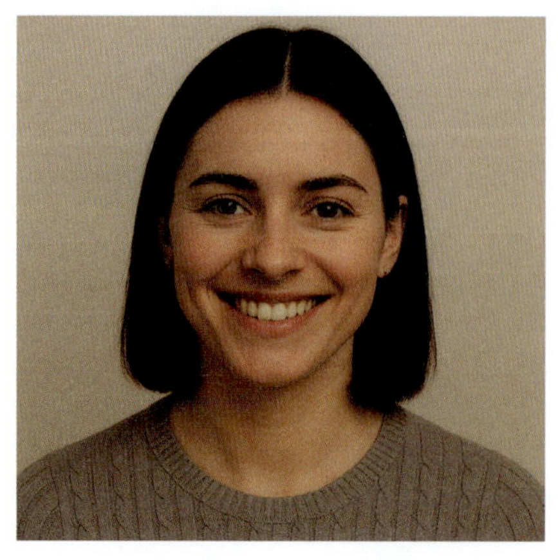

4) 아랫입술 내리기

근육 Muscle 및 신경지배 Innervation	이는 곳 Origin	닿는 곳 Insertion
아랫입술내림근(Depressor labii inferioris) 얼굴신경(Facial N)	턱끝결합과 턱끝구멍사이의 아래턱뼈 가쪽면	아랫입술의 피부

근육기능	아랫입술내림근은 아랫입술을 아래쪽과 가쪽으로 당겨 비꼬는 표정을 만드는 근육이다.
검사방법	아랫입술을 내리면서 비꼬는 표정을 짓도록 한다.

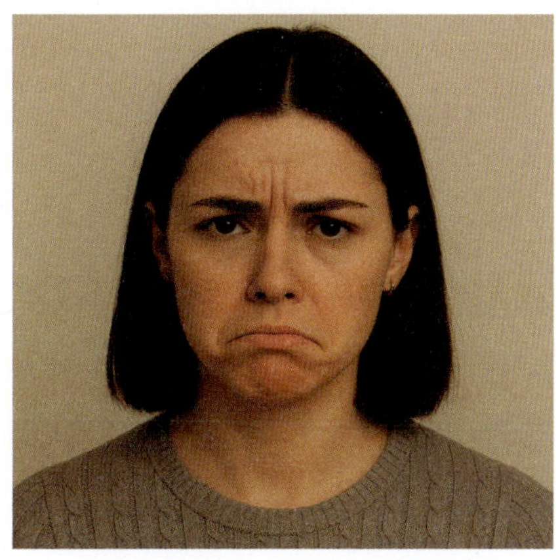

5) 아랫입술 내밀기

근육 Muscle 및 신경지배 Innervation	이는 곳 Origin	닿는 곳 Insertion
턱끝근(Mentalis) 얼굴신경(Facial N)	아래턱뼈의 앞니오목	턱끝의 피부

근육기능	턱끝근은 아랫입술을 들어 올려 내미는 근육으로 뾰로통한 표정을 만드는 근육이다.
검사방법	아랫입술을 내밀면서 뾰로통한 표정을 짓도록 한다.

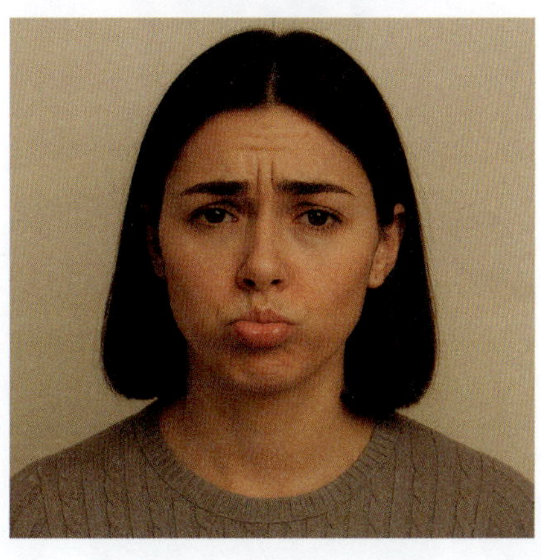

4 씹기 근육

1) 입 다물기

근육 Muscle 및 신경지배 Innervation	이는 곳 Origin	닿는 곳 Insertion
깨물근(Masseter) 삼차신경(Trigeminal N)	광대뼈 광대활	아래턱뼈 가지 아래턱뼈 각
측두근(Temporalis) 삼차신경(Trigeminal N)	머리뼈의 가쪽면(측두오목)	아래턱뼈 갈고리돌기
안쪽날개근(Pterygoideus medialis) 삼차신경(Trigeminal N)	나비뼈 입천장뼈 위턱뼈	아래턱뼈 가지 및 각

근육기능	깨물근은 씹기를 하는 동안 치아가 접촉되도록 아래턱뼈를 올림 시킨다. 측두근은 아래턱뼈를 올림 시키고 뒤당김 시킨다. 안쪽날개근은 아래턱뼈를 올림 시키고 반대쪽 가쪽치우침 및 내밈 시킨다.
저항	검사자는 환자의 아래턱에 엄지와 검지 사이의 거미막을 대고 아래쪽으로 저항을 준다. 다른 한 손은 환자의 머리위에서 머리를 고정한다.
검사방법	환자는 턱을 꽉 다문다.
등급판정	• F: 저항에 대항하여 입을 꽉 다물 수 있다. • WF: 약한 저항에 대항하여 입을 다물 수 있다. • NF: 턱을 다물 수 있지만 저항에 대항하여 유지하지 못한다. • 0: 턱을 완전히 다물 수 없다.

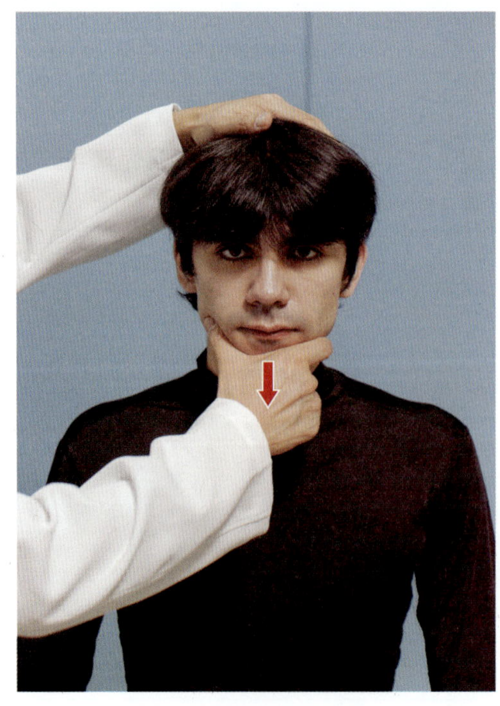

2) 입 벌리기

근육 Muscle 및 신경지배 Innervation	이는 곳 Origin	닿는 곳 Insertion
가쪽날개근(Pterygoideus lateralis) 삼차신경(Trigeminal N)	나비뼈 큰날개 날개돌기 가쪽판	아래턱뼈 측두하악관절
위목뿔근(Suprahyoid) 삼차신경(Trigeminal N) 얼굴신경(Facial N)	아래턱뼈의 아래쪽면 측두골의 붓돌기	목뿔뼈

근육기능	• 가쪽날개근은 아래턱뼈를 내리고 내밈 및 반대쪽 가쪽치우침 시킨다. • 위목뿔근은 아래턱뼈를 내리고 뒤당김 시킨다.
저항	검사자는 한 손을 컵을 잡듯이 환자의 아래턱을 받쳐 수직으로 저항을 주고, 다른 한 손은 환자의 머리를 고정한다.
검사방법	환자는 입을 벌린다.
등급판정	• F: 3~4개의 손가락이 들어갈 정도로 벌리고 최대저항에 대항하여 유지할 수 있다. • WF: 2개 손가락이 들어갈 정도로 벌리고 약한 저항에 대항하여 유지할 수 있다. • NF: 저항을 이기지 못하고 최소한의 움직임이 일어난다. • 0: 턱을 내릴 수 없다.

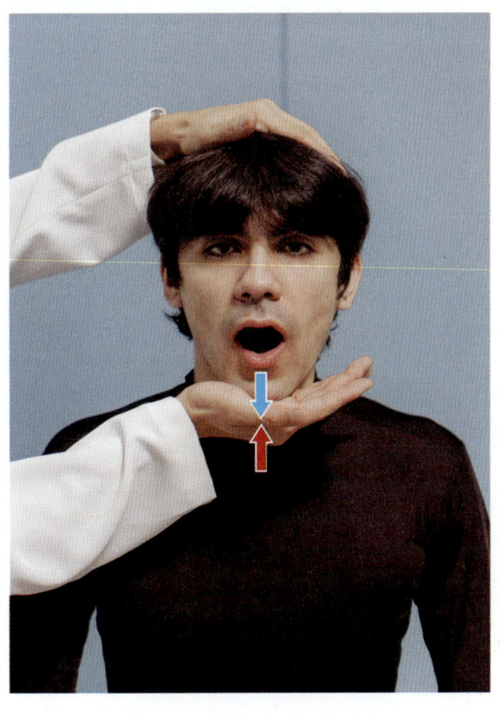

3) 턱을 가쪽으로 치우치기

근육 Muscle 및 신경지배 Innervation	이는 곳 Origin	닿는 곳 Insertion
가쪽날개근(Pterygoideus lateralis) 삼차신경(Trigeminal N)	나비뼈 큰날개 날개돌기 가쪽판	아래턱뼈 측두하악관절
안쪽날개근(Pterygoideus medialis) 삼차신경(Trigeminal N)	나비뼈 입천장뼈 위턱뼈	아래턱뼈 가지 및 각

근육기능	• 가쪽날개근은 아래턱뼈를 내리고 반대쪽 가쪽치우침 및 내밈 시킨다. • 안쪽날개근은 아래턱뼈를 올리고 반대쪽 가쪽치우침 및 내밈 시킨다.
저항	검사자는 한 손을 관자놀이 부위에 손바닥을 놓아 고정하고 다른 한 손으로 반대쪽 턱에 저항을 준다.
검사방법	환자는 턱을 가쪽 치우침 한다.
등급판정	• F: 아래 앞니가 윗니 3개를 지나고 강한 저항을 견딜 수 있다. • WF: 아래 앞니가 윗니 1개를 지나고 약한 저항을 견딜 수 있다. • NF: 저항을 이기지 못하고 최소한의 움직임이 일어난다. • 0: 움직임이 일어나지 않는다.

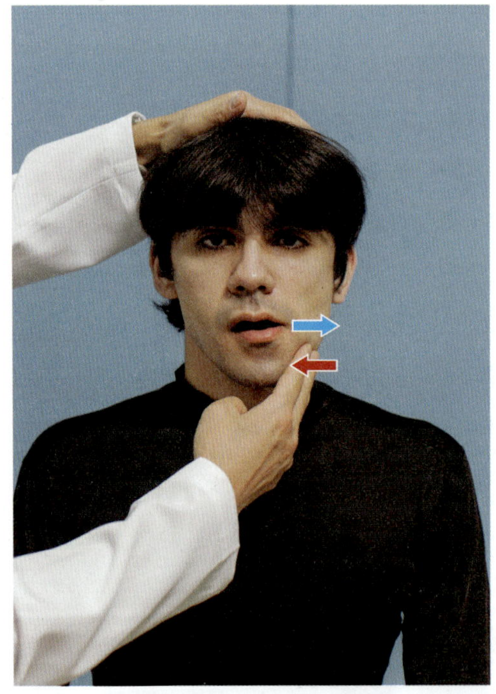

고려사항

- 턱을 오른쪽으로 치우침 할 때는 왼쪽 가쪽날개근과 왼쪽 안쪽날개근이 작용하고, 왼쪽으로 치우침 할 때는 오른쪽 가쪽날개근과 오른쪽 안쪽날개근이 작용한다.
- 삼차신경이 손상된 환자는 마비된 쪽으로 턱을 움직일 수 있다.

4) 턱 내밀기

근육 Muscle 및 신경지배 Innervation	이는 곳 Origin	닿는 곳 Insertion
가쪽날개근(Pterygoideus lateralis) 삼차신경(Trigeminal N)	나비뼈 큰날개 날개돌기 가쪽판	아래턱뼈 측두하악관절
안쪽날개근(Pterygoideus medialis) 삼차신경(Trigeminal N)	나비뼈 입천장뼈 위턱뼈	아래턱뼈 가지 및 각

근육기능	• 가쪽날개근은 아래턱뼈를 내리고 반대쪽 가쪽치우침 및 내밈 시킨다. • 안쪽날개근은 아래턱뼈를 올리고 반대쪽 가쪽치우침 및 내밈 시킨다.
저항	검사자는 한 손으로 환자의 머리 뒤에서 머리를 고정하고, 다른 한 손의 엄지와 집게손가락 사이의 갈퀴막으로 턱을 잡고 저항을 준다.
검사방법	환자는 턱을 앞으로 내민다.
등급판정	• F: 윗니 앞쪽으로 아래턱을 내밀어 충분한 공간이 생기고 강한 저항을 견딜 수 있다. • WF: 턱을 앞으로 내밀지만 윗니와 아랫니 사이의 공간이 거의 없으며, 약한 저항에 견딜 수 있다. • NF: 저항을 이기지 못하고 최소한의 움직임이 일어난다. • 0: 움직임이 일어나지 않는다.

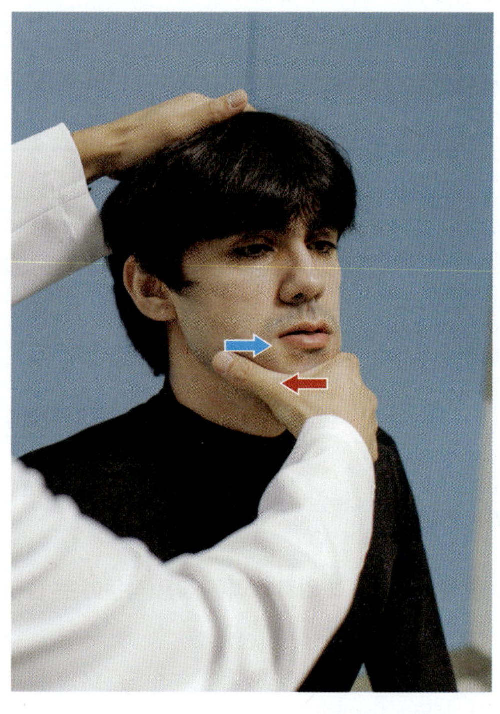

5 눈동자 움직임

눈동자를 움직이는 근육은 6개가 있다(그림 3-1). 가쪽곧은근(갓돌림신경)과 위빗근(도르래신경)을 제외한 나머지 근육은 눈돌림신경의 지배를 받는다(표 3-4).

곧은근(위곧은근, 아래곧은근)은 벌림위치에서 수직 작용이 가장 강하고 빗근은 모음위치에서 수직작용이 강하다.

안쪽곧은근과 가쪽곧은근은 각각 모음과 벌림의 전용 근육이다.

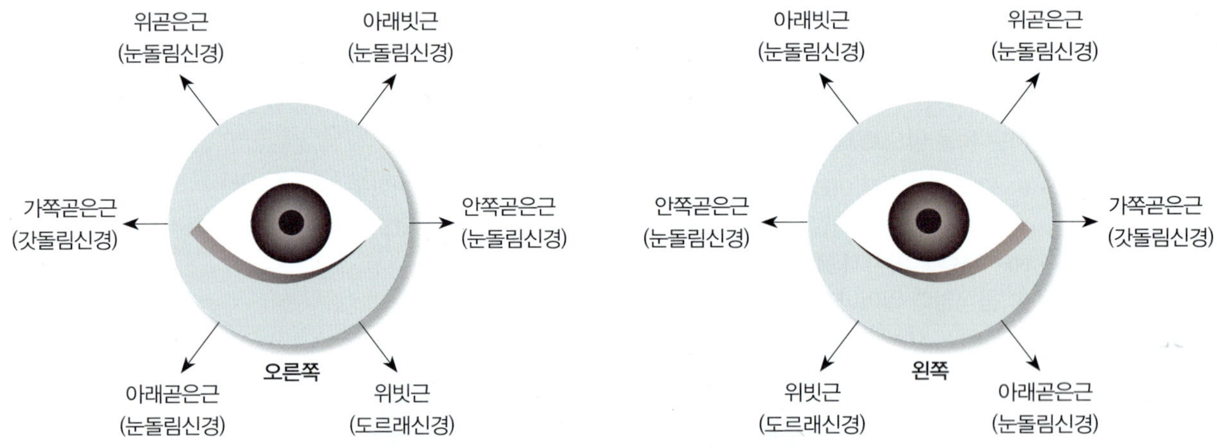

근육	이는곳	닿는곳	모음위치	중립위치	벌림위치	신경지배
위곧은근	나비뼈	공막의 앞·위면	올림 & 약간 모음	**올림** & 약간 모음	**올림**(가장 효율적)	눈돌림신경
아래곧은근	나비뼈	공막의 아래면	내림 & 약간모음	**내림** & 약간 벌림	**내림**(가장 효율적)	눈돌림신경
안쪽곧은근	나비뼈	공막의 안쪽면	**모음**	**모음**	작용감소	눈돌림신경
가쪽곧은근	나비뼈	공막의 가쪽면	작용감소	**벌림**	**벌림**	갓돌림신경
위빗근	나비뼈	눈동자의 중간 뒤, 공막의 위·가쪽	**내림** & 안쪽회선	내림 & 약간 모음	작용감소	도르래신경
아래빗근	위턱뼈	눈동자의 중간 뒤, 공막의 아래·가쪽면	**올림** & 가쪽회선	올림 & 약간벌림	작용감소	눈돌림신경

그림 3-1 눈동자를 움직이는 근육과 위치에 따른 작용(작용이 큰 동작을 볼드체로 표시함)

눈 움직임 검사는 눈 따라가기 검사(Eye tracking test)를 실시한다. 환자가 움직이는 물체를 주시할 때 눈동자의 움직임을 관찰하여 기능을 판단한다.

눈 따라가기 검사의 기본적 움직임 방향은 대항근으로 이루어져 있으며 다음과 같은 순서로 실시한다(그림 3-2).

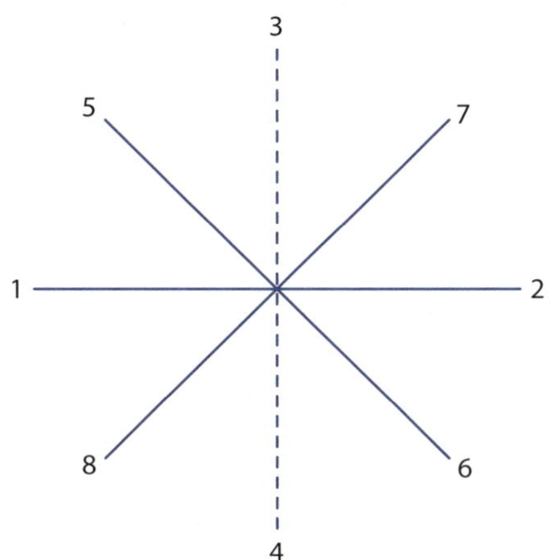

1. 가쪽
2. 안쪽
3. 위쪽
4. 아래쪽
5. 위쪽과 가쪽
6. 아래쪽과 안쪽
7. 위쪽과 안쪽
8. 아래쪽과 가쪽

그림 3-2 눈따라가기 검사의 추적 방향

검사자세	앉은 자세, 한쪽 눈을 가린 후 검사를 실시하고 반대쪽 눈을 교대로 실시한다.
검사방법	검사자가 기본적 방향(그림 3-2)으로 손가락을 움직이고 환자가 움직이는 손가락을 주시한다.
등급판정	• F: 눈동자의 즉각적이고 부드러운 추적운동이 완전한 범위에서 일어난다. • WF/NF: 안과의사의 곁보임 검사가 필요하다. • 0: 눈동자의 추적운동이 없다.

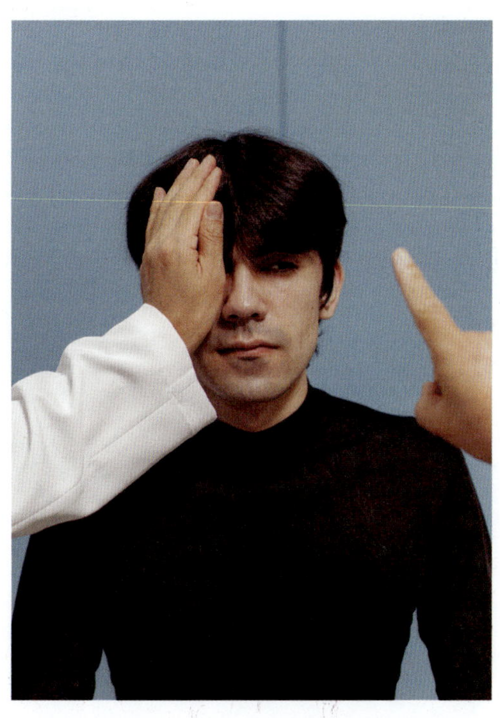

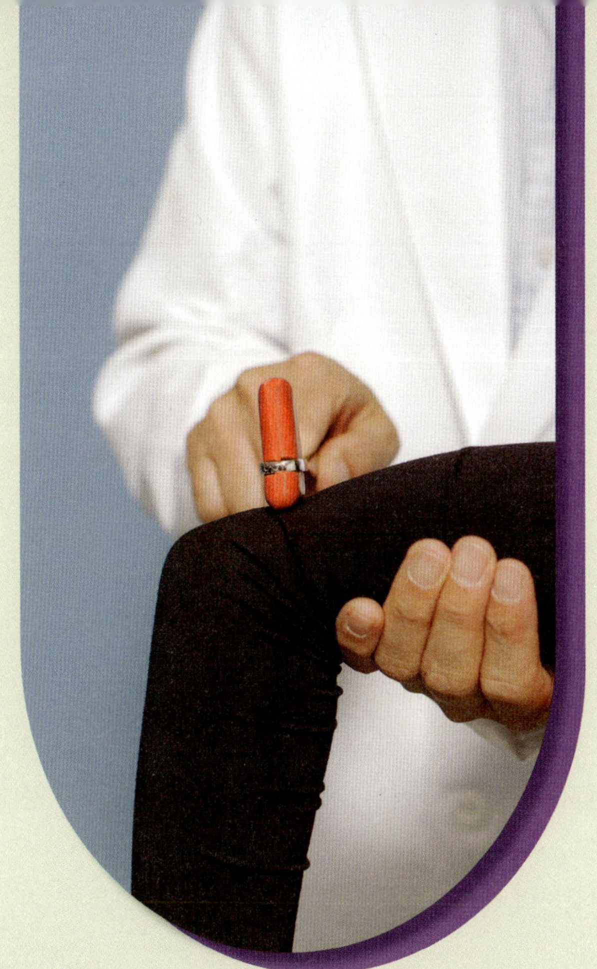

CHAPTER

04

감각 및 반사 검사

학습목표

1. 감각 검사의 개요를 이해하고 설명할 수 있다.
2. 감각 검사를 수행할 수 있다.
3. 반사 검사의 개요를 이해하고 설명할 수 있다.
4. 반사 검사를 수행할 수 있다.
5. 병적 반사 검사를 수행할 수 있다.

핵심용어

- 감각 검사(Sensory test)
- 얕은 감각(Superficial sensation)
- 깊은 감각(Deep sensation)
- 복합 감각(Combined sensation)
- 반사 검사(Reflex test)
- 얕은 반사(Superficial reflex)
- 깊은힘줄반사(Deep tendon reflex)

I 감각 검사

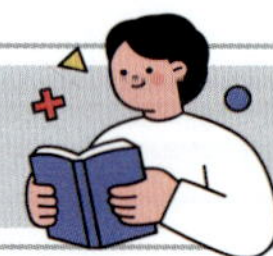

1. 개요

1) 정의

감각 검사(Sensory test)란 외부 자극(촉각, 압력감각, 통증, 온도 등)에 대한 환자의 감지 능력을 확인함으로써 말초신경, 척수, 대뇌 등의 신경 경로의 기능적 상태를 평가하는 과정을 의미하고 신경계 손상 여부나 회복 정도를 평가하며, 환자의 기능 상태를 보다 정밀하게 이해하기 위한 기초적이고 중요한 신경계 평가 도구 중 하나이다.

즉, 감각 검사는 신경계가 자극을 어떻게 받아들이고 전달하며 해석하는지를 체계적으로 평가함으로써, 기능적 장애의 범위, 위치, 정도를 파악하는 데 중점을 둔다.

감각 검사는 물리치료, 작업치료, 신경과학 및 재활 분야에서 중재 계획 수립, 기능 예측, 위험 관리(예: 압박 궤양, 낙상 예방) 등 다양한 임상적 의사결정에 활용된다.

2) 목적

감각 검사의 목적은 환자의 신경계 통합기능 및 말초 감각기능의 상태를 평가함으로써, 치료방향 설정, 예후 판단, 중재 계획 수립 등의 임상 의사결정에 핵심적 기초 자료를 제공하는 데 있다.

(1) 신경손상 유무 및 손상 부위 파악

감각 검사는 말초신경, 척수, 뇌줄기, 대뇌 등의 신경경로에 이상이 있는지를 조기에 확인하는 데 유용한 검사이다.

» 특정 부위의 감각소실이나 감각이상은 해당 신경 분절 혹은 경로의 병변을 의미할 수 있으며 감각분절(Dermatome) 검사로 손상 부위의 확인이 가능하다.

» 예를 들어, 한쪽 상지의 경미한 촉각 소실은 뒤뿌리 병변 또는 국소 신경압박을 의심하게 한다.

(2) 감각기능의 보존 정도 또는 회복 상태 평가

환자가 어느 정도의 감각을 유지하고 있는지, 그리고 시간의 경과나 치료 중재 후에 감각기능이 어떻게 변화하고 있는지를 체계적으로 파악하는 과정을 의미한다.

» 단순한 감각 존재 여부를 넘어 감각 손상 범위와 심각도, 중재 전후의 변화량, 기능 회복 가능성 예측, 치료 전략 수립 등 전반적인 환자 관리에 있어 핵심적인 판단 근거 제공

» 반복적이고 표준화된 감각 검사를 통해 치료 효과를 체계적으로 추적하고, 환자의 안전성과 독립성 확보를 위한 중재 전략에 반영

(3) 감각 손상에 따른 2차적 위험 인지 및 예방

감각저하는 피부 손상, 화상, 압박 궤양, 외상 등 이차적 손상의 발생 가능성을 증가시킨다.

» 통증감각 소실 시 열상·절상에 대한 회피 반응 어려움

» 압력감각 소실 시 장시간 압박에 의한 조직 허혈이 감지되지 않음

(4) 치료 목표 수립 및 중재 계획의 기준 마련

감각 상태는 치료 접근 방식과 중재 강도를 결정하는 데 핵심 요소가 된다.

» 고유감각이 저하된 경우, 균형훈련 및 고유수용성감각 재교육이 중재의 핵심이 됨

» 촉각과 통각 기능이 정상이면, 능동적 운동 조절 중심의 프로그램 가능

(5) 중재 반응 및 회복 추적(경과 관찰)

중재 후 감각의 회복 여부는 치료의 효과를 가늠하는 중요한 지표가 되기 때문에 감각 검사는 치료 전·후 비교를 통해 치료 반응의 객관적 추적 도구로 활용된다.

» 감각의 회복 정도, 범위 확대, 감지 정확도 증가는 신경 회복의 긍정적 신호

» 감각기능 정체 또는 악화는 중재 전략 변경을 고려해야 함

(6) 예후 판단 및 환자·보호자 교육에 활용

감각기능의 보존 여부는 회복 가능성과 직결되며, 전반적인 예후를 예측하는 데 중요하다. 또한, 환자 및 보호자에게 감각 이상으로 인한 일상생활 활동시 주의사항과 관리 방법을 설명하는 교육적 근거로 활용된다.

3) 검사 원칙 및 고려사항

감각 검사는 단순한 감지 여부만을 확인하는 절차가 아닌, 환자의 감각 인식 능력, 신경전달 경로의 무결성, 중추 통합 능력까지 종합적으로 평가하는 고차 기능의 검진 절차이다.

검사자는 철저한 사전 준비, 표준화된 자극, 일관된 해석 기준을 바탕으로 감각의 질적·양적 상태를 정확히 파악하고, 그 결과를 임상 의사결정 및 재활 목표 설정에 효과적으로 반영해야 한다.

» 비침습적 검사로 환자에게 부담 감소

» 검사 전 환자에게 검사의 목적과 방법을 간단히 설명하여 협조를 유도

» 대부분 환자의 협조를 필요로 하며, 의사소통이 제한된 경우 정확도 감소

» 신뢰성 있는 방법과 환경 유지가 중요(시각적 정보 차단을 위해 반드시 눈을 감게 함)

» 양쪽 비교를 통해 손상 유무나 비대칭성 확인 가능

» 자극의 세기와 위치를 균일하고 반복 가능하게 적용

» 일반적으로 정상 부위부터 검사를 시행한 후 손상 부위 검사로 진행

» 자극은 짧고 명확하며, 일정한 압력과 시간 간격으로 제공

» 자극 간 간격은 무작위(Random)로 조정하여 환자가 예측하지 못하도록 신뢰성을 높임

» 검사 순서는 일반적으로 얕은 감각 → 깊은 감각 → 복합 감각의 순서로 진행하는 것이 이상적

4) 분류

감각 검사는 검사 목적과 임상적 반응 양상에 따라 다양한 방식으로 분류될 수 있는데 감각의 전달경로 및 수용기 특성에 따른 해부생리학적 분류 방법에 따라 얕은 감각(Superficial sensation), 깊은 감각(Deep sensation), 복합 감각(Combined or cortical sensation)으로 구분한다(표 4-1).

[표 4-1] 감각 검사 분류

분류	주요 항목
얕은 감각 superficial sensation	• 가벼운 촉각(light touch) • 통증 감각(pain) • 온도 감각(temperature) • 압력 감각(pressure)
깊은 감각 deep sensation	• 관절 위치 감각(joint position sense) • 운동 감각(kinesthesia), 위치 감각(position sense) • 진동 감각(sense of vibration, pallesthesia)
복합 감각 combined or cortical sensation	• 입체감각 인식(stereognosis) • 2점 식별 감각(two-point discrimination) • 도서 감각(graphesthesia) • 질감 인식(recognition of texture) • 무게 인식(barognosis)

(1) 얕은 감각

얕은 감각(Superficial sensation)은 피부 및 점막에 분포된 수용기를 통해 받아들여지는 감각으로, 외부의 가벼운 접촉, 온도, 통증, 압력 자극을 직접 감지하는 1차 감각계에 해당한다.

» 자극이 피부 표면에서 직접 발생

» 빠른 경고 반응을 유도하거나 감각통합의 기초 입력을 제공

» 대부분 말초신경병증, 척수병변 초기에 민감하게 손상

» 대뇌 해석 이전에도 척수 수준의 반응(반사 등)을 유발 가능

(2) 깊은 감각

깊은 감각(Deep sensation)은 근육, 관절, 힘줄, 인대 등 깊은 조직에 분포된 고유수용기(Proprioceptors)를 통해 받아들여지는 감각이다.

이는 개인이 자신의 신체 위치, 움직임, 장력 등을 인식하고 운동 조절과 균형 유지에 결정적 역할을 한다.

» 신체 내부 구조에서 수용되는 감각

» 주로 뒤기둥–안쪽섬유띠로(Dorsal column-medial lemniscus pathway) 통해 전달

» 깊은 감각 손상 시, 자세 조절 실패, 비정상 운동패턴, 낙상 위험 증가

» 피질 기능 손상보다 척수·말초 신경병변에서 먼저 소실되기 쉬움

(3) 복합 감각

복합감각(Combined or cortical sensation)은 얕은 감각(Superficial sensation)과 깊은 감각(Deep sensation)의 정보를 통합한 후, 대뇌피질 수준에서 해석·인식·구별하는 고차 감각기능을 의미한다.

즉, 단순히 자극을 "느끼는 것"을 넘어서, 자극의 형태, 위치, 질감, 방향, 의미 등을 해석하고 구별하는 능력이 요구되며, 주로 두정엽(Postcentral gyrus, S1)의 몸감각 피질 기능에 의해 수행된다.

» 대뇌피질 또는 시상(Thalamus) 병변 시 가장 먼저 저하되거나 소실될 수 있음

» 고위 감각 기능이므로 피질 손상 환자(뇌졸중, 외상성뇌손상 등)의 감각 이상 확인에 매우 중요

» 단순 감각(촉각, 위치감각 등)이 정상이어도 복합감각에 장애가 나타날 수 있음
→ 이는 고차 감각처리 문제를 시사

5) 검사 도구

검사 도구는 자극을 일관되고 재현 가능한 형태로 제공함으로써, 환자의 감각반응을 정확하고 객관적으로 평가하는 데 필수적인 역할을 한다.

검사 도구는 감각의 종류와 수준에 따라 선택적으로 사용되어야 하며, 일정한 강도, 반복성, 객관적 조건을 유지할 수 있는 도구를 사용함으로써, 검사 결과의 신뢰성과 임상적 유용성을 극대화할 수 있다.

도구는 자극의 종류(촉각, 통각, 진동, 온도 등) 및 감각의 깊이(얕은/깊은/복합 감각)에 따라 다양하게 구분된다(표 4–2).

[표 4–2] 검사 도구

도구	검사 감각	감각 분류	내용
솜	촉각	얕은 감각	피부 접촉 감지
핀, 안전핀	통각	얕은 감각	통증 자극 반응
시험관	온도감각	얕은 감각	냉/온 자극 구별
지우개, 손가락	압력감각	얕은 감각	압박 감지
튜닝 포크	진동감각	깊은 감각	뒤기둥 기능 평가
캘리퍼스	2점 식별 감각	복합 감각	피질 해석 감각
열쇠, 동전 등	입체 인지 감각	복합 감각	물체 식별
질감천	질감 인식 감각	복합 감각	표면 민감도 평가
손가락 쓰기	도서 감각	복합 감각	문자 해석능력 평가

6) 검사 등급 척도

검사 등급 척도는 환자의 감각 기능을 객관적이고 일관된 기준으로 기술 및 비교할 수 있도록 돕는 평가 도구로, 감각 검사의 결과를 수치화하거나 등급화하여 진단적 해석, 경과 추적, 치료 효과 분석에 활용된다.

이는 정성적 기술만으로는 감지하기 어려운 경미한 변화까지 확인할 수 있게 하고, 다른 치료자와의 소통 및 문서화에도 효과적이며 일반적 기본 분류인 3점 척도는 가장 널리 사용되는 검사 등급 척도이다(표 4-3).

[표 4-3] 검사 등급 척도

정의	등급	내용
정상 (Normal/intact)	2점(+)	자극을 정상적으로 정확하고 즉각적으로 인지함
손상(저하) (Impaired/diminished)	1점(−)	일부 감각 인지 가능하나 정상과 비교 시 지연, 모호함, 강도 저하
결여 (Absent)	0점(0)	감각 전혀 없음. 어떠한 자극에도 반응 없음

7) 감각 이상의 다양한 형태

감각 이상(Sensory abnormality)은 정상적인 감각 자극에 대한 인식이 왜곡되거나, 자극이 없음에도 비정상적인 감각이 자발적으로 발생하는 상태를 의미한다.

이는 말초신경, 척수, 뇌줄기, 시상, 대뇌피질 등 감각전달 경로의 어느 부위든 손상 시 나타날 수 있으며, 신경계 질환의 조기 진단 및 기능적 손상 수준을 파악하는 주요 지표로 작용한다.

감각이상은 단순한 감각 저하뿐 아니라 감각의 질적 왜곡(이상감각), 감각 자극에 대한 과민반응, 통증을 수반하는 병적 상태까지 포함된다.

따라서 정확한 유형별 이해와 해석은 임상적 평가, 중재 계획 수립, 감각재교육의 설계에 있어 필수적이다.

감각 이상은 다양한 형태로 나타나는 데 대표적인 분류와 정의, 임상적 설명은 다음과 같다(표 4-4).

[표 4-4] 감각 이상의 다양한 형태

감각 이상	정의	임상적 설명
무감각 (Anesthesia)	감각의 완전한 소실 (특히 통각)	자극을 전혀 인지하지 못하며, 말초 또는 중추신경의 완전 차단을 시사
감각저하 (Hypoesthesia)	감각자극에 대한 반응 강도 감소	촉각, 압력감각, 통각 등 다양한 감각에 대해 둔해진 반응을 보임
이상감각(저림) (Paresthesia)	저림, 따끔거림, 전기감 등 자발적 이상감각	외부 자극 없이 비정상적인 감각이 느껴지는 상태 (예: 발끝이 저린 느낌)
감각이상 (감각이과민) (Dysesthesia)	자극 유무와 관계없이 발생할 수 있는 병적 감각 상태, 비정상적인 불쾌한 감각	감각은 있으나 자극에 대한 해석이 왜곡되어 고통스럽게 인지됨 (예: 살짝 스친 접촉이 '칼로 베이는 느낌' 또는 '화끈거리는 느낌'으로 인식되는 상태)
감각과민 (Hyperesthesia)	감각에 과도하게 민감	약한 자극도 강하게 느끼며 불쾌한 감각을 동반할 수 있음
통각저하 (Hypalgesia)	통증에 대한 민감도 저하	찌름, 따끔한 자극에 대한 반응이 둔화됨
통각과민 (Hyperalgesia)	통증 자극에 과도한 반응	통증 역치가 낮아져 가벼운 자극에도 과민하게 반응
작열통 (Causalgia)	화상 같은 강한 통증과 피부 변화 동반	주로 신경 손상 이후 나타나는 지속적, 불쾌한 화끈거리는 통증 증후군

2. 감각 검사

1) 얕은 감각

얕은 감각(Superficial sensation) 피부 및 점막 상의 수용기를 통해 외부로부터의 자극을 받아들여 인지하는 감각을 말한다.

이는 감각체계 중 가장 표층이고 1차적인 감각경로에 해당하며, 외부 환경으로부터의 기초적인 자극 감지 및 신체 보호기능을 수행한다.

얕은 감각 검사에는 가벼운 촉각, 통증 감각, 온도 감각, 압력감각 등이 포함된다.

(1) 가벼운 촉각

가벼운 촉각(Light touch) 검사는 피부에 약하고 가벼운 접촉 자극을 가하여 환자가 이를 인지할 수 있는지 여부를 평가하는 가장 기본적인 얕은 감각 검사이고 피부의 보호 기능, 신경계 통합 기능, 자가보호 능력 평가에 있어 핵심적인 역할을 수행한다.

촉각 수용기(Merkel cells, Meissner corpuscles 등)의 기능 무결성과 말초신경 및 척수 뒤뿌리의 전도 경로, 그리고 대뇌 감각피질의 해석 기능을 종합적으로 반영한다.

이 검사는 보호적 감각이 유지되고 있는지, 또는 감각 결손이 있는지를 조기에 파악하기 위한 선별검사 및 기준점 검사로 자주 활용된다.

항목	내용
검사 목적	• 피부 감각 수용기의 기능 및 자극 감지 능력 평가 • 보호적 감각 유지 여부 확인 및 신경손상 부위 및 정도 파악 • 치료 전후 감각기능의 경과 비교 및 효과 판단
검사 도구	솜(cotton ball), 면봉, 부드러운 붓, 검사자의 손끝 등
검사 방법	① 환자에게 검사 설명 후 눈을 감게 함 ② 피부에 가볍게 접촉 (무작위 위치와 간격) ③ 자극 인지 시 "예"라고 말하거나 손을 들어 반응 ④ 양측 신경지배 영역 기준으로 비교 검사 수행
결과 해석	• 정상(intact) (+): 자극 정확히 인지, 위치 구별 가능 • 손상/저하(impaired) (−): 자극을 느끼지만 흐릿하거나 일부 지연된 반응 • 결여(absent) (0): 자극을 전혀 감지하지 못함
고려 사항	• 자극은 일정한 강도로 가볍게 적용 • 자극 간 간격 무작위, 환자 반응 유도 금지 • 피부 상태 확인(상처, 땀 등), 양측 비교 필수 • 환자의 집중력 및 의사소통 능력 고려

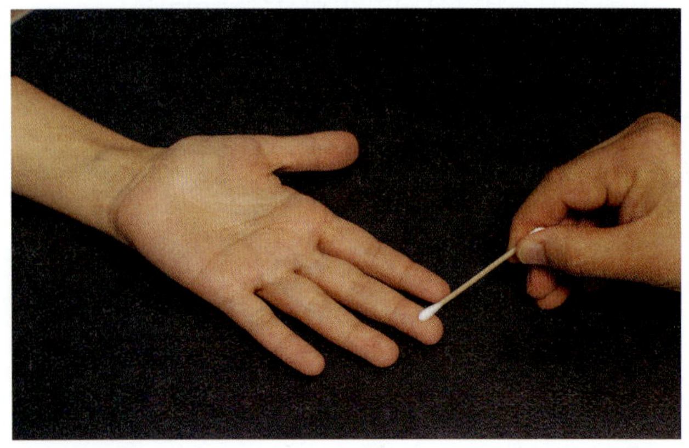
면봉 자극방법

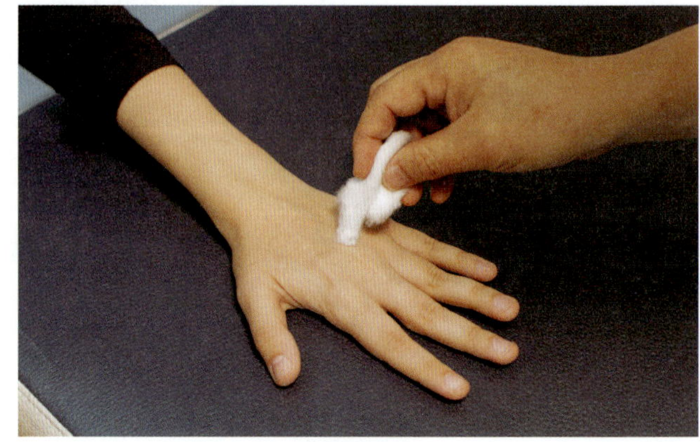
솜 자극방법

(2) 통증 감각

통증 감각(Pain sensation) 검사는 피부에 예리한 자극을 가하여 통증성 자극에 대한 인지 여부를 평가하는 감각 검사로서, 감각 수용기 중 자유신경종말(Free nerve endings)과 이를 따라 연결된 Aδ섬유 및 C섬유의 기능 무결성을 확인하는 데 활용된다.

이는 주로 보호적 반응 감각(Protective sensation) 중 하나로, 자극에 대한 회피 및 방어 행동을 유도하는 기본 생존기전으로 작용한다.

통증감각 검사는 감각 평가의 가장 기본적이며 보호적 기능 평가를 위한 핵심 검사이다.

검사자는 감각 수용기 및 경로의 무결성을 평가함과 동시에, 과민/저하/소실 반응에 대한 정확한 해석과 기록을 통해 환자의 감각기능 상태를 객관적으로 파악하고, 치료 방향을 설정해야 한다.

항목	내용
검사 목적	• 통증 자극에 대한 감지 및 반응 확인 • 말초신경 및 척수 감각경로의 손상 위치 파악 • 감각결손 부위 및 정도 평가 • 자가보호 능력 및 낙상 위험 평가
검사 도구	안전핀(safety pin), 멸균된 예리한 탐침기 또는 일회용 핀
검사 방법	① 환자에게 검사 설명 후 눈을 감게 함 ② 피부에 예리한 끝(sharp)과 둔한 끝(dull)을 무작위로 접촉 ③ 자극 인지 시 "예"라고 말하거나 손을 들어 반응 ④ 자극 시 뾰족한 끝인지 뭉뚝한 끝인지를 구별하여 반응 ⑤ 피부의 말초신경지배 영역에 따라 양측 비교 검사 수행
결과 해석	• +S: 뾰족한 자극을 정확히 인식함, 통증 감각 정상 • −S: 뾰족한 자극을 인지하지 못함, 통각 결여, 말초 또는 중추신경 병변 가능 • S: 뾰족한 자극을 둔한 자극처럼 인식함, 압력감각만 작용, 통각 기능은 저하 또는 왜곡됨 • +D: 둔한 자극을 정확히 인식함, 비통증성 자극에 대한 감지 정상 • −D: 둔한 자극을 인지하지 못함, 압력감각 결여 또는 감각저하 상태 • D: 둔한 자극을 뾰족한 자극처럼 인식함, 감각 해석 왜곡, 피질 통합 오류 또는 감각이 과민(dysesthesia) 가능성 있음
고려 사항	• 자극은 짧고 경미하게, 피부를 찌르지 않도록 함 • 동일 부위 반복 자극은 통증 민감도를 왜곡할 수 있으므로 피함 • 감염 예방을 위해 멸균 상태 유지 또는 일회용 도구 사용 필수

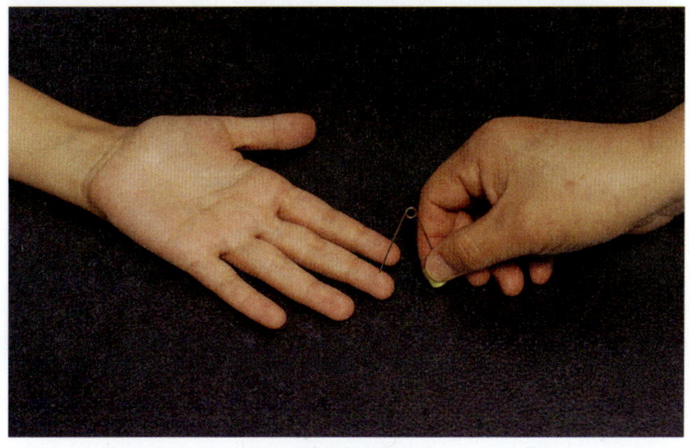

안전핀 자극방법

(3) 온도 감각

온도 감각(Temperature sensation) 검사는 피부에 차가운 자극 또는 따뜻한 자극을 가하여, 환자가 이를 인지하고 구분할 수 있는지 확인하는 얕은 감각 검사이다.

이 검사는 온도수용기(Thermoreceptors)의 기능과, 척수시상로(Spinothalamic tract)의 전도 경로가 정상적으로 작동하는지 평가하기 위해 수행된다.

온도 감각 검사는 보호적 감각 및 얕은 감각 기능을 평가하는 핵심 검사로서, 말초신경병증, 척수 병변, 감각피질 이상 환자에서 초기 이상 감각 확인에 매우 유용하다.

검사자는 정확한 도구 준비와 일관된 자극 방식, 체계적인 기록을 통해 신경 손상 범위 및 감각통합 능력 저하 여부를 명확히 판별할 수 있어야 한다.

항목	내용
검사 목적	• 냉감(cold)과 온감(warmth) 인지 여부 평가 • 피부 및 말초신경계, 척수의 보호감각 기능 확인 • 신경손상, 감각저하, 감각통합 이상 확인
검사 도구	2개의 유리 시험관(따뜻한 물, 찬물), 금속막대/금속 핸들, 플라스틱 튜브
검사 방법	① 환자에게 검사 설명 후 눈을 감게 함 ② 차가운/따뜻한 자극을 무작위 순서로 적용 ③ 자극 후 "차갑다/따뜻하다" 반응 유도 ④ 피부의 말초신경지배 영역에 따라 양측 비교 검사 수행
결과 해석	• 정상(intact) S : 냉(cold)/온(warm) 자극 모두 정확히 인지 • 손상/저하(impaired) ±C/±W : 자극을 느끼나 불분명하거나 지연된 반응 • 결여(absent) −C/−W : 자극을 전혀 인지하지 못함
고려 사항	• 자극은 체온과 구별 가능하도록 조절 • 자극 시간은 짧고, 반복 자극은 피함 • 피부 상태(땀, 상처, 냉증 등) 확인

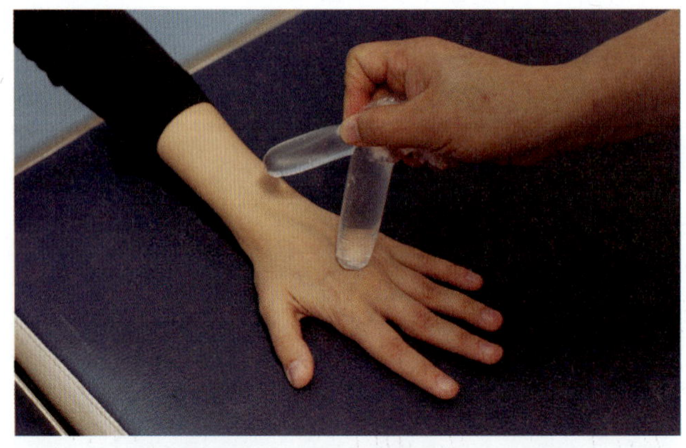

따뜻한 물(온감)과 차가운 물(냉감) 자극 방법

(4) 압력 감각

압력 감각(Pressure sensation) 검사는 피부 및 피하조직, 근막 등에 지속적이고 넓은 면적의 물리적 자극(압박)을 가하여 환자가 이를 정확히 감지하고 인지할 수 있는지 평가하는 감각 검사이다.

압력 감각은 일반적으로 촉각보다 깊고, 진동·고유수용감각보다는 얕은 수준의 감각으로 간주되며, 마이스너 소체(Meissner's corpuscle), 파치니 소체(Pacinian corpuscles), 메르켈 소체(Merkel disc) 등 다양한 수용기를 통해 받아들여진다.

압력 감각 검사는 보호감각 및 얕은 감각의 통합 평가로서, 특히 감각 소실에 따른 이차적 손상 위험도 예측에 매우 유용하다.

검사자는 자극의 강도, 시간, 부위, 반응 해석 기준을 일관되게 적용하여 정확한 감각 기능 상태를 파악하고 임상적 의사결정에 반영해야 한다.

항목	내용
검사 목적	• 지속적 물리적 자극(압박)에 대한 감지 능력 평가 • 보호감각 유지 여부 확인 • 감각 저하·소실 부위 파악 및 낙상, 궤양 위험 예측
검사 도구	손가락 끝, 지우개 달린 연필, Semmes-Weinstein 모노필라멘트
검사 방법	① 환자에게 검사 설명 후 눈을 감게 함 ② 피부에 수직 방향으로 가볍고 일정하게 압박 적용 ③ 자극 느끼면 "예"로 반응 유도 ④ 무작위 위치에 자극 후 양측 비교
결과 해석	• 정상(intact) (+): 압력 자극을 정확히 인지 • 손상/저하(impaired) (−): 압력을 둔하게 인지, 지연된 반응 • 결여(absent) (0): 자극을 전혀 인지하지 못함
고려 사항	• 자극은 짧고 부드럽게, 일정 강도 유지 및 자극 간 무작위 적용 • 검사 간 자극 위치를 무작위로 바꾸어 예측 반응을 방지 • 당뇨, 노인, 신경병증 환자에서 보호감각 평가로 중요

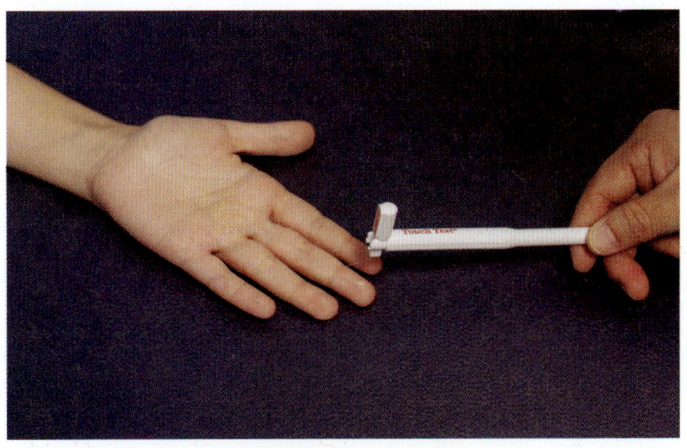

모노필라멘트 자극방법

2) 깊은 감각

깊은 감각(Deep sensation)은 단순한 외부 자극 인지가 아닌, 자기 몸의 위치와 움직임을 뇌에서 해석하고 조절할 수 있는 핵심 감각 체계이고 깊은 감각 검사에는 고유수용성 감각(관절 위치 감각, 운동감각, 진동 감각이 속한다.

척수 뒤기둥 손상, 말초신경병증, 대뇌 감각피질 병변에서 깊은 감각이 손상될 수 있으며 깊은 감각이 저하되면 운동 실행의 정확도가 낮아지고 보행 불균형 및 낙상 위험이 증가한다.

따라서 노인, 당뇨병성 신경병증, 다발성경화증, 뇌졸중, 척수손상 환자에서 정기적 평가가 필요하다. 평가자는 이 감각의 중요성과 해부학적 경로를 이해하고, 환자의 운동 기능, 협응력, 자세 조절력 저하의 원인을 감각 수준에서 분석할 수 있어야 한다(표 4-5).

[표 4-5] 관절 위치감각과 운동감각 비교

항목	관절 위치 감각(Joint position sense)	운동감각(Kinesthesia)
정의	관절이 정지된 위치에서 어느 각도에 있는지를 인식하는 감각	관절이나 사지가 움직이고 있을 때 방향성과 움직임을 감지하는 감각
평가 대상	정적인 위치와 각도에 대한 인지 능력	움직임의 시작, 방향, 속도 등
검사 방법	검사자가 한쪽 관절을 특정 위치로 놓은 뒤 환자가 능동적으로 동일한 위치를 재현 (동측 or 반대측) → 능동 움직임 포함	검사자가 관절을 수동으로 움직이며 "올라가나요/내려가나요?" 등 질문 → 수동 움직임 중심
수용기	근방추, 관절 수용기	
전달 경로	뒤기둥-안쪽섬유띠 경로(DCML)	
검사 조건	반드시 시각 차단	

(1) 관절 위치감각

관절 위치감각(Joint position sense)은 신체의 특정 관절이 공간 내에서 어느 위치에 있는지를 인식할 수 있는 능력을 말하고 신체의 자세 인식, 균형 유지, 운동 정확성 확보에 결정적인 역할을 수행한다.

이는 외부 시각정보 없이도 관절의 위치와 자세를 감지하고, 이를 기반으로 움직임을 조절하거나 다음 동작을 계획할 수 있도록 하는 고유수용성 감각(Proprioception)의 핵심 요소이다.

검사자는 관절 위치 감각의 정상 여부를 판단하여 재활 계획, 운동처방, 낙상 예방 전략을 설계해야 하며, 정확한 평가와 반복 훈련을 통해 고유수용성 기능을 회복 및 강화시킬 수 있다.

항목	내용
검사 목적	• 관절이 공간상 어떤 위치에 있는지를 인지할 수 있는 능력 평가(정지된 위치) • 고유수용성 감각 기능 확인 • 균형, 협응, 운동 조절 능력과 관련된 기능적 감각 평가
검사 도구	시야 차단 칸막이
검사 방법	① 환자에게 시각 차단 상태에서 수행 ② 검사자가 관절을 특정 위치로 움직인 후, 환자가 동일한 위치를 능동적으로 재현하여 관절이 정지된 위치에서 어디 위치에 있는 지를 감별하는 감각 ③ 양측 동일 위치인지 또는 각도 오차 확인 ④ “올라가고 있나요?”, “내려가고 있나요?” 등으로 방향 판단 검사 병행 가능
결과 해석	• 정상(intact) (+): 정확한 위치 재현 또는 방향 인지 • 손상/저하(impaired) (−): 위치 오차 존재 또는 반응 지연 • 결여(absent) (0): 위치 판단 불가 또는 무작위 반응
고려 사항	• 반드시 시각 차단 조건하에 시행 • 피로, 집중력 저하가 결과에 영향을 줄 수 있음 • 재현 정확도 외에도 반응 속도, 움직임 방향 인지 여부 등을 종합 평가

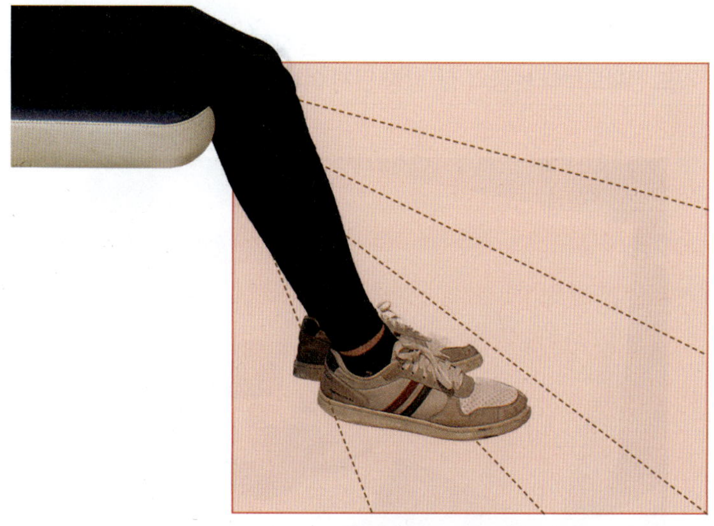

관절 위치감각

(2) 운동감각

운동감각(Kinesthesia)은 신체 부위가 움직이고 있을 때 그 방향, 속도, 범위 등을 인식하는 감각 능력을 말하고 자기 신체의 움직임을 비시각적으로 감지하고 해석하는 핵심 감각 요소로서, 감각-운동 통합기능의 정밀 평가와 균형·보행 중재 설계에 중요한 기초 자료를 제공한다.

이는 고유수용성 감각(Proprioception)의 주요 하위 요소로, 시각에 의존하지 않고 자신의 신체가 움직이고 있다는 것과 그 움직임이 어떤 방향으로 얼마나 진행되고 있는지를 감지하는 능력이다.

운동감각은 움직임을 시작하고 조절하며 정지시키는 데 중요한 역할을 하며, 자세 유지, 균형, 운동 협응 및 기능적 이동 능력의 핵심적인 감각 기반이 된다.

검사자는 정확한 자극 전달과 신뢰도 있는 반응 기록을 통해, 환자의 감각 손상 범위와 정도를 객관적으로 파악해야 한다.

항목	내용
검사 목적	• 관절 또는 팔다리가 움직이고 있을 때 방향성, 속도, 범위 감지 능력 평가 • 고유수용성 감각 기능 상태 확인 • 낙상 위험도, 균형·협응 능력 판단 • 주로 수동 움직임을 사용하여 검사
검사 도구	검사자의 손(수동 움직임 유도), 시야 차단용 가림막 또는 안대
검사 방법	① 환자에게 시각 차단 상태에서 수행 ② 검사자의 손으로 대상자의 관절을 천천히 수동으로 움직임 ③ 환자가 방향성(굽힘/폄, 모음/벌림)을 즉시 언급 ④ 움직임의 시작 시점 및 방향 인지 여부 확인 ⑤ 양측 또는 반복 평가 수행
결과 해석	• 정상(intact) (+): 움직임 시작과 방향을 정확히 인지 • 손상/저하(impaired) (-): 반응 지연, 방향 혼동 • 결여(absent) (0): 움직임에 대한 반응 없음
고려 사항	• 반드시 시각 차단 상태에서 검사 수행 • 자극은 일정하고 느리게 적용 • 감각 외 피부 압력, 통증 등은 제거하고 움직임만 자극 • 각도 정확도보다 반응의 질, 방향 인지 여부 중심으로 해석

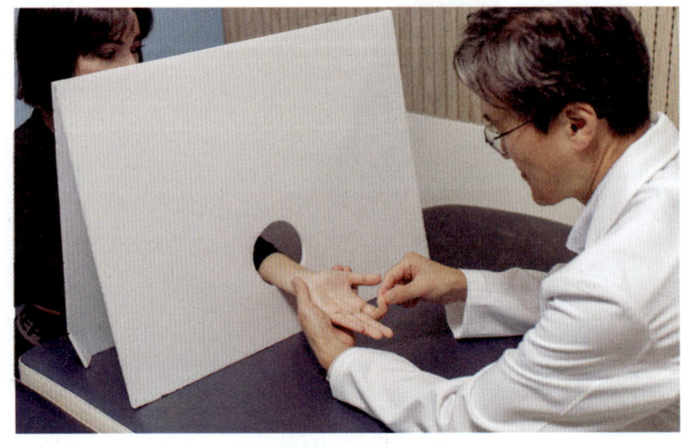

운동감각 검사(수동적)

(3) 진동 감각

진동 감각(Vibration sense) 검사는 신체의 특정 부위(주로 뼈 돌출부)에 진동 자극을 가하여, 환자가 이를 인지할 수 있는지 여부를 평가하는 고유수용성 감각 검사이다.

이 검사는 파치니 소체(Pacinian corpuscles)와 같은 진동 수용체가 감지한 정보를 척수 뒤기둥(Dorsal column)를 통해 전달하며, 그 기능 이상은 말초신경병증, 척수 병변, 대뇌 병변 등을 시사할 수 있다.

특히 당뇨병성 말초신경병증에서 초기 손상의 지표로 자주 사용되며, 운동 기능이 아닌 감각 통합 기능의 기초적 평가 항목이고 척수병변, 노인 낙상 예방 등을 위한 초기 감별과 평가에 유용한 검사이다.

검사자는 정확한 자극 전달과 환자의 반응 기록을 통해 감각 이상 여부를 객관적으로 해석해야 한다.

항목	내용
검사 목적	• 고유수용성 감각 및 척수 뒤기둥 경로의 기능 평가 • 말초신경병증, 척수 병변, 퇴행성 질환 조기 발견 • 낙상 위험군, 당뇨병성 신경병증 환자 평가 • 균형 및 감각 통합 기능 저하 확인
검사 도구	128Hz 튜닝포크(표준 도구)
검사 방법	① 환자에게 시각 차단 상태에서 수행 ② 튜닝포크를 진동시켜 뼈 돌출부에 접촉 ③ 진동 느끼는지 질문하고 반응 시점 확인 ④ 좌우 비교 및 반복 검사로 일관성 확인
결과 해석	• 정상(intact) (+): 진동을 명확히 느끼고 사라지는 시점까지 인지 • 손상/저하(impaired) (−): 진동은 느끼나 약하거나 짧게 인지 • 결여(absent) (0): 진동 전혀 인지하지 못함
고려 사항	• 일정한 강도로 진동 자극 제공 • 골성 부위에 정확히 접촉해야 정확한 전달 가능 • 시각 정보 차단 필수, 연령에 따른 감각 저하 고려 • 말초부터 몸쪽부위 방향으로 감각 범위 추적 필요

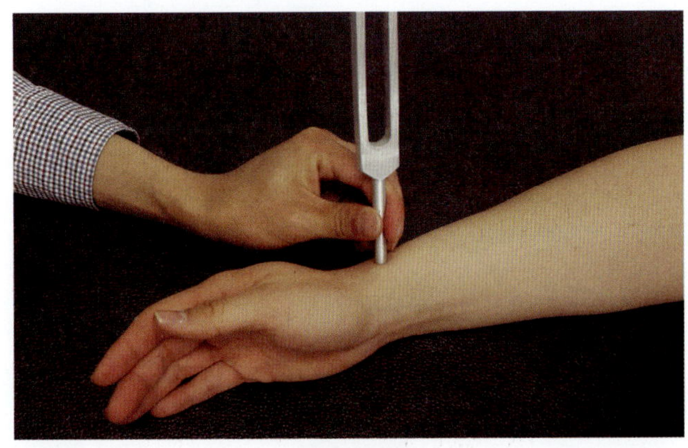

진동감각 검사

3) 복합 감각

복합 감각(Combined or cortical sensation)은 얕은 감각(촉각, 통증, 온도) 및 깊은 감각(운동감각, 위치감각 등)의 정보를 통합하여 해석하는 고차원적 감각을 말한다.

이 감각은 기초 감각이 비교적 보존된 상태에서만 정상적으로 나타나며, 정보의 통합과 해석은 주로 대뇌 몸감각 피질(Parietal lobe cortex)에서 이루어진다.

복합 감각은 일상생활에서의 감각기능을 직접적으로 반영하며, 감각정보를 해석·분별하고 기능적으로 적용하는 능력과 관련된다. 따라서 복합 감각의 손상은 운동계 기능 회복 및 훈련 반응성에도 직접적인 영향을 미친다.

복합 감각 검사는 일반적으로 얕은 감각과 깊은 감각이 모두 정상인 상태에서 검사하며, 이 두 가지 감각 중 하나라도 손상된 경우에는 복합 감각 해석이 왜곡될 수 있음에 주의해야 한다.

(1) 입체감각 인식

입체감각 인식(Stereognosis)은 시각에 의존하지 않고 생소한 물건이 아닌 이미 경험해 본 물건을 손에 쥔 다음 손에 쥐어진 물체의 형태, 질감, 크기, 무게 등을 감지하여 그 물체가 무엇인지 인식하는 능력을 의미한다.

이는 얕은 감각(촉각)과 깊은 감각(고유수용성 감각)의 정보를 대뇌 몸감각 피질(Parietal cortex)에서 종합적으로 통합·해석하는 고차원적 복합 감각이다.

입체감각은 일상생활에서 물건을 만지고 구별하거나, 시각 없이 물체를 조작하는 능력과 직결되며, 그 이상은 대뇌 반구 특히 두정엽 병변의 대표적 징후로 간주된다.

입체감각 인식 검사(Stereognosis test)는 손에 쥔 물체의 형태를 시각 없이 만져서 인지하는 검사로 복합 감각 기능, 특히 대뇌 몸감각 피질의 통합기능을 평가하는 검사이다.

입체감각 인식 검사는 단순한 감각 인지를 넘어서, 감각 정보를 뇌에서 통합하고 의미화하는 고위 피질 기능 평가의 대표적인 검사이다.

항목	내용
검사 목적	• 시각 없이 손에 쥔 물체를 인식할 수 있는 능력 평가 • 몸감각 피질의 통합 기능 확인 • 두정엽 병변, 반신무시, 감각통합 이상 선별 • 일상생활활동과 감각기반 조작 능력의 간접 평가
검사 도구	• 열쇠, 동전, 단추, 지우개, 종이 클립 등 다양한 형태·질감·크기의 소형 물체 • 시각 차단 도구(안대 또는 칸막이)
검사 방법	① 환자에게 설명 후 시각 차단, 물체를 손에 쥐게 하여 만지도록 유도 ② "무엇인지 맞혀 보세요" 등의 질문 ③ 좌우 손 각각 3~5종의 물체 제공 ④ 명명 또는 기능 설명 가능 여부 확인
결과 해석	• 정상(intact) (+): 대부분의 물체를 정확히 인식 • 손상/저하(impaired) (–): 일부 인식 어려움 또는 혼동 • 결여(absent) (0): 전혀 인식 불가 또는 반복된 오답
고려 사항	• 기초 감각(촉각, 위치감각)이 정상 상태에서 실시 • 검사 전 언어·인지 기능 확인 • 검사 물체는 익숙하고 명확한 특징이 있는 것이 적절 • 양측 손 모두 검사하여 좌우 기능 비교

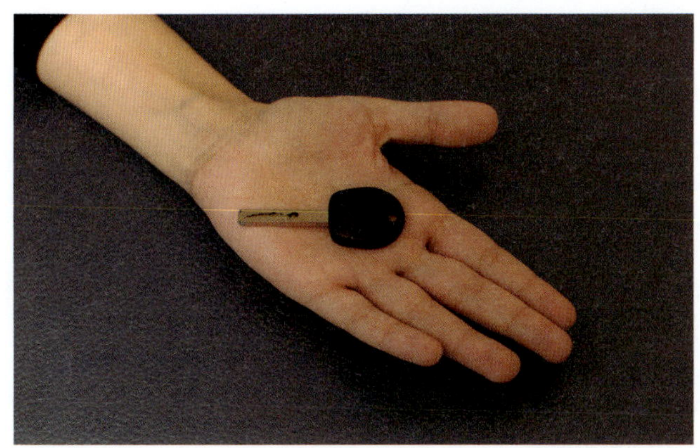

입체 감각 인식 검사(열쇠)

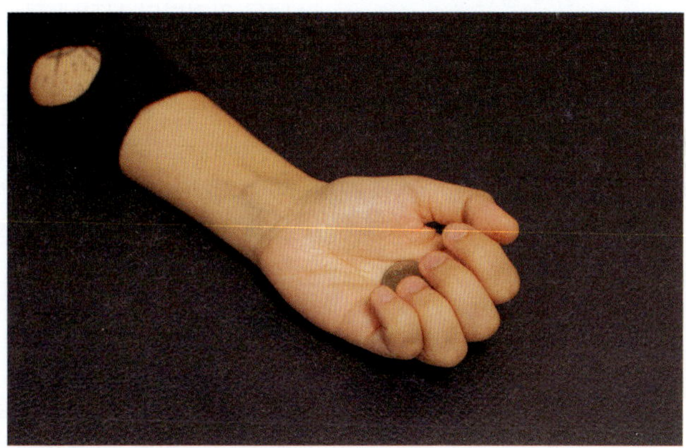

입체 감각 인식 검사(동전)

(2) 2점 식별 감각

2점 식별 감각(Two-point discrimination)은 피부에 두 개의 점이 동시에 접촉되었을 때, 그것을 두 점으로 구분할 수 있는 능력을 말한다.

이는 피부의 감각 수용기 밀도와 몸감각 피질의 분화도에 따라 달라지며, 피부의 공간 감각 분화 능력과 대뇌 감각피질의 통합 처리 능력을 동시에 평가할 수 있는 대표적인 복합 감각 검사이다.

검사자는 자극 방법의 일관성과 환자의 반응 신뢰도를 확보하여, 신경계 병변의 감각 통합 장애 여부를 정밀하게 판별할 수 있어야 한다.

항목	내용
검사 목적	• 몸감각 피질의 공간 감각 처리 능력 평가 • 말초신경 손상, 척수 뒤기둥 병변, 대뇌 감각피질 병변 등 감각 구별 능력 확인 • 감각 회복 추적, 감각통합 훈련 기초 자료 제공 • 두 점을 동시에 자극하여 두 점으로 식별할 수 있는 능력 평가
검사 도구	• 2점 식별기(aesthesiometer), 스피아만 촉각계, 디지털 캘리퍼(caliper) • 시각 차단 도구(안대 또는 칸막이)
검사 방법	① 환자에게 설명 후 시각 차단, 환자에게 “두 개의 점이 동시에 닿을 때, 그것을 하나인지 둘인지 구별할 것”이라고 설명 ② 선택한 부위에 한 점 또는 두 점 자극 적용 ③ 넓은 간격부터 시작해 점차 간격 좁힘 ④ 환자에게 “하나인가요, 둘인가요?” 질문 ⑤ 최소 식별 가능한 거리 측정 후 기록
결과 해석	• 정상(intact) (+): 부위별 기준 내에서 2점 정확 인지 • 손상/저하(impaired) (−): 기준 거리보다 넓어야 2점 인지 가능 • 결여(absent) (0): 항상 한 점으로 인지, 2점 식별 불가
고려 사항	• 자극 압력 및 방향 일정하게 유지 • 압력 자극이 아닌 접촉 자극을 사용해야 정확도 확보 • 검사 순서 무작위 적용 • 자극 간 간격은 5초 이상으로 하여 적응 방지 • 연령, 피부 부위, 질환 상태에 따라 기준 달라짐 • 기초 촉각 감각 정상 여부 선행 확인

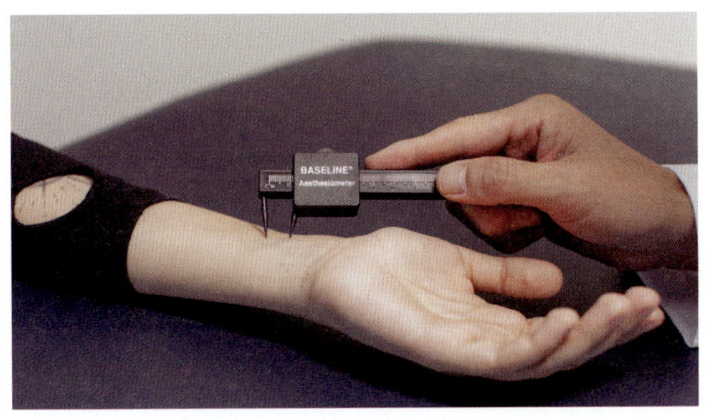

Aesthesiometer를 이용한 2점 식별 감각 검사

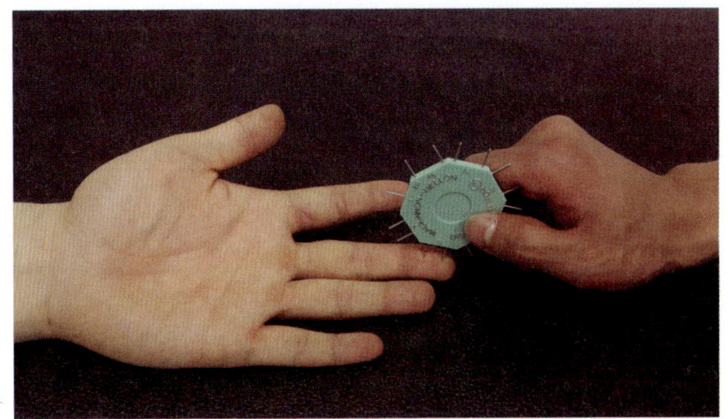
2점 식별기를 이용한 2점 식별 감각 검사

신체부위별 2점 식별 감각능력 최소간격

부위	최소간격
혀	1 mm
손가락 끝	2 ~ 5 mm
발가락	3 ~ 8 mm
손바닥	8 ~ 12 mm
가슴과 아래팔	40 mm
등	40 ~ 70 mm
위팔과 넓적다리	75 mm

혀 1 mm
입술 3~8 mm
가슴 40 mm
손바닥 8~12 mm
손가락 끝 2~5 mm
종아리 40 mm
등 40~70 mm
위팔 75 mm
아래팔 40 mm
넓적다리 75 mm
발가락 3~8 mm

(3) 도서 감각

도서 감각(Graphesthesia)은 피부 위에 문지르거나 그려지는 도형, 숫자 또는 글자를 인식하고 이해하는 능력을 말하며, 이는 기초적인 촉각 감각과 고유수용성 감각 정보를 대뇌 감각 피질(특히 두정엽)에서 종합적으로 인지하고 해석하는 고차원적 복합 감각 기능이다.

감각 수용기에서 입력된 정보가 대뇌에서 통합적으로 처리되어 형태, 방향성, 위치 정보를 해석할 수 있어야 하므로, 도서 감각 검사는 중추신경계의 통합 감각기능, 인지기능, 공간지각 능력을 함께 반영한다.

검사자는 정확한 자극 전달, 반응 해석, 중추 손상 여부를 종합적으로 고려하여 감각 통합장애, 반신무시(Hemi-neglect), 고위 중추 기능 손상의 감별 진단에 이 검사를 적극적으로 활용해야 한다.

항목	내용
검사 목적	• 대뇌 감각 피질(두정엽)의 통합 기능 평가 • 반신무시, 감각 인지장애, 중추신경계 손상 감별 • 촉각 통합 및 공간지각 능력 확인 • 감각통합 중재의 평가 기초 자료 제공
검사 도구	• 면봉, 펜 뚜껑, 손가락 등 무딘 자극도구 • 자극 항목: 숫자(1~9), 알파벳, 간단한 도형 등 • 시각 차단 도구(안대 또는 칸막이)
검사 방법	① 환자에게 설명 후 시각 차단 ② 손바닥 또는 피부 위에 숫자나 글자, 도형 그리기 ③ 글씨 방향은 환자가 인식하는 방향 기준으로 환자의 입장에서 진행 ④ "몇 번이었나요?", "어떤 글자였나요?" 질문한 후 환자가 숫자/글자/도형을 언어로 답하도록 유도 ⑤ 양측 손 반복 시행 및 반응 일관성 확인(손상 측과 비손상 측 비교)
결과 해석	• 정상(intact) (+): 대부분의 숫자나 글자 정확하게 인지 • 손상/저하(impaired) (−): 일부 혼동, 인식 실패 또는 방향 오류 • 결여(absent) (0): 반복된 오답 또는 반응 없음
고려 사항	• 반드시 기초 촉각 감각 정상 조건에서 시행 • 방향 인식 혼동 방지 위해 자극 방향 주의 • 언어장애 시 비언어적 반응(지시, 그리기 등) 허용 • 인지장애 및 반신무시 여부 고려 • 복잡한 단어나 상징은 사용하지 않음

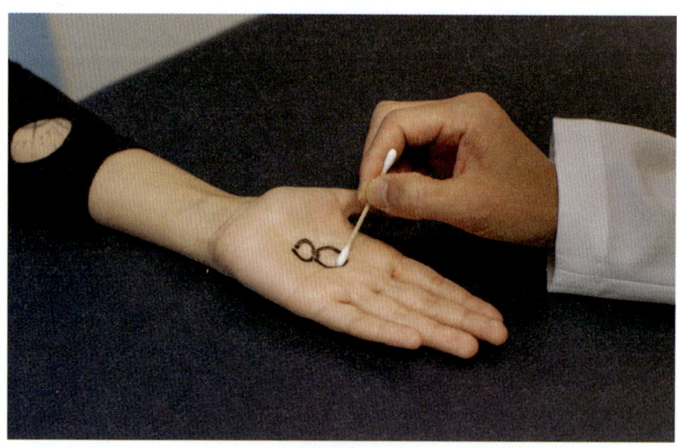

도서 감각 검사

(4) 질감 인식

질감 인식 감각(Texture recognition)은 피부, 주로 손끝의 촉각 수용기를 통해 표면의 거칠기, 부드러움, 끈적임, 미끄러움 등의 촉감 특성을 구별할 수 있는 능력을 말한다.

이는 피부 촉각 수용기의 감지 정보를 대뇌 감각 피질(특히 두정엽)에서 해석함으로써 가능한 복합 감각(Cortical sensation)에 속한다.

질감 인식은 단순한 촉각 자극 이상의 해석 능력이 요구되며, 형태-질감 분별과 감각의 정성적 해석을 포함하기 때문에 중추의 통합 감각 기능 평가에 유용하다.

항목	내용
검사 목적	• 감각 피질의 통합기능 및 해석 능력 평가 • 촉각 민감도는 있으나 질감 구별 능력 이상 확인 • 미세 조작에 필요한 감각통합 능력 확인 • 중추신경계 손상(두정엽, 반신무시 등)의 감각 인지 평가
검사 도구	• 다양한 질감의 천 또는 표면(예: 사포, 벨벳, 타월, 고무 등) • 상업용 질감 감별 키트 또는 감각 판넬 • 시각 차단 도구(안대 또는 칸막이)
검사 방법	① 환자에게 설명 후 시각 차단 ② 손끝에 질감 자극을 제시 ③ 환자가 질감 종류를 구별 및 명명 ④ 유사 질감 간 반복 제시로 민감도 확인 ⑤ 양측 손 비교 또는 반복 검사 시행
결과 해석	• 정상(intact) (+): 대부분의 질감 정확히 구별 • 손상/저하(impaired) (-): 일부 구별 실패 또는 혼동 • 결여(absent) (0): 질감 특성 대부분 구별 불가능 또는 반복된 오답
고려 사항	• 기초 촉각 감각이 정상임을 전제로 평가 • 질감의 정의와 명명 기준 환자에게 사전 이해 확인 • 자극의 압력과 시간은 일정하게 유지 • 언어표현 어려운 환자는 비언어적 반응 방식 활용 가능 • 좌우 비교 평가 및 중추 손상 측에 주의

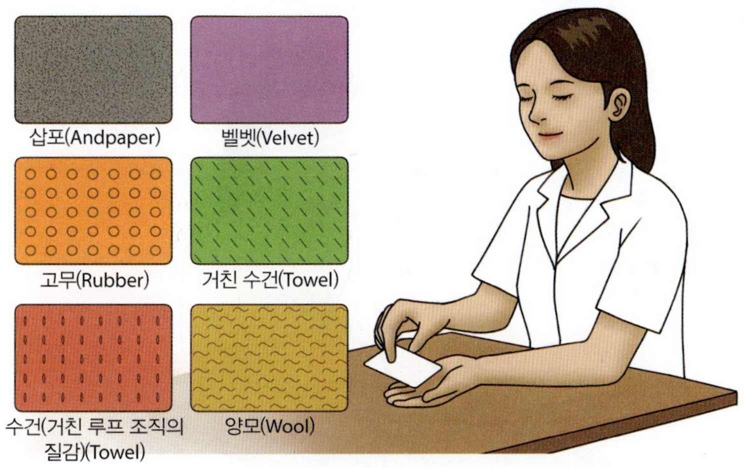

질감 인식 검사

(5) 무게 인식

무게 인식(Barognosis)은 시각 없이 두 개 이상의 물체를 손에 쥐었을 때, 무게 차이를 구별할 수 있는 능력을 말하며, 이는 피부의 기계적 압력감각 감각뿐만 아니라, 근방추 및 고유수용기에서의 피드백을 통합적으로 처리하는 복합 감각(Cortical sensation) 기능이다.

감각 입력은 대뇌의 몸감각 피질(두정엽)에서 해석되며, 감각 통합과 정량적 비교 능력을 반영한다.

무게 인식 검사(Barognosis test)는 시각에 의존하지 않고 물체의 무게 차이를 인식할 수 있는 능력을 평가하는 복합 감각 검사이다.

검사자는 자극의 정량성 유지, 좌우 비교, 인지적 요인 고려 등을 통해 중추성 감각 통합 기능 이상 여부를 정밀하게 평가할 수 있어야 한다.

항목	내용
검사 목적	• 두정엽 감각피질의 통합 기능 평가 • 말초 감각은 정상이지만 무게 해석이 어려운 경우 감별 • 중추 손상, 반신무시, 감각통합 장애 감별 • 일상생활에서의 감각 기반 물체조작 능력 예측
검사 도구	• 같은 크기·모양이지만 무게만 다른 물체(예: 50g, 100g, 150g) • 상업용 무게 인식 검사 세트 • 시각 차단 도구(안대 또는 칸막이)
검사 방법	① 시각 차단 후 동일 외형의 다른 무게 물체 2개 제시 ② 같은 손에 연속으로 혹은 양손에 동시에 물체 쥐게 함 ③ "어느 쪽이 더 무겁나요?" 등 질문 ④ 최소 3쌍 이상 제시하여 정확도 평가
결과 해석	• 정상(intact) (+): 대부분 정확히 무게 차이 정확히 구별 • 손상/저하(impaired) (−): 일부 무게 인식 실패 또는 혼동 • 결여(absent) (0): 무게 차이 인지 불가능 또는 무반응
고려 사항	• 반드시 촉각, 압력감각, 위치감각이 정상임을 전제로 평가 • 물체는 외형을 통일하고 무게만 다르게 구성 • 인지력·주의력 문제 시 보조적 해석 필요 • 반응 방식은 언어 또는 선택/행동 방식으로 조정 가능 • 좌우 손 비교를 통해 병변 측의 감각통합 기능 확인

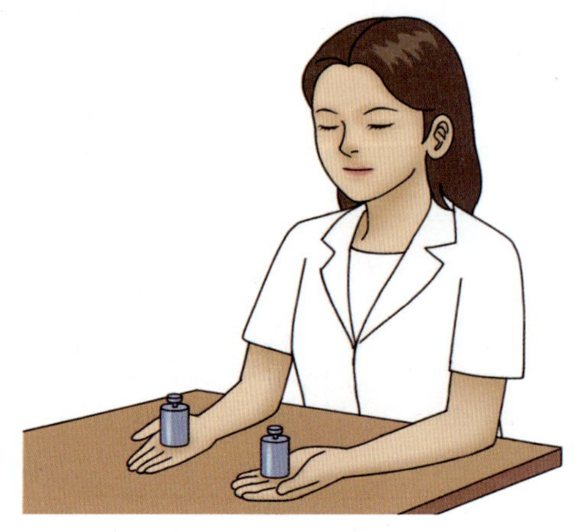

무게 인식 검사

Ⅱ 반사 검사

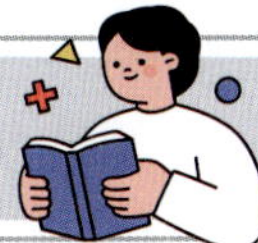

1. 개요

1) 정의

반사(reflex)는 의식적인 명령 없이, 특정 자극에 의해 자동적으로 일어나는 신경계의 반응을 말한다. 이는 감각 입력 → 중추 신경계(척수 또는 뇌줄기)에서 통합 → 운동 신경을 통한 출력의 경로로 구성된 반사궁(Reflex arc)를 통해 이루어진다.

반사궁은 반사를 조절하는 신경 경로이고 대부분의 감각 신경세포는 뇌로 직접 전달되지 않고 척수에서 시냅스를 형성한다. 이를 통해 뇌를 경유한 신호 전달에 의한 지연 없이 척추 운동 신경세포를 활성화함으로써 더 빠른 반사 작용이 발생할 수 있다. 뇌는 반사가 수행되는 동안 입력을 수신하고 반사 동작 후에 신호 분석이 수행된다.

반사 검사(Reflex testing)란, 이러한 불수의적 자동 반응을 유도하고 평가함으로써 말초 및 중추신경계의 기능을 확인하는 검사이며, 무의식적이고 자동적인 신경계 반응을 임상적으로 유도하고 분석하여, 신경계의 통합기능과 병변의 유무, 위치, 심각도 등을 평가하는 신경계 진단의 핵심 도구이다.

반사 반응은 다음과 같은 5요소로 구성된 반사궁(Reflex arc)를 기반으로 한다(그림 4-1).

각 요소는 자극 → 정보 전달 → 처리 → 반응 출력의 흐름으로 작용하며, 이 회로는 무의식적이고 빠른 자동 반응의 생리학적 기반을 이룬다.

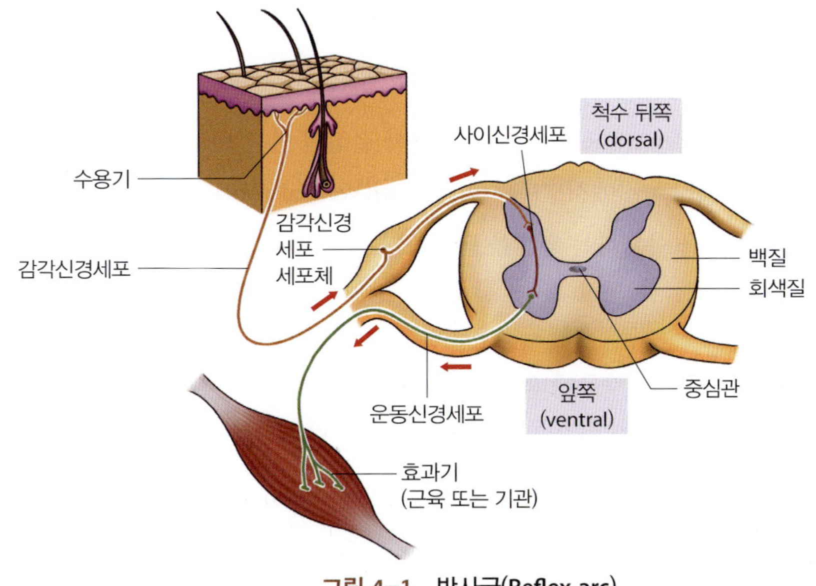

그림 4-1 반사궁(Reflex arc)

(1) 수용기

수용기(Receptor)는 외부 또는 내부의 자극을 감지하는 말초 감각기관이고 이는 반사 반응을 유발하는 첫 번째 단계로서, 특정 물리적 자극(예: 신장, 압박, 온도, 통증 등)을 감지하며 근방추, 골지힘줄기관, 피부 수용기가 해당된다.

수용기는 자극을 감지하고 감각 신경에 신경흥분(Impulse)을 생성하여 전달하는 역할을 담당한다.

» 근방추(Muscle spindle): 근육의 길이 변화 감지(예: 무릎힘줄 반사)

» 골지힘줄기관(Golgi tendon organ): 근육 수축 시 장력 감지

» 피부 수용기: 압박, 통증, 온도 자극 등 감지

(2) 감각 신경세포

감각 신경세포(Sensory neuron, Afferent neuron)는 수용기로부터 발생한 신경흥분을 중추신경계(CNS)로 전달하는 신경세포이고 척수의 뒤뿌리(Dorsal root)를 통해 들어오며 감지된 자극 정보를 중추 통합 부위로 전도하는 역할을 담당한다.

» 말초 축삭(Axon): 수용기로부터 흥분을 전달

» 감각신경 세포체(Cell body): 척수 뒤뿌리 신경절(Dorsal root ganglion)에 위치

(3) 중추 통합 부위

중추 통합 부위(CNS integration center)는 척수 또는 뇌줄기의 회색질(Gray matter)로 구성된 영역이며, 감각 정보가 처리되고 반응 결정이 이루어지는 중추 단계이고 감각 정보를 처리하고, 적절한 반응을 결정하여 운동 신경에 전달하는 역할을 담당한다.

» 단일 연접 반사(Monosynaptic): 감각 신경과 운동 신경이 하나의 시냅스로 직접 연결(예: 무릎힘줄 반사)

» 다연접 반사(Polysynaptic): 사이신경세포(Interneuron)를 매개로 여러 시냅스를 통해 정보 통합(예: 회피반사)

(4) 운동 신경세포

운동 신경세포(Motor neuron, Efferent neuron)는 중추에서 결정된 반응 신호를 말초의 효과기로 전달하는 신경세포이고 척수의 앞뿔(Ventral horn)에서 기원하며 앞뿌리(Ventral root)를 통해 나간 후 반응 신호를 전달하여 수축, 분비 등의 운동 반응을 유도하는 역할을 담당한다.

(5) 효과기

효과기(Effector)는 운동 신경의 말단 자극에 의해 실제 반응을 수행하는 기관으로, 반사활동의 최종 실행 단계이며 운동 신호에 따라 적절한 생리적 반응을 수행하는 역할을 담당한다.

» 뼈대근(Skeletal muscle): 수축 반응(예: 위팔두갈래근 반사 시 팔꿈치관절 굽힘)

» 내장근 또는 분비선: 자율반사에서 반응 주체

2) 목적

반사 검사는 자극에 대한 무의식적 자동 반응을 유도하여, 중추신경계 및 말초신경계의 기능적 상태를 객관적으로 평가하는 신경학적 검사 방법이다.

이는 척수, 뇌줄기, 말초신경의 통합 회로가 정상적으로 작동하는지 확인하는 지표로서, 신경계 병변의 조기 진단과 진행 경과 추적에 매우 중요하다.

반사 검사는 신경계 기능 평가의 객관적이고 신뢰성 높은 도구로서, 중추 및 말초신경 병변의 진단, 위치 추정, 치료 경과 평가, 발달 평가 등 광범위한 임상적 목적에 활용된다.

단순한 자극-반응을 넘어서 신경학적 진단의 핵심 기준이 되는 평가 항목이며, 검사의 정확성과 해석력은 임상가의 신경계 이해도를 반영하는 지표로도 간주된다.

(1) 신경계 병변의 존재 및 수준 파악

» 반사의 항진 또는 소실은 위운동신경세포(UMN) 또는 아래운동신경세포(LMN)의 손상 여부를 간접적으로 보여준다.

» 예를 들어, 바뱅스키 반사의 양성(+) 소견은 피질척수로(Corticospinal tract) 병변을 시사하며, 무릎힘줄 반사의 소실은 L2~L4 신경근 손상 가능성을 나타낸다.

(2) 병변의 해부학적 위치 추정

» 각 반사는 특정 척수 분절과 연관된 신경근 영역과 관련되어 있으므로, 반사의 이상 유무는 병변의 높이(level)와 국소화를 추정하는 데 유용하다.

» 예: 위팔두갈래근 반사 저하 → C5~C6 신경근 손상 의심
아킬레스힘줄 반사 소실 → S1~S2 병변 가능성

(3) 위/아래 운동신경세포 병변 감별

병변 유형	반사 반응
위운동신경세포 병변(UMN)	반사 항진, 병적 반사 출현(예: 바빈스키 +)
아래운동신경세포 병변(UMN)	반사 소실 또는 저하, 근위축 동반

(4) 병리적 반사 및 발달반사 평가

» 성인에서 나타나는 병적 반사(예: 바빈스키, 호프만 반사)는 위운동신경세포 조절에 소실을 의미

» 소아 발달반사 검사는 중추신경 성숙도 평가에 활용되며, 반사의 통합 여부는 운동발달 지연 또는 뇌성마비 등의 조기 선별에 기여

(5) 경과 관찰 및 치료 효과 평가

» 신경계 질환의 회복 또는 악화 추세는 반사 반응의 변화로 확인 가능

» 예: 반사 항진이 정상화되거나 병적 반사의 소실 → 신경계 기능 회복의 가능성 의미

(6) 기초 신경 생리 평가 및 교육적 도구

» 신경계의 기초기능(감각–운동 통합)을 평가하여 기능적 병태생리 해석에 기여

» 해부학 및 생리학 교육에서 반사궁 구조 이해와 시연을 통한 신경회로 설명에 활용됨

3) 검사 원칙

반사 검사는 민감한 신경계 반응을 평가하는 검사이므로, 검사의 정확성과 신뢰성을 확보하기 위해 다음과 같은 기본 원칙을 준수해야 한다.

(1) 근육 이완 상태에서의 검사 시행

» 피검자의 검사 부위는 최대한 이완(relaxed) 상태여야 하며, 긴장이 존재할 경우 반사 반응이 억제되거나 과장될 수 있다.

» 필요 시 "숨을 깊이 들이쉬고 힘을 빼세요" 등의 안내와 함께 자세 조정이 필요하다.

(2) 적절한 자극 위치와 강도 사용

» 검사 부위는 해당 힘줄(tendon)의 해부학적 위치에 정확히 자극이 가해져야 하며, 과도하거나 부족한 자극은 반응을 왜곡할 수 있다.

» 예: 무릎힘줄 반사는 무릎뼈 아래 무릎힘줄의 중심부를 정확히 자극해야 한다.

(3) 자세와 자세 유지의 표준화

» 검사자는 환자의 자세, 관절 각도, 중력 방향 등을 표준화하여 반응의 차이를 줄여야 한다.

» 반사에 영향을 줄 수 있는 자세 요소는 좌우 대칭성을 유지하여 비교 평가가 용이해야 한다.

(4) 좌우 대칭 검사(Bilateral comparison)

» 모든 반사는 좌우를 동일하게 검사하여 비교 기준을 확보해야 한다.

» 동일한 자극이 양측에 주어졌을 때 반응 강도, 속도, 지속 시간 등을 비교하여 이상 여부를 판단한다.

(5) 검사 시 일관된 리듬과 속도 유지

» 자극 간의 간격, 타진 속도 및 리듬은 동일한 조건으로 반복되어야 하며, 무의식적 기대 반응이나 검사자의 리듬 차이에 따른 오류를 방지해야 한다.

(6) 최소 2회 이상 반복 확인

» 동일 부위는 2~3회 반복 자극하여 반응의 일관성을 확인해야 하며, 한 번의 반응만으로 결론을 내리는 것은 피해야 한다.

4) 분류

반사 검사는 얕은 반사, 깊은힘줄 반사, 병적 반사로 분류할 수 있다. 반사 검사는 신경계 기능 평가의 객관적이고 신뢰성 높은 도구로서, 중추 및 말초신경 병변의 진단, 위치 추정, 치료 경과 평가, 발달 평가 등 광범위한 임상적 목적에 활용되며 검사의 정확성을 높이기 위해 표준화된 자세, 자극 방법, 좌우 비교, 반복 확인, 개인 특성 고려가 필수적이다(그림 4-2).

병변이 있을 때 반사는 저하되거나 증가되어 나타날 수 있다(표 4-6)(표 4-7).

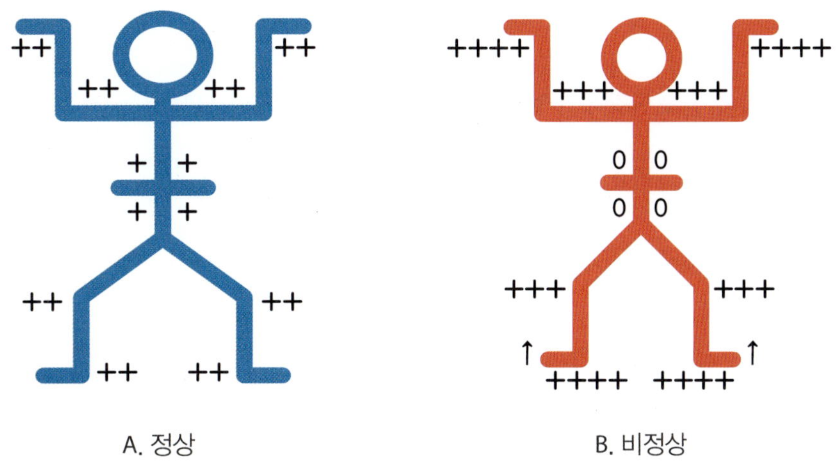

그림 4-2 팔다리 깊은힘줄 반사 및 얕은 반사 등급

[표 4-6] 깊은힘줄 반사와 얕은 반사의 등급 척도

구분		등급	얕은 반사	
++++	병적 항진, 간헐적 경련 포함(clonus)	4+		
+++	항진(hyperreflexia)	3+		
++	정상	2+		
+	미약한 반응(반응 저하, hyporeflexia)	1+	+	존재
	결여(반응 없음, areflexia)	0	0	결여

[표 4-7] 위운동신경세포와 아래운동신경세포 질환 비교

위운동신경세포 병변(UMN)	아래운동신경세포 병변(LMN)
• 깊은힘줄 반사 항진 • 운동단위별 지배받는 근육 강직 • 병변 시 피부 반사 결여	• 깊은힘줄 반사 저하 또는 결여 • 운동단위별 지배 받는 근육 마비 • 이완성 마비, 근육 긴장 저하 • 병적 반사 결여 • 근육 위축

2. 반사 검사

반사 검사는 검사자의 숙련도와 해석 능력은 평가의 신뢰도를 결정하며, 환자의 심리적·생리적 상태도 반드시 함께 고려하여 실시하여야 한다.

1) 얕은 반사

얕은 반사(Superficial reflex)는 피부나 점막에 대한 가벼운 자극에 의해 유도되는 반사 반응으로, 이는 피부 수용기 → 척수 또는 뇌줄기 통합 → 운동 신경 → 근육 반응의 경로를 거쳐 발생하는 다연접(Polysynaptic) 반사이다.

얕은 반사는 중추신경계와 말초신경계가 협응하여 반응을 억제하거나 유도하는 기능을 반영하므로, 이 반사가 소실되거나 과도하게 나타나는 경우는 종종 중추신경계 병변, 특히 위운동신경세포(UMN) 병변을 의미한다.

얕은 반사에는 복근 반사, 고환올림근 반사, 항문 반사, 망울해면체근 반사가 해당한다.

(1) 복근 반사

복근 반사(Abdominal reflex)는 복부의 피부에 가볍게 긁는 자극을 가했을 때 배곧은근(Rectus abdominis)의 수축이 유발되는 얕은 반사이고 피부 수용기 → 척수 → 운동신경 → 복부 근육 수축의 경로를 따라 발생하는 다연접성(Polysynaptic) 반사이다.

복근 반사는 중추신경계(특히 피질척수로)의 억제 기능이 유지되고 있는지 평가하는 지표이고 소실되거나 반응이 약할 경우는 다발성경화증(Multiple sclerosis)의 위운동신경세포 병변, 척수손상, 국소 병변 등을 의미한다.

검사 자세	대상자는 복부를 이완시킨 상태에서 바로누운자세 유지
검사 방법	• 복부 외측에서 배꼽쪽으로 향하는 방향으로 자극 → 위·아래·좌·우 4개의 방향에서 자극 • 타진 망치 손잡이, 손끝 등 끝이 뾰족하지 않은 도구를 사용하여 피부에 가볍게 접촉하여 긁듯이 (scratch-like) 자극을 가할 때 배꼽이 긁은 방향으로 움직이는지 관찰(지나치게 강하면 유해 자극으로 해석될 수 있음) • 각 방향에서 1회 이상 실시, 양측 비교가 중요함
신경 분절	상부 복부 T7 ~ T9, 중간 복부 T9 ~ T11, 하부 복부 T10 ~ T12
결과 해석	• 정상: 자극 방향으로 배곧은근이 수축하고, 배꼽이 자극 방향으로 이동함 • 소실(감소): 복근 수축이 느리거나 배꼽의 움직임 미약 또는 반응 없음 중추 병변(피질척수로 병변), 척수손상(T7~T12 분절 손상) • 한쪽 반응은 있으나 반대쪽 소실: 병변의 편측성 존재 가능성 높음(ex. 척수 종양, 편측 뇌손상 등) • 병적반응: 복근 반사는 소실되면서 동시에 바뱅스키 반사가 관찰되면 전형적인 위운동신경세포 병변 패턴
고려사항	복부 수술, 비만, 고령, 출산 경험자 등에서도 일시적 소실 가능성 있음

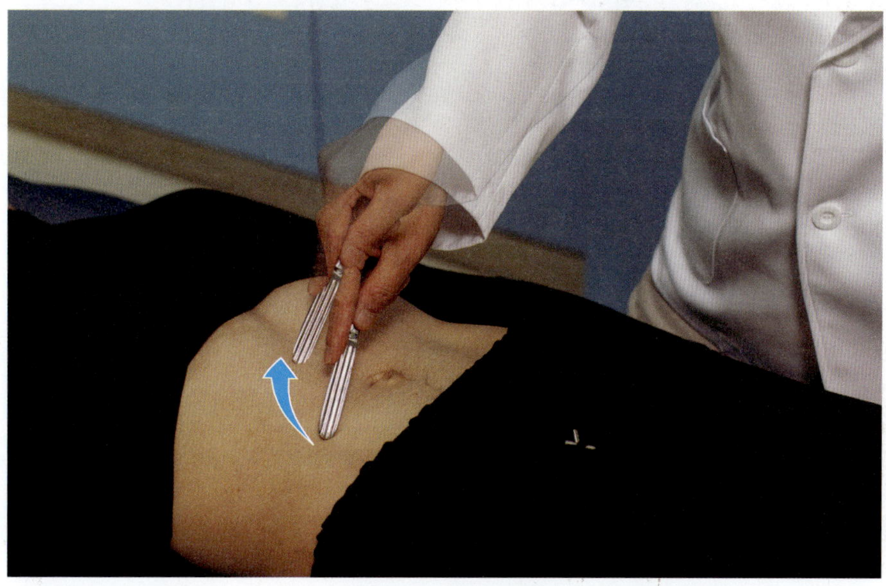

복근 반사(반사망치로 가쪽에서 안쪽방향으로 긁는 자극을 가함)

(2) 고환올림근 반사

고환올림근 반사(Cremaster muscle reflex)는 넓적다리 안쪽 피부를 가볍게 자극했을 때, 자극 쪽 고환이 위로 올라가는 반사적 수축 반응을 말하고 이 반사는 피부 수용기 → 감각신경 → 척수(L1-L2) → 운동신경 → 고환올림근(Cremaster muscle) 경로를 통해 유발되며, 다연접 반사(Polysynaptic reflex)의 대표적인 형태이다.

검사 자세	대상자는 편안한 바로누운자세 유지
검사 방법	• 넓적다리 안쪽 피부를 아래에서 위쪽 방향으로 가볍게 긁는 자극을 가하여 자극한 쪽 고환이 올라가는지 여부 관찰 • 자극 도구: 면봉, 반사 망치 손잡이, 손가락 끝 등
신경 분절	L1~L2
결과 해석	• 정상: 자극한 쪽 고환이 올라가며 고환올림근 수축을 확인 • 양쪽 소실: 자극한 양쪽 모두 움직임이 없으면 L1~L2 척수손상, 위운동신경세포 병변, 말총증후군(cauda equina syndrome) 의심 • 자극한 쪽 소실: 고환이 올라가지 않으면 아래운동신경세포 병변인 동측의 L1~L2 신경근 손상, 외상성 고환올림근 손상 의심 • 병적반응: 복근 반사는 소실되면서 동시에 바뱅스키 반사가 관찰되면 전형적인 위운동신경세포 병변 패턴
고려사항	• 정확한 자극 부위와 방향은 진단 민감도에 직접적 영향을 줌 • 반응이 없을 경우 반드시 양측 비교 후 재검 필요 • 과도한 자극은 불쾌감을 유발할 수 있으므로 주의

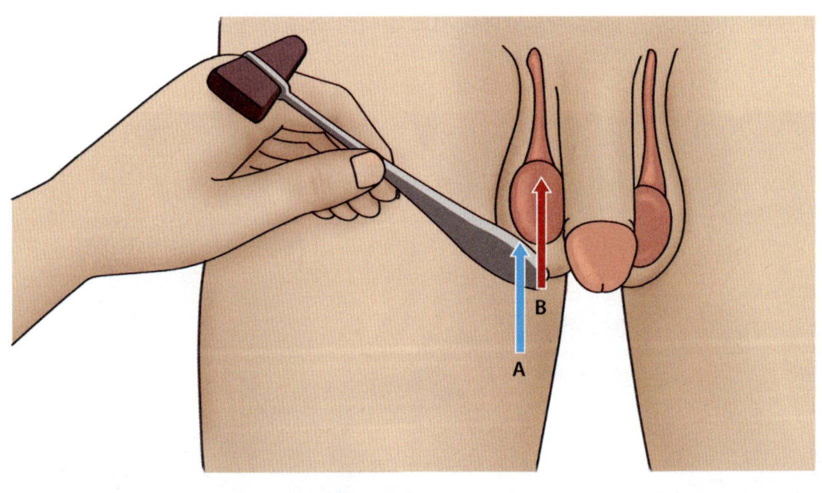

A. 자극방법 B. 양성반응

고환올림근 반사(반사망치로 아래쪽에서 위쪽방향으로 자극을 가함)

(3) 항문 반사

항문 반사(Anal reflex)는 항문 주위 피부(Perianal skin)를 자극하였을 때 바깥항문조임근(External anal sphincter)이 반사적으로 수축하는 반응을 말하고 피부 수용기 → S2~S4 척수 분절 → 운동신경 → 조임근 수축의 경로로 이루어지는 다연접(Polysynaptic) 반사이다.

이 반사는 특히 척수하부 손상, 말총증후군(Cauda equina syndrome), 척수원뿔증후군(Conus medullaris syndrome)의 진단에서 핵심적인 반사 중 하나이다.

검사 자세	대상자는 검사 테이블에 엎드려 누운자세 유지
검사 방법	• 항문 주위 피부(perianal area), 특히 항문 입구 주변을 시계 방향 또는 반시계 방향으로 피부를 가볍게 긁듯이 자극하여 항문조임근 수축상태 관찰 • 자극 도구: 면봉(cotton swab), 탐침기 등 피부 자극이 가능한 도구
신경 분절	S4~S5
결과 해석	• 정상: 항문조임근이 수축(contraction), 눈으로도 수축 관찰되며 촉지 가능 • 소실(absent): 항문 자극에도 항문조임근 수축 반응 없으면 아래운동신경세포 병변인 S4~S5의 신경근 병변, 또는 말총증후군, 척수원뿔증후군 의미
고려사항	• 너무 강하거나 통증을 유발하는 자극은 피해야 하고 자세 유지가 중요 • 항문조임근 수축은 의식적인 수축(voluntary squeeze)과 구별되어야 하며, 반드시 자극 후 즉각적 수축 여부를 확인해야 함. • 출산 이후, 치질 수술, 직장 수술 등으로 조임근 반응이 저하될 수 있음

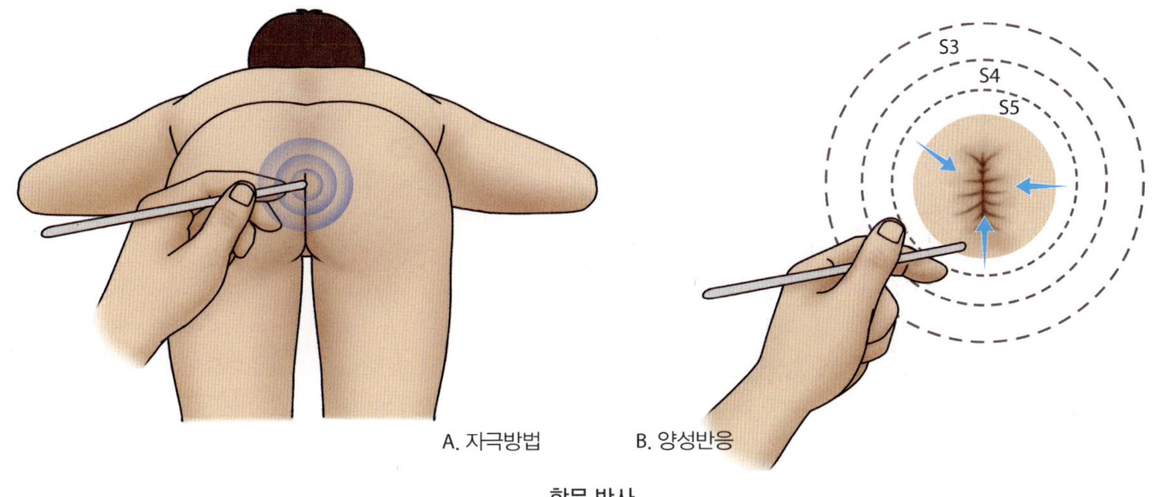

항문 반사

(4) 망울해면체근 반사

망울해면체근 반사(Bulbocavernosus reflex)는 외부 생식기 또는 항문 주위에 자극을 주었을 때, 바깥항문조임근(External anal sphincter)이 수축하는 반사 반응을 의미하며 감각 입력은 주로 음경, 음핵, 또는 요도 카테터를 당김하는 것이고 운동 출력은 바깥항문조임근이 수축하는 것이다. 망울해면체근 반사는 척수충격(Spinal shock) 상태의 회복 여부를 확인하는 대표적인 반사이다.

검사 자세	대상자는 검사 테이블에 바로 누운자세 유지
검사 방법	• 검사자는 남성의 귀두(여성의 음핵)를 자극하여 망울해면체근육과 항문근육의 수축 상태를 관찰 또는 촉진
신경 분절	S2~S4
결과 해석	• 정상: 망울해면체근과 항문조임근 수축 관찰 • 소실(absent): 항문 자극에도 항문조임근 수축 반응 없으면 S2~S4 신경 병변 또는 척수 충격 상태(spinal shock) 의미
고려사항	• 급성 척수손상 후 망울해면체 반사가 소실되면 척수 충격 상태로 간주됨 • 반사가 다시 나타나는 시점은 척수충격이 해소 되고 다시 척수반사 활동이 재개되었음을 의미 • 남성: 음경 자극이 일반적, 여성: 음핵 또는 회음부 자극 사용

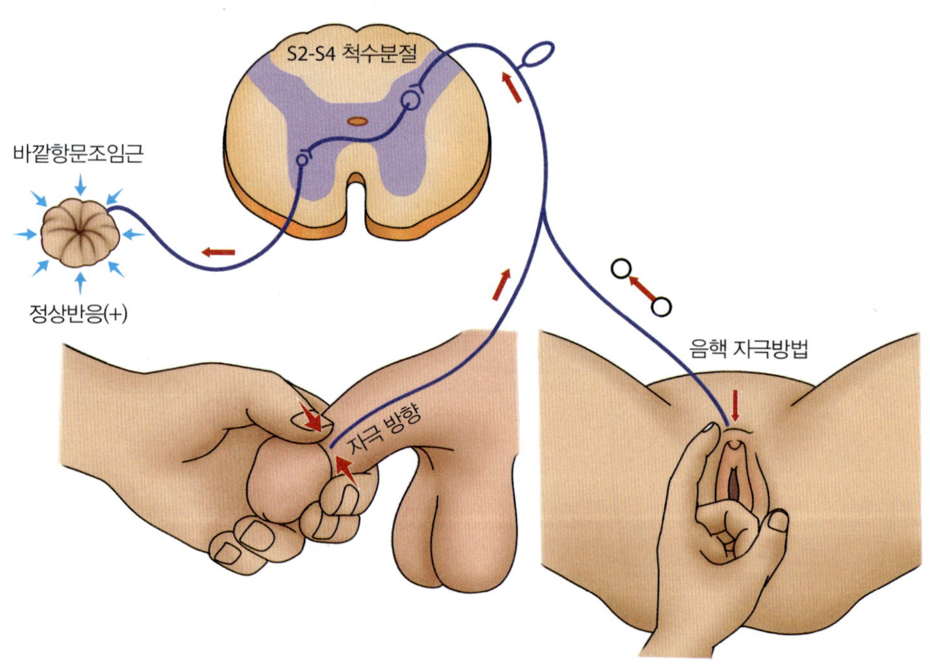

망울해면체근 반사

2) 깊은힘줄 반사

깊은힘줄반사(Deep tendon reflex, DTR)는 힘줄이나 근육을 망치 등으로 빠르게 신장(stretch)시켰을 때, 신장된 근육이 반사적으로 수축하여 나타나는 반응을 의미하고 이 반사는 단일 신경분절 또는 소수의 분절을 평가할 수 있는 중요한 신경학적 검사로, 특히 아래운동신경세포(LMN)와 위운동신경세포(UMN)의 병변을 감별하는 데 매우 유용하다.

위운동신경세포 병변이 있을 경우에는 깊은힘줄반사가 항진되고, 아래운동신경세포 병변에서는 깊은힘줄반사의 반사 저하 또는 결손을 보이는 비정상적인 반응이 나타난다.

깊은힘줄 반사에는 위팔두갈래근 반사, 위팔노근 반사, 위팔세갈래근 반사, 무릎힘줄 반사, 아킬레스힘줄 반사가 해당한다.

신경학적 경로: 단일연접반사(Monosynaptic reflex)

경로구성	설명
수용기 (receptor)	근방추 (muscle spindle)
감각신경 (afferent nerve)	Ia 섬유 (고속 감각 섬유)
중추 통합부	척수 앞뿔 (anterior horn)
운동신경 (efferent nerve)	α- 운동신경세포 (alpha motor neuron)
효과기 (effector)	자극받은 근육 (해당 근육의 수축)

반사	신경뿌리
위팔두갈래근 힘줄	C5
위팔노근 힘줄	C6
위팔세갈래근 힘줄	C7
무릎 힘줄(넓적다리곧은근 힘줄)	L4
아킬레스힘줄	S1

(1) 위팔두갈래근 힘줄 반사

위팔두갈래근 힘줄 반사(Biceps tendon reflex, C5, C6)는 위팔두갈래근의 힘줄을 타진하여 근육이 반사적으로 수축하는 반응을 평가하고 주로 C5 기능을 알아보기 위한 반사 검사이다.

검사 자세	대상자는 편안히 앉은 자세에서 팔꿈치관절은 약간 굽힌 상태로 자연스럽게 유지(90° 전후)
검사 방법	• 검사자는 대상자의 팔꿈치 부위를 가볍게 받쳐 들고 엄지손가락으로 위팔두갈래근 힘줄을 눌러 고정 • 반사 망치로 검사자의 엄지손가락 손톱 위를 빠르고 가볍게 타진하여 반사를 유발함
신경 분절	C5, C6
결과 해석	• 정상: 팔꿈치관절 굽힘 반응 관찰 • 소실 또는 감소: 반응이 약하거나 소실은 아래운동신경세포 병변, 말초신경 손상을 의미 • 과도한 반응: 반사가 비정상적으로 항진되면 위운동신경세포 병변을 의미
고려사항	• 반사망치로 너무 강하게 두드리면 부정확한 반응(자발적 수축 유발 가능성) • 힘줄 정확한 위치 확인 • 좌우 대칭 비교 필수

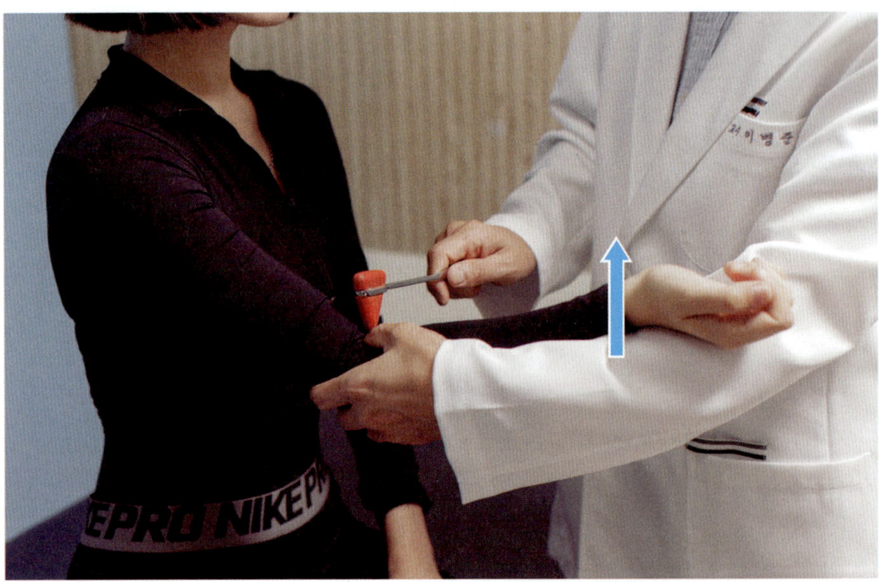

위팔두갈래근 반사

(2) 위팔노근 반사

위팔노근힘줄 반사(Brachioradialis tendon reflex, C5, C6)는 위팔노근의 힘줄을 타진하여 근육이 반사적으로 수축하는 반응을 평가하고 주로 C6 기능을 알아보기 위한 반사 검사이다.

검사 자세	대상자는 편안히 의자에 앉은 자세에서 팔꿈치관절 약간 굽힘, 아래팔 중립 자세 유지
검사 방법	검사자는 대상자의 아래팔을 가볍게 받쳐 들고 노뼈 붓돌기의 위팔노근 힘줄 부위를 반사망치로 빠르고 가볍게 타진하여 자극
신경 분절	C5, C6
결과 해석	• 정상: 팔꿈치관절 굽힘 및 아래팔 뒤침 반응 관찰 • 소실 또는 감소: 반응이 약하거나 소실은 아래운동신경세포 병변, 말초신경 손상을 의미 • 과도한 반응: 반사가 비정상적으로 항진되면 위운동신경세포 병변을 의미
고려사항	• 아래팔 중립자세 유지 • 힘줄 정확한 위치 타진 필요 • 반사 정도가 개인마다 다르므로 반드시 좌우 대칭 비교 필수

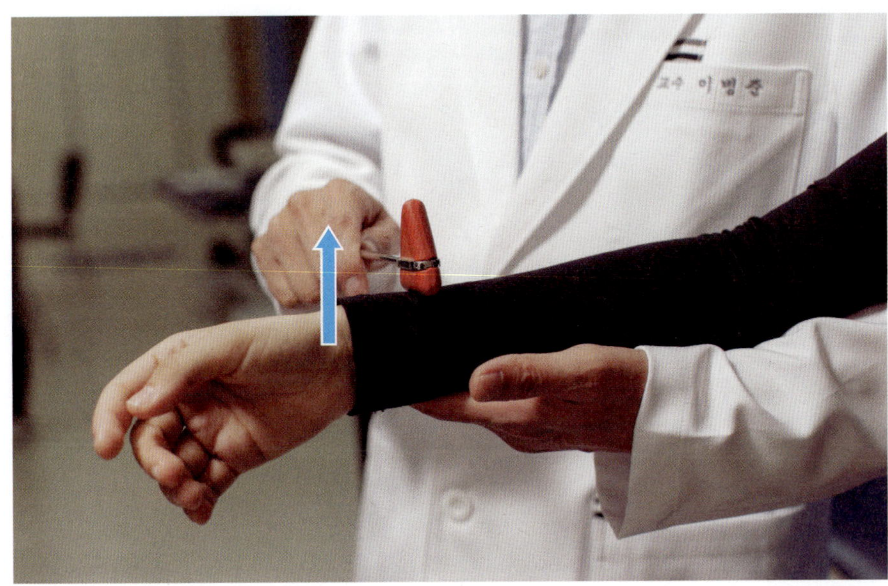

위팔노근 반사

(3) 위팔세갈래근 반사

위팔세갈래근힘줄 반사(Triceps tendon reflex, C7, C8)는 위팔세갈래근의 힘줄을 타진하여 근육이 반사적으로 수축하는 반응을 평가하고 주로 C7 기능을 알아보기 위한 반사 검사이다.

검사 자세	대상자는 편안히 의자에 앉은 자세에서 팔꿈치관절 90° 굽힘 자세 유지
검사 방법	검사자는 대상자의 위팔을 가볍게 받쳐 들고 완전한 이완 상태에서 팔꿈치 뒤쪽 위팔세갈래근 힘줄 부위를 반사망치로 빠르고 가볍게 타진하여 자극
신경 분절	C7, C8
결과 해석	• 정상: 팔꿈치관절 폄 반응 관찰 • 소실 또는 감소: 반응이 약하거나 소실은 아래운동신경세포 병변, 말초신경 손상을 의미 • 과도한 반응: 반사가 비정상적으로 항진되면 위운동신경세포 병변을 의미
고려사항	• 위팔세갈래근이 긴장된 상태에서는 반사 유도 어려움 → 검사자가 팔꿈치 지지 필요 • 힘줄 정확한 위치 타진 필요 • 반사 정도가 개인마다 다르므로 반드시 좌우 대칭 비교 필수

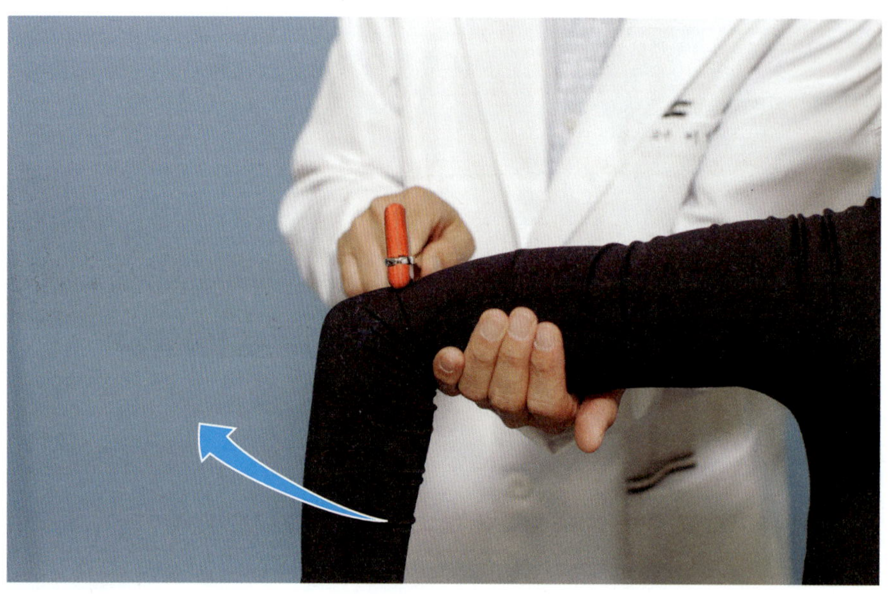

위팔세갈래근 반사

(4) 무릎힘줄 반사

무릎힘줄 반사(Patellar tendon reflex, L2, L3, L4)는 넓적다리네갈래근 힘줄을 타진하여 근육이 반사적으로 수축하여 무릎관절이 반사적으로 펴되는 생리적 반사작용을 평가하고 주로 L4 기능을 알아보기 위한 반사 검사이다.

검사 자세	대상자는 무릎관절 90° 굽힘하여 발이 바닥에 닿지 않게 테이블 또는 의자에 앉은 자세 유지
검사 방법	검사자는 대상자의 무릎뼈 아래부위의 무릎힘줄 부위를 반사망치로 빠르고 가볍게 타진하여 자극
신경 분절	L2, L3, L4
결과 해석	• 정상: 무릎관절 폄 반응 관찰 • 소실 또는 감소: 반응이 약하거나 소실은 아래운동신경세포 병변, 말초신경 손상을 의미 • 과도한 반응: 반사가 비정상적으로 항진되면 위운동신경세포 병변을 의미
고려사항	• 반사를 유도하기 위해 넓적다리네갈래근의 완전한 이완 필요 • 너무 강한 타진은 인위적 움직임을 유도할 수 있음 • 반사 정도가 개인마다 다르므로 반드시 좌우 대칭 비교 필수

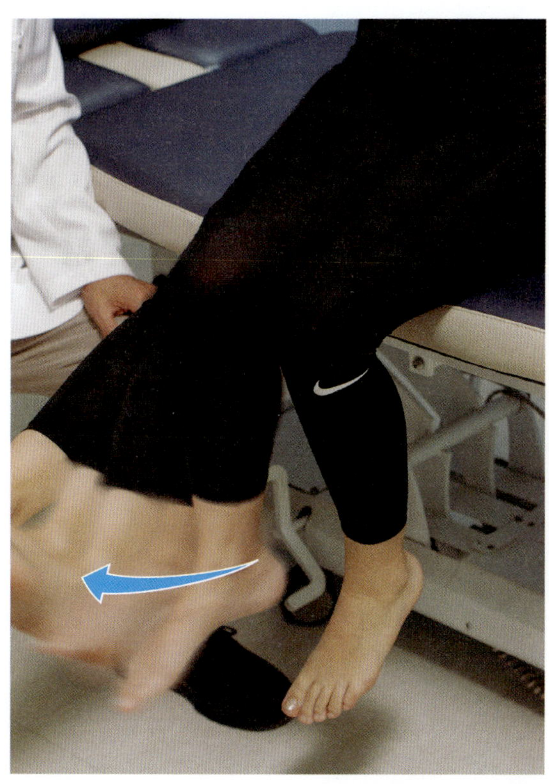

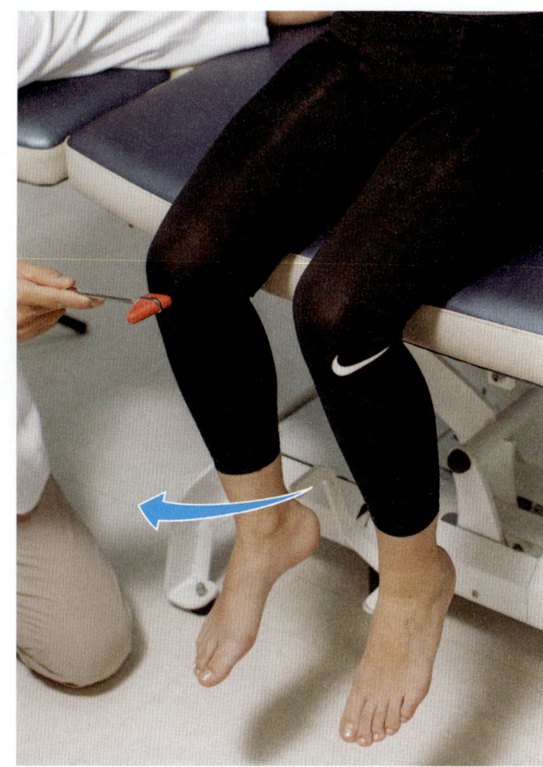

무릎힘줄 반사

(5) 아킬레스힘줄 반사

아킬레스힘줄 반사(Achilles tendon reflex, S1, S2)는 아킬레스힘줄을 타진하여 종아리세갈래근육이 반사적으로 수축하여 발목관절이 반사적으로 발바닥굽힘되는 생리적 반사작용을 평가하고 주로 S1 기능을 알아보기 위한 반사 검사이다.

검사 자세	대상자는 무릎관절 굽힘하여 발이 바닥에 닿지 않게 테이블 또는 의자에 앉은 자세 유지
검사 방법	검사자는 대상자의 검사하고자 하는 발끝을 받치면서 등쪽굽힘시켜 아킬레스힘줄을 약간 신장시킨 후 반사망치로 빠르고 가볍게 타진하여 자극
신경 분절	S1, S2
결과 해석	• 정상: 발목관절 발바닥굽힘 반응 관찰 • 소실 또는 감소: 반응이 약하거나 소실은 아래운동신경세포 병변, 말초신경 손상을 의미 • 과도한 반응: 반사가 비정상적으로 항진되면 위운동신경세포 병변을 의미
고려사항	• 반사를 유도하기 위해 발목관절의 완전한 이완 필요 • 검사자가 발을 약간 등쪽굽힘하면 근육 긴장이 생겨 반사 유도에 효과적 • 반사 정도가 개인마다 다르므로 반드시 좌우 대칭 비교 필수

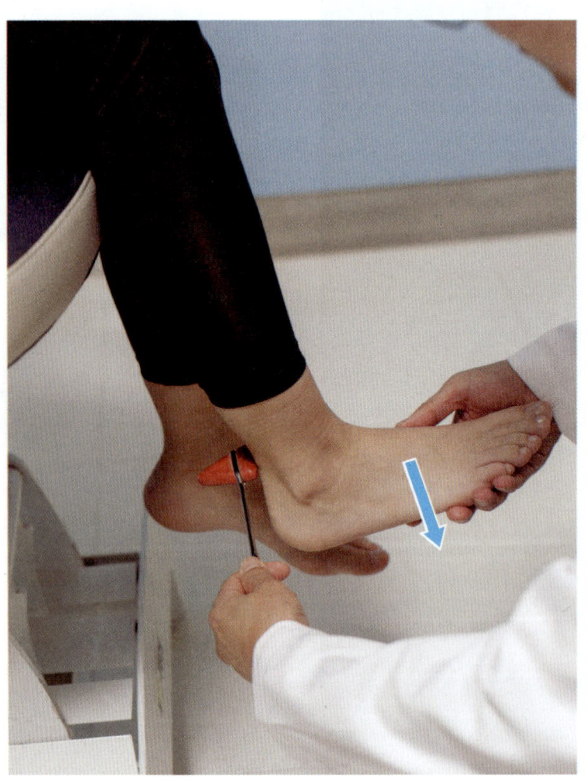

아킬레스힘줄 반사

3) 병적 반사

병적 반사(Pathologic reflex)는 정상적인 성숙한 중추신경계(CNS)에서는 억제되어 나타나지 않는 반사 반응이, 중추신경계의 손상(특히 피질척수로 손상) 등에 의해 비정상적으로 나타나는 반사를 의미하고 중추신경계의 손상 유무 및 병변의 수준(level)을 평가하는 데 중요하게 활용된다.

중추신경계 손상 시, 이러한 억제 경로의 손상으로 인해 태아기나 영유아기 때 관찰되던 원시 반사(Primitive reflex)가 소실되지 않거나 병적 반사로 재출현하게 된다.

병적 반사의 종류에는 바뱅스키 반사, 오펜하임 반사, 고든 반사, 챠도크 반사, 호프만 반사, 트롬너 반사, 마리-포아 반사, 발목 클로누스가 포함된다.

(1) 바뱅스키 반사

바뱅스키 반사(Babinski's reflex)는 발바닥을 자극하였을 때 관찰되는 발가락의 움직임을 평가하여 위운동신경세포(UMN) 병변 유무를 판단하는 대표적인 병적 반사(Pathologic reflex)이다.

검사 자세	대상자는 발바닥이 노출되도록 바로누운자세 또는 앉은 자세 유지
검사 방법	검사자는 대상자의 발바닥 가쪽을 따라 발꿈치에서 시작하여 새끼발가락 쪽으로 긁어 올라가다가 엄지발가락 까지 곡선을 그리듯 자극을 가함
결과 해석	• 정상(음성): 발가락 굽힘 반응 또는 움직임이 거의 없음 • 양성 반응: 엄지발가락 폄과 나머지 발가락 굽힘 또는 벌림 반응이 나타나면 위운동신경세포 병변 또는 피질척수로 손상 의미
고려사항	• 12~18개월 이하의 유아에서 나타나면 정상 반응(음성) • 너무 강한 자극은 통증성 반응(withdrawal response)을 유발하여 결과 해석 방해할 수 있음

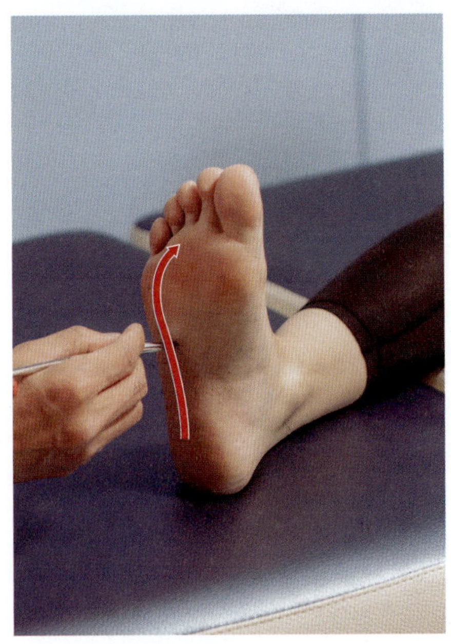

바뱅스키 반사 정상(음성)

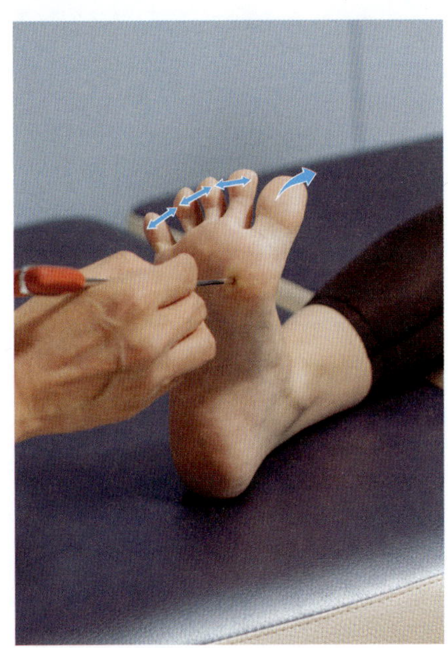

바뱅스키 반사 양성

(2) 오펜하임 반사

오펜하임 반사(Oppenheim's reflex)는 바뱅스키 반사의 변형형 중 하나로, 정강뼈(tibia)의 안쪽 앞면을 따라 위에서 아랫방향으로 가볍게 긁었을 때 엄지발가락과 다른 발가락의 움직임을 관찰하여 위운동신경세포 병변 여부를 평가하는 병적 반사이다.

오펜하임 반사는 바뱅스키 반사가 명확하지 않을 때 보조적으로 활용하거나, 바뱅스키 반사가 양성반응일 때 확진을 위한 검사로 시행할 수 있다.

검사 자세	대상자는 무릎관절을 굽힘하여 발이 바닥에 닿지 않게 테이블 또는 의자에 앉은 자세 유지
검사 방법	검사자는 대상자의 정강뼈 안쪽 앞면을 따라 무릎에서 발목관절 방향으로 반사망치의 손잡이 끝으로 가볍게 긁으며 자극을 가함
결과 해석	• 정상(음성): 발가락의 움직임이 거의 없거나 약간의 발가락 굽힘 반응 • 양성 반응: 엄지발가락 폄과 나머지 발가락 굽힘 또는 벌림 반응이 나타나면 위운동신경세포 병변 또는 피질척수로 손상 의미
고려사항	• 바뱅스키 반사와 병리학적 의미가 동일 • 과도한 압박이나 통증성 자극은 피해야 함

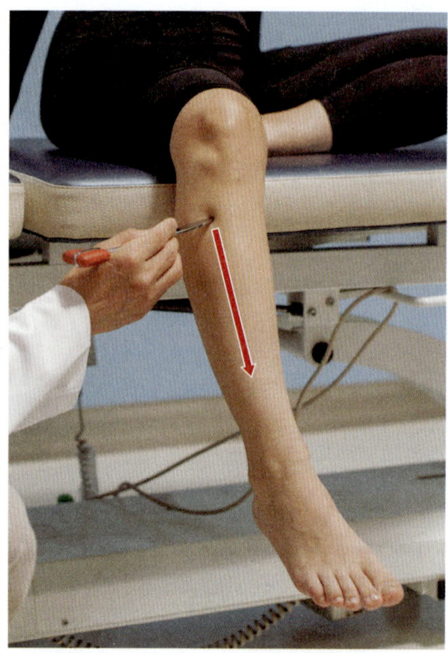
오펜하임 반사 정상(음성)

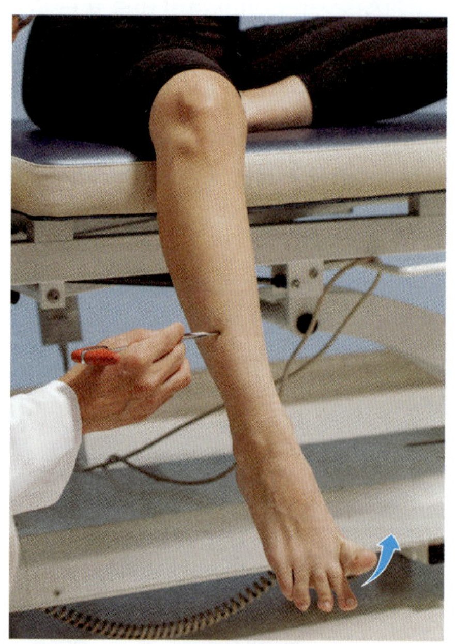
오펜하임 반사 양성

(3) 고든 반사

고든 반사(Gordon's reflex)는 바뱅스키 반사의 변형형 중 하나로, 장딴지 근육(Calf muscle, gastrocnemius)을 압박하여 발가락의 움직임을 관찰함으로써 위운동신경세포 병변 여부를 평가하는 병적 반사이다.

고든 반사는 주로 피질척수로(Corticospinal tract) 손상을 평가할 때 시행하고 바뱅스키 반사가 모호하거나 나타나지 않는 경우, 추가적인 검사로 사용된다.

검사 자세	대상자는 무릎관절을 굽힘하여 발이 바닥에 닿지 않게 테이블 또는 의자에 앉은 자세 유지
검사 방법	검사자는 대상자의 종아리뒤쪽 장딴지근육을 손가락 또는 손바닥으로 통증을 유발하지 않을 정도로 꽉 쥐는 압박 자극을 가함
결과 해석	• 정상(음성): 발가락의 움직임이 거의 없거나 약간의 발가락 굽힘 반응 • 양성 반응: 엄지발가락 폄과 나머지 발가락 굽힘 또는 벌림 반응이 나타나면 위운동신경세포 병변 또는 피질척수로 손상 의미
고려사항	• 바뱅스키 반사와 병리학적 의미가 동일 • 검사 양쪽 모두 시행하여 비교 • 압박은 부드럽고 지속적으로 가하면서 피부 표면이 아닌 근육을 깊이 눌러야 함

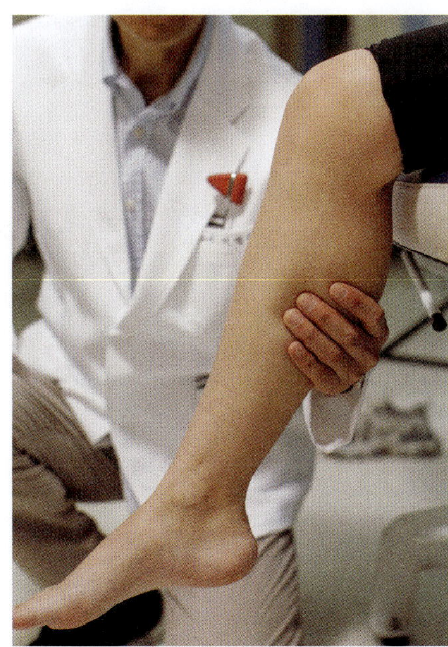

고든 반사 정상(음성)

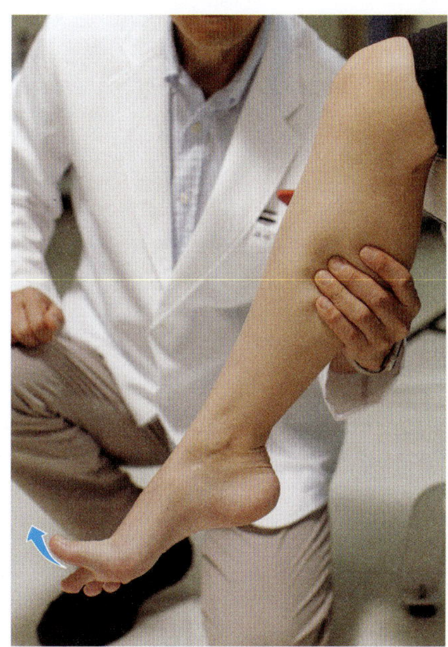

고든 반사 양성

(4) 챠도크 반사

챠도크 반사(Chaddock's reflex)는 바뱅스키 반사의 변형형 중 하나로, 발목 가쪽을 자극했을 때 발가락, 특히 엄지발가락의 움직임을 관찰하여 위운동신경세포 병변 유무를 평가하는 병적 반사(Pathologic reflex)이다.

검사 자세	대상자는 무릎관절을 굽힘하여 발이 바닥에 닿지 않게 테이블 또는 의자에 앉은 자세 유지
검사 방법	검사자는 대상자의 발 바깥쪽 가쪽복사에서 새끼발가락까지 반사 망치 끝 부위로 가볍게 긁으며 자극을 가함
결과 해석	• 정상(음성): 발가락의 움직임이 거의 없거나 약간의 발가락 굽힘 반응 • 양성 반응: 엄지발가락 폄과 나머지 발가락 굽힘 또는 벌림 반응이 나타나면 위운동신경세포 병변 또는 피질척수로 손상 의미
고려사항	• 바뱅스키 반사와 병리학적 의미가 동일 • 검사 양쪽 모두 시행하여 비교 • 피부를 약하게 눌러 긁지만, 통증을 유발하지 않도록 주의

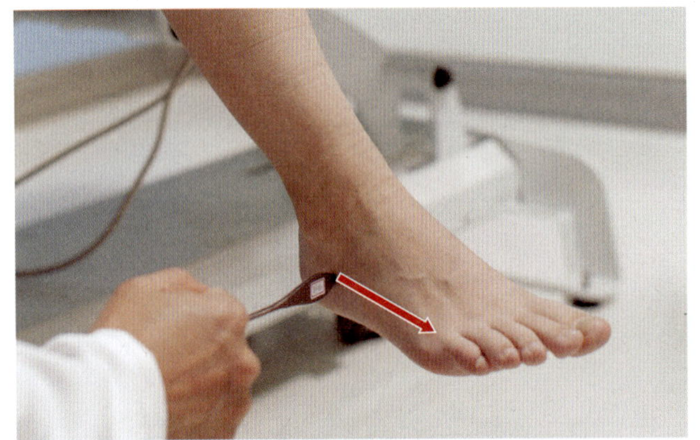

챠도크 반사 정상(음성)

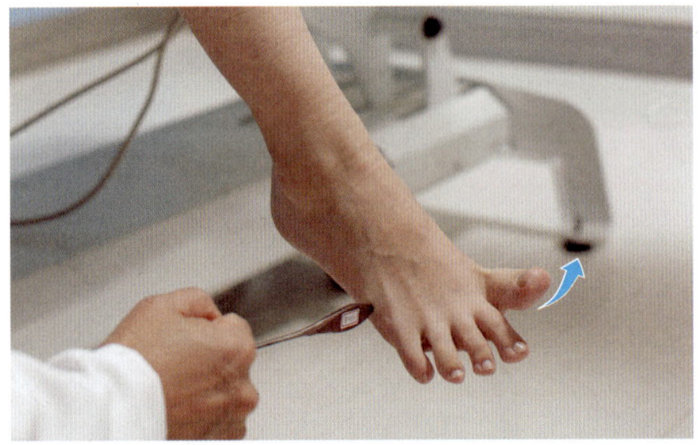

챠도크 반사 양성

(5) 호프만 반사

호프만 반사(Hoffmann's reflex)는 손가락에 가벼운 자극을 주었을 때 나타나는 비정상적인 근긴장 반응을 평가하여, 위운동신경세포 병변 또는 목 척수병증(Cervical myelopathy) 여부를 판별하는 병적 반사이다.

호프만 반사는 상지의 신경계 기능 이상을 조기에 감별하는 데 유용한 반사 검사이다.

검사 자세	대상자는 편안히 앉은 자세(seated) 또는 바로누운자세(supine)자세에서 팔꿈치관절 90˚ 굽힘하고 아래팔 엎침 유지
검사 방법	검사자는 대상자의 가운데 손가락의 손톱 끝을 빠르게 아랫방향으로 튕기면서 압박 자극을 가하면서 엄지손가락과 둘째손가락의 반응을 관찰함
결과 해석	• 정상(음성): 손에 아무런 반응이 없고 압통만 호소 • 양성 반응: 엄지손가락과 둘째 손가락이 굽힘 반응이 나타나면 위운동신경세포 병변 또는 목 척수병증 손상 의미
고려사항	• 검사할 때 대상자의 손은 이완된 상태여야 하며, 손목도 긴장 없이 유지 • 양쪽 손 모두 검사를 시행하여 비교 • 수의적 움직임(voluntary movement)과 혼동하지 않도록 주의

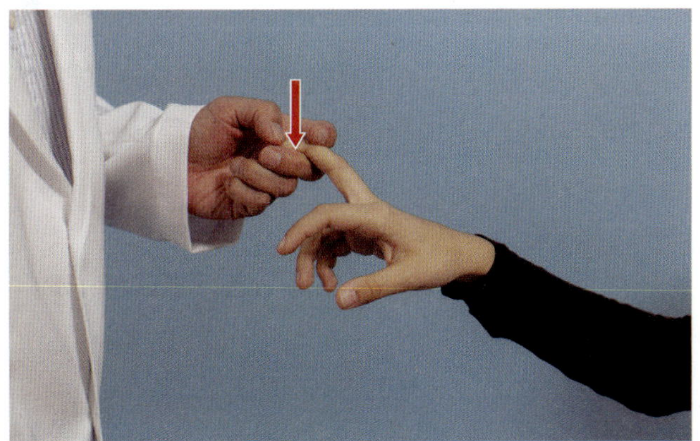

호프만 반사 정상(음성)

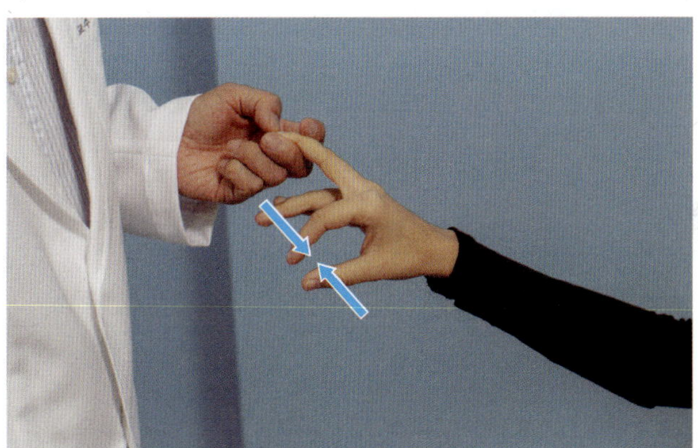

호프만 반사 양성

(6) 트롬너 반사

트롬너 반사(Tromner's reflex)는 손가락을 자극했을 때 나타나는 상지(Upper limb)의 병적 반사(Pathologic reflex)로, 위운동신경세포 병변이나 목 척수병증(Cervical myelopathy) 여부를 평가하는 데 사용된다.

트롬너 반사는 호프만 반사(Hoffmann's reflex)와 비슷하지만, 검사 방법과 자극 방향에서 약간의 차이가 있다.

검사 자세	대상자는 편안히 앉은 자세(seated) 또는 바로누운자세(supine)자세에서 팔꿈치관절 90˚ 굽힘하고 아래팔 엎침 유지
검사 방법	검사자는 대상자의 가운데 손가락의 손바닥쪽 끝을 위쪽방향으로 가볍게 튕기듯 압박 자극을 가하면서 엄지손가락과 둘째손가락의 반응을 관찰함
결과 해석	• 정상(음성): 손에 아무런 반응이 없음 • 양성 반응: 엄지손가락과 둘째 손가락이 굽힘 반응이 나타나면 위운동신경세포 병변 또는 목 척수병증 손상 의미
고려사항	• 검사할 때 대상자의 손은 이완된 상태여야 하며, 손목도 긴장 없이 유지 • 환자가 스스로 손가락을 움직이려는 수의적 움직임(voluntary movement)과 혼동하지 않도록 구별해야 함

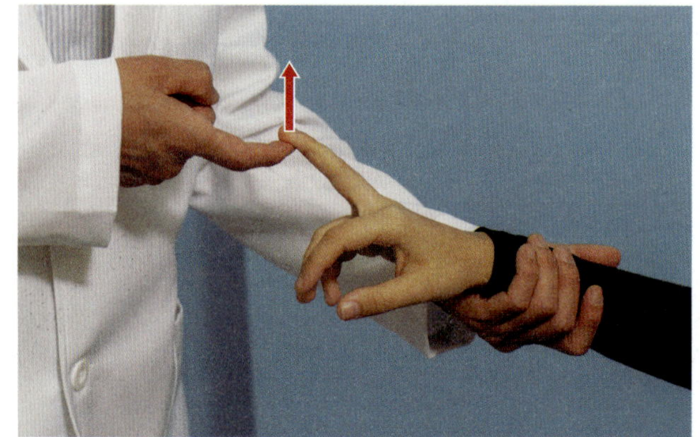

트롬너 반사 정상(음성)

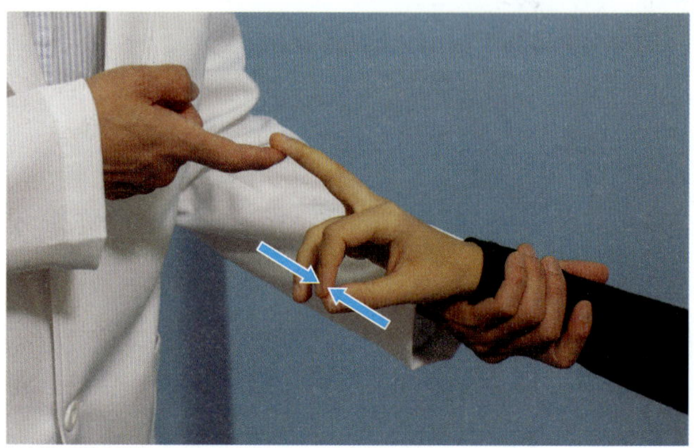

트롬너 반사 양성

(7) 마리–포아 반사

마리–포아 반사(Marie-Foix reflex)는 팔이 아니라 다리(Lower limb)에서 관찰되는 병적 반사로, 발가락 전체를 발바닥 방향으로 발가락 굽힘 자극을 주었을 때 나타나는 비정상적인 근긴장성 반응이다.

이 반사는 주로 위운동신경세포 병변, 특히 중추성 반신마비(Cerebral hemiplegia) 환자에서 관찰되며 임상적으로는 특히 다리의 긴장성 변화를 평가하는 데 유용하다.

검사 자세	대상자는 다리 전체를 이완한 바로누운자세(supine) 유지
검사 방법	검사자는 대상자의 발가락 전체를 잡고 발바닥 방향으로 발가락 굽힘 자극을 가했을 때 반응을 관찰함
결과 해석	• 정상(음성): 자극된 다리에 아무런 반응이 없음 • 양성 반응: 엉덩관절과 무릎관절 굽힘, 발목관절 등쪽굽힘 반응이 나타나면 피라미드로 병변(pyramidal tract, 즉 corticospinal tract)인 위운동신경 세포 병변을 의미
고려사항	• 다리의 굽힘 패턴(flexor synergy)을 통해 중추신경계 병변 유무 확인 • 바뱅스키 반사와 유사한 반사

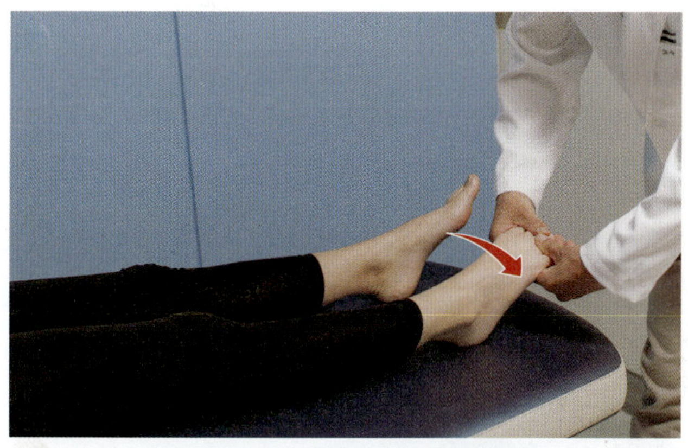
마리–포아 반사 검사방법 및 정상(음성)

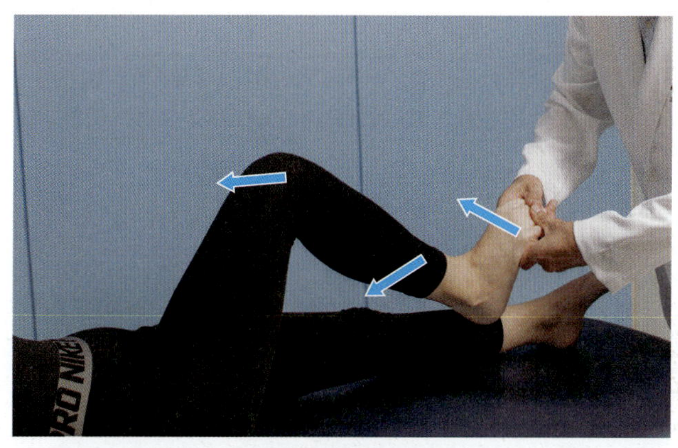
마리–포아 반사 양성

(8) 발목 클로누스

발목 클로누스(Ankle clonus)는 발목관절(Ankle joint)을 급속히 등쪽굽힘(Dorsiflexion)시켰을 때 발목관절이 리드미컬하게 반복적인 근수축과 이완 운동을 보이는 현상을 말한다.

발목 클로누스는 정상인에서는 일반적으로 관찰되지 않고 위운동신경세포 병변에서 비정상적으로 나타나는 과흥분된 신경반사 회로(Hyperexcitable reflex arc)의 병적 반사이다.

검사 자세	대상자는 다리 전체를 이완한 바로누운자세(supine) 유지
검사 방법	검사자는 대상자의 무릎을 가볍게 굽힘시킨 후 한 손으로 무릎 안쪽을 받치고 다른 손으로 발바닥을 잡고 빠르게 발목관절을 등쪽굽힘 시킨 다음 발목을 가볍게 고정했을 때 반응을 관찰함
결과 해석	• 정상(음성): 발목관절과 발에 아무런 반응이 없음 • 양성 반응: 발목관절이 리드미컬하게 수축과 이완을 반복하는 등쪽굽힘과 발바닥굽힘의 연속적인 움직임이 나타나면 피질척수로(corticospinal tract) 병변 또는 위운동신경 세포 병변을 의미
고려사항	• 3회 이상 지속적이고 리드미컬한 수축과 이완이 나타나야 진정한 병적 클로누스로 간주 • 수의적 저항(voluntary resistance)이나 근육 긴장도 증가로 인해 생긴 의도적 움직임과 구별해야 함

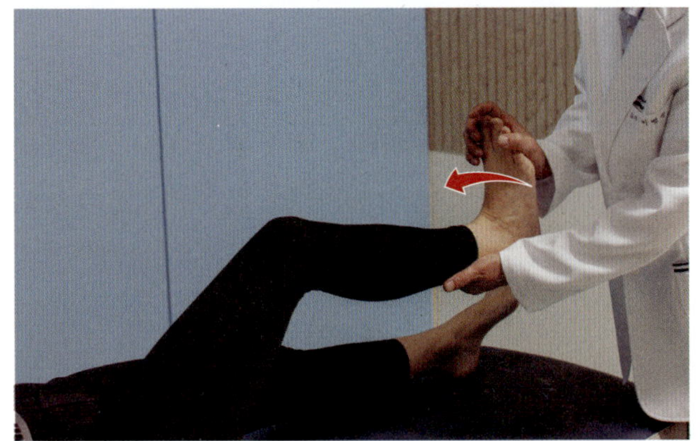

발목 클로누스 검사방법 및 정상(음성)

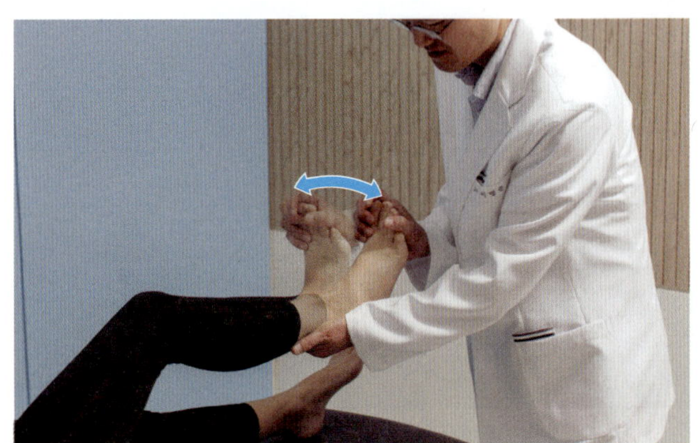

발목 클로누스 양성

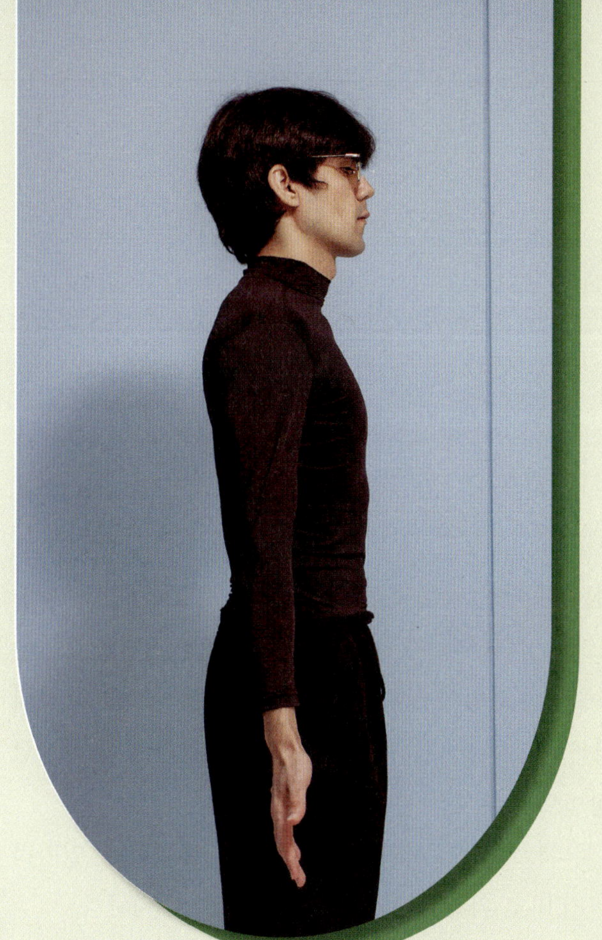

CHAPTER

05

자세검사 보행검사

학습목표

1. 자세검사 개요에 관해 설명할 수 있다.
2. 자세 발달에 관해 설명할 수 있다.
3. 자세 정렬에 관해 수행할 수 있다.
4. 자세의 분류에 관해 설명할 수 있다.
5. 자세평가에 관해 수행할 수 있다.
6. 보행 검사 개요에 관해 설명할 수 있다.
7. 정상 보행에 관해 설명할 수 있다.
8. 비정상 보행에 관해 설명할 수 있다.

핵심용어

- 자세(Posture)
- 중력중심선(Center of gravity)
- 안쪽휜무릎(Genu varum, bow-leg, O자형 다리)
- 가쪽휜무릎(Genu valgum, knock knee, X자형 다리)
- 보행주기(Gait cycle)
- 디딤기(Stance phase)
- 흔듦기(Swing phase)
- 트렌델렌버그 보행(Trendelenburg gait)
- 젖힌무릎(Back knee, Genu recurvatum)
- 반신마비 보행(Hemiplegia gait)
- 실조성 보행(Ataxic gait)
- 파킨슨병 보행(Parkinson gait)
- 10미터 보행검사(10-meter walk test, 10MWT)
- 일어나서 걷기 검사(Timed up and go test, TUG)

I 자세검사

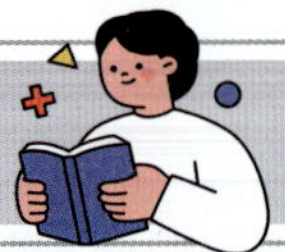

1. 개요

자세(Posture)는 특정 활동을 위한 신체 각 부위의 중심축에 대한 상대적 정렬 상태를 의미하는 위치(Position), 태도(Attitude) 혹은 신체를 지지하는 특징적 방법으로 정의한다. 자세는 일반적인 습관, 체격, 건강, 성격, 환경, 성별, 힘과 내구성, 시각 및 운동감각성의 인식에 영향을 받아 상황에 따라 아주 다양한 위치의 상태로 나타나게 된다. 올바른 자세를 위하여 한 자세를 측정하는 것이 아니라 시상면, 이마면, 뒷면 등에서 정렬선을 기준으로 전체적인 위치와 관절 각 부분을 다양한 방법으로 분석한다.

해부학적인 상태에서 중력선은 매우 중요하며 인체를 지나는 선으로 신체의 특정 지점을 통과한다. 일반적으로 중력선은 측두골의 꼭지돌기, 엉치뼈의 앞쪽, 엉덩관절 바로 뒤쪽, 무릎과 발목의 앞쪽으로 지난다.

바른 자세는 어떤 운동을 하거나 체위를 유지하면서 근육의 일은 최소화하고, 체중의 고른 분포로 인하여 각 관절에 대한 부하를 최소화해 손상이 가지 않도록 보호한다. 자세가 올바르지 못하면 특정한 관절이나 근육에 지나친 부담을 주게 되어 통증을 유발하거나 변형을 초래하게 된다.

1) 동적자세(Dynamic posture)

어떤 동작을 하면서 한 자세에서 다른 자세로 움직이는 동안 신체의 균형과 정렬을 유지하는 능력을 의미한다. 즉 걸음, 달리기, 밀기, 들기, 나르기, 던지기, 노 젓기 등과 같은 다양한 활동이 나타나는 상태를 말한다.

2) 정적자세(Static posture)

움직임이 없는 상태에서 신체의 균형과 정렬을 유지하는 능력을 의미한다. 신체 구조물인 뼈, 관절, 인대, 근막에 의해 움직임이 거의 없는 고정된 상태를 말한다.

2. 자세발달

자세발달 과정은 인간이 성장과 움직임 조절 능력이 점진적으로 발달하는 과정을 의미한다. 보통 영유아기에 시작되며, 신체의 중심을 잡고 균형을 유지하는 능력이 점점 정교해지고 다양한 움직임을 할 수 있다. 성장에 따른 자세발달 과정은 다음과 같다(표 5-1).

1) 출생~영아기

출생~영아기(0~18개월)은 좁은 자궁 속에 있었기 때문에 몸을 웅크리고 있어 척추가 C자형인 굽이를 보이게 되며 이것을 1차 굽이(Primary curve)라고 한다. 생리학적 굽이는 1개월 이후 점차 감소하고 중력에 대항하여 머리를 조절하기 시작한다. 3~4개월경에 목 부위의 머리조절, 5~6개월에 뒤집기 시작, 7~8개월에 네발기기 자세 시도, 9~10개월에 균형 유지로 스스로 앉은 자세, 11~12개월에서는 선 자세 유지와 첫 보행을 시도, 13~18개월에 보행 안정화, 자세 전환이 능숙해진다.

2) 영유아기

영유아기(18개월~2세)는 18개월 이후 난간 잡고 계단 오르기, 24개월 이후 달리기, 점프, 균형잡기 등 복잡한 자세조절이 가능하다. 일반적으로 생후 18~24개월경 허리부위에 현저하게 척주전만증(Lordosis) 현상이 나타나며 엉덩관절과 무릎관절의 굽힘 경향이 없어진다.

3) 유아기

유아기(2~6세)는 머리 크기가 신체에서 차지하는 비율이 줄어들고 체중의 중심이 배꼽 아래로 내려가면서 발달한다. 2~6세에는 엉덩관절과 무릎관절이 펴되고, 3세까지 나타났던 생리학적 가쪽휜무릎(Genu valgum)이 감소가 시작된다. 자세 기능을 발달은 4세 정도에 완성되어 팔다리의 모든 움직임이 가능하게 된다. 또한 움직임이 잘 조절할 수 있는 능력이 향상되어 운동조절 능력이 발달하는 시기가 된다.

4) 학령기

학령기(6~12세)에는 척주의 생리적 경사가 완성되며 가쪽휜무릎 현상은 없어지게 된다. 신체 운동 기술이나 근육의 협응이 정교해지면서 미세운동이 발달한다.

5) 노년기

노년기는 척주의 C자형 척주후만증(Kyphosis)과 함께 엉덩관절과 무릎관절의 굽힘 및 발의 뒤침 현상 등이 유아기 상태로 돌아가는 경향을 나타내며 유연성은 많이 감소한다.

[표 5-1] 성장에 따른 자세 변화

구분	척추	골반	엉덩관절, 무릎관절
출생~영아기	C자형 척주후만증	앞 경사	굽힘 경향
영유아기	척주전만증		굽힘 경향 사라짐
유아기			폄, 가쪽휜무릎 감소
학령기	곡선이 거의 완성	뒤 경사가 없어짐	
노년기	C자형 척주후만증(kyphosis)		굽힘

3. 자세정렬

자세정렬(Posture alignment)은 신체의 활동하는 움직임 동안 자세 또는 안정성이나 평형을 유지하기 위한 근육에 의해 조정된 행동의 결과로 중력의 힘에 대항하여 몸통을 올바르게 유지하는 능력이다.

자세는 중력에 대항하여 인체의 각 부위의 균형에 의하여 유지되며 이는 근육계, 뼈대계, 신경계, 관절의 상호 조화 때문에 일어난다. 자세는 나이, 성별, 인종 등에 따라 다양한 형태로 나타난다. 표준중력 자세는 인체의 시상면 정렬, 전두면 정렬(앞쪽/뒤쪽)의 이상 여부를 판단 비교하고 자세에 대해 평가한다.

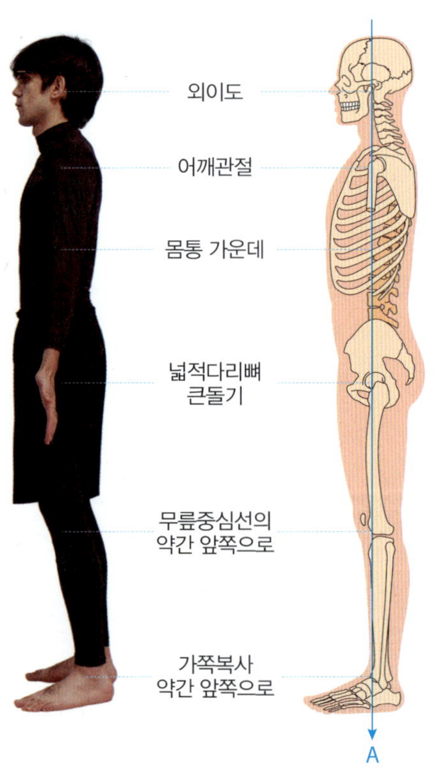

A. 시상면 자세정렬

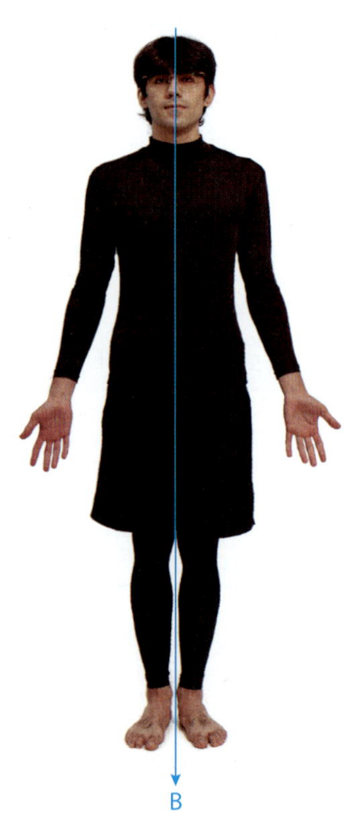

B. 전두면(앞면) 자세정렬

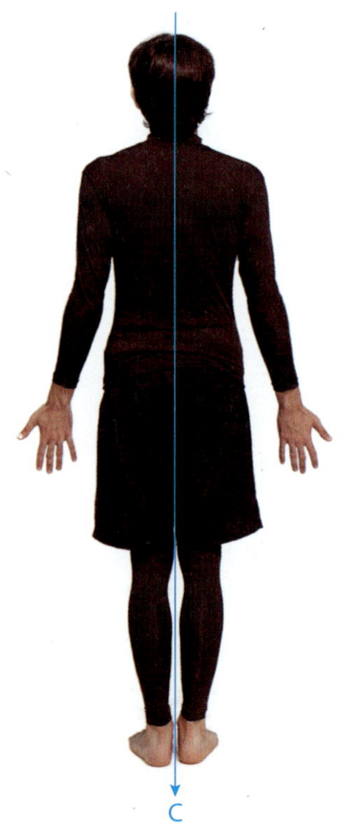

C. 전두면(뒷면) 자세정렬

그림 5-1 신체의 자세 정렬

1) 시상면 정렬

바로선 자세에서 시상면(Sagittal plane) 정렬 중심선은 관상봉합(Coronal suture) 꼭대기 약간 뒤쪽, 귓불(Earlobe), 외이도(External auditory meatus), 중쇠뼈(C2) 치아돌기, C5~C6 목뼈 몸통 뒤쪽, 어깨관절 중심부, T1 및 T12 등뼈 몸통 앞쪽, L5 허리뼈 몸통 앞쪽, 엉치뼈곶(Sacral promontory), 엉덩관절 뒤쪽, 넓적다리뼈 큰돌기, 무릎관절 앞, 가쪽복사 앞쪽, 발꿈치입방관절(Calcaneocuboid joint)로 지나간다(그림 5-1).

2) 전두면 정렬

(1) 앞면 정렬

전두면(Frontal plane) 정렬에서 앞면 신체 정렬은 오른쪽과 왼쪽을 대칭적으로 나누는 선으로 이마 중심, 코뼈, 복장뼈위파임(Suprasternal notch), 칼돌기(Xiphoid process), 두덩결합(Pubic symphysis), 배꼽, 무릎관절 중심, 발목관절 중심선 사이를 지나간다(그림 5-1).

(2) 뒷면 정렬

전두면 정렬에서 뒷면 신체 정렬은 오른쪽과 왼쪽을 대칭적으로 나누는 선으로 머리뼈 중심, 목뼈 중심, 허리뼈 중심, 골반 중심, 무릎관절 중심, 발목관절 중심 사이를 지나간다(그림 5-1).

4. 자세의 분류

이상적인 자세정렬(Ideal postural alignment)는 바닥면으로 중력 중심선이 지나는 것이며 중력과 근력의 균형이 맞는 이상적인 자세이다.

1) 켄달(Kendall)의 자세분류

(1) 척주후만증-전만증

척주후만증-전만증 자세(Kyphosis-lordosis posture)는 등은 약간 뒤로 굽었고, 허리는 약간 앞으로 굽은 상태를 나타내며, 굽은 정도가 과하게 될 때 추간판(Discus) 및 허리 통증, 전방 머리 자세 또는 거북목이 된다(그림 5-2).

① 자세 특성

자세 특성은 목뼈 뒤쪽 기울어짐, 어깨뼈 벌림, 등뼈 후만증, 허리뼈 전만증, 골반 앞쪽 기울어짐, 엉덩관절 굽힘, 무릎관절 약간 폄, 발목관절 약간 발바닥굽힘이 나타난다.

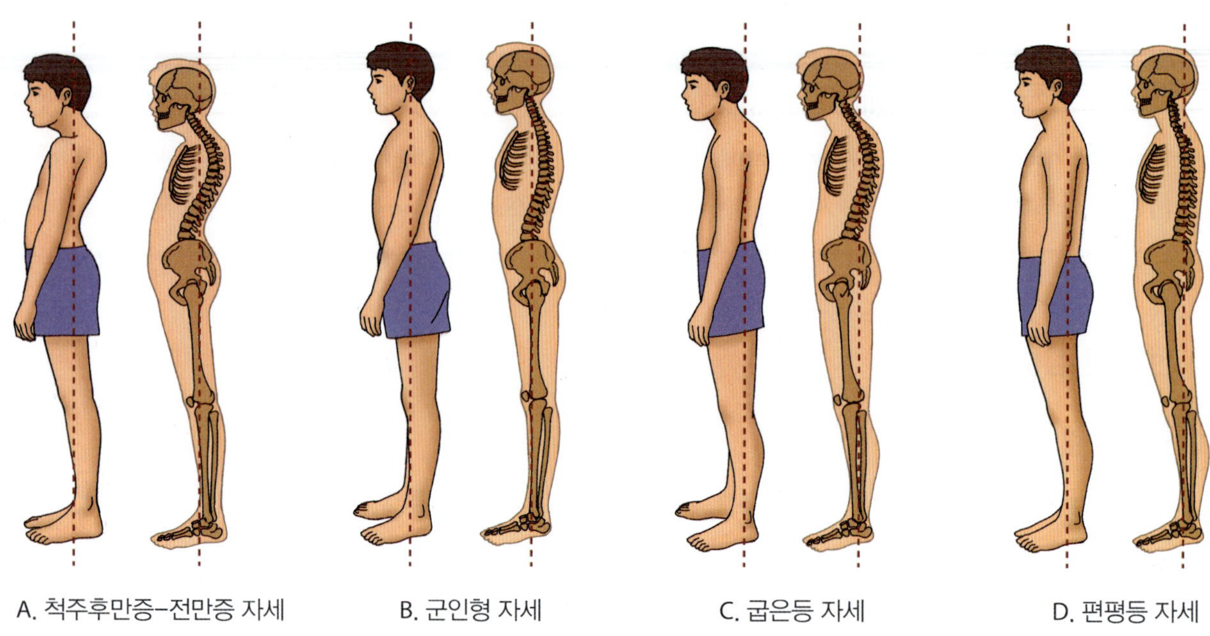

그림 5–2 켄달(Kendall)의 자세분류

② 근육 변화

몸통의 앞쪽 근육들은 단축되고, 뒤쪽 근육들은 이완되며 가로막(Diaphragm)의 기능부전으로 호흡 패턴의 부조화가 일어난다.

(2) 군인형 자세

군인형 자세(Military-type posture)는 허리가 과도하게 앞으로 굽은 상태로 허리뼈에서 발생한 전단력이 무릎에 발생하여 무릎관절이 젖힌 무릎(Genu recurvatum)된 상태이다(그림 5–2).

① 자세 특성

자세 특성은 머리 뒤쪽 기울어짐, 목뼈 정상 또는 약간 전만, 등뼈 정상 또는 약간 후만, 허리뼈 전만 증가, 골반 앞쪽 기울어짐, 무릎관절 약간 과다폄, 발목관절 약간 발바닥굽힘이 나타난다.

② 근육 변화

일반적으로 엉덩관절 굽힘근, 넓은등근이 단축된다.

(3) 굽은등자세

굽은등 자세(Sway-back posture)는 등뼈의 후만증으로 발생한 전단력이 엉덩관절의 과다폄 상태로 거북목과 둥근 어깨(Round shoulder)가 발생한다(그림 5–2).

① 자세 특성

자세 특성은 머리 앞쪽 기울어짐, 목뼈 약간 폄, 등뼈 위쪽 굽힘이 증가하고 아래쪽은 일직선, 허리뼈 전만 감소, 골반 뒤쪽 기울어짐, 엉덩관절 폄, 무릎관절 폄, 발목관절 약간 발바닥굽힘이 나타난다.

② 근육 변화

일반적으로 엉덩근육 약화와 넓적다리뒤근육의 과도한 작용으로 골반의 뒤쪽 기울임이 나타나며 허리질환을 유발한다.

(4) 편평등 자세

편평등 자세(Flat-back posture)는 허리뼈의 굽이가 소실된 상태로 일자 척주를 의미한다. 척추의 체중분산 기능의 제한 및 약화로 인해 탈출추간판 질환이 동반할 수 있다(그림 5-3).

① 자세 특징

머리가 앞쪽으로 기울어져 있고 목뼈 약간 폄, 등뼈 위쪽의 굽힘 증가, 아래쪽은 일직선, 허리뼈 전만증 감소,, 골반의 뒤쪽기울임, 엉덩관절 폄, 무릎관절 폄, 발목관절 약간 발바닥굽힘이 나타난다.

② 근육변화

위팔에서는 가슴근육과 위쪽 몸통근육의 활성화가 어려워 날개어깨뼈의 움직임, 다리에서는 엉덩허리근 약화와 두 번째 허리뼈(L2)의 움직임 제한이 나타난다.

2) 토마스(Thomas)의 자세분류

(1) 정상자세

정상자세(Normal posture)는 머리, 어깨, 볼기 부위 및 가쪽복사(Lateral malleolus) 위로 균형과 조화가 잘 유지되고, 가슴은 복장뼈와 함께 몸통을 앞쪽으로 끌어올린 형태가 되고, 배(Abdomen)는 편평하며 뒤쪽으로, 등의 척주굽이는 과도하지 않다(그림 5-3).

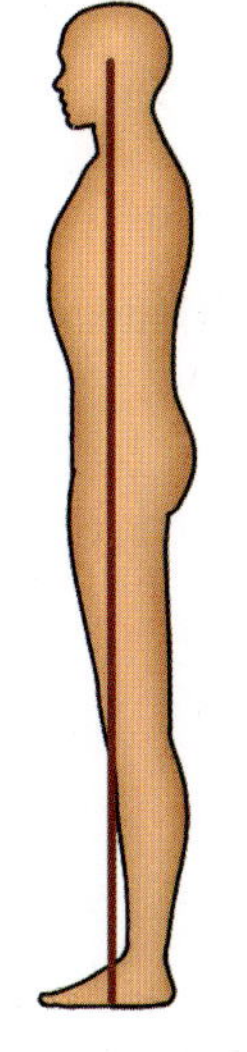
A. 정상자세

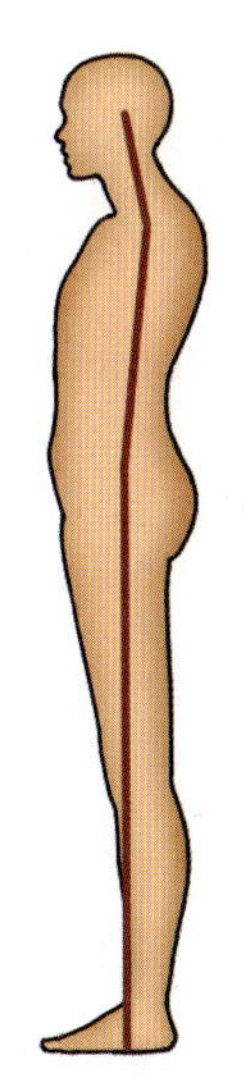
B. 우량자세

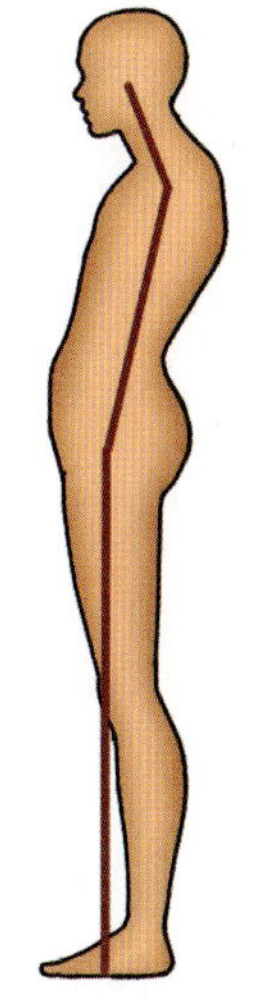
C. 불량자세

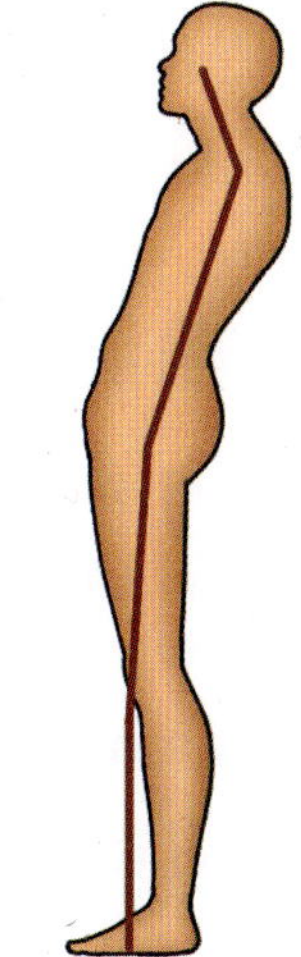
D. 나쁜자세

그림 5-3 토마스(Thomas)의 자세분류

(2) 우량자세

우량자세(Good posture)는 머리는 약간 앞쪽으로 기울어져 있고 가슴은 약간 아래로 쳐져 있으며 배는 정상자세만큼 평탄하지 않지만 약간 둥근형이며, 척주의 굽이(Curvature)는 정상 굽이보다 조금 증가한 상태이다.

(3) 불량자세

불량자세(Poor posture)는 머리는 앞쪽으로 경사져 있고, 가슴은 편평하며 배는 앞쪽으로 돌출되어 있으며 척주의 굽이 정도는 더욱 증가하여 있다. 또한 등뼈 5, 6, 7번에서 척주후만이 심하고, 허리 척주전만증도 증가해 있다.

(4) 나쁜자세

나쁜자세(Very poor posture)는 머리는 앞쪽으로 뚜렷하게 기울어져 있고, 가슴과 배는 내려앉고 있으며, 이완되어 앞쪽으로 돌출되어 있다. 또한 척주굽이 정도는 균형을 유지하지 못하므로 등뼈 후만을 중심으로 모든 부분에서 굽이 정도가 증가하여 있다.

5. 자세평가 도구

정확한 자세평가 자세를 위한 다리의 굽힘, 폄, 모음, 벌림의 구축 없이 중력중심선상(Central of gravity, COG)상에 가까운 발의 뒤축을 기준으로 편평한 바닥면(Base of support, BOS) 상태에서 측정 위치 선정이 중요하다.

1) 자세분석 측정 기구

자세분석(Postural analysis)은 인체 정렬의 이상을 객관적으로 확인하고, 치료 전·후 변화를 비교·판단하기 위한 기초 과정이다. 이를 위해 다양한 자세분석 측정 기구가 활용되며, 대표적으로 Cureton-Gunby 자세측정기, 모아레 촬영기, 각도계(Goniometer), 스콜리오미터(Scoliometer), 측면 방사선 촬영(Lateral radiography), 폴라로이드 사진측정, 줄자(Tape measure) 등이 있다.

이들 기구는 관찰의 주관성을 줄이고, 척추 만곡과 신체 분절의 상대적 위치를 수치화함으로써 임상적 판단의 신뢰도를 높이는 데 기여한다.

(1) Cureton-Gunby 자세 측정기

Cureton-Gunby 자세 측정기는 인체의 시상면 및 관상면 정렬을 평가하기 위해 고안된 기구로, 목, 어깨, 가슴, 허리 등 주요 신체 분절의 상대적 위치를 정량적으로 측정하는 데 사용된다.

이 측정기는 머리, 어깨, 골반 부위에 유선으로 연결된 지시 전등(Indicator lamp)과 전원 장치, 그리고 이를 지지하는 보조 장비들로 구성되어 있다. 각 지시 전등은 신체 분절의 위치 변화를 시각적으로 나타내어, 정렬의 좌우 비대칭이나 전후 편위를 쉽게 확인할 수 있도록 한다.

특히 척추 정렬 평가 시에는 척추의 가시돌기선(Spinous process line)을 따라 측정봉을 자유롭게 이동시켜 척추 만곡의 형태와 변화를 관찰할 수 있다. 이를 위해 측정기에는 높낮이 조절이 가능한 원통형 스탠드가 포함되어 있어, 피검자의 신장과 검사 부위에 따라 정확한 위치 설정이 가능하다.

Cureton-Gunby 자세 측정기는 구조가 비교적 단순하면서도 반복 측정의 신뢰도가 높아, 교육 현장과 임상 기초 평가 단계에서 자세 이상을 이해하고 설명하는 데 유용한 도구로 활용된다. 다만, 정적 자세 평가에 국한되므로 동적 움직임 분석에는 보완적 평가 도구와의 병행이 필요하다.

(2) 전신 자세 측정기(Global postural system, GPS)

전신 자세 측정기(GPS postural lab)는 플랫폼과 자세 분석기, 사진 촬영 장치(3대), 알루미늄 측면 막대(2개), 상부 거울과 수직선, 수평 및 수직 고무줄(각 3개)로 구성된다. 자세 관찰과 비대칭 식별, 정적자세 분석, 양측 지지 분석, 발의 자세 평가, 동적 자세 변화와 균형 유지 능력을 측정으로 신체의 전체적인 균형과 자세의 움직임을 평가하고 기능 회복을 돕기 위해 널리 활용되는 자세 측정기이다(그림 5-4).

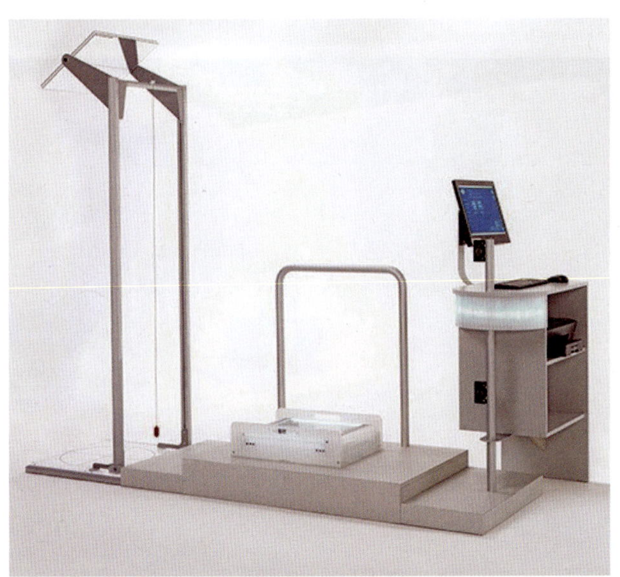

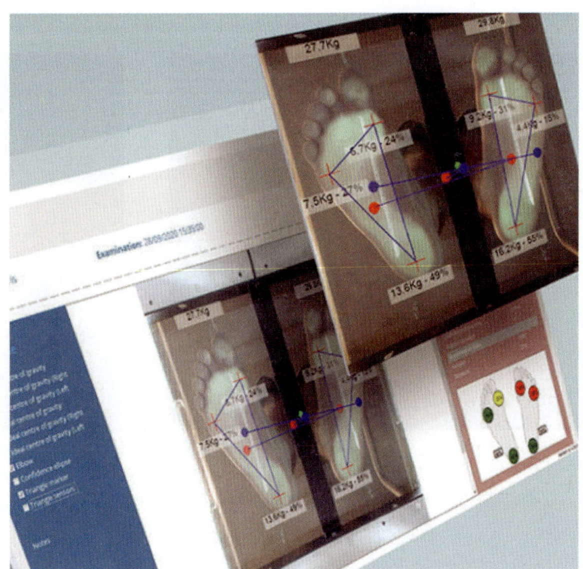

그림 5-4 전신 자세 측정기(Global postural system, GPS)

(3) 모아레 촬영기

모아레촬영기(Moire topography)는 1970년대부터 지형 분석에서 임상 진단 방법으로 사용됐으며, 비접촉식 입체사진술을 이용한 시스템으로 1.3m 거리에서 인체 표면에 특수등고선 조명을 사용하여 3D 등고선(Moire pattern) 정보를 획득하는 방법이다. 척주측만증 환자의 만곡을 특성화하고 보행 분석하는 데 사용되고 있으며, 최근에는 신체 자세 및 피부 치료 평가에도 사용되고 있다(그림 5-5).

단점은 3D 등고선의 좌표를 변환시키기 어렵다는 것과 가장자리 부분에서 등고선의 해상도가 떨어져 판독에 어려움이 있다.

(4) 경사계, 스콜리오메터

경사계(Inclinometer), 스콜리오메터(Sabia's scoliometer)는 측정하고자 하는 부위에 경사계의 중심축 지점을 척주굽이 정도를 파악할 수 있는 장비로 간편성과 편리성으로 척주 병변을 조기에 발견하고 방지할 수 있다. 측정값이 5도 이상이면 척주측만증을 의심하여 X-ray 등의 정밀 검사를 실시하여야 한다(그림 5-6).

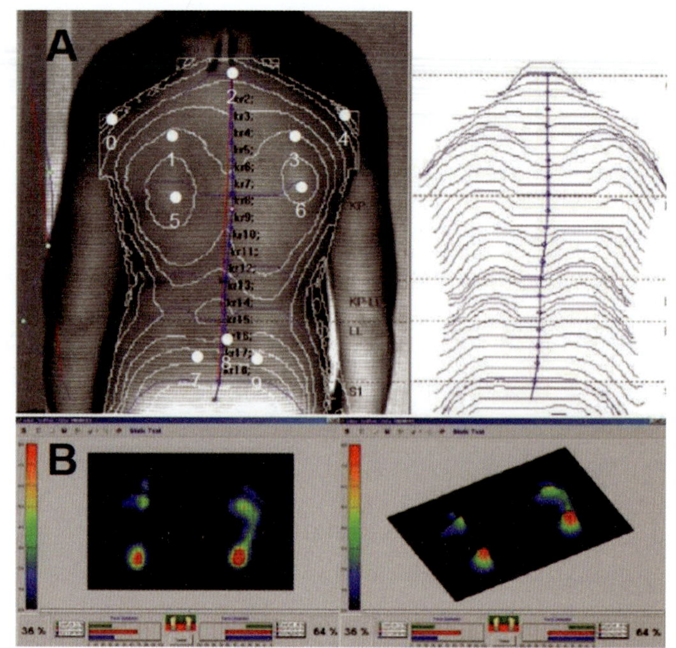

그림 5-5 모아레촬영기(moire topography) 측정

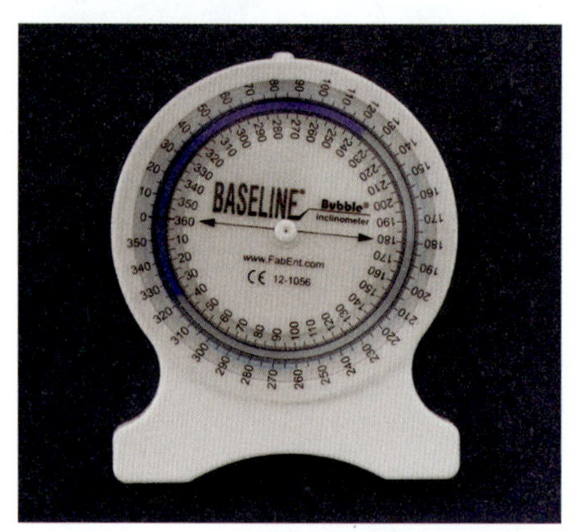

A. 경사계

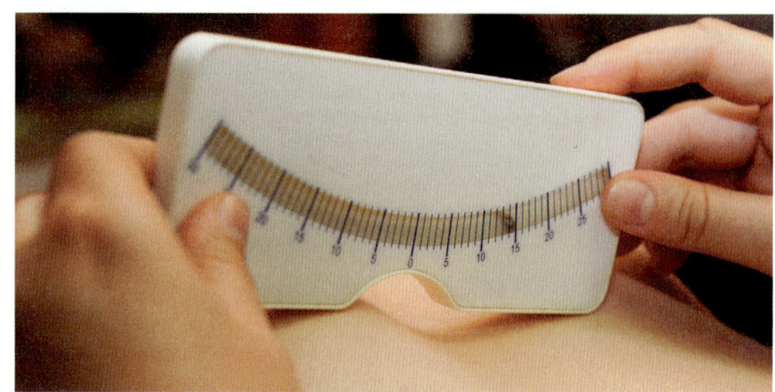

B. 스콜리오메터

그림 5-6 경사계, 스콜리오메터

(5) 측연선

측연선(Plumb line)은 가로·세로로 줄이 그어져 있는 바탕으로 위아래 위치 판정, 중심선상의 추는 좌·우 치우침을 판정하며, 바닥면에 2개의 좌·우측의 체중부하 정도를 비교할 목적으로 사용한다. 일반적인 단순 근육 불균형으로 인한 척주측만증 및 자세 이상을 비교적 쉽고 빠르게 검사 할 수 있다.

2) 평가지

(1) Tidy에 의한 평가지

Tidy에 의한 평가지 작성법은 대칭과 균형 개념으로 접근하여 표기하기 위해 일반적으로 많이 사용한다. 체형을 마른형, 보통, 살찐형, 각자의 중간형 체형(Body type)으로 구분한다.

(2) REEDCO 자세평가지

자세평가지(REEDCO Posture assessment)를 이용하여 자세평가를 한다(표 5-2).

[표 5-2] REEDCO 자세평가지

자세평가지

환자이름 : 　　성별 : 　　나이 :

치료기관 : 　　날짜 : 　　담당 물리치료사 :

자세 점수표	Good – 10	Fair – 5	Poor – 0
머리 오른쪽/왼쪽	☐ 머리 중심선이 중력선의 중심선을 통과한다. 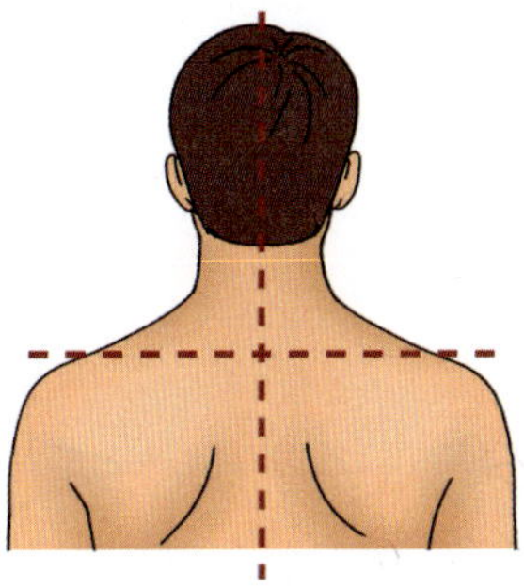	☐ 머리가 약간 치우쳐 있거나 옆으로 돌림하고 있다. 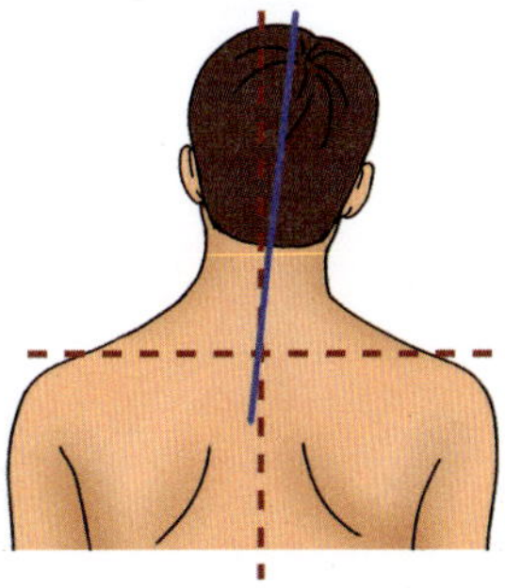	☐ 머리가 뚜렷하게 치우쳐 있거나 옆으로 돌림하고 있다. 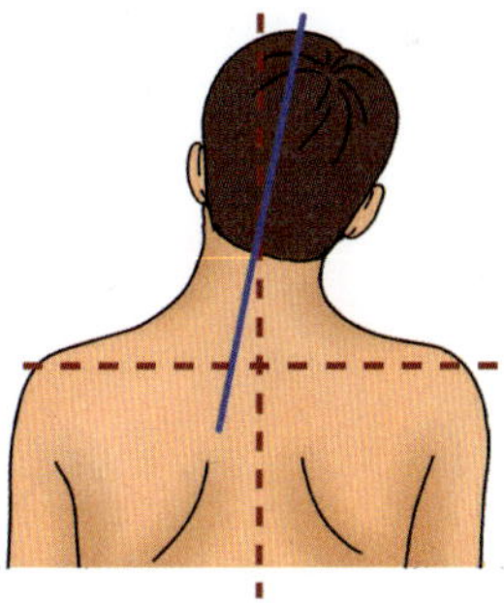
머리 오른쪽/왼쪽	☐ 양쪽 어깨 높이가 수평이다. 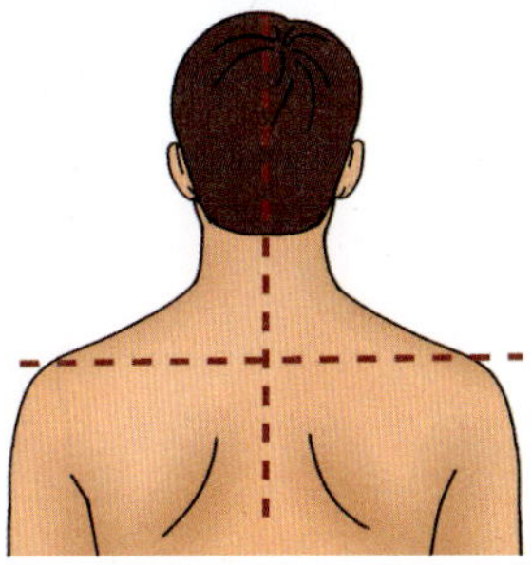	☐ 한쪽 어깨 높이가 약간 높다. 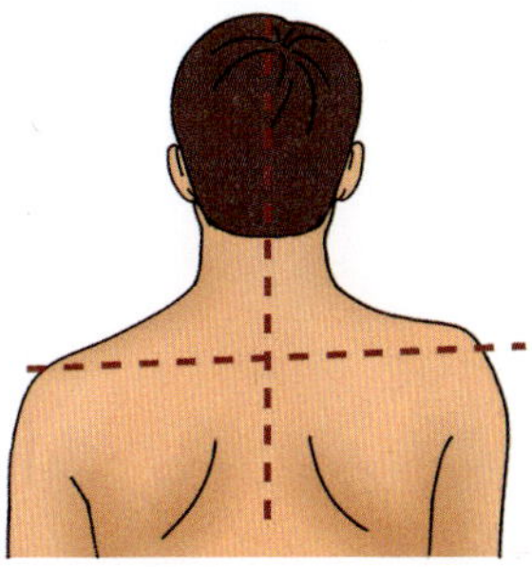	☐ 한쪽 어깨 높이가 뚜렷하게 높다. 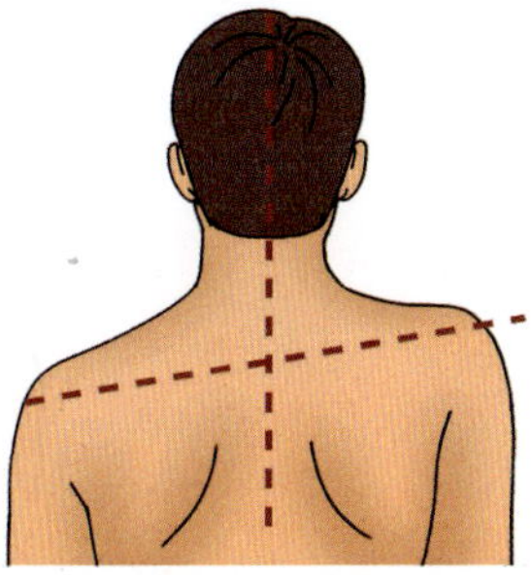

[표 5-2] REEDCO 자세평가지(☞ 계속)

자세 점수표	Good - 10	Fair - 5	Poor - 0
척주 오른쪽/왼쪽	☐ 척주가 중력 중심선에 곧게 펴져 있다. 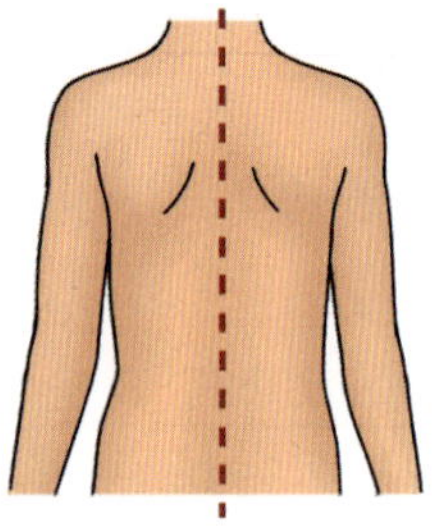	☐ 척주가 가쪽으로 약간 휘어 있다. 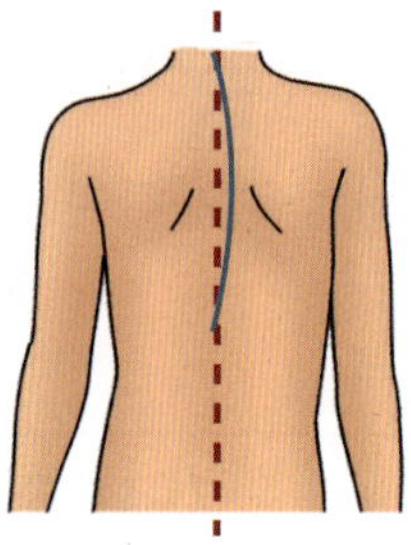	☐ 척주가 가쪽으로 뚜렷하게 휘어 있다. 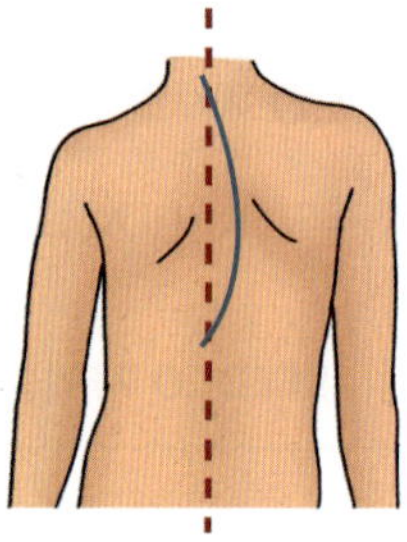
엉덩이 오른쪽/왼쪽	☐ 양쪽 엉덩이 높이가 수평이다. 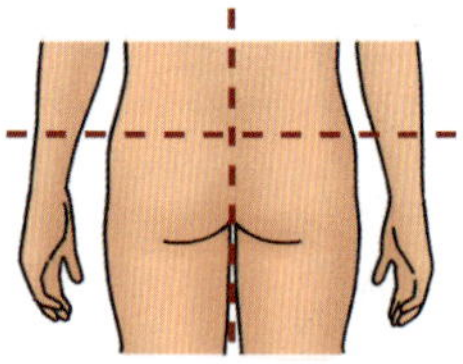	☐ 한쪽 엉덩이 높이가 약간 높다. 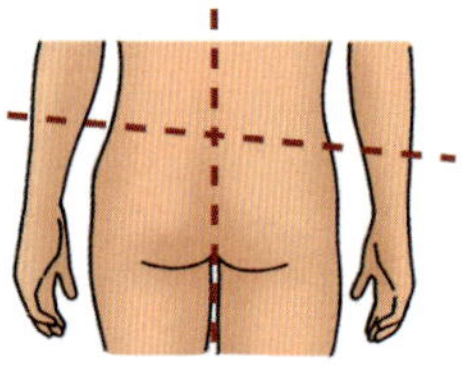	☐ 척주가 가쪽으로 뚜렷하게 휘어 있다. 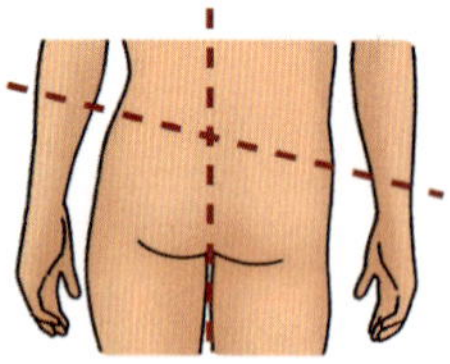
발목	☐ 발목이 정면을 향하고 있다. 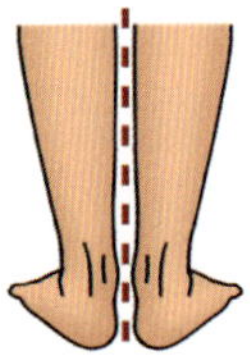	☐ 발목이 약간 벌어져 있다. 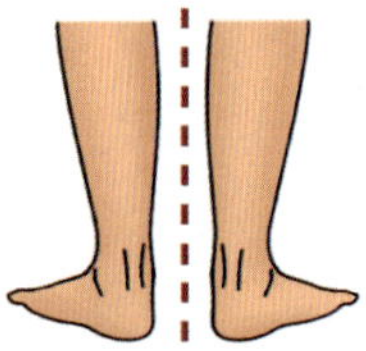	☐ 발목이 뚜렷하게 벌어져 있고, 안쪽으로 치우쳐 있다. 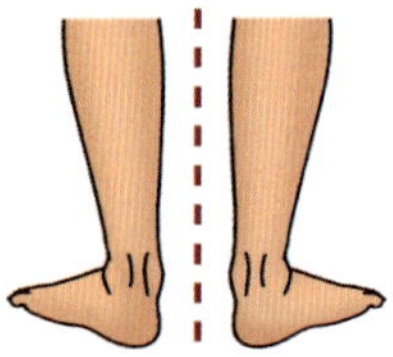
목	☐ 목이 똑바르고, 턱이 당겨져 있으며 머리가 어깨 중심에 잘 위치하고 있다. 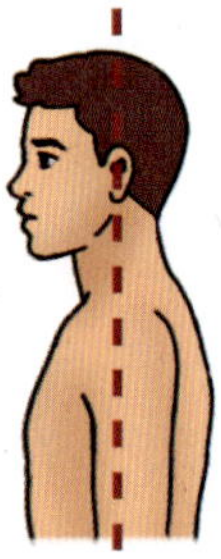	☐ 목과 턱이 약간 앞쪽으로 나와 있다. 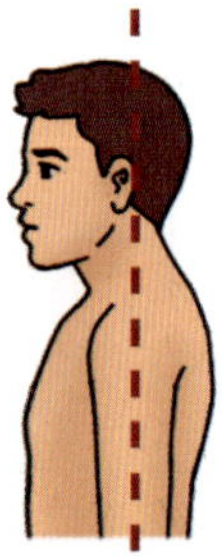	☐ 목과 턱이 뚜렷이 앞쪽으로 나와 있다. 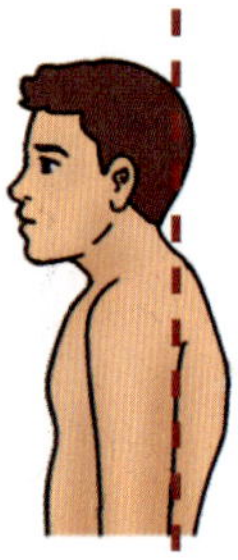

[표 5-2] REEDCO 자세평가지(☞ 계속)

자세 점수표	Good – 10	Fair – 5	Poor – 0
위쪽 등	☐ 위쪽 등이 정상 범위에서 둥글게 위치하고 있다. 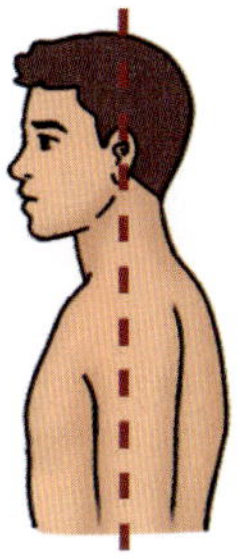	☐ 위쪽 등이 약간 더 둥글게 되어 있거나 편평해져 있다. 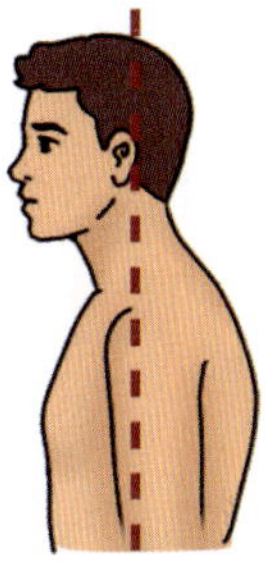	☐ 위쪽 등이 뚜렷이 둥글어져 있다. 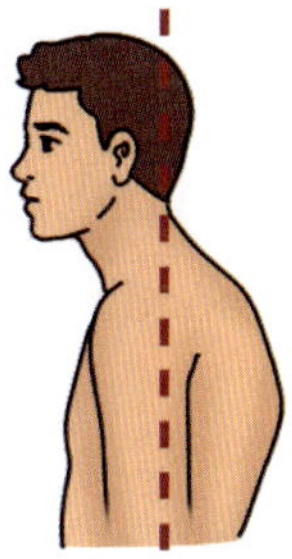
몸통	☐ 몸통이 바르게 펴져 있다. 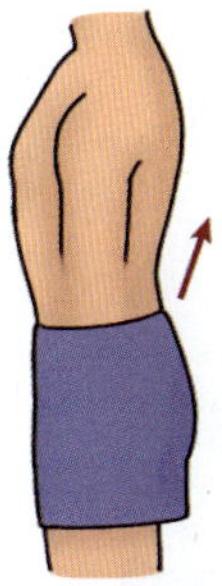	☐ 몸통이 뒤쪽으로 약간 치우쳐져 있다. 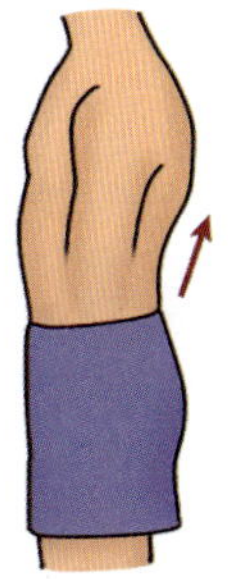	☐ 몸통이 뒤쪽으로 뚜렷이 치우쳐져 있다. 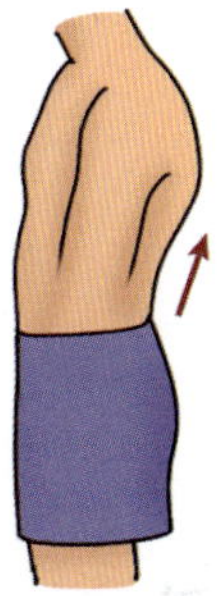
배	☐ 배가 편평하다. 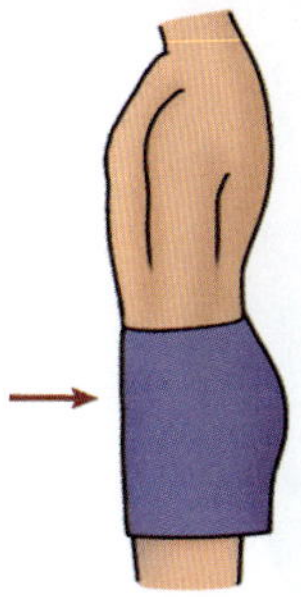	☐ 배가 약간 튀어나와 있다. 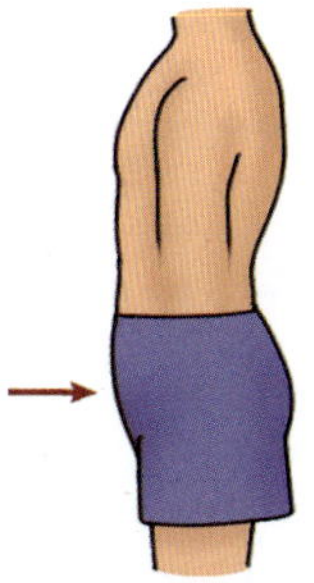	☐ 배가 뚜렷이 튀어나와 있고 처져있다. 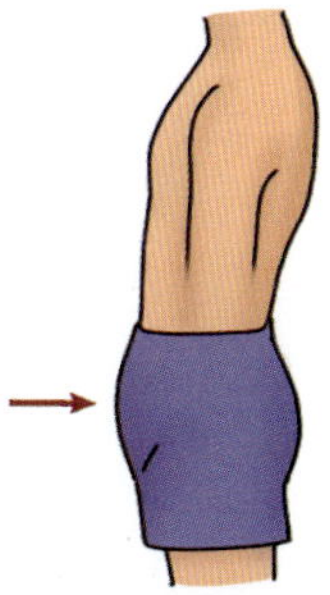
아래 허리	☐ 아래 허리가 정상적으로 굽어 있다. 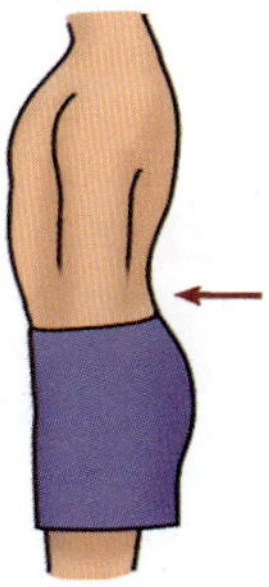	☐ 아래 허리가 약간 더 굽어 말려 들어가 있거나 편평해져 있다. 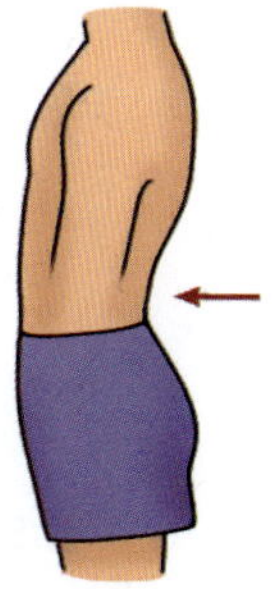	☐ 아래 허리가 뚜렷이 굽어 말려 들어가 있거나 편평해져 있다. 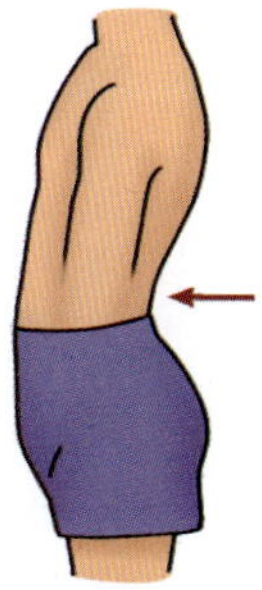

6. 자세평가

1) 옆면 자세평가

옆면에서 자세평가의 기준은 중력을 받은 바로선상태에서 이상적인 측연선을 기준으로 통과하는 지점을 축으로 하여 머리 방향으로 중력중심선을 그은 후 같은쪽 앞·뒤 균형과 대칭 정도를 오른쪽과 왼쪽면을 비교하여 평가한다. 평가 결과의 기록은 부위별 옆면에서의 가상의 중력선을 바탕으로, 앞뒤로 기울임(Forward or backward tilt) 정도를 비교 측정하여 표기한다(그림 5-7).

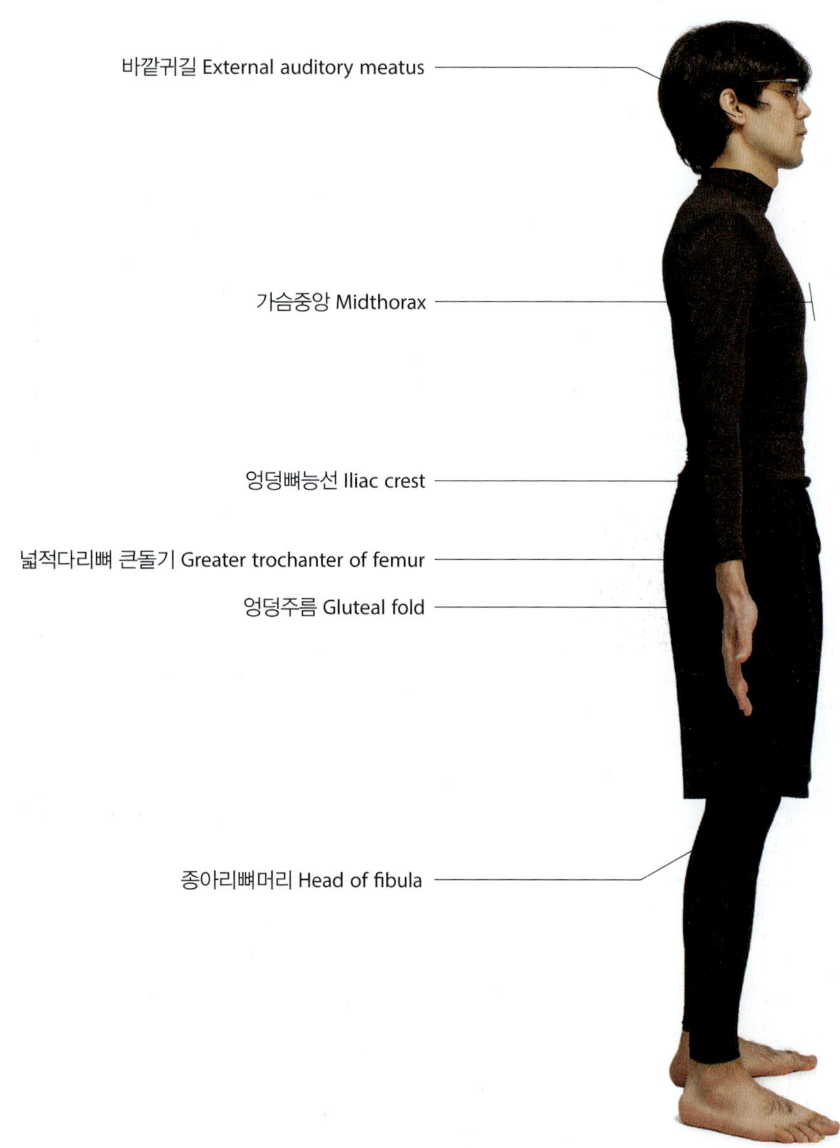

그림 5-7 옆면 자세평가

(1) 머리, 목

머리와 목(Head & neck)의 옆면 관찰은 정상자세 기준선으로 머리의 위치, 굽음 및 변형의 정도를 관찰한다.

① 전방 머리 자세(Forward head)는 과도한 목뼈 전만증으로 정상 자세 기준선이 귓불보다 앞쪽에 있는 것을 의미한다. 목뼈 폄근 긴장으로 목뼈 전만증이 감소하고 목뼈 굽힘근 뻗침 시 목뼈 전만증이 증가한다.

② 편평목(Flattened lordotic cervical curve)은 목뼈 전만증이 감소하며, 목뼈 폄근 신장(Cervical extensor stretching)과 굽힘근 긴장(Flexor tightness) 시에 나타난다.

③ 과도한 앞굽이(Excessive lordotic curvature)는 과도한 척주전만증으로 발생한다. 일반적인 원인은 허리 근육의 단축, 비만과 임신으로 발생한다.

(2) 어깨

어깨의 옆면 관찰은 정상 자세 기준선으로 어깨의 위치와 전만 및 변형을 관찰한다. 앞으로 나온 어깨(Forward shoulders)는 어깨뼈가 벌림(Abduction)되면서 정상 자세 기준선보다 어깨뼈봉우리(Acromion)가 앞으로 나와 있다는 것을 의미한다. 큰가슴근, 작은가슴근의 단축 시 가슴 부위의 척주후만증, 앞으로 머리 굽힘(Forward head)과 허리 전만증이 증가한다.

(3) 등

등뼈의 옆면 관찰은 정상 자세 기준선으로 등뼈의 위치를 판단하여 등뼈의 굽이와 변형을 관찰한다. 등뼈가 비정상적으로 과도하게 뒤굽이 증가와 척추 추간판 앞쪽 부분에 체중부하가 심할 때 가슴 폄근, 등뒤쪽 인대 신장, 앞세로인대(Anterior longitudinal ligament), 배곧은근(Rectus abdominalis) 단축 시 일어난다. 일반적으로 가슴 부위 후만증이 가장 많이 발생하며 후만증의 가장 큰 원인은 나쁜 자세에서 온다. 발생의 원인에 따라 아래와 같이 분류한다.

① 청소년기 후만증(Scheuermann 병)

청소년기에 등이 굽은 불량한 자세와 통증을 호소하는 대표적인 척주후만증을 보이는 질환이다. 그 원인은 아직 확실히 밝혀지지 않았으나 호르몬 이상, 유전적 성향, 영양 부족, 골다공증, 물리적 요인 등 다양하다.

청소년기에 0.4~8.3%의 유병률을 보이고 있으며 남녀의 비가 같고 주로 10대 후반에 굽은 등으로 인한 불량 자세, 등뼈 및 등 허리, 허리 통증을 호소한다.

② 강직성척추염으로 인한 후만증

염증성 요통 및 방사선학적 천장 관절염을 동반한 척추 관절 병증을 말하며, 유전자 검사상 HLA B27과 관련이 높다. 이러한 염증성 요통은 40세 이전에 나타나고, 점진적으로 진행하며 3개월 이상 지속되고, 아침 기상 후 3시간 이상 강직 상태가 지속되며 운동 후 호전되는 점이 특징이다. 질환이 더 심해지면 등뼈 후만증과 목 강직이 나타나 앞을 바라보는 것이 힘들게 될 수도 있다.

③ 외상 후 후만증

등 허리 골절 후 나타나는 중요한 후유증의 하나로, 수술적 치료가 필요한 척추 외상 환자가 수술을 받지 않았거나 심한 전방 척추몸통 손상이 있는데도 불구하고 수술적 보강이 불충분했던 경우에 나타난다. 환자의 나이, 골다공증의 심한 정도가 중요한 원인이며, 변형 부위에 통증을 호소하며, 서서히 진행하는 불안정성과 척추관협착증(Spinal stenosis)과 유사한 신경 증상이 나타나기도 한다.

④ 노인성 척주후만증(Senile kyphosis)

척추의 퇴행성 변화로 인한 추간판의 변화와 등 근육의 근력 약화, 폐경기 후 골다공증과 노인성 골다공증이 주요 원인으로 만성적인 자세 불량으로 더욱 악화된다. 나이가 많은 환자의 허리 척추관협착증이 흔히 동반되며, 이때 허리를 구부정하게 하는 후만 자세를 취하면 허리 통증 및 하지 방사통이 감소하거나 소실되어 계속 후만 자세를 취하게 된다. 이에 따라 퇴행성 변화가 촉진되고, 등 근육의 쇠약 및 위축이 더욱 심해져 후만증이 된다.

(4) 허리

허리의 옆면 관찰은 정상 자세 기준선으로 허리뼈의 위치를 관찰하여 허리 전만 정도를 관찰한다.

요추(허리)전만증(Lumbar lordosis)은 과도한 전만 증가와 허리뼈의 과다폄 상태이다. 이는 골반 앞 기울기(Pelvic anterior tilt), 척추뼈몸통(Vertebral body) 뒤쪽이 압박되어 발생한다. 첫 번째 허리뼈 몸통(L1)이 지나는 선과 다섯 번째 허리뼈 몸통(L5)이 지나는 선을 그어 55° 이상이면 척주전만증이다. 등허리널힘줄(Thoracolumbar aponeurosis), 넓은등근(Latissimus dorsi muscle)이 단축으로 골반 앞기울기, 척추뼈몸통 뒤쪽이 압박되어 발생한다.

척주전만증은 척추가 정상 범위보다 좀 더 앞쪽으로 돌출되는 상태를 말한다. 비만, 잘못된 자세, 하이힐을 신고 걸을 때, 척추질환 또는 근육 불균형, 임신으로 체중이 증가하여 허리에 갑작스러운 부담이 가해질 때 발생하므로 일반적으로 허리부위에서 가장 많이 발생한다.

(5) 골반

골반의 옆면 관찰은 정상 자세 기준에 골반의 위치를 관찰하고 골반의 기울림을 관찰한다.

① 골반 앞기울임(Anterior pelvic tilt)은 정상적으로 엉치뼈 결합이 수직선에 위치해야 하나 수직선에서 안쪽으로 들어와 있으며, 위앞엉덩뼈가시(ASIS)도 더 앞쪽으로 이동해 있다. 배곧은근(Rectus abdominalis muscle) 신장되어 요추(허리)전만증이 증가하고 엉덩허리근의 단축으로 등 후만증이 감소되어 발생한다.

② 골반 뒤기울임(Posterior pelvic tilt)은 정상적으로 엉치뼈 결합이 수직선에 위치해야 하나 수직선에서 뒤쪽으로 이동해 있으며, 두덩결합(Pubic symphysis)이 위앞엉덩뼈가시(ASIS)보다 더 앞쪽으로 나와 있다. 요추(허리)전만증 감소, 등 후만증이 동반된 등을 볼 수 있으며 배곧은근, 넓적다리뒤근육(Hamstring muscle)의 단축 및 엉덩허리근의 신장된다.

(6) 무릎

무릎의 옆면 관찰은 정상 자세 기준에 무릎의 위치를 관찰한다.

① 굽힘 무릎(Genu flexum, flexed knee)은 뇌성마비 경직 양쪽마비(Spastic diplegia) 환자에게 나타나며 넓적다리네갈래근(Quadriceps femoris), 장딴지근(Gastrocnemius muscle), 가자미근(Soleus muscle) 신장과 오금근(Popliteus muscle), 넓적다리뒤근육(Hamstring muscle) 단축으로 발생한다.

② 젖힌 무릎(Genu recurvatum, back knee)은 넓적다리뼈는 뒤기울임, 정강뼈는 앞기울임이 되어 무릎관절의 과도한 신장되어 무릎관절의 기준선이 뒤로 이동한다. 넓적다리네갈래근(Quadriceps femoris), 장딴지근(Gastrocnemius muscle), 가자미근(Soleus muscle)의 단축, 오금근(Popliteus muscle), 넓적다리뒤근육(Hamstring muscle)은 신장이 발생한다(그림 5-8).

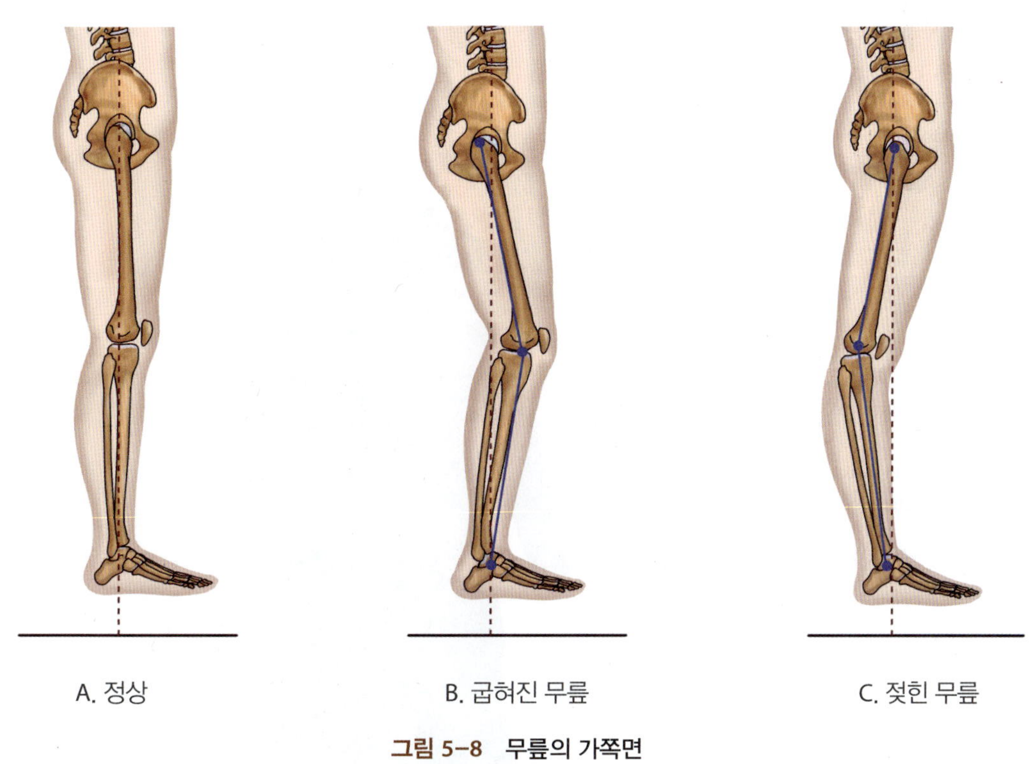

그림 5-8 무릎의 가쪽면

(7) 발목

발목의 옆면 관찰은 정상 자세 기준에 발목의 위치를 관찰한다.

전방 자세(Forward posture)는 전체적 자세가 기준선보다 앞쪽으로 기울어진 상태를 의미한다. 일반적으로 체중부하가 제1, 5번 발허리뼈머리(Metatarsal bone head)에 과도하게 집중된다.

2) 앞면 자세평가

앞면 자세평가는 전두면에서 왼쪽·오른쪽 균형을 평가한다. 바로선 자세에서 측연선 기준으로 바닥부 양쪽 발목관절 중심 지점에서 머리방향으로 가상의 중력중심 수직선을 그은 후 좌·우 균형이나 대칭 정도를 비교 평가할 수 있다. 또한 2개의 체중계를 사용하여 어느 쪽 다리에 체중이 부하 되는가에 따라 판정할 수 있다(그림 5-9).

(1) 머리, 목

머리와 목 앞면 관찰에서는 정상 자세 기준선에 머리의 기울기 및 목빗근(Sternocleidomastoid muscle) 단축, 머리의 앞뒤와 왼쪽·오른쪽 치우침 및 아래턱의 비대칭을 관찰한다.

① 앞·뒤 방향의 머리 치우침은 인체 중심선에서 양쪽 바깥귀길과 어깨뼈 봉우리(Acromion) 차이를 비교한다.

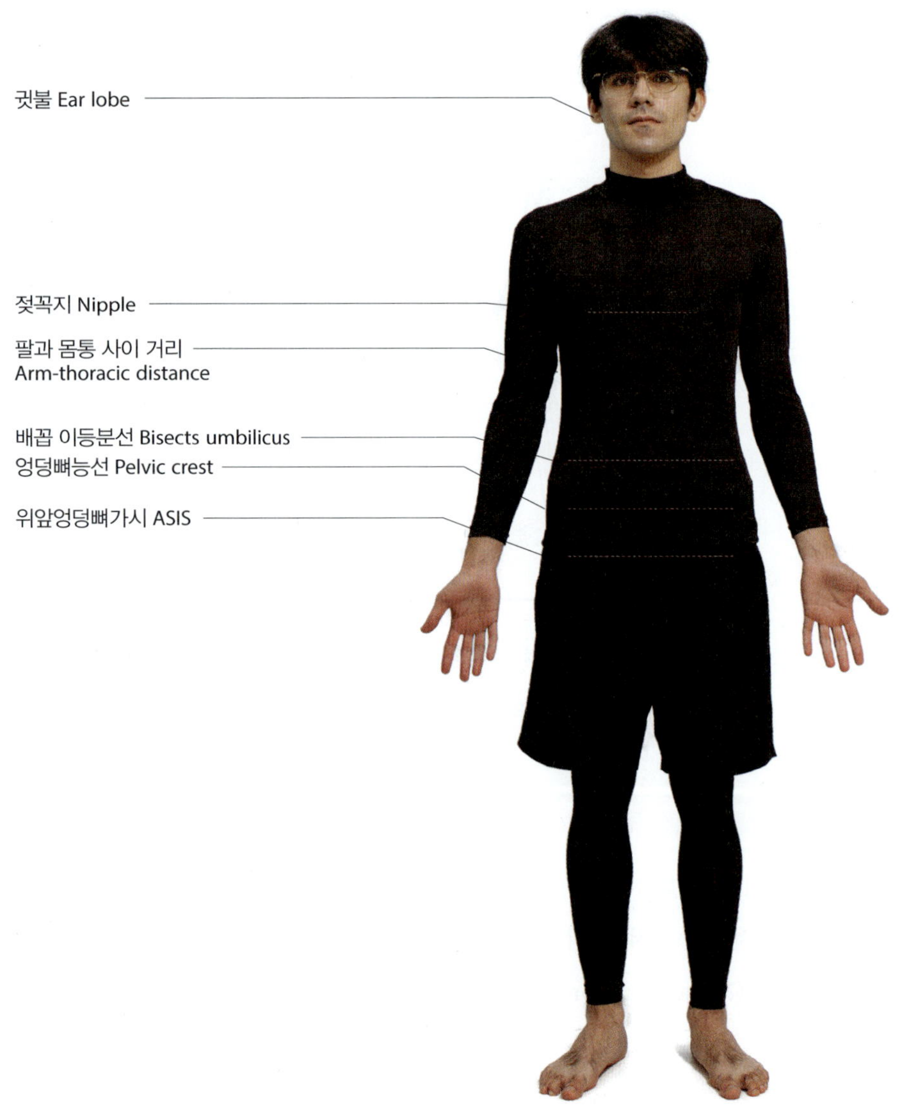

그림 5-9 앞면 자세평가

② 왼쪽·오른쪽의 머리 치우침은 인체 중심선에서 양쪽 턱과 어깨와의 차이를 비교한다.

③ 아래턱 비대칭(Mandibular asymmetry)은 윗니와 아랫니 치열로 비교 평가한다. 아래턱이 한쪽으로 치우쳐 있고, 치우친 쪽 씹기근육 단축과 반대쪽 씹기근육 스트레칭 시 발생한다. 비대칭 정도에 따라 턱관절의 부정렬 및 부정 치열을 이루어 턱관절 통증이 나타난다.

(2) 어깨관절

어깨관절 앞면 관찰에서는 정상자세 기준선에 벌림·돌림, 위아래 위치 및 앞쪽 튀어나오고 치우침을 관찰한다.

① 어깨관절 벌림·돌림은 양쪽 위팔뼈 면 쪽의 벌림 정도와 겨드랑 앞쪽의 주름 정도를 비교한다. 어깨관절의 안쪽돌림이 증가할수록 주름이 깊고 많아진다.

② 어깨의 위·아래 위치 및 앞쪽 튀어나옴은 빗장뼈, 부리돌기, 어깨봉우리, 등세모근(위쪽 섬유) 등의 높낮이 위치 및 앞쪽 튀어나옴 정도를 비교 평가한다. 치우침은 어깨부위가 가상의 중력중심선에서 왼쪽·오른쪽을 비교 평가한다.

(3) 팔꿈치관절

팔꿈치관절의 운반각(Carrying angle) 기준선을 바탕으로 안쪽·바깥쪽의 굽은 각을 관찰한다.

① 가쪽휜팔꿈치(Cubitus valgus)은 남자 10° 이상, 여자 15° 이상을 의미한다. 팔꿈치관절이 가쪽위관절융기 골절 후 불유합 또는 부정 유합되어 나타난다. 임상적으로 팔이 가쪽으로 휘어서 안쪽에 있는 자신경의 압박 및 긴장이 발생하여 제4, 5번째 손가락이 저린 증상이 발생할 수 있다.

② 안쪽휜팔꿈치(Cubitus varus)은 남자 5° 이하, 여자 10° 이하를 의미한다. 팔꿈치관절 골절 후 부정유합 시 개머리판변형(Gun stock deformity)이 발생한다.

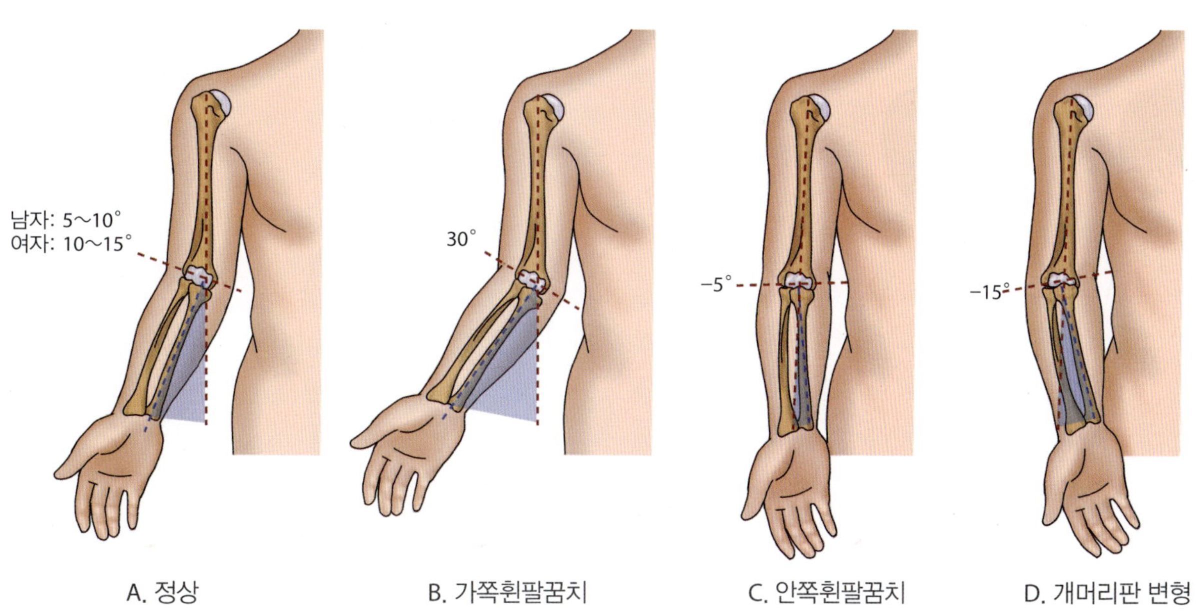

그림 5-10 팔꿈치관절의 운반각

(4) 몸통

몸통의 앞면 관찰에서는 가슴우리, 젖꼭지, 배꼽의 위치를 관찰한다.

① 가슴우리

가슴우리(Thoracic cage) 관찰에서 정상 자세 기준선을 바탕으로 갈비뼈의 앞쪽 돌출을 관찰한다. 갈비뼈의 앞쪽 돌출 정도는 가슴우리 아래쪽을 시진, 촉진하여 왼쪽·오른쪽을 비교평가 한다. 가슴우리 앞쪽 돌출은 같은 쪽 배바깥빗근과 반대쪽 배속빗근의 작용으로 발생한다(그림 5-11).

가. 술통가슴

술통가슴(Barrel chest)은 가슴우리 정상보다 앞·뒤가 과도하게 증가한 상태를 의미한다. 만성 폐공기증, 기관지확장증 환자에게 잘 발생하며 갈비사이근과 가슴근육의 과도한 신장된다.

나. 굽은등

굽은등은 등뼈 부위가 과도하게 굽는 현상의 상태를 의미한다. 척추의 변형과 만성 통증, 내부 장기 기능 저하, 근육량 감소와 자세 유지력 저하로 척추를 세워주는 배곧은근, 척주세움근이 약해지면서 등과 허리를 곧게 유지하는 힘이 떨어진다.

다. 오목가슴

오목가슴(Funnel chest)은 선천적 가슴 이상으로 복장뼈가 편평하지 않고 안쪽으로 들어가 있다. 어깨모음근, 위쪽배근, 작은가슴근, 갈비사이근 등의 단축으로 발생한다.

라. 새가슴

새가슴(Pigeon chest, pectus carinatum)은 복장뼈가 앞으로 튀어나와 있다. 위쪽배근이 늘림되고 위쪽갈비사이근육의 단축으로 발생한다.

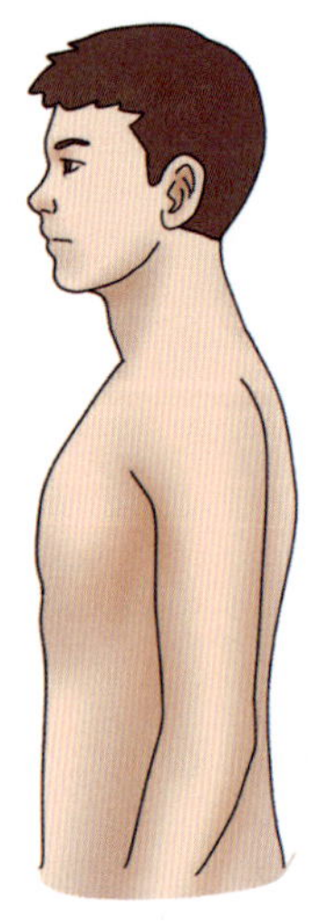
A. 가슴우리 정상

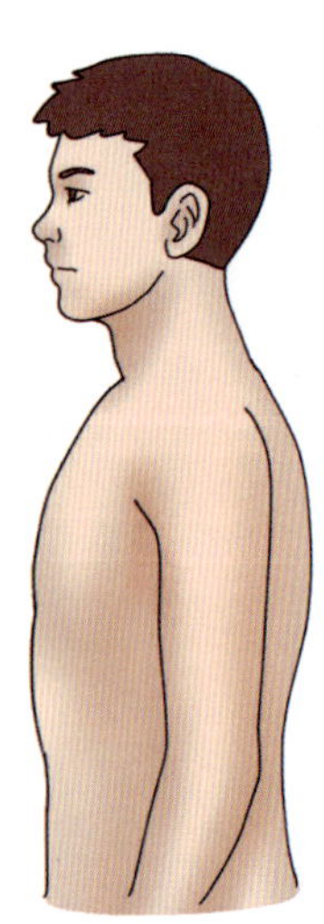
B. 술통가슴

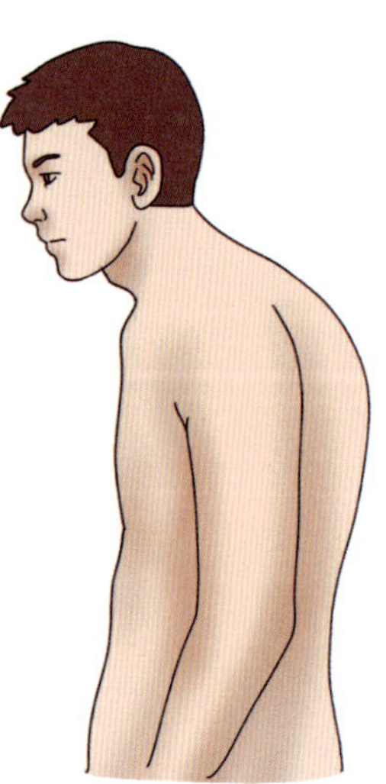
C. 굽은등

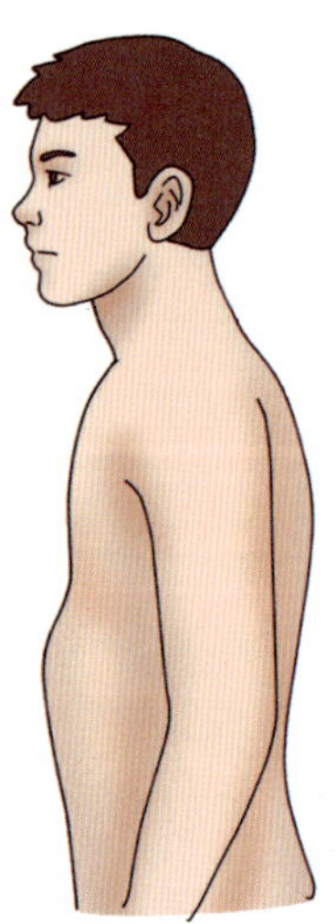
D. 오목가슴

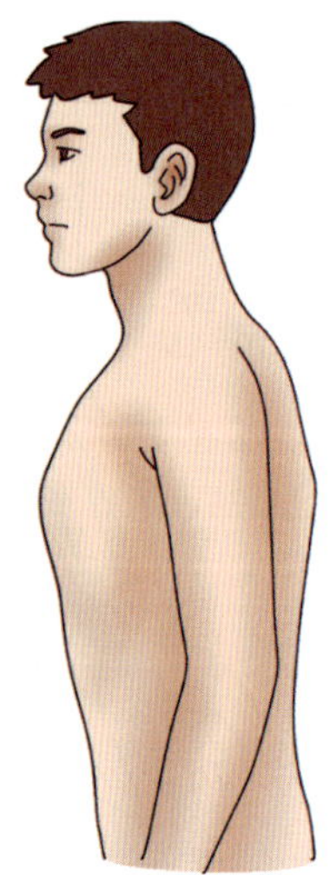
E. 새가슴

그림 5-11

② 젖꼭지

젖꼭지(Nipple)의 위·아래, 안팎 위치 및 가슴우리 변형을 관찰한다. 큰가슴근의 기능 이상 여부를 파악할 목적으로 젖꼭지의 위·아래 안팎 위치를 왼쪽·오른쪽 비교 측정하여 평가한다.

③ 배꼽

배꼽(Umbilicus)의 위·아래, 왼쪽·오른쪽의 치우침의 정도를 측정하여 배곧은근(Rectus abdominis)의 상태를 파악할 수 있다.

(5) 엉덩관절

엉덩관절 앞면 관찰에서는 엉덩뼈의 위·아래 위치 및 앞기울임 그리고 치우침은 앞위엉덩뼈가시(ASIS) 또는 엉덩뼈능선(Iliac crest)의 높낮이 위치, 엉덩뼈의 앞기울임 정도를 왼쪽·오른쪽 비교 측정하고 엉덩관절의 굽힘 및 벌림은 넓적다리뼈 먼쪽의 굽힘 구축 정도를 왼쪽·오른쪽을 비교 관찰한다.

가쪽돌림(Lateral rotation)은 넓적다리뼈 뒤굽음(Retroversion) 시 무릎뼈가 기준선 바깥쪽으로 나가 있고, 안쪽돌림(Medial rotation)은 넓적다리뼈 앞굽음 시 무릎뼈가 기준선 안쪽으로 들어와 있다.

① 안쪽휜엉덩관절

안쪽휜엉덩관절(Coxa vara)은 넓적다리 몸통각이 120°보다 작은 상태로 엉덩관절 모음근 단축, 벌림근 약화, 환측다리의 단축을 나타낸다. 한쪽 손상 시 절뚝거림보행(Limping gait)이 나타나고, 양쪽 손상 시 트렌델렌버그 징후가 나타난다(그림 5-12A).

② 가쪽휜엉덩관절

가쪽휜엉덩관절(Coxa valga)은 넓적다리 몸통각이 135°보다 큰 상태로 뇌성마비 아동에서 쉽게 나타나는 병리학적 상태이다. 선천성 엉덩관절의 탈구와 아탈구로 발생한다(그림 5-12C).

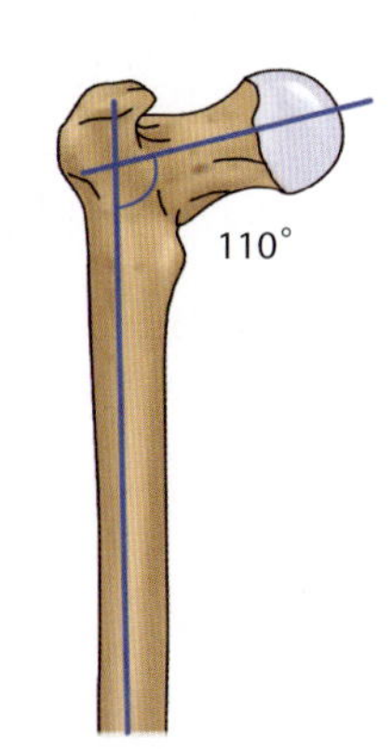

A. 안쪽휜엉덩관절(<120°)

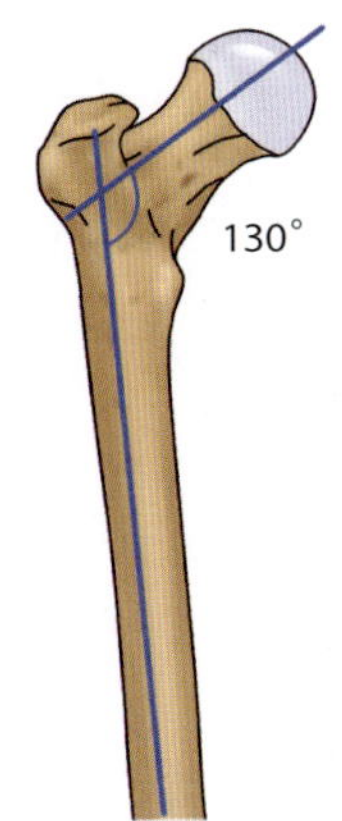

B. 정상(120~135°)

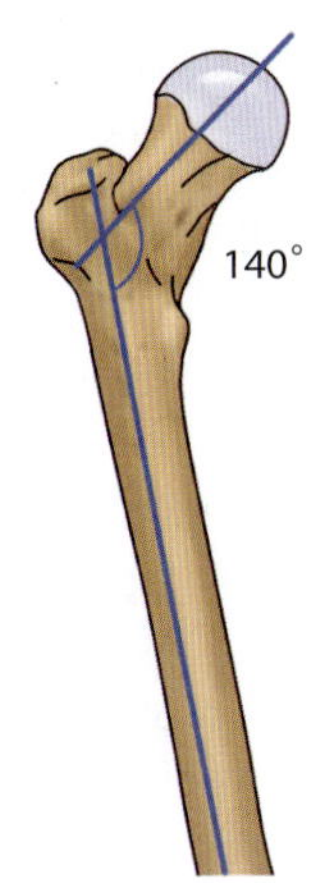

C. 가쪽휜엉덩관절(>135°)

그림 5-12

(6) 무릎관절

무릎관절은 체중부하와 보행 기능의 중심 축으로, 하지 정렬 이상은 관절 안정성 저하와 통증, 기능 제한으로 이어질 수 있다. 따라서 무릎관절의 정적 자세 평가는 임상적 판단과 중재 계획 수립에 있어 중요한 기초 자료가 된다.

① Q각(Q angle)

무릎관절의 앞면 관찰에서 Q각(Q angle)은 넓적다리네갈래근의 작용 방향과 무릎관절 안정성을 반영하는 대표적인 지표이다.

Q각은 앞위엉덩뼈가시(Anterior Superior Iliac Spine, ASIS)에서 무릎뼈의 중심점(Midpoint of patella)을 연결한 선과, 무릎뼈 중심점에서 정강뼈거친면(Tibial tuberosity)을 연결한 선 사이에 형성되는 각으로 정의된다(그림 5-13). 일반적으로 정상 Q각의 범위는 남성 10~14°, 여성 15~17°로 알려져 있으며, 이 범위를 벗어날 경우 무릎관절의 정렬 이상 및 무릎넓적다리관절의 역학적 부담의 증가가 나타난다.

② 안쪽휜무릎(Genu varum, bow-leg, O자형 다리)

안쪽휜무릎(Genu varum)은 다리의 중앙선을 기준으로 무릎관절이 바깥쪽으로 편위된 상태를 의미한다.

이 경우 넓적다리와 다리의 중앙선을 연결하여 관찰하면, 무릎뼈가 정상 위치보다 가쪽에 위치하게 된다(그림 5-13C).

임상적으로 안쪽휜무릎은 무릎관절의 과다폄(Hyperextension), 엉덩관절의 안쪽돌림 증가, 넓적다리뼈의 뒤굽음(Retroversion) 또는 넓적다리뼈 목의 각 증가(15° 이상) 등과 연관되어 나타날 수 있다. 이와 함께 발의 바깥돌림 증가, 팔자보행 양상, 발의 가쪽들림(외번, foot eversion)과 같은 보상적 변형이 동반되는 경우가

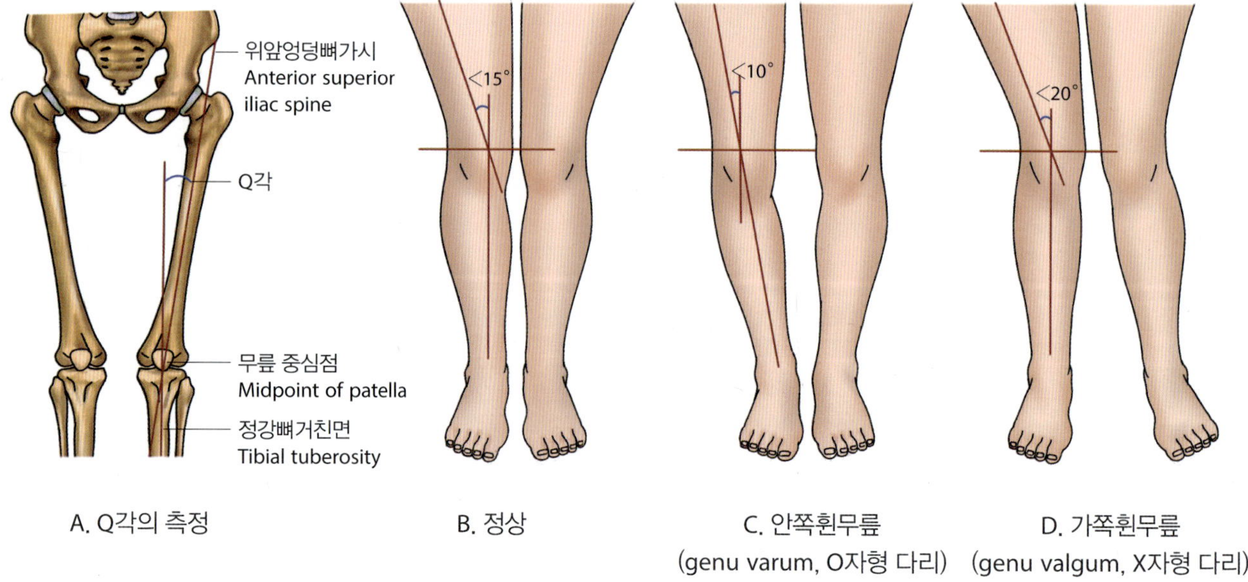

그림 5-13

많다. 이러한 정렬 이상은 무릎관절 안쪽 구조물에 반복적인 스트레스를 유발하여, 장기적으로 퇴행성 변화의 위험을 높일 수 있다.

③ **가쪽휜무릎**(Genu valgum, knock knee, X**자형 다리**)

가쪽휜무릎(Genu valgum)은 다리 정렬에서 무릎관절이 안쪽으로 편위된 상태를 말한다.

넓적다리와 다리의 중앙선을 기준으로 관찰하면, 무릎뼈가 중앙선 안쪽으로 위치하는 것이 특징이다(그림 5-13D).

이러한 정렬 이상은 주로 넓적다리뼈의 앞굽음(Anteversion), Q각 증가와 관련되어 나타나며, 무릎넓적다리관절에 가해지는 가쪽 견인력이 증가하는 경향을 보인다. 가쪽휜무릎은 보행 시 무릎 가쪽 구조물의 압박 증가와 더불어 안쪽 구조물은 상대적 장력(Tensile stress)을 증가시켜 장기적으로는 무릎넓적다리통증증후군이나 인대 불안정성과 연관될 수 있으므로 조기 평가와 중재가 중요하다.

(7) 발목관절, 발

발목관절과 발 앞면 관찰에서는 발목 안쪽과 바깥쪽 굽음은 안쪽세로활(Medlal longitudinal arch)의 크기 및 발목의 안쪽들림(내번), 가쪽들림(외번) 정도를 왼쪽·오른쪽을 비교 관찰한다. 발의 기형으로 발허리 활이 없거나 줄어든 것을 평발(Pes planus, flat foot), 발허리 활이 증가한 것을 오목발(Pes cavus)이라 한다.

발가락 앞쪽이 발꿈치보다 낮게 위치하는 발꿈치들린휜발(Pes equinus)과 발꿈치가 발가락보다 낮게 위치하는 발끝들린휜발(Pes calcaneus)의 변형 정도를 관찰할 수 있다(표 5-3).

[표 5-3] **발의 변형**

분 류	그 림	특 징
발꿈치들린휜발		종아리신경 손상 발목관절 발바닥굽힘 구축
발끝들린휜발		정강신경 손상 등쪽굽힘 구축
편평발		세로활 높이 감소 또는 소실 앞발부위는 안쪽들림(내번) 구축 뒷발부위는 가쪽들림(외번) 구축

분 류	그 림	특 징
오그린휜발		세로활 높이 증가 편평발과 반대변형
발꿈치안쪽휘발(내반족)		발의 안쪽들림 구축
발꿈치가쪽휜발(외반족)		발의 가쪽들림 구축

① **발꿈치안쪽휜발**(Pes varus, supinated foot)

체중이 발바닥의 바깥쪽에 과도하게 부하 되며, 주로 안쪽발허리활이 높으며, 발가락이 굽힘. 구축된 뒤침(supination)을 의미한다.

② **발꿈치가쪽휜발**(Pes valgus, pronated foot)

체중이 발바닥의 안쪽에 과도하게 부하 되며, 주로 안쪽세로활이 낮고, 발가락들이 폄, 구축된 엎침(pronation)을 의미한다.

③ **엄지발가락가쪽휨증**(Intoe, hallux valgus)

발허리발가락관절(Metatarsophalangeal joint)에서 엄지발가락이 바깥쪽으로 치우침이 된 변형을 의미한다.

④ **갈퀴발가락**(Claw toe)

먼쪽과 몸쪽 발가락뼈사이관절(DIP & PIP joint)이 굽힘된 상태로 발허리발가락관절의 과다폄 변형을 의미한다. 오목발과 결합 형태로 발생하기도 한다.

⑤ **망치발가락**(Hammer toe)

발허리발가락관절과 먼쪽 발가락뼈사이관절이 과다폄, 발가락뼈사이관절이 굽힘되는 변형이다.

(8) 다리 길이

다리 길이 차이는 구조적 다리 길이 차이와 기능적 다리 길이 차이로 분류한다.

① 실제 다리 길이 검사

실제 다리 길이 검사는 바로 누운자세에서 다리를 15~20cm 정도 벌리고, 앞위엉덩뼈가시(Anterior superior iliac spine, ASIS)부터 안쪽복사(Medial malleolus)까지의 길이를 측정한다(그림 5-14A). 실제 다리 길이 차이가 나는 경우는 뼈의 비정상적인 성장 또는 성장 억제와 같은 뼈대계통의 문제나 골절 손상에 의한 해부학적 구조에 따라 다리 길이 차이가 발생한다. 실제 다리 길이가 차이 나는 원인은 넓적다리뼈인지 정강뼈인지 엘리스검사(Allis test)로 측정한다(그림 5-14B).

② 외관상 다리 길이 검사

외관상 다리 길이 검사는 바로 누운자세에서 다리를 15~20cm 정도 벌리고, 배꼽(Umbilicus)부터 안쪽복사(Medial malleolus)까지의 길이를 측정한다(그림 5-14C). 기능적 다리 길이 차이가 있을 때 관절의 구축, 부적절한 자세, 신체 부위 정렬의 원인으로 유발된 보상적인 기능적 다리 길이의 차이가 나는 것으로 구조적 다리 길이 차이보다 높은 빈도를 보인다.

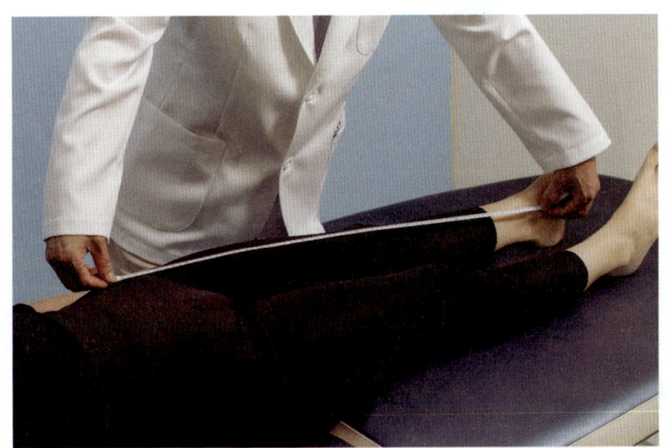

A. 실제 다리 길이 측정

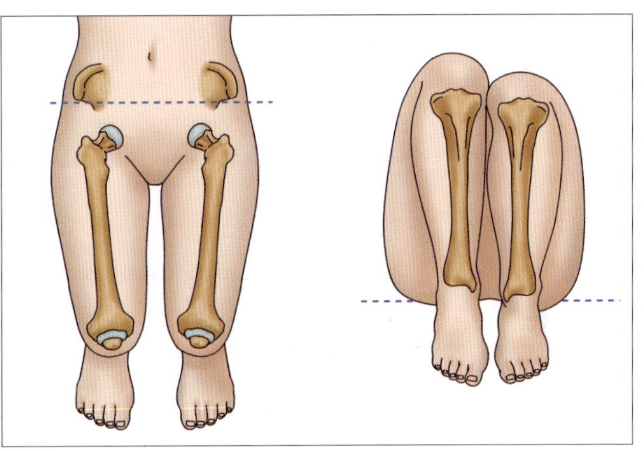

B. 엘리스 검사

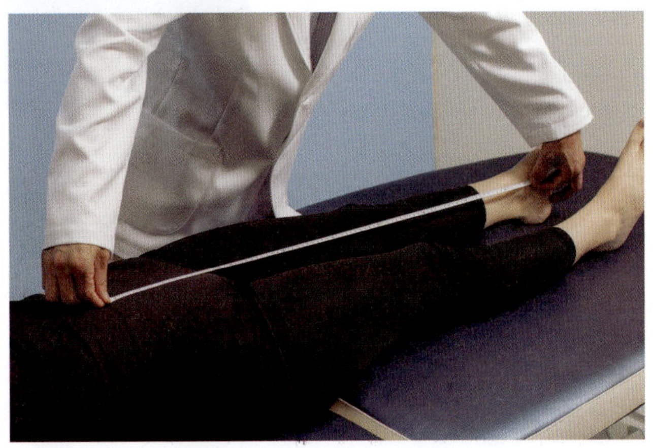

C. 외관상 다리 길이 측정

그림 5-14

3) 뒷면 자세평가

뒷면 자세평가는 바로 선 자세에서 측연선 기준으로 바닥부 양 발목관절 중심 지점에서 머리 방향으로 이상적인 중력중심선을 그은 후 왼쪽·오른쪽의 균형이나 대칭 정도를 비교 평가한다. 정상은 가상의 중력선이 치아돌기 중심점, 엉치뼈곶, 엉덩관절, 무릎관절, 발목관절의 중심점을 연결하는 선상에 위치해야 한다. 이상 부위 기록은 각 부위별로 위·아래, 뒤쪽 튀어나옴, 척주측만증, 이상돌림 및 모음·벌림 구축의 정도를 비교 측정한다(그림 5-15).

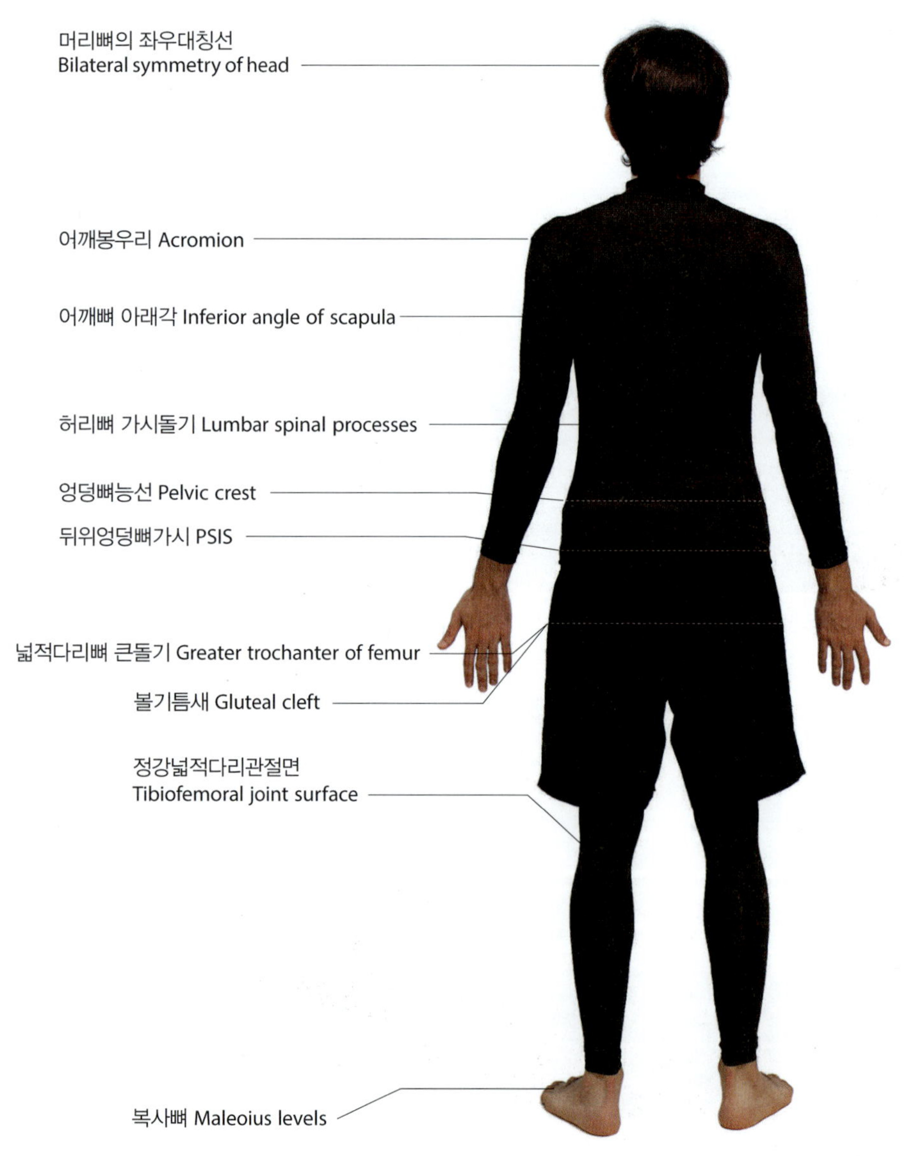

그림 5-15 뒷면 자세평가

(1) 머리와 목

머리와 목의 측만증 및 굽이정도는 귀의 기울어짐 정도, 목 폄근의 왼쪽·오른쪽 불균형과 강축 정도, 가시돌기의 측만, 목뼈의 전만 증감 정도 등을 비교 측정한다.

① 머리 기울임(Head tilt)은 한쪽 옆으로 굽힘(Lateral banding) 된 상태로 목굽힘근(Neck flexor)이 편측 단축되고, 반대쪽 목굽힘근 스트레칭 시 기운목(Torticollis)이 유발된다.

② 머리 회전(Head rotation)은 중앙에서 오른쪽이나 왼쪽으로 회전시키면 목빗근(Sternocleidomastoid muscle) 편측 단축과 반대쪽 목빗근 스트레칭 시 위등세모근이 같이 작용한다.

(2) 어깨

어깨 뒷면 관찰에서는 어깨 부위의 높낮이 위치 정도를 왼쪽·오른쪽 위치를 비교 측정한다.

① 어깨부위의 위·아래 및 치우침은 어깨뼈봉우리(Acromion), 어깨세모근 위섬유 등의 높낮이 위치 정도를 왼쪽·오른쪽 위치를 비교 측정한다.

② 어깨뼈 위치, 어깨뼈 아래각의 높낮이 및 뒤쪽 돌출, 등뼈 3~7(T3~7)번의 가시돌기에서 어깨뼈 안쪽 면 사이의 거리 정도(정상 거리 6~7cm) 등 어깨뼈의 공간적인 위치 변형을 왼쪽·오른쪽을 비교 측정한다.

(3) 등·허리

등·허리 뒷면 관찰에서는 등·허리의 측만과 전만은 척추뼈의 굽힘이나 과다폄, 척주세움근의 왼쪽·오른쪽 불균형과 강축 정도, 가시돌기의 치우침, 가슴·허리 굽음 정도 등을 측정하여 평가할 수 있다.

(4) 엉덩뼈와 엉덩선

① 뒤위엉덩뼈가시(Posterior superior iliac spine, PSIS)의 높낮이 위치, 엉덩뼈(Ilium)의 뒤기울임(Posterior tilt) 정도 촉진과 함께 왼쪽·오른쪽 비교 측정하여 평가한다.
엉덩뼈 혹은 골반이 가상의 중력중심선에서 왼쪽·오른쪽으로 치우친 정도를 평가할 수 있다.

② 가상의 중심선에서 엉덩선의 기울임(Buttock line tilt), 엉덩주름(Gluteal fold)의 깊이 및 높낮이 정도를 비교 평가한다. 이는 엉치뼈, 꼬리뼈의 측만증이나 부분탈구, 큰·중간볼기근 등 주위 근육들의 위축 상태, 다리 길이의 불일치 등을 암시한다.

(5) 무릎

오금부위의 주름 깊이 및 높낮이 정도를 비교 관찰한다. 종아리근, 넓적다리뒤근의 위축 상태, 베이커 낭종(Bakers cyst)등을 관찰하고 이상 유무를 관찰한다.

(6) 발목

안쪽발꿈치들린휜발은 발목관절과 발부 위에서 나타나는 선천성 기형으로 말발(Horse foot)과 안쪽들림(내번)이 동시에 존재하는 변형으로 발 앞쪽에 모음과 발 뒤쪽에 안쪽들림(내번), 발목관절에는 발바닥쪽굽힘으로 발꿈치가 들리는 말발과 비슷한 형태로 나타나는 변형성 기형이다.

정상적인 아동의 경우 목발뼈의 세로축이 제1 발허리뼈의 세로축에 일치하고, 발꿈치뼈의 세로축이 제4 발허리뼈의 세로축에 일치하는 것을 말하며 30° 이하 발 뒤쪽 부위의 안쪽들림(내번)을 의미하고, 55° 이상이면 발 뒤쪽 부위의 가쪽들림(외번)을 의미한다.

① 편평발(pes planus)은 안쪽 세로활 감소로 인체 발이 내려앉는 것을 목말뼈(Talus), 발배뼈(Navicula), 쐐기뼈(Cuneiform)가 아래로 내려온다.

② 오목발(Talipes cavus)은 발등이 정상보다 높이 올라오는 것으로 발바닥의 활이 높아 옆에서 보았을 때 발바닥이 위로 볼록하게 올라간 것을 말한다. 활이 높아 체중이 발바닥 골고루 분산되지 못하고 발꿈치와 발 앞쪽에 쏠려 있는 상태이다.

③ 체중 부하량이 증가하면 종아리세갈래근이 강화되어 아킬레스힘줄이 두꺼워지고 발꿈치뼈가 커진다.

(7) 척주측만증

① 척주측만증 정의

척주측만증(Scoliosis)은 척추가 해부학적인 정중앙의 축으로부터 왼쪽 옆 또는 오른쪽 옆으로 휘거나 치우쳐 있는 상태로, 대개 척추의 회전 변형도 동반되는 기형 상태를 말한다.

굽이(Curvature)의 형태에 따라 'C'자와 'S'자로 나뉜다. 'C'자 측만증이 있는 경우 굽이된 쪽의 어깨가 더 높고 팔이 몸통이 더 가깝게 보이며, 오목한 쪽의 어깨뼈가 척추에 더 근접할 뿐만 아니라 엉덩뼈능선이 더 높고 지방 접힘이 나타날 수 있다.

'S'자 측만증은 척추의 중심선으로부터 양쪽의 변위가 최소한 2개이다. 위쪽의 굽이는 등뼈의 오른쪽, 아래쪽의 굽이는 허리 부분 왼쪽과 같이 하나의 굽이와 추가적인 굽이가 연관되기 때문에 'C'자 보다 복잡하다.

척주측만증은 발생 요인에 따라 기능적 측만증(Functional scoliosis)과 구조적 측만증(Structural scoliosis)으로 구분한다. 기능적 측만증은 척주에 구조적 변화 없이 발생하는 것으로 간단한 자세 교정과 운동으로 치료할 수 있다. 반면, 구조적 측만증은 척주의 구조적 변화로 발생하기 때문에 자세 교정과 운동으로 완전 회복이 어렵고 악화하는 경우가 많으며 수술적 치료가 필요하다.

② 척주측만증 원인별 분류

기능적 척주측만증은 구조적 변화 없이 불량한 자세 및 습관으로 발생하는 것으로 근육, 인대, 힘줄에 의해 일시적인 측만증으로 척주의 비틀림이나 척주의 변형은 발생하지 않는다. 선천성 척주측만증은 척주측만증의 약 10%를 차지하며, 선천적으로 척주에 변형이 발생하는 척추유합증은 척추뼈 쐐기모양의 선천성 변형이 원인이다.

구조적 척주측만증 은 약 80%를 차지하며, 성장과 함께 서서히 진행하는 특징을 보이며 발병 시기는 유아기, 학령기, 사춘기의 3가지 유형으로 분류한다. 일반적으로 사춘기 때 잘 발생하고 특징적으로 학교 검진에서 발견되며 만곡의 형태는 오른쪽 가슴뼈 만곡이 가장 많이 나타난다(그림 5-16).

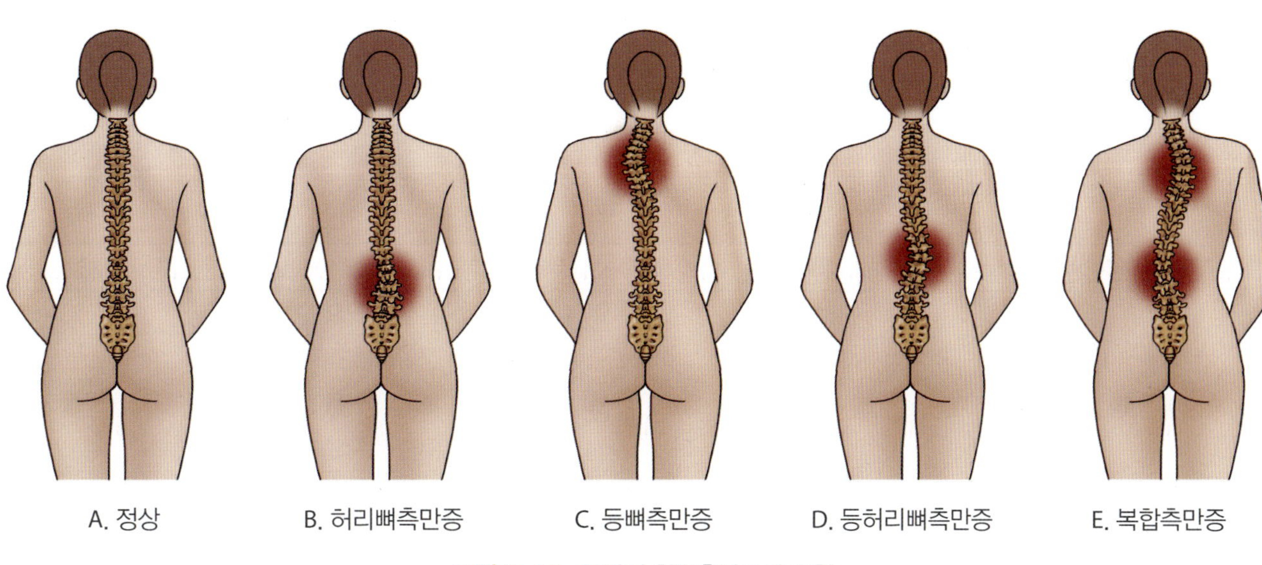

그림 5-16 특발성 척주측만증의 유형

③ 아담 테스트

아담 데스트(Adam's Forward Bend test)는 척주측만증(Scoliosis)을 조기에 발견하기 위한 간단한 검사이다. 검사 방법은 환자는 양발을 모으고 무릎을 편 상태에서 팔을 아래로 늘어뜨린 채 허리를 앞으로 숙인다(전방굽힘 자세). 척추 비대칭, 어깨, 어깨뼈, 골반의 높이 차이, 머리와 골반의 정렬 불일치, 갈비뼈 돌출(Rib hump)의 구조적 측만의 대표적 징후이다. 스콜리오메터(Scoliometer)를 사용해 갈비뼈 돌출 각도 측정 가능하다(그림 5-17).

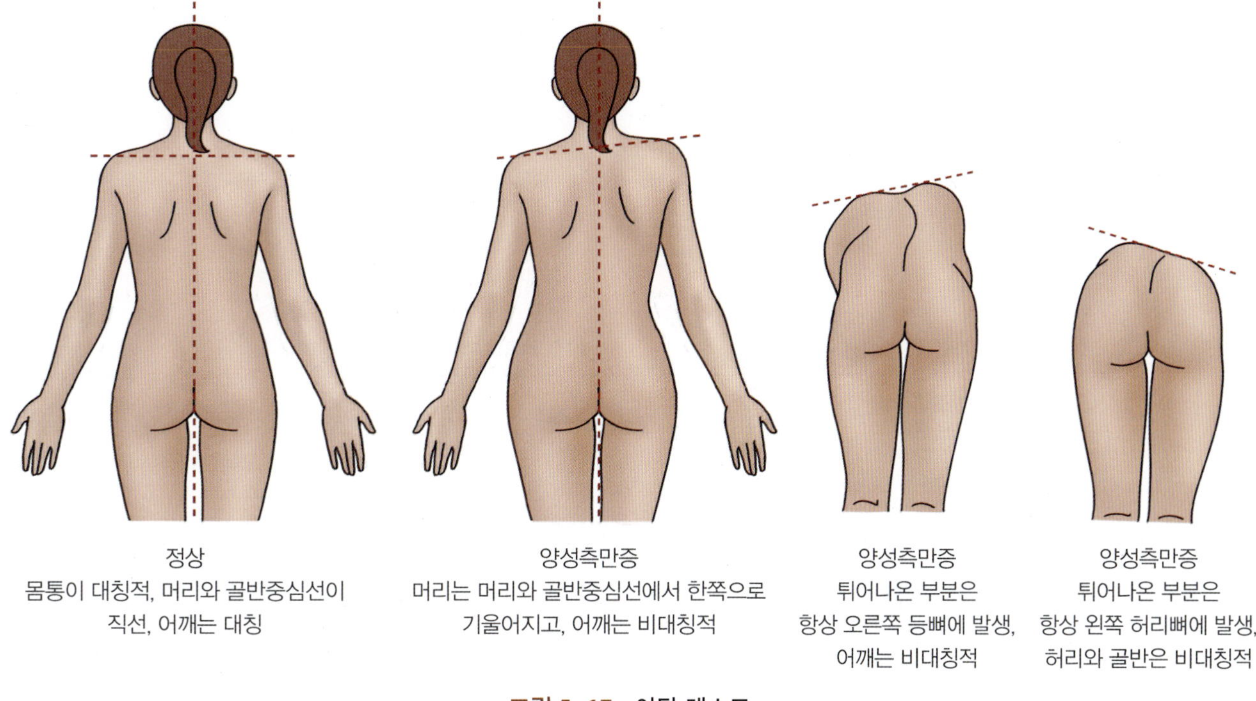

그림 5-17 아담 테스트

④ 콥스각 측정법

콥스각(Cobb's angle) 측정법은 척주 만곡이 가장 심한 구간의 가장 높은 등뼈 위쪽 테두리와 굽이의 아래쪽 척추의 아래 테두리에 선을 긋고서 대각선에서 직각으로 수직선을 그어서 교차한 각을 구하면 이 각이 콥스각으로 굽이의 크기가 된다(그림 5-18A).

콥스각(Cobb's angle)	상태	치료 방향
< 10°	정상	관찰만 필요
10°~ 20°	경도 측만	정기적 추적 관찰
20°~40°	중등도 측만	보조기 착용 고려
> 40°	고도 측만	수술적 치료 고려

척주측만증(Scoliosis), 척주후만증(Kyphosis), 척주전만증(Lordosis) 등 척추의 변형 정도를 정량적으로 평가하는 대표적인 방법이다.

⑤ 리서 퍼거슨 측정법

리서 퍼거슨(Risser Ferguson) 측정법은 척주측만증이 일어나 척추뼈에 대각선을 그어 만나는 2개의 교차점의 가장 바깥쪽 척추뼈의 대각선의 교차점과 선을 그어 만나는 각도를 측정하는 방법이다(그림 5-18B).

항목	콥스각(Cobb's angle)	리서 퍼거슨(Risser Ferguson)
기준선	추체의 종판(end plate)	추체의 중심점
측정방식	수평선과 수직선의 교차각	중심점 연결선의 교차각
일반적 사용	가장 널리 사용됨	비교적 덜 사용됨
측정 각도	더 크게 나오는 경향	Cobb보다 20~25% 작게 나옴

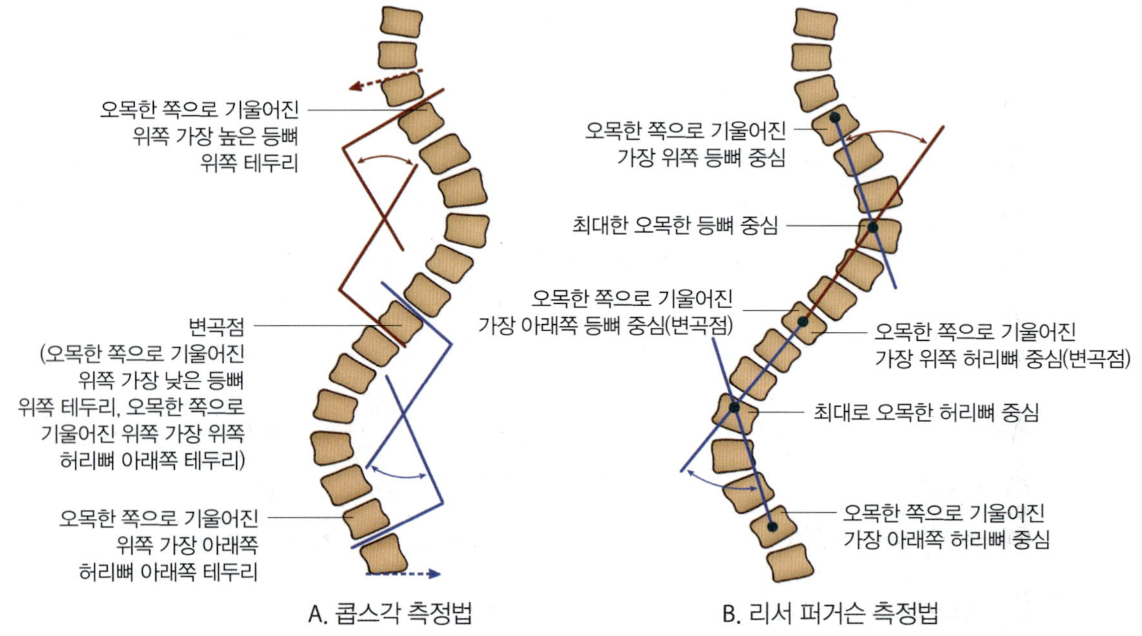

그림 5-18 척주측만증의 측정

Ⅱ 보행검사

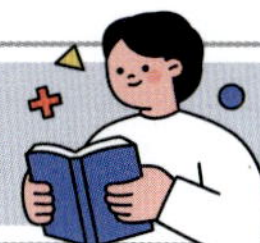

1. 개요

보행(Gait)이란 두 다리를 반복적으로, 번갈아 이용하여 우리 몸을 한 장소에서 다른 장소로 이동하는 행위를 말한다. 일반적으로 걷는 행위를 의미하며 모든 이동 중에서 가장 흔히 사용되는 방법이며 일상생활 동작의 많은 부분을 차지하게 된다.

보행의 사전적인 의미는 "몸의 균형을 유지하고 에너지를 최소로 소모하면서 반복적으로 다리를 일정한 양상으로 움직여 몸을 원하는 방향으로 이동시키는 동작"으로 정의하고 있다.

정상적인 보행을 위해서는 기본적으로 전제되어야 하는 것이 균형 감각인데 균형을 이루기 위해서는 시각, 청각, 고유수용성 감각, 하지의 근력 등이 필요하다. 그러나 나이가 들어감에 따라 이러한 균형 능력이 감소하면서, 신경학적인 문제가 없고 동반된 질환이 없다고 하더라도 보행의 변화가 오게 된다. 보행의 폭은 줄어들고 양발의 간격은 넓어지며, 팔다리를 활기차게 움직이지 않으면서 허리, 엉덩관절과 무릎 등을 구부정한 상태로 조심스럽게 걷게 되고 보행속도는 느려지게 된다.

이러한 보행장애로 인해 넘어지게 되면 외상성 손상을 일으키게 되며 넘어짐으로 인하여 골절 등의 일차적인 손상이 발생할 뿐만 아니라 넘어진 후 발생하는 보행에 대한 두려움은 일상생활의 동작을 수행하는 데 있어서 독립성을 떨어뜨리고, 심한 경우 지속적인 침상 생활을 하기도 한다.

보행은 매우 과학적으로 인간의 몸에 유용하게 발전이 되었는데, 크게 3가지 기능적 요소가 있다.

첫째, 전진(Progression)은 원하는 방향으로 몸을 보내는 기능을 말하는 것으로, 주로 몸 자체를 전방으로 떨어뜨리는 힘, 흔듦기(Swing phase) 다리의 움직임에 의한 관성, 발목관절 발바닥굽힘근과 무릎관절 굽힘근의 동심성 수축(Concentric contraction)으로 발생한다.

둘째, 안정성(Stability)은 사람의 몸은 하체에 비해 상대적으로 상체가 크기 때문에 형태적으로 불안정하며, 보행 중 많은 다리 관절이 끊임없이 움직이기 때문에 형태적으로 균형유지가 쉽지 않다.

셋째, 에너지 보존(Energy conservation)은 에너지를 과소비하는 경우 효과적인 보행이 어려워지게 되므로 에너지 보존이 또 다른 보행의 필수기능 요소로 작용한다.

2. 정상보행

1) 보행주기

보행의 기본 단위는 보행주기(Gait cycle)이라고 한다. 발꿈치 닿기부터 시작하여 같은 다리 발꿈치 닿기까지를 수행하는 동안 일어나는 과정을 말한다(그림 5-19). 이때 보행주기는 크게 디딤기(Stance phase)와 흔듦기(Swing phase)로 구분하여 설명한다.

(1) 디딤기

디딤기(Stance phase)는 한쪽 다리 발꿈치가 지면에 닿는 시기(heel strike)가 발생하여 발바닥 닿기(Foot flat), 중간 디딤기(Mid stance), 발꿈치 떼기(Heel off), 같은 쪽 발가락이 지면에서 떨어지는 발가락 떼기(Toe off)까지를 디딤기라 한다. 디딤기가 한보행 주기를 100%로 세분하면 60%를 차지한다(표 5-4, 그림 5-20).

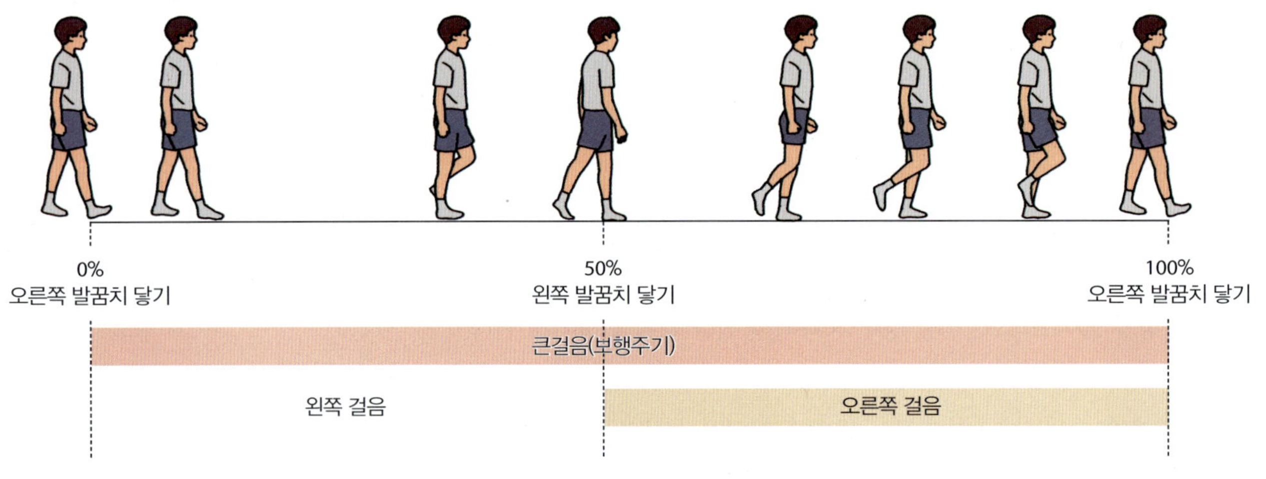

그림 5-19 보행주기(Gait cycle)

[표 5-4] 디딤기(stance phase) 단계

단계	설명
발꿈치 닿기(heel strike)	발의 뒤꿈치가 지면과 접촉하는 시기
발바닥 닿기(foot flat)	발바닥 전체가 지면과 접촉하고 있는 시기
중간 디딤기(mid stance)	체중이 지지하고 있는 다리에 실리고 다리 위를 통화하는 시기
발꿈치 떼기(heel off)	발꿈치가 지면에서 떨어지는 시기
발가락 떼기(toe off)	발가락이 지면에서 떨어지는 시기

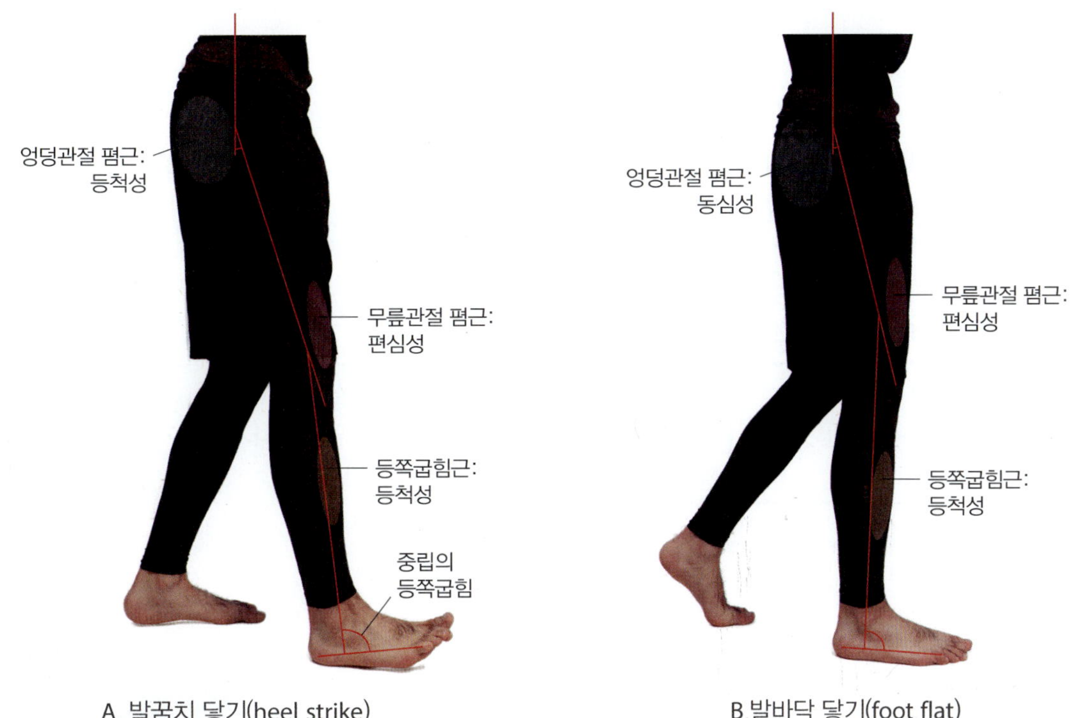
엉덩관절 폄근:
등척성
무릎관절 폄근:
편심성
등쪽굽힘근:
등척성
중립의
등쪽굽힘
A. 발꿈치 닿기(heel strike)
엉덩관절 폄근:
동심성
무릎관절 폄근:
편심성
등쪽굽힘근:
등척성
B.발바닥 닿기(foot flat)

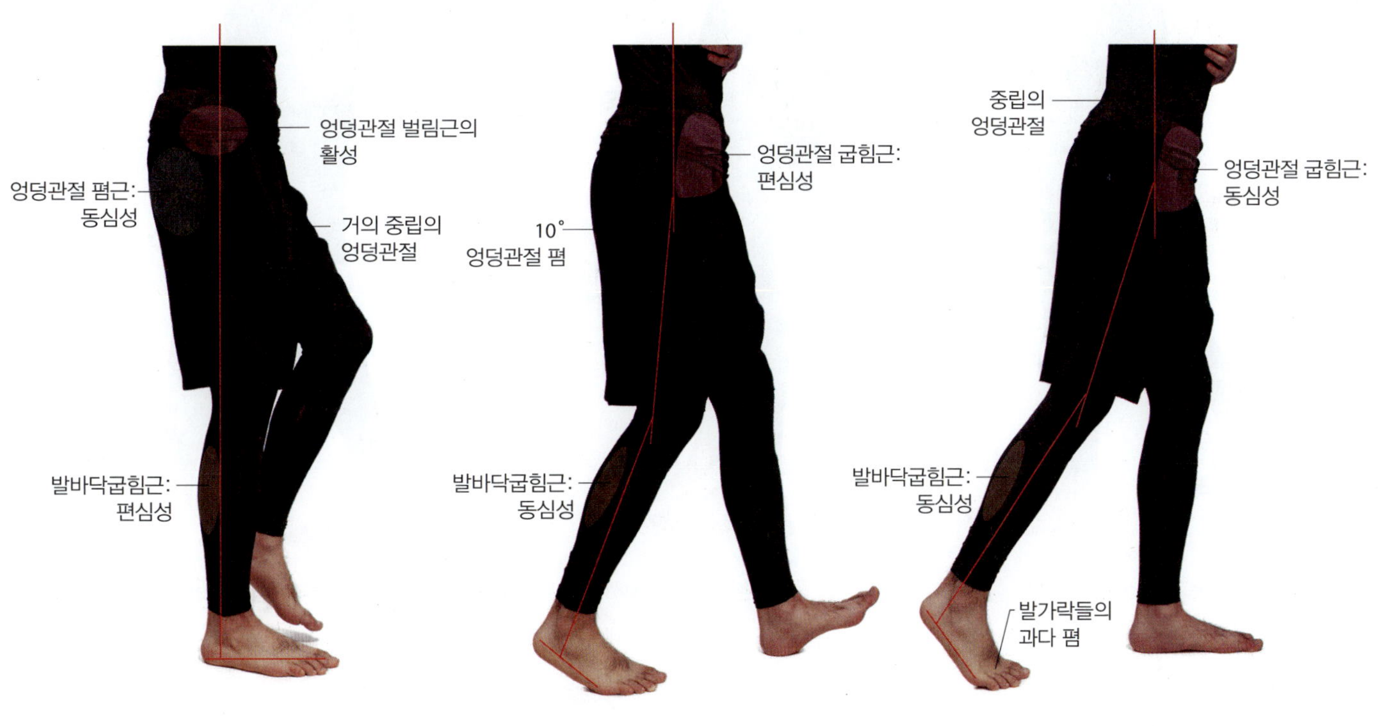
엉덩관절 벌림근의
활성
엉덩관절 폄근:
동심성
거의 중립의
엉덩관절
발바닥굽힘근:
편심성
C. 중간 디딤기(mid stance)
엉덩관절 굽힘근:
편심성
10°
엉덩관절 폄
발바닥굽힘근:
동심성
D. 발꿈치 떼기(heel off)
중립의
엉덩관절
엉덩관절 굽힘근:
동심성
발바닥굽힘근:
동심성
발가락들의
과다 폄
E. 발가락 떼기(toe off)

그림 5-20 디딤기 단계

(2) 흔듦기

흔듦기(Swing phase)는 발가락 떼기에서 시작하고 발꿈치 닿기 시기로 가속기(Acceleration), 중간 흔듦기(Mid swing), 감속기(Deceleration)로 세분화할 수 있어 보행 중 발이 땅에서 떨어져 공중에 떠 있는 상태를 흔듦기라 하며 보행주기의 40%를 차지한다(표 5-5, 그림 5-21).

[표 5-5] 흔듦기(swing phase) 단계

가속기(acceleration)	발가락 떼기에서 중간 흔듦기 사이의 시기
중간 흔듦기(mid swing)	흔듦기 다리가 디딤기에 있는 다리의 옆을 지나가는 시기
감속기(deceleration)	중간 흔듦기에서 발꿈치 닿기까지의 시기

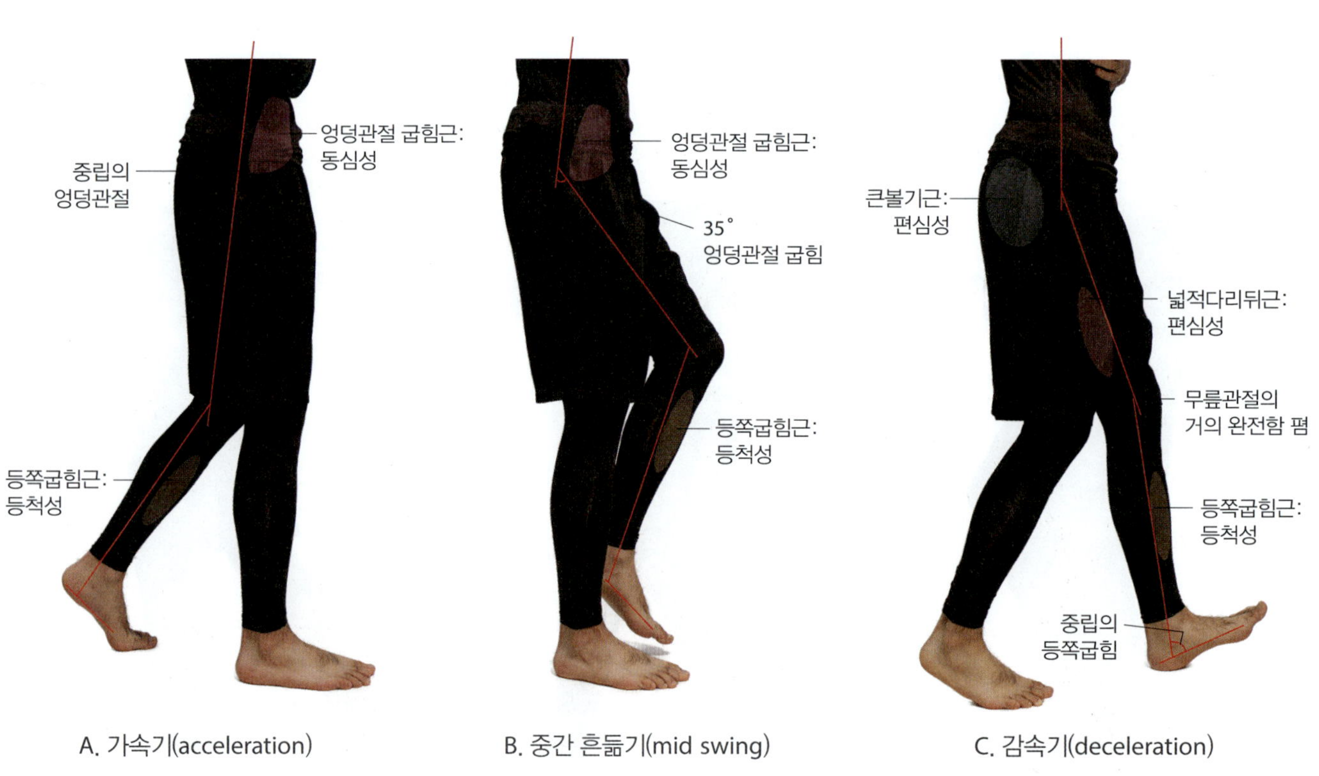

그림 5-21 흔듦기 단계

(3) 동시 디딤기

동시 디딤기(Double stance phase)는 양쪽 발이 함께 지면에 붙어 있는 시기를 말한다. 동시 디딤기는 대부분 한쪽 발의 발꿈치 닿기(Heel strike)와 반대발의 발가락 떼기(Toe off)의 상태에서 일어난다. 보행주기의 약 20%를 차지한다.

(4) 보행 용어

보행주기에서 사용하는 용어는 전통적인 용어(Traditional terms)와 란초 로스 아미고스(Rancho Los Amigos)가 제안한 용어를 사용한다. 전통적인 용어는 정상인의 보행 기준으로 하여 사용하였으며, 란초 로스 아미고스의 용어는 발가락 절단자, 뇌졸중 환자와 같이 보행이 불편한 사람들에게 새롭게 제안된 것이다

전통적인 용어로서는 디딤기에서는 발꿈치 닿기, 발바닥 닿기, 중간 디딤기, 발꿈치 떼기, 발가락 떼기 그리고 흔듦기에서는 가속기, 중간 흔듦기, 감속기로 분류한다. 란초 로스 아미고스에서 디딤기를 초기 디딤기, 부하반응기, 중간 디딤기, 말기 디딤기, 전 흔듦기, 흔듦기는 초기 흔듦기, 중간 흔듦기, 말기 흔듦기로 분류하였다(표 5-6, 그림 5-22),

[표 5-6] 전통적 보행주기 용어와 란초 로스 아미고스 용어 비교

보행 주기	란초 로스 아미고스 용어	전통적인 용어
디딤기 (stance phase)	초기 접촉기(initial contact)	발꿈치 닿기(heel strike)
	부하반응기(loading response)	발바닥 닿기(foot flat)
	중간 디딤기(mid stance)	중간 디딤기(mid stance)
	말기 디딤기(terminal stance)	발꿈치 떼기(heel off)
	전 흔듦기(preswing)	발가락 떼기(toe off)
흔듦기 (swing phase)	초기 흔듦기(initial swing)	가속기(acceleration)
	중간 흔듦기(midswing)	중간 흔듦기(midswing)
	말기 흔듦기(terminal swing)	감속기(deceleration)

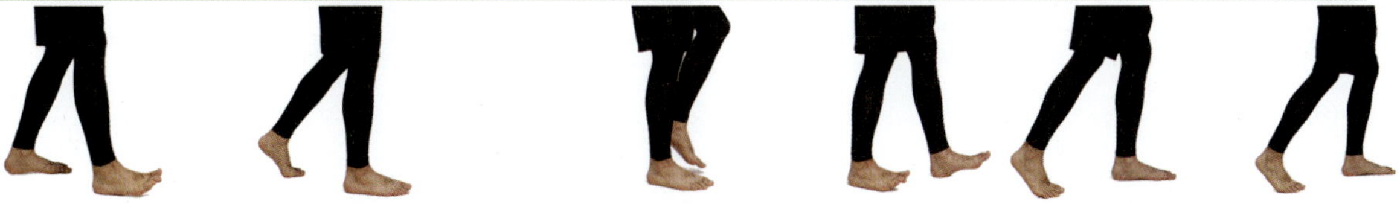

보행주기(%)		0%	10%	20%	30%	40%	50%	60%
전통적 용어	상황	발꿈치 닿기 0%	발바닥 닿기 7%		중간 디딤기 30%	발꿈치 떼기 40%		발가락 떼기 60%
	상태	발꿈치 닿기에서 발바닥 닿기	발바닥 닿기에서 중간 흔듦기		중간 디딤기에서 발꿈치 떼기	발꿈치 떼기에서 발가락 떼기		
란초 로스 아미고스 용어	상황	부하반응기	중간 디딤기		말기 디딤기		전 흔듦기	
	상태	초기 디딤기 0%	부하반응기 (왼쪽) 7%		중간 디딤기 30%		말기 디딤기 (왼쪽) 50%	초기 흔듦기
보행주기(%)		0%	10%	20%	30%	40%	50%	60%

3. 비정상보행

1) 비정상보행의 관찰

비정상보행(Abnormal gait)는 많은 사람들에게 영향을 미쳐 보행 패턴의 변화를 초래하게 된다. 일반적으로 근력저하, 운동범위 감소 또는 증가, 다리 길이 차이, 고유감각, 통증 또는 균형 감각 문제 등으로 발생한다.

(1) 보행 이상 증상

① 보행 시 불균형
② 골반과 다리의 근육이나 관절이 뻣뻣함
③ 걷는 동안 통증
④ 발 처짐
⑤ 휘돌림 보행
⑥ 불규칙하고 갑작스러운 움직임
⑦ 파킨스병과 같은 질환에서 관찰되는 발을 질질 끄는 양상
⑧ 좌우로 흔들리는 동작

(2) 비정상적인 보행 원인

① 관절 통증
② 뼈의 골절, 염좌
③ 굳은살, 발통 내성, 사마귀 등
④ 뇌질환(파킨슨, 뇌졸중, 다발성경화증)
⑤ 뇌성마비
⑥ 관절염
⑦ 안뜰장애
⑧ 시력문제

2) 비정상보행의 종류

(1) 근육뼈대계의 이상으로 인한 이상보행

① 발목관절 근육 약화로 인한 비정상보행

» 등쪽굽힘근 경증의 약화

온종아리신경, 먼쪽 말초신경병증 등의 원인으로 발목관절 등쪽굽힘근들은 흔듦기 동안 발목관절을 등쪽굽힘 시킬 수 있는 충분한 근력을 가지고 있으나, 발꿈치 닿은 후에 발목관절 발바닥굽힘을 조절하기에는 근

력이 충분하지 못하므로 발바닥굽힘을 천천히 조절하기 어려워 지면에 발때림 보행(Foot slap)을 한다(그림 5-23).

» 발목관절 등쪽굽힘근의 두드러진 약화

온종아리신경, 먼쪽 말초신경병증 등의 원인으로 초기 디딤기와 흔들기 동안 능동적인 발목관절 등쪽굽힘은 일어나지 않고, 발끝을 들어올리기 위해서는 무릎과 엉덩관절이 과도한 굽힘한 상태로 걷는 높은 걸음보행(High steppage gait)이 나타난다(그림 5-24).

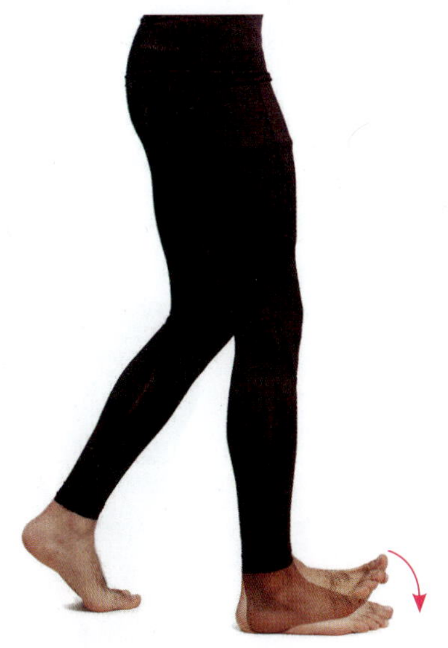

그림 5-23 발때림 보행(Foot slap)

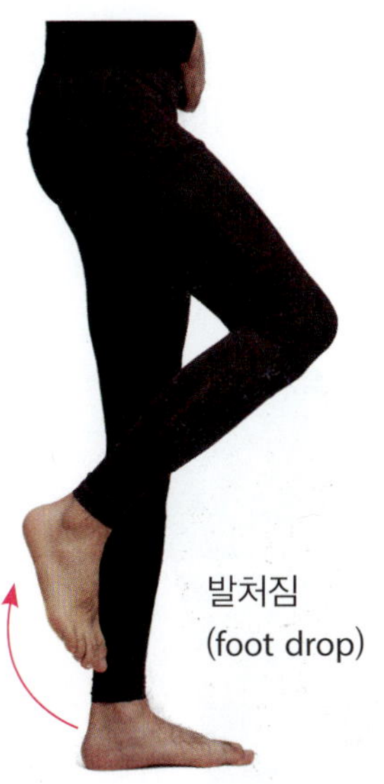

그림 5-24 높은 걸음보행(High steppage gait)

» 발바닥 굽힘근의 약화

말초·중추신경계의 병변이나 과도한 발꿈치 힘줄(Achilles tendon) 수술적 연장 등의 원인으로 발꿈치가 말기 디딤기 후반까지 지면과 접촉을 유지하는 편평발 보행(Flat foot gait)이 일어난다(그림 5-25). 과도한 발목관절 발바닥굽힘은 지속적인 발꿈치 닿기, 감소된 밀기와 짧아진 걸음 길이를 초래한다.

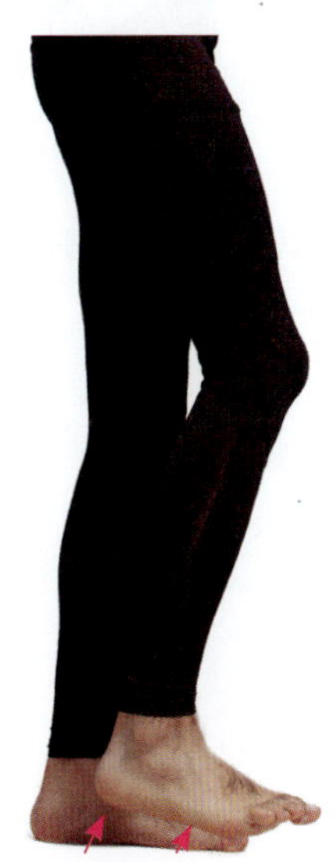

그림 5-25 편평발 보행(Flat foot gait)

» 발목관절 안쪽들림(내번)근의 약화(마비)

위운동신경세포 병변, 선천적인 구조적 변형의 원인으로 디딤기 동안 발의 안쪽면에 대한 체중부하와 함께 과도한 발의 엎침이 일어난다. 흔듦기 동안 안쪽세포활이 없어진 편평발 보행(Pes planus deformity)이 나타난다.

» 무릎관절 폄근의 약화

넓적다리신경(L3, L4) 마비의 압박성 신경병증, 소아마비 등으로 디딤기 동안 완전히 폄 상태를 유지한다. 디딤기 초기에 나타난 몸통의 앞기울기는 몸통의 중력선을 무릎관절의 회전축 약간 앞으로 이동시킨다. 이러한 자세는 무릎관절 폄근의 작용 없이 무릎관절 폄을 유지해 준다. 이러한 비정상보행은 무릎관절 뒤관절주머니의 과도한 스트레칭(Stretching)을 유발시켜 결국에는 디딤 동안 무릎관절 젖힘(Back knee)이 나타난다(그림 5-26). 발꿈치 닿기(Heel strike)에서 무릎관절은 불안정하게 되고 환자는 손으로 무릎을 폄 방향으로 누르며 걷게 된다(그림 5-27).

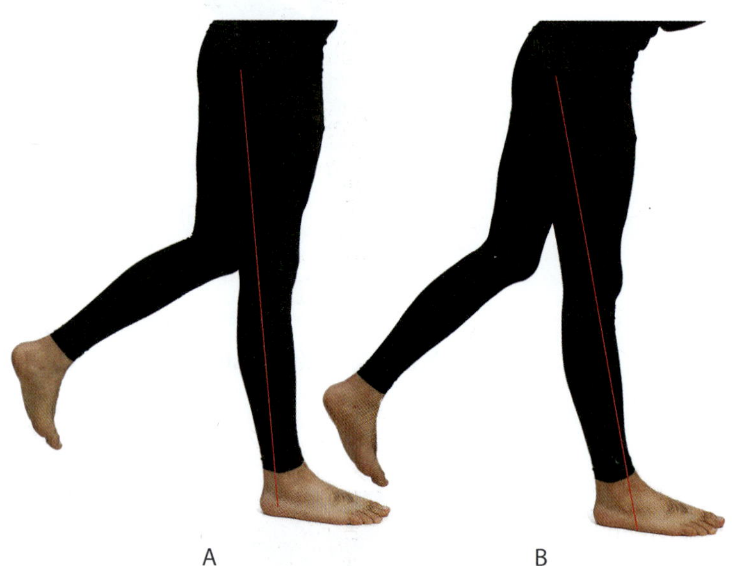

그림 5-26 무릎관절 젖힘(Back knee)

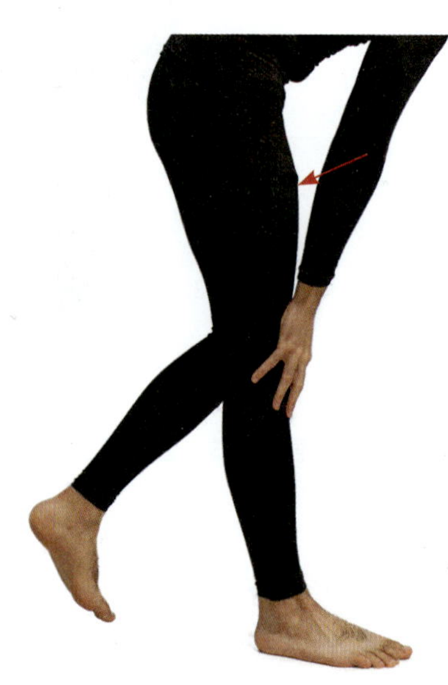

그림 5-27 넓적다리네갈래근 약화 보행

» 엉덩관절 폄근의 약화

마비 또는 소아마비 등으로 몸통의 중력선을 엉덩관절 뒤쪽으로 이동시켜 엉덩관절 폄 회전우력(Torque)의 필요성을 감소시킨다(그림 5-28).

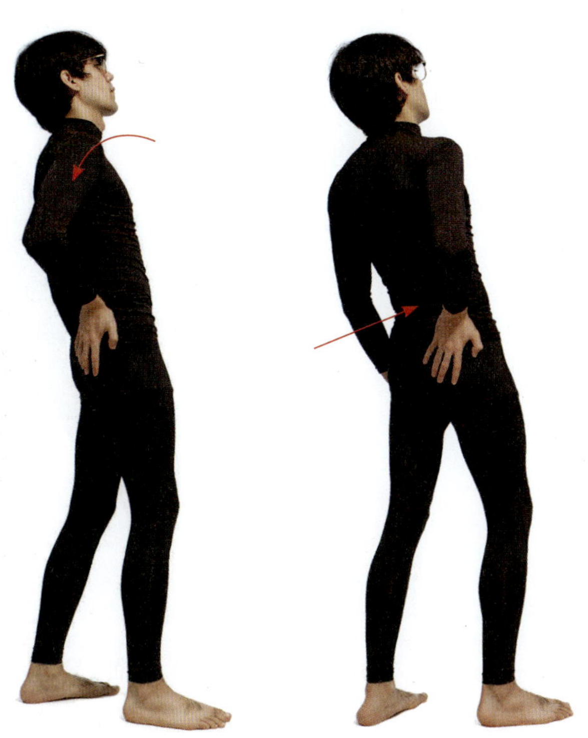

그림 5-28 편평발 보행(Flat foot gait)

» 엉덩관절 벌림근 약화

관절염, 기앵-바레증후군, 소아마비 등의 질환으로 디딤기 다리 쪽으로 가쪽 몸통 기울기가 일어난다. 이러한 움직임은 약화를 보상하기 위한 것으로 보상성 트렌델렌버그 보행(Trendelenburg gait) 이라 부른다. 양쪽에 약화가 있으면 오리걸음 보행(Wadding gait)이 나타난다(그림 5-29).

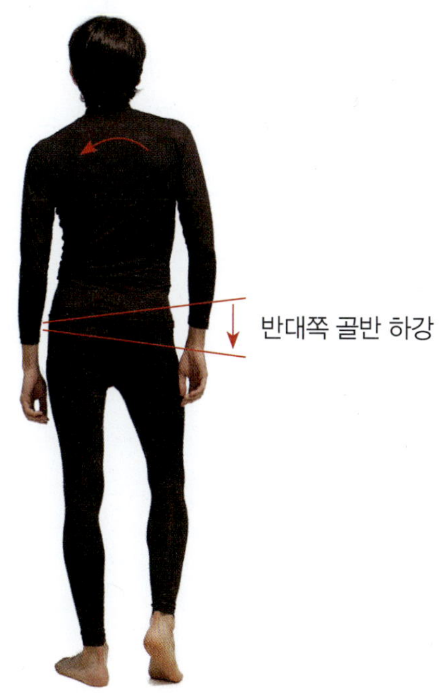

그림 5-29 엉덩관절 벌림근 약화 보행

② 구축으로 인한 비정상보행

» 발바닥굽힘근의 구축

위운동신경세포 병변으로 뇌성마비, 뇌졸중에서 발바닥 굽힘된 위치에서의 발목관절 융합 등으로 디딤기 동안 발에 대한 정강뼈 앞쪽 이동이 불안정하므로 무릎관절의 과도한 폄 상태가 되고, 말기 디딤기 동안 발에 대한 체중의 이동을 위해 엉덩관절 굽힘과 몸통의 과도한 앞 기울기가 일어난다(그림 5-30).

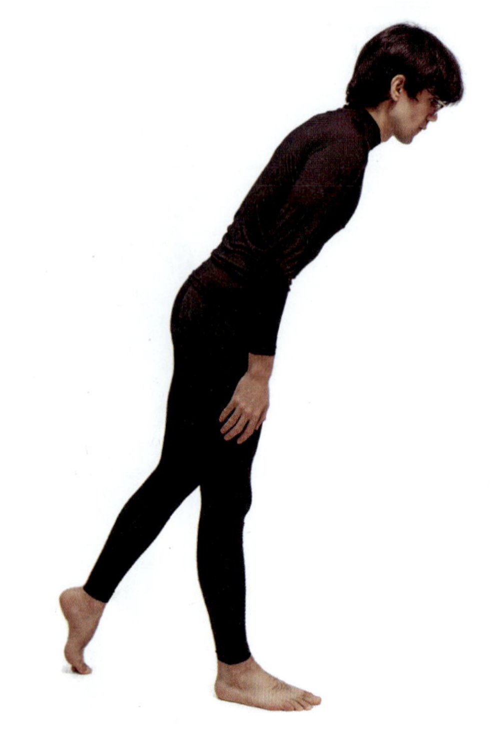

그림 5-30 젖힌무릎(Back knee, Genu recurvatum) 보행

» 무릎관절 굽힘 구축

위운동신경세포 병변, 고정 및 수술적 융합 등으로 디딤기 동안 엉덩관절 굽힘과 발목관절 등쪽굽힘 증가로 구부정한 보행(Crouched gait)이 나타난다(그림 5-31).

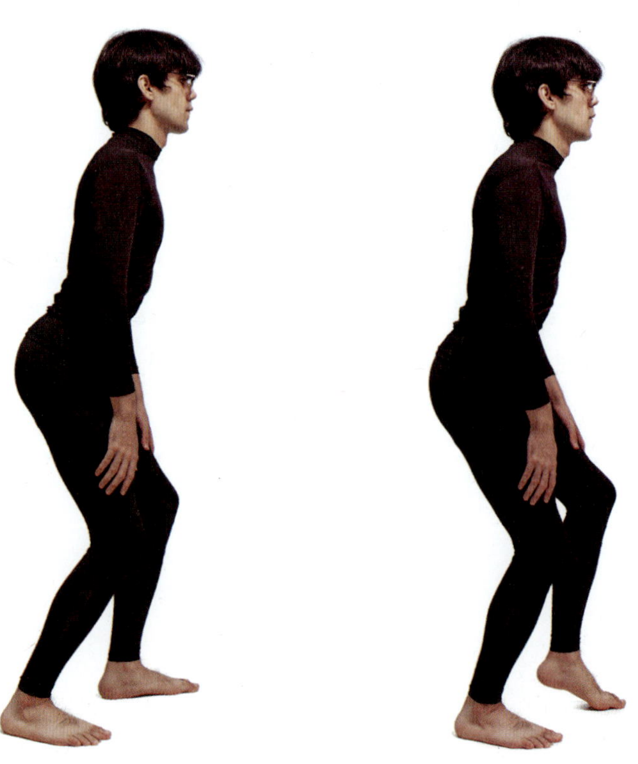

그림 5-31 구부정한 보행(Crouched gait)

» 무릎관절 폄 구축

고정 및 수술적 융합 등으로 흔들기에서 무릎관절 굽힘이 안 되어 발끌림이 생기므로 골반을 들어 올리거나 엉덩관절 휘돌림 보행, 반대측 볼팅(Vaulting)이 나타난다(그림 5-32).

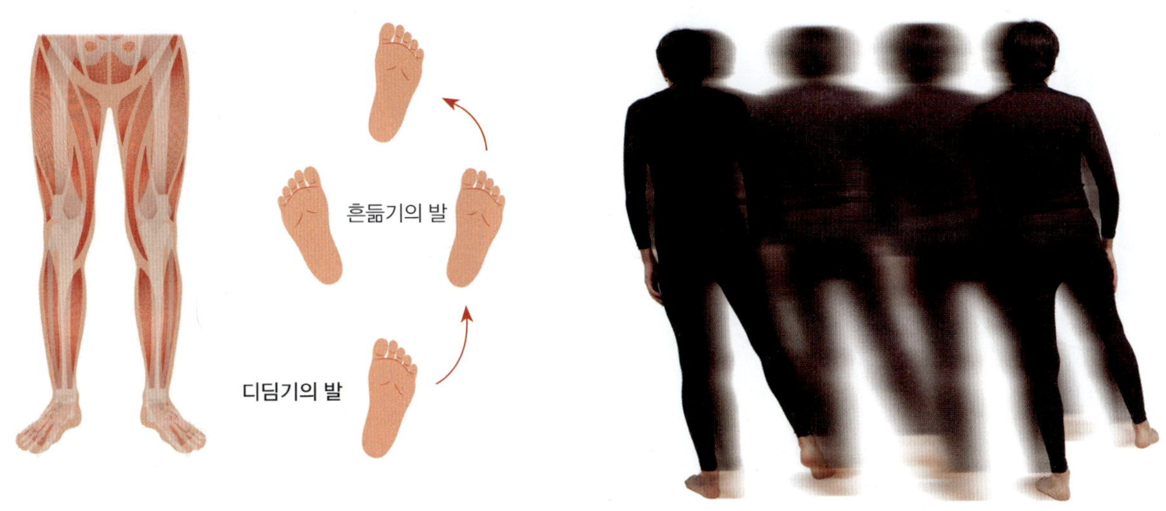

그림 5-32 휘돌림 보행(Circumduction gait)

» 엉덩관절 굽힘 구축

관절염 질환 등으로 말기 디딤기에서 과도한 허리 전만증(Lordosis)이 발생한다.

(2) 중추신경계 질환

① 반신마비 보행(Hemiplegia gait)

반신마비 환자는 다리의 경직성 폄과 팔의 굽힘현상이 보인다. 팔은 몸쪽으로 끌어당기고 어깨관절 모음, 아래팔 엎침, 팔꿈치관절 및 손목관절 굽힘현상이 나타나고, 다리는 엉덩관절, 무릎관절에서 폄되고 발목관절은 발바닥굽힘 및 안쪽들림(내번)으로 흔들기(Swing phase) 동안 굽힘근 조절이 제대로 이루어지지 않아 마비쪽 다리의 벌림 및 휘돌림 운동, 몸 전체가 비마비 쪽으로 약간 기울어진다(그림 5-33). 폄근 경직과 함께 나타나는 이러한 관문(Gate)은 휘돌림 보행(Circumduction gait)이라고 한다.

② 실조 보행(Ataxic gait)

소뇌성 운동실조(Ataxia) 환자는 균형을 잡는 능력과 협응력이 저하되어 걸음걸이가 불안정해지는 특징으로 균형을 잃게 되고, 지지면을 넓게 가지게 되므로 기울어지거나 비틀거리고 모든 운동이 과도하게 일어난다.

감각성 실조환자는 발의 느낌이 없으므로 신체의 위치와 움직임을 제대로 인식하지 못하기 때문에 지면에 발을 탁 내려놓거나, 발을 높이 들어 걷는 걸음, 아래를 주시하며 걷는 조화운동 불능 보행을 볼 수 있다. 두 형태의 보행은 보행이 불규칙적이고 경련이 있다(그림 5-33).

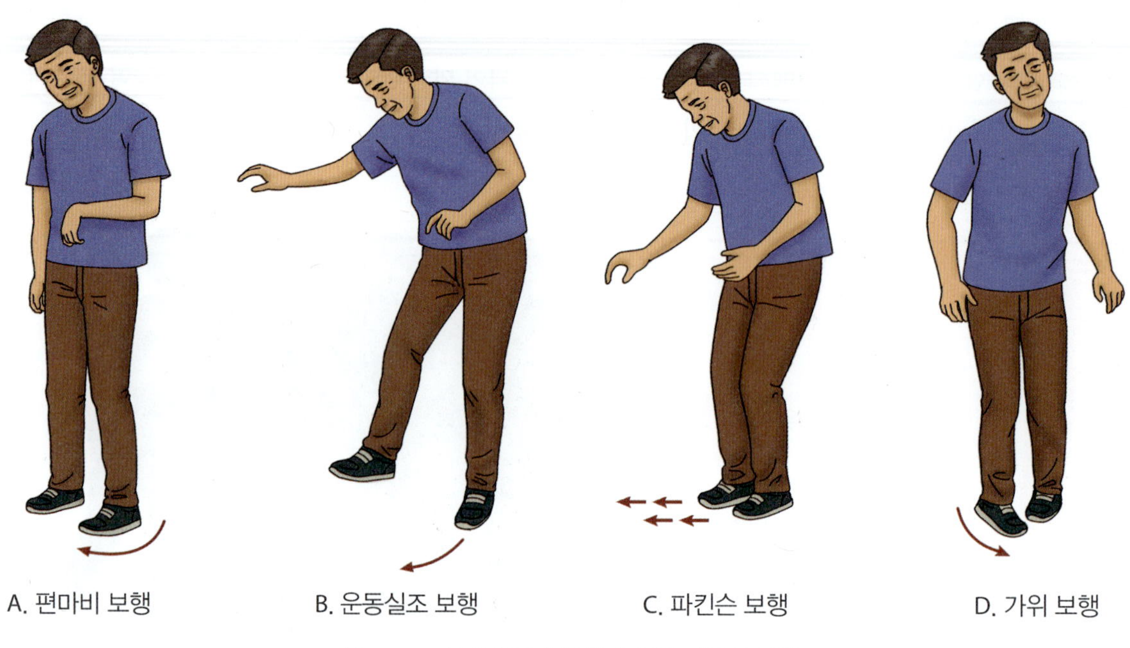

그림 5-33 중추신경계 질환에 의한 비정상 보행

③ 파킨슨병 보행(Parkinson gait)

파킨슨병은 전형적으로 머리, 몸통, 엉덩관절, 무릎관절이 굽혀진 자세를 취하며, 팔은 부자연스러운 연합 운동으로 인해 다소 굳은 상태를 보인다. 이러한 자세를 고릴라 자세를 보인다.

보행의 특징은 몸의 앞으로 쏠림되어 상체가 앞으로 기울어져 넘어질 위험 증가되며, 갑자기 발이 바닥에 붙은 듯 움직이지 않는 보행 동결(Freezing of gait), 걸음보폭(Stride length)은 좁아지는 특징을 보이며, 팔 흔드는 동작이 점차 소실되어 보행 시 팔을 거의 흔들지 않음, 보폭 감소로 걸음이 짧고 발을 질질 끄는 듯한 보행 형태, 걸음이 점점 빨라지며 제어가 어려운 빠른 종종걸음(Festination)를 보인다(그림 5-33).

④ 가위 보행(Scissors gait)

주로 뇌성마비(Cerebral palsy)나 중추신경계 손상으로 인해 엉덩관절 모음근의 강직으로 보행시 양쪽 다리가 서로 교차하며 걷는 가위보행을 하게 된다. 특히 강직성 양쪽마비의 경우 다리 전체가 안쪽돌림, 폄, 모음이 되고 있고 몸통의 동요가 심한 양상을 보인다(그림 5-33).

(3) 통증

① 허리통증 보행(Gait of low back pain)

허리통증은 보행 패턴에 영향을 미칠 수 있으며, 통증의 원인과 정도에 따라 다양한 형태의 보행장애가 나타날 수 있다. 일반적으로 허리통증이 있는 사람들은 보폭이 줄어들고, 몸을 앞으로 기울이며 걷거나, 허리 부담을 줄이기 위해 골반의 움직임을 감소시키고, 한쪽 허리가 더 아픈 경우, 반대쪽 쪽 다리에 체중을 더 실어 걷게 된다.

② 엉덩관절통증 보행(Gait of hip pain)

엉덩관절 통증이 있을 때는 다리에서 체중부하 시간이 정상 쪽 다리보다 짧다. 통증이 있는 다리는 디딤기보다 흔듦기가 길어지며 디딤기에는 손상 쪽 어깨가 내려가고 건강한 쪽의 어깨가 올라간다. 흔듦기에는 손상 쪽 인대를 이완시키기 때문에 엉덩관절 벌림, 가쪽돌림 및 굽힘 자세를 취한다.

③ 무릎관절통증 보행(Gait of knee joint)

무릎관절 통증이 있을 때는 무릎관절을 굽힘 또는 폄하는 동안 통증이 나타나고 이에 따라 디딤기에 체중부하가 불충분하고 다리를 가쪽돌림 하게 된다. 골반의 회전은 통증이 있는 부위에는 앞 방향으로 정상인 쪽에서는 뒤 방향으로 일어난다.

4. 보행검사

1) 10미터 보행검사

10미터 보행검사(10-meter walk test, 10MWT)는 환자 또는 노인의 단거리 보행속도를 측정하기 위한 평가도구로, 노인 및 뇌졸중, 파킨슨병, 일반적인 신경학적 장애 등을 포함한 다양한 환자군을 평가하는 도구로 사용된다(그림 5-34). 검사 시 필요한 준비물로는 초시계와 최소 10m 이상의 보행이 가능한 거리가 필요하다.

(1) 검사방법

10m 보행검사는 2가지 측정 방법이 있다.

첫째, 10m 보행검사는 14m 보행 경로로 시행하는데, 측정할 수 있는 동안 발생할 수 있는 가속과 감속 상태로 인해 측정을 정확하게 이루어지지 않을 수 있으므로, 앞, 뒤 2m씩 보행 시간을 측정하지 않으며, 중간 10m 구간을 보행하는 동안 시간을 측정한다.

둘째, 대상자가 보조 없이 10m를 걷는 동안 가속과 감속 2m씩 제외한 가운데 6m의 보행 시간을 측정한다.

먼저 내딛는 발의 발가락이 2m 표시점을 가로지를 때 시간을 측정하며, 같은 발의 발가락이 8m 표시점을 가로지를 때 측정을 멈춘다.

대상자는 걷는 동안 보행을 보조하기 위한 도구 지팡이 등을 사용할 수 있으며, 보행을 보조하기 위한 도구를 사용할 때는 사용하는 도구의 명칭을 반드시 기록한다.

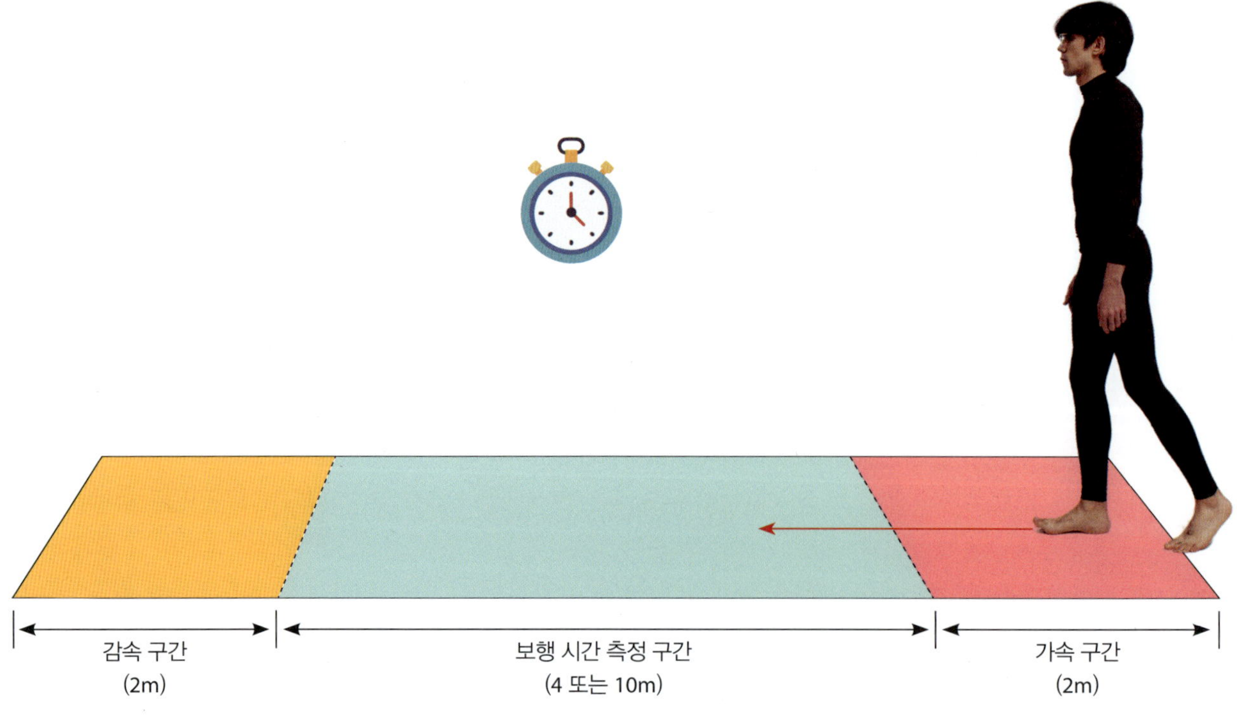

그림 5-34　10미터 보행검사

2) 6분 보행검사

6분 보행검사(6-minute walk test, 6MWT)는 대상자가 6분 동안 얼마나 먼 거리를 걸을 수 있는지를 측정하는 신체 기능을 평가하는 검사이다(그림 5-35). 심장 및 호흡기 질환 환자의 기능적 상태와 치료반응을 평가하는데 사용되며 뇌졸중, 외상성뇌손상, 파킨슨병 등 다양한 환자들을 평가하는데 사용된다.

(1) 검사방법

평탄한 실내 복도에서 시행하며, 복도 길이는 보통 30미터 정도가 적절하며, 환자가 6분 동안 앞뒤로 걸을 수 있도록 양쪽 끝에 회전 지점을 설정한다. 대상자는 편안한 옷과 신발을 착용하고, 검사자는 대상자에게 최대한 많이 걸으라고 권장하지만, 무리해서는 안 된다고 알려주고 6분 동안 대상자는 최대한 자신이 편한 속도로 걸으며, 필요할 경우 잠시 멈췄다가 다시 걸어도 된다. 검사 도중 호흡 곤란, 가슴 통증, 어지럼증 등이 발생하면 즉시 검사를 중단한다.

(2) 검사기록

6분 동안 보행 총거리(m)를 측정하며, 산소포화도와 심박수의 변화를 기록하여 환자의 심폐 기능을 평가한다.

- 정상 범위: 20~40세(500~700m), 40~60세(400~600m), 60세 이상(300~500m)

대상자의 나이, 성별, 신장을 이용해 예측치를 계산할 수 있는 공식도 있다.

- 남성: (7.57×신장(cm)) − (5.02×나이) − (1.76×체중(kg)) − 309
- 여성: (2.11×신장(cm)) − (2.29×나이) − (5.78×체중(kg)) − 309

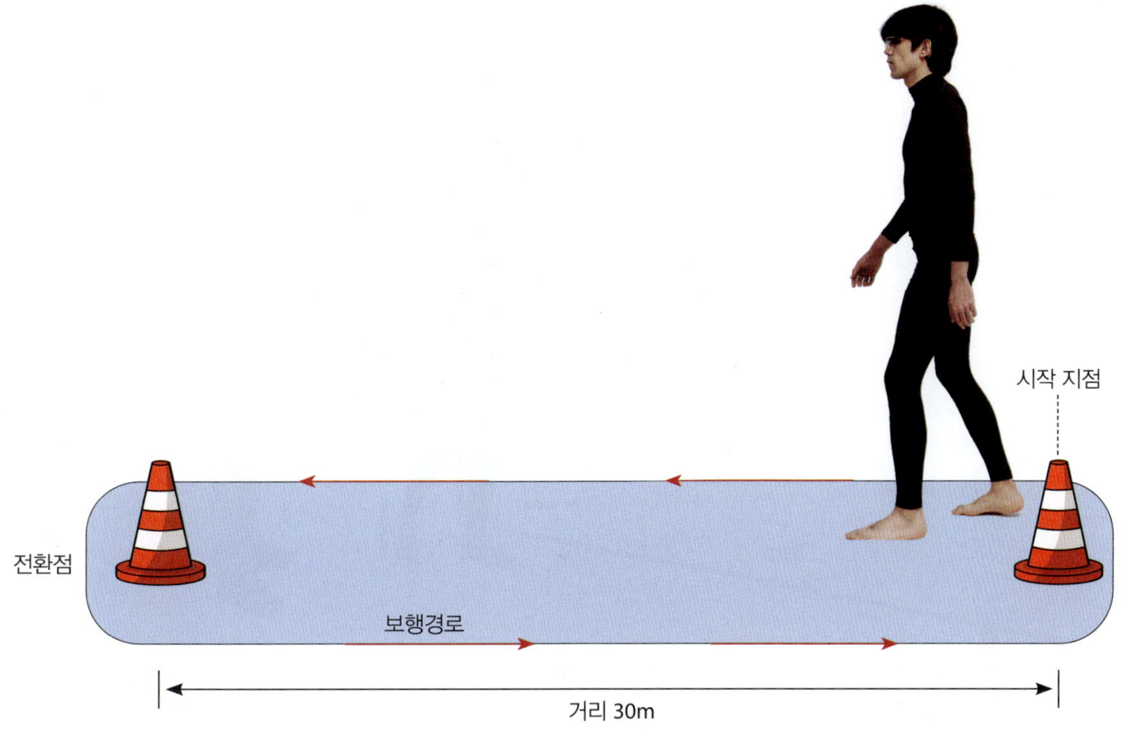

그림 5-35 6분 걷기검사

3) 일어나서 걷기 검사

일어나서 걷기 검사(Timed up and go test, TUG)는 낙상 위험이 큰 노인을 대상으로 기초적인 이동 능력을 평가하기 위한 도구이다(그림 5-36). 임상에서는 파킨슨병, 뇌졸중, 치매, 다발성경화증, 뇌손상 환자, 엉덩관절 골절 환자들에게 평가하는데 사용된다.

(1) 검사방법

대상자는 앉은 자세로 시작하여 의자에서 일어나서 3미터를 걷고, 장애물을 돌아와서 다시 의자에 앉는다. 대상자가 앉으면 스톱워치를 멈춘다.

(2) 평가 기준

일어나서 걷기 검사에 평가 기준이 되는 낙상 위험 기준은 아래와 같다.

대상군	시간(sec)
성인	13.5
뇌졸중 환자	14
노쇠한 노인	32.6
파킨슨병 환자	11.5
골관절염 환자	10
다리 절단 환자	19
안뜰장애 환자	11.1

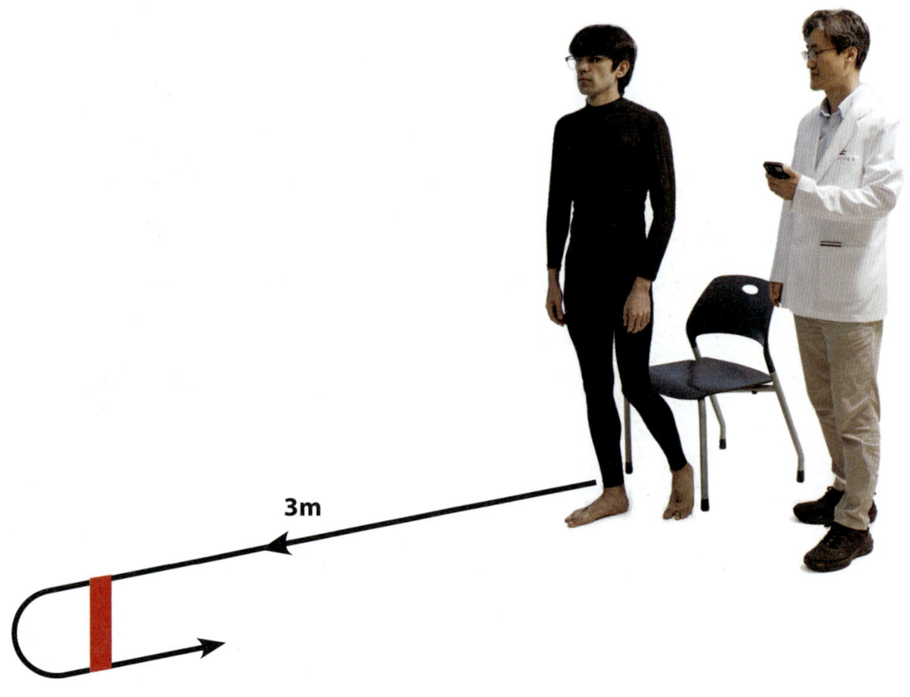

그림 5-36 일어나서 걷기 검사

4) 기능적 보행지수

기능적 보행지수(Functional ambulation category, FAC)는 보행 능력을 평가하고 분류하기 위한 도구이며 개인보조장치 사용 없이 환자가 걸을 때 얼마나 많은 사람의 도움이 필요한지 결정하는 6점 기능적 보행 검사 중 하나이다. 계단과 10미터의 실내 바닥에서 검사를 시행한다. 임상에서는 뇌졸중, 다발성경화증, 노인, 다리 부상 등 다양한 환자들에게 보행 능력을 측정하고 기록하는 방법이다(표 5-7).

기능적 보행지수는 임상에서 환자의 보행 능력을 간단하게 평가하고 다른 치료 계획을 개발하거나 보행 재활 프로그램을 설계하는 데 도움이 된다. 도구를 사용하여 보행 능력 분류하면 더욱 정확한 평가와 치료 방향을 제시할 수 있으며 환자의 일상생활활동 향상을 지원할 수 있다.

[표 5-7] **기능적 보행지수 단계**

단계		내용
0	비기능적 보행	보행이 불가능한 경우, 또는 2명 이상의 도움이 필요한 경우
1	의존적 보행 레벨 1	균형을 잡거나 신체중심을 옮기기 위해 1인의 지속적인 지지가 필요한 경우
2	의존적 보행 레벨 2	균형이나 협응을 돕기 위해 1인의 간헐적인 도움이 필요한 경우
3	감독 하 독립적 보행	신체적 접촉 없이 지시 또는 관찰이 필요한 경우
4	실내보행 독립적 보행	독립적으로 평지를 걸을 수 있으나 계단이나 경사로, 불안정한 평지를 걸을 때 도움이 필요한 경우
5	실내외 보행 자유독립 보행	계단을 포함한 독립적으로 보행이 가능한 경우

참고문헌 https://www.physio-pedia.com
https://health.kdca.go.kr/ 질병관리청 국가건강정보포털

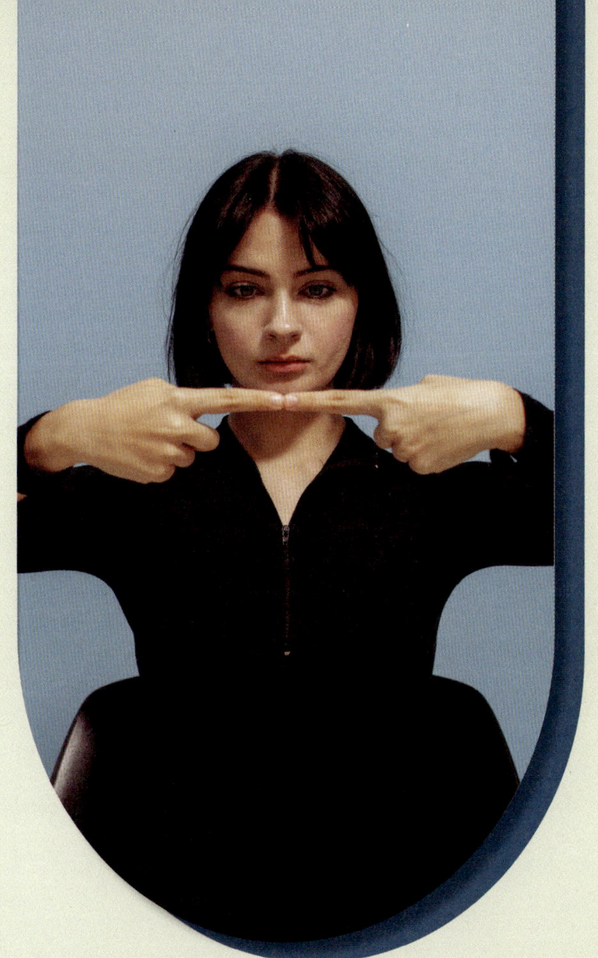

CHAPTER

06

균형 및 협조성 검사

학습목표

1. 균형검사 개요에 관해 설명할 수 있다.
2. 정적 균형검사에 관해 수행할 수 있다.
3. 동적 균형검사에 관해 수행할 수 있다.
4. 반응적 자세조절 검사에 대해 설명할 수 있다.
5. 자세반응 검사에 대해 수행할 수 있다.
6. 감각조직화 검사에 대해 설명할 수 있다.
7. 기능검사에 관해 설명할 수 있다.
8. 전산화 장비 검사에 대해 수행할 수 있다.
9. 협조성 개요에 관해 설명할 수 있다.
10. 협조성 검사 내용에 관해 수행할 수 있다.
11. 협조성 검사 종류에 관해 설명할 수 있다.

핵심용어

- 롬버그 검사(Romberg test)
- 기능적 뻗기 검사(Functional reach test, FRT)
- 자세반응 검사(Postural reaction testing)
- 버그 균형척도(Berg balance scale, BBS)
- 일어나서 걷기 검사(Time up and go test, TUGT)
- 협조성 검사(Coordination test)
- 반동 검사(Rebound test)
- 지시 검사(Past pointing test)
- 발꿈치 정강이 검사(Heel to shin test)

I 균형검사

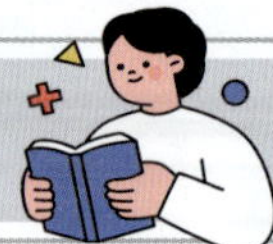

1. 개요

균형은 바닥면(Base of support)내에 중력중심(Center of gravity)에서 몸의 위치와 움직임을 유지하기 위해 감각 정보를 받아들여 감각 정보를 통합하여 적절한 뼈대근육계의 반응을 수행하는 것이다. 보행을 비롯한 여러 일상적인 활동들을 안전하게 수행하는 데 있어 필수적인 요소이다.

균형은 정적균형과 동적균형으로 나눌 수 있는데 정적균형은 자세 유지를 할 때 균형을 유지하는 능력을 말하며 바닥면 내에 중력중심을 두어 신체가 움직이지 않게 자세를 유지하는 것이며, 동적균형은 신체가 움직일 때 균형을 유지하는 능력을 말하는 것으로 신체가 움직이는 동안 중력중심을 바닥면 내에 두어서 원하는 자세를 유지하는 능력이다.

2. 정적 균형검사

정적균형은 자세 유지를 할 때 균형을 유지하는 능력을 말하며 바닥면 내에 중력중심을 두어 신체가 움직이지 않게 자세를 유지하는 것이다. 정적 안정성은 신체의 무게중심과 전체적인 균형에 대한 개인의 조절 능력을 결정하는 데 도움이 된다. 정적 균형검사를 위해서는 다음과 같다.

1) 롬버그 검사

롬버그 검사(Romberg test)는 두 단계로 구성되어 있다. 첫 번째로 눈을 뜬 상태에서 발을 모아 선 후 30초 동안 가만히 서서 있는다. 두 번째는 눈을 감은 상태에서 발을 모아 선 후 30초 동안 가만히 서서 있는다. 눈을 뜬 상태에서는 선 자세를 유지하였으나 눈을 감았을 때 신체의 움직임과 균형을 유지하지 못하면 몸감각계의 손상을 의심할 수 있다(그림 6-1).

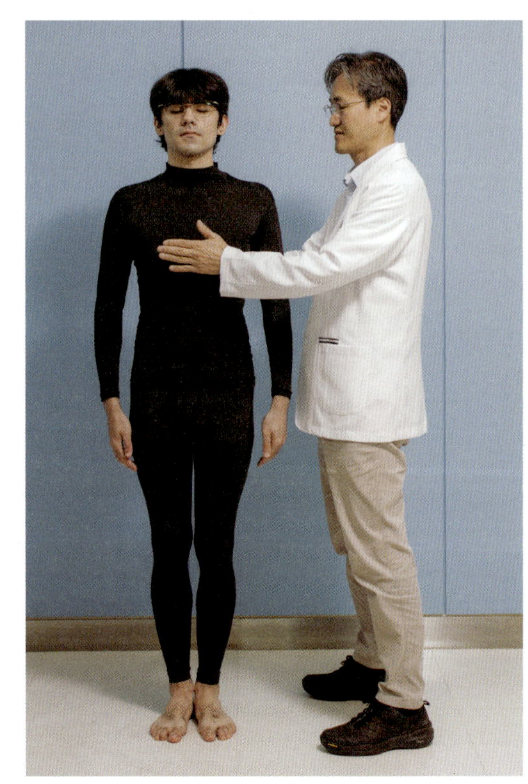

그림 6-1 롬버그 검사

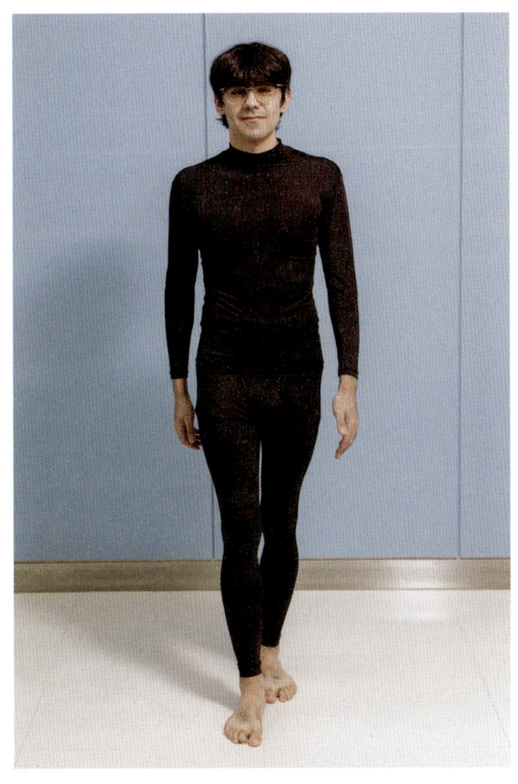

그림 6-2 직렬 롬버그 검사

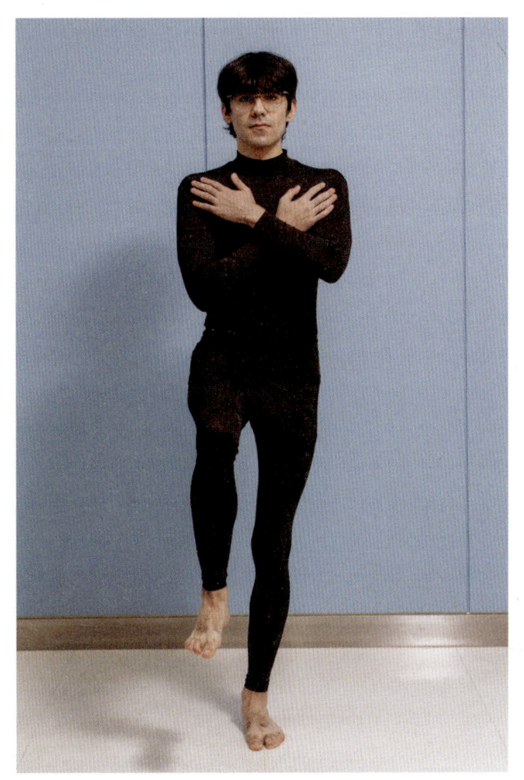

그림 6-3 한발 서기 균형검사

2) 직렬 롬버그 검사

직렬 롬버그 검사(Tandem Romberg test)는 한발을 다른 발 앞에 놓게 하여 일자 자세로 유지하면서 균형 능력을 검사한다. 발의 뒤꿈치가 뒷발의 발가락에 닿아야 한다. 노인이나 신경장애로 인해 낙상 위험이 있는 사람에게 검사한다(그림 6-2).

3) 한발 서기 균형검사

한발 서기 균형검사(Single leg Romberg test)는 두 팔을 가슴에 교차한 상태에서 30초간 5회 한 발로 서게 한 후 시간을 더하여 한발로 유지한 시간을 평가한다. 각 다리에서 150초가 최대 점수이다(그림 6-3).

4) 황새다리 서기 검사

황새다리 서기 검사(Stork stand test)는 양손을 엉덩이에 손을 얹고 편안하게 선 자세에서 오른쪽 다리를 들어 올리고 오른발의 발바닥을 왼쪽 무릎 안쪽에 닿도록 한다. 지지하는 왼쪽 다리 뒤꿈치를 들어 발끝으로 선 후 자세를 유지한다. 엉덩이 위치한 손이 떨어지거나, 지지하는 발이 움직이거나 무릎에 닿도록 한 발이 지지하는 다리에서 떨어지거나, 지지하는 발의 뒤꿈치가 바닥에 닿는 시간을 다리별로 측정한다. 정상적으로 20~30초 동안 균형을 유지할 수 있어야 한다(그림 6-4).

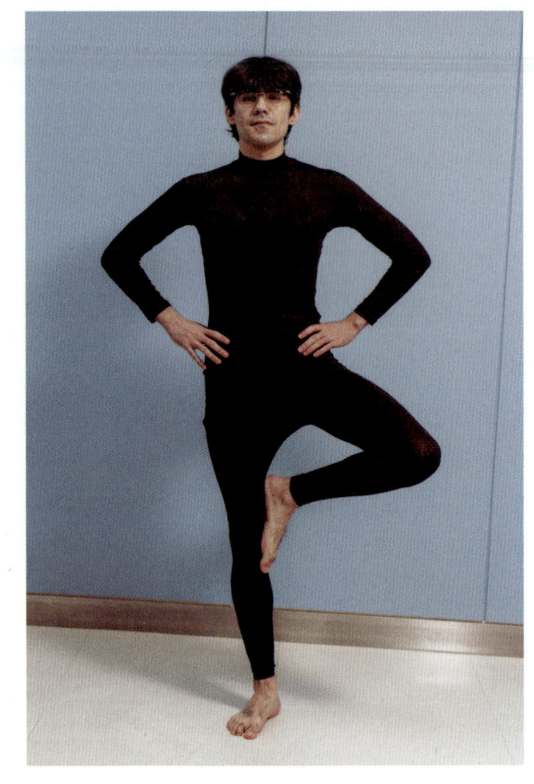

그림 6-4 황새다리 서기 검사

3. 동적 균형검사

동적 균형은 신체가 움직일 때 균형을 유지하는 능력을 말하는 것으로 신체가 움직이는 동안 중력중심을 바닥면 내에 두어서 원하는 자세를 유지하는 능력으로 몸 전체가 움직이거나 외력을 받는 동안 안정성을 유지하며, 앞·뒤 또는 한쪽에서 다른 한쪽으로 움직이거나 기능적 동작(걷기, 한발로 뛰기, 두발로 뛰기)을 하면서 균형을 유지할 수 있는 능력이다.

1) 5회 앉은 자세에서 일어서기 검사

5회 앉은 자세에서 일어서기 검사(Five times sit to stand test)는 팔을 어깨에 교차하도록 모으고 의자에 앉은 상태에서 일어났다가 다시 앉기를 최대한 이른 시간 안에 5회 하고 이때 걸리는 시간을 측정한다(그림 6-5).

2) 일직선 보행검사

일직선 보행검사(Tandem gait test)는 양팔을 편안하게 내리고 똑바로 선다. 보행 시작 한 발의 발꿈치를 다른 발의 발가락에 맞닿게 하여 일직선 위를 걷는다. 보행 관찰 약 10걸음 정도 걷게 하며, 균형유지 여부와 흔들림을 관찰한다(그림 6-6).

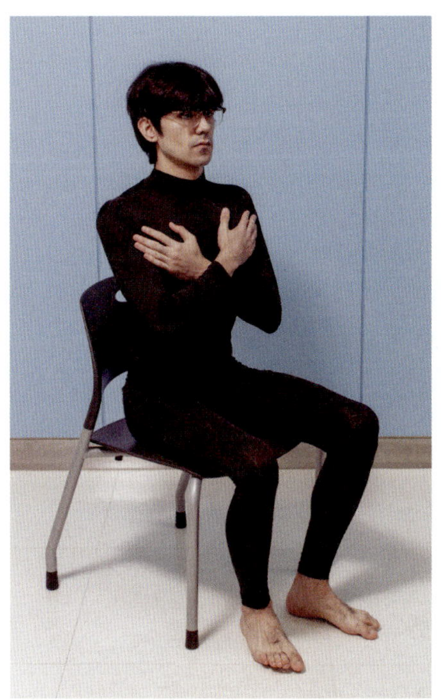
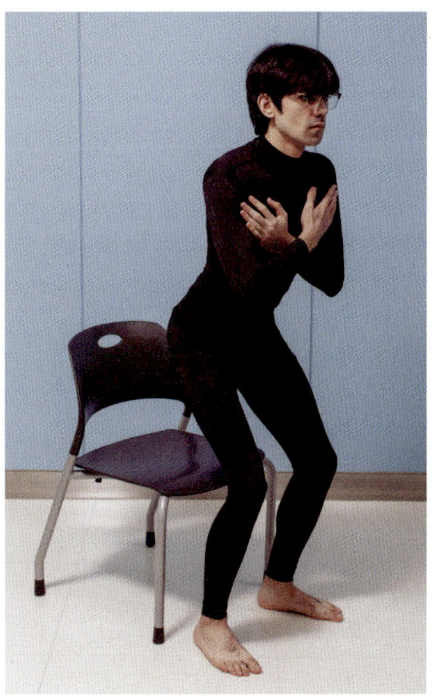
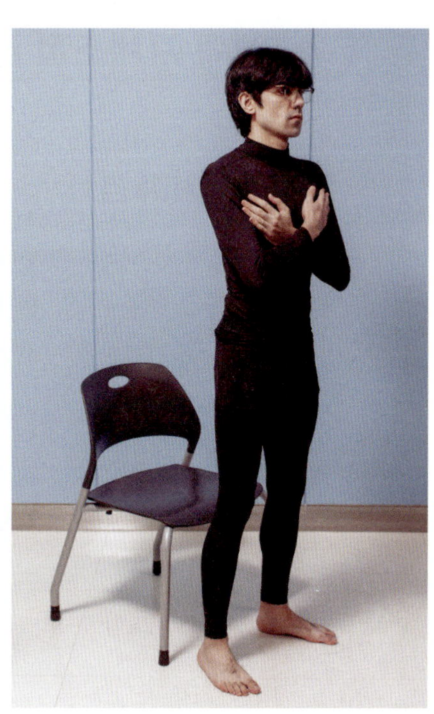

그림 6-5 5회 앉은 자세에서 일어서기 검사

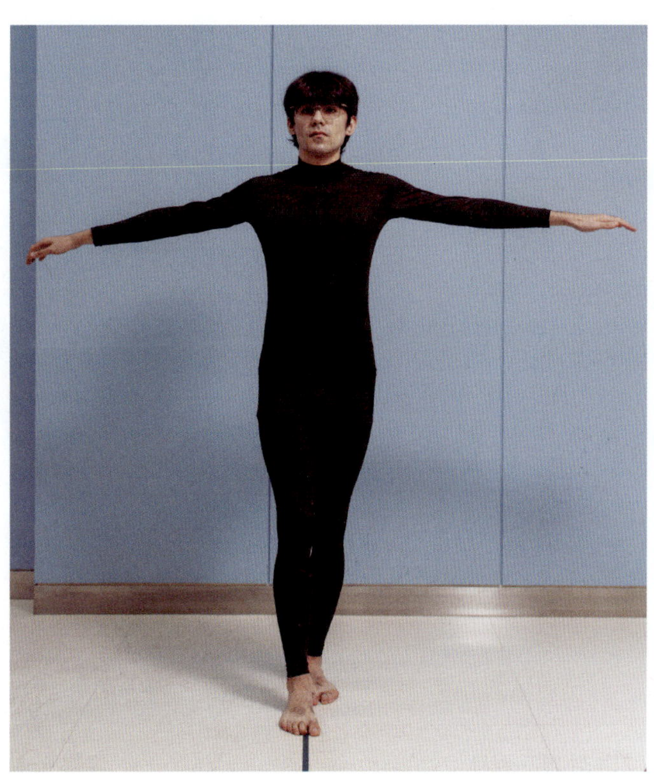

그림 6-6 일직선 보행검사

4. 예측 자세조절 검사

1) 기능적 뻗기 검사

기능적 뻗기 검사(Functional reach test, FRT)는 양발을 어깨너비로 벌리고 벽 옆에 서서 어깨관절 90° 굽힘, 팔꿈치관절 완전히 폄, 주먹을 쥐고 몸을 앞으로 최대한 기울여 3번째 손허리뼈 끝을 기준으로 이동한 거리를 측정한다. 신경학적 장애가 없는 노인에 대한 낙상을 예측할 수 있는 유용한 평가도구이다(그림 6–7).

2) 별 편위 균형검사

별 편위 균형검사(Star excursion balance test, SEBT)는 +자 모양에서 ×자를 형성하여 별 모양이 되도록 형성되도록 해서 한쪽 다리로 균형을 유지하면서 반대쪽 다리로 8개의 다른 방향으로 가능한 한 멀리 뻗어 뻗은 거리를 측정한다(그림 6–8).

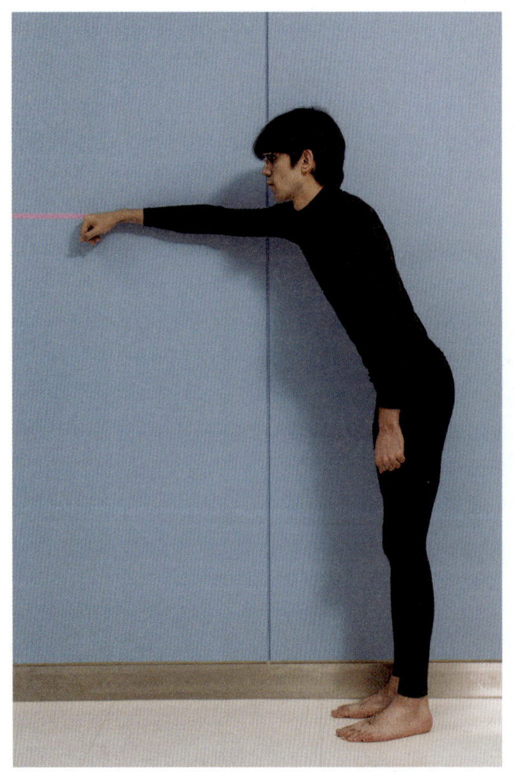

그림 6–7 기능적 뻗기 검사

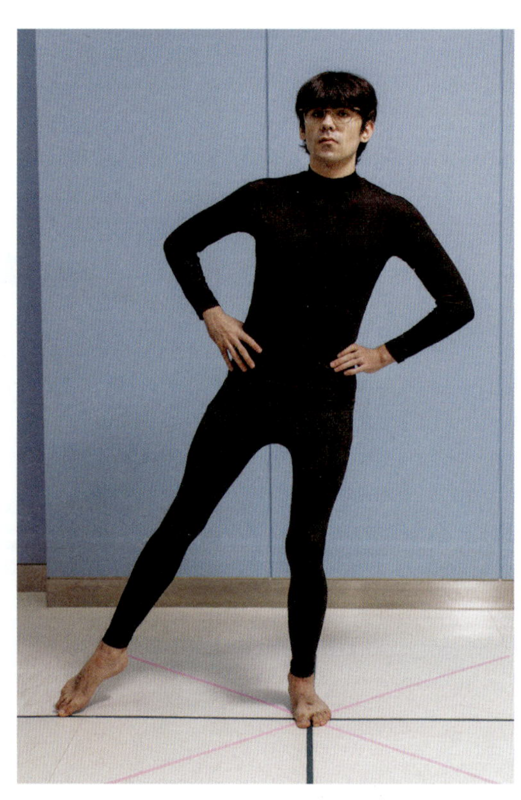

그림 6–8 별 편위 균형검사

5. 반응적 자세조절 검사

반응적 자세조절 검사(Reactive postural control test)는 균형을 무너뜨리는 외부 자극에 대해 반응하여 자세를 조절한다.

1) 끌어당기기 검사(Pull test)

눈을 뜨고 어깨너비로 바로 선 자세에서 검사자가 어깨를 갑자기 뒤로 당겼을 때 대상자의 반응을 보고 균형 능력을 평가하는 검사이다.

2) 밀기와 방출 검사(Push and release test)

눈을 뜨고 발을 어깨너비로 바로 선 자세에서 검사자는 손을 대상자의 어깨뼈에 놓고 뒤로 기대도록 한다. 충분히 기댄 후 갑자기 손을 제거하였을 때 대상자의 균형 반응을 통해 균형 능력을 평가하는 검사이다(그림 6-9).

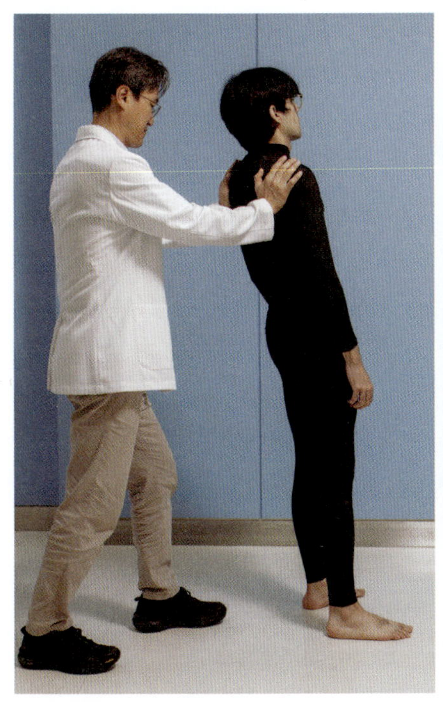
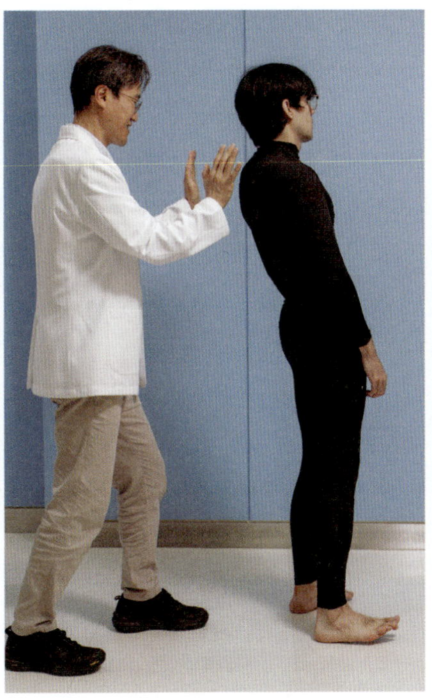
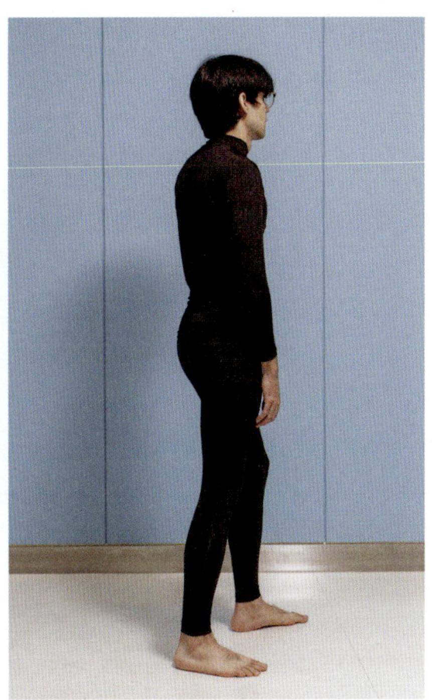

그림 6-9 밀기와 방출 검사

6. 자세반응 검사

자세반응 검사(Postural reaction testing)은 균형을 잡기 위해서는 고유수용성, 시각, 안뜰기관의 시스템으로부터 오는 정보에 의존하게 된다. 하나의 감각기관으로는 모든 정보를 제공할 수 없으며 균형을 유지하기 위해서는 각각의 기관이 서로 다르지만 중요한 역할을 한다.

고유감각수용기(Proprioception recepter)는 시각으로 인지하지 않아도 위치적 자세의 변화(위치감각), 운동, 관절압력 변화(운동감각) 등에 반응하며, 중력에 대해 변화된 신체의 고유감각 정보를 중추신경계에 전달하는 기능을 한다. 자세반응 검사는 관찰 시 보행검사로 이상이 확인되지 않는 경우나 추간판탈출 질환 예후 평가, 신경계 질환의 국소적일 때 시행한다.

소뇌, 안뜰기관, 척수, 말초신경이 정상일 때 정상 반응을 보이며 반응에 따라 국소 병변을 알 수 있다. 검사는 시행 시 정상은 대부분 1초 이내에 정상 자세를 취하는 빠른 반응이 나타나며, 검사 시 바닥이 미끄럽지 않게 수건이나 매트가 있는 상태에서 실시한다.

1) 너클링 반사

너클링(Knucking) 반사는 감각과 운동 경로를 검사 목적으로 피부감각과 고유감각의 변화를 감지하면 운동을 통해 바른 위치로 발을 옮기게 된다. 바로 선 자세에서 적당한 체중을 실은 상태에서 환자의 발등을 지표 바닥면과 접촉하게 한다. 정상상태는 아주 짧은 시간 내에 발바닥이 지면에 닿는 모습을 보인다.

2) 호핑 검사

호핑(Hopping) 검사는 말초, 척수, 대뇌, 소뇌 등의 기능이 모두 포함된 검사이다. 검사를 하려는 다리 외에 다른 다리가 지면에 닿지 않게 하며, 다리에 체중이 실려있는 상태에서 바깥쪽 한 방향으로 밀어본다. 미는 방향으로 다리가 빠르게 제자리를 찾아가면 정상, 바른 자세로 찾는 행동 속도가 느리거나, 잘못된 위치에 발을 옮겨지거나 반응이 감소하여 끌려가면 목과 등신경(C6~T2)에 이상, 너무 과민하게 반응하는 경우는 소뇌에 이상이 있다.

7. 기능 검사

활동가 참여 제한을 결정하고 대상자에게 필요한 과제를 결정하기 위해 기능검사를 실시한다. 기능검사 평가도구로는 버그균형척도(Berg balance scale, BBS), 일어나서 걷기 검사(Time up and go test, TUGT), 사각보행 검사(Four square step test, 4SST) 등을 사용하여 기능적 균형을 평가한다.

1) 버그 균형척도

버그 균형척도(Berg balance scale, BBS)는 앉은 자세, 선 자세에서 자세 변화, 점차 지지면을 좁혀 균형을 유지하거나 움직임을 통해 균형을 유지하는 것으로 구성된 각각의 14개 항목으로 5단계 척도로 검사한다(표 6-1).

[표 6-1] 버그 균형척도

검사항목	점수				
1. 앉은 자세에서 일어나기	0	1	2	3	4
2. 지지 없이 서 있기	0	1	2	3	4
3. 지지 없이 앉아 있기	0	1	2	3	4
4. 선 자세에서 앉기	0	1	2	3	4
5. 의자로 이동하기	0	1	2	3	4
6. 두 눈을 감고 지지 없이 서 있기	0	1	2	3	4
7. 두 발을 붙이고 지지 없이 서 있기	0	1	2	3	4
8. 선 자세에서 앞으로 팔을 뻗쳐 내밀기	0	1	2	3	4
9. 바닥에 있는 물건을 집어올리기	0	1	2	3	4
10. 왼쪽과 오른쪽으로 뒤돌아보기	0	1	2	3	4
11. 제자리에서 360° 돌기	0	1	2	3	4
12. 양발을 교대로 발판 위에 올려 놓기	0	1	2	3	4
13. 한 발 옆에 다른 발을 일자로 두고 서 있기	0	1	2	3	4
14. 한 다리로 서 있기	0	1	2	3	4

2) 일어나서 걷기 검사

일어나서 걷기 검사(Timed up and go test, TUG)는 낙상 위험이 큰 노인을 대상으로 기초적인 이동 능력을 평가하기 위한 도구이다(그림 6-10). 임상에서는 파킨슨병, 뇌졸중, 치매, 다발성경화증, 뇌손상 환자, 엉덩관절 골절 환자들에게 평가하는데 사용된다.

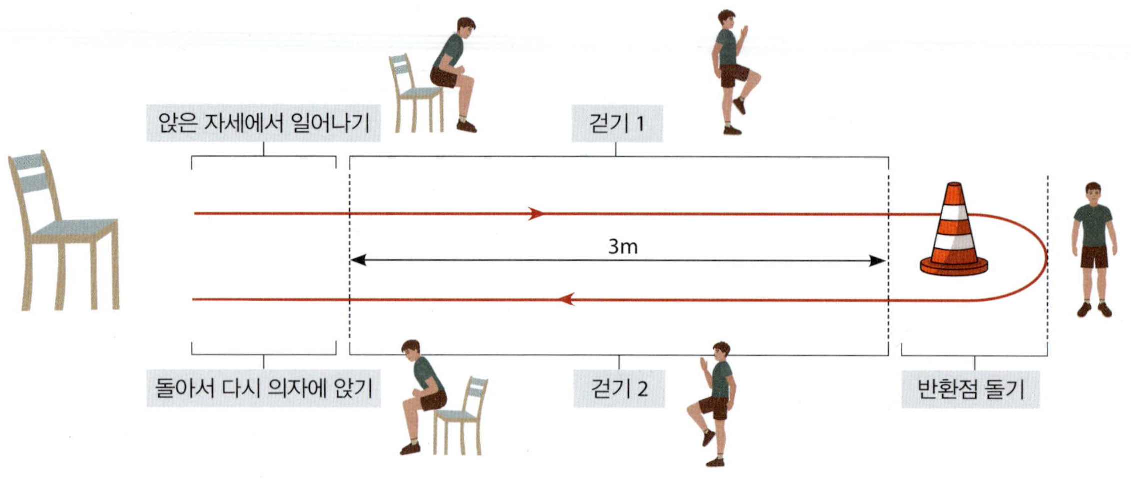

그림 6-10 일어나서 걷기 검사

(1) 검사방법

대상자는 등받이가 있는 의자에 앉아 검사자의 출발신호와 함께 의자에서 일어나서 3m 거리를 걸어서 다시 돌아와 다시 의자에 앉는다. 대상자가 앉으면 스톱워치를 멈춘다.

(2) 평가 기준

일어나서 걷기 검사에 평가 기준이 되는 낙상 위험 기준은 아래와 같다.

대상군	시간(sec)
성인	13.5
뇌졸중 환자	14
노쇠한 노인	32.6
파킨슨 환자	11.5
골관절염 환자	10
하지절단 환자	19
안뜰장애 환자	11.1

3) 사각보행 검사

사각보행 검사(Four square step test, FSST)은 동적 안정성과 협응력을 평가하는 도구이다. 노인, 뇌졸중, 파킨슨병, 안뜰계 질환, 절단 환자들에게 사용한다.

(1) 검사방법

» 십자가 모양의 높이 2.5cm, 길이 90cm인 막대기 4개를 십자형으로 놓고 각각의 4개 공간으로 분류한다.

» 시작할 때는 대상자는 사각형 1번에 서서 사각형 2번을 마주 본다.
» 사각형 1, 2, 3, 4번까지 돈 후 다시 4, 3, 2, 1번으로 돌아가도록 지시한다.
» 가능한 막대기를 건드리지 않고 얼굴은 앞면을 보면서 4개의 공간을 순차적으로 돌고 다시 반대의 순서로 시작 지점으로 돌아오는 데까지 걸린 시간을 기록한다.
» 두 번 실시하여 좋은 기록을, 점수를 사용한다(그림 6-11).

(2) 검사점수

대상자	시간	낙상 위험
노인	15초 이상	낙상 위험 증가
뇌졸중	15초이상 또는 실패	낙상 위험 증가
파킨슨병	9.68초 이상	낙상 위험 증가
안뜰계 질환	12초 이상	낙상 위험 증가
사지절단/절단	24초 이상	낙상 위험

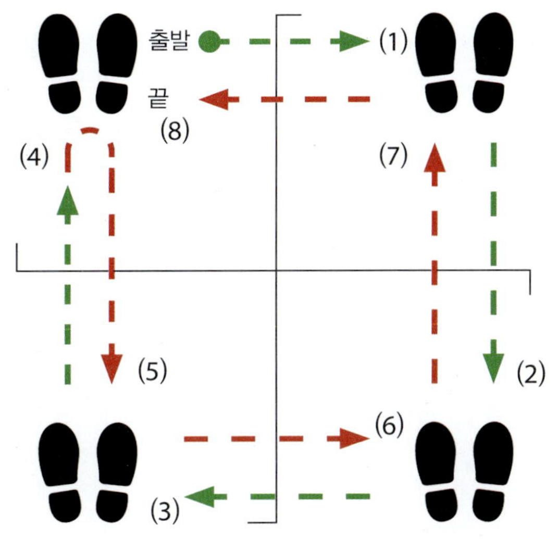

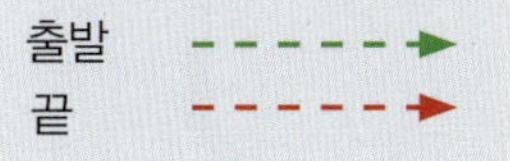

그림 6-11 사각보행 검사

참고문헌 https://www.physio-pedia.com

8. 감각조직화 검사

감각조직화 검사(Sensory organization test, SOT)는 자세의 안정성을 유지하기 위해 시각적, 고유수용성 및 안뜰 신호를 사용하는 개인의 능력을 정량적으로 평가하기 위한 자세검사이다. 서 있는 동안 움직이는 판을 이용하여 6가지 감각조건하에서 3가지 자세 감각을 왜곡하거나 제거하여 체계적으로 실시한다(그림 6−12).

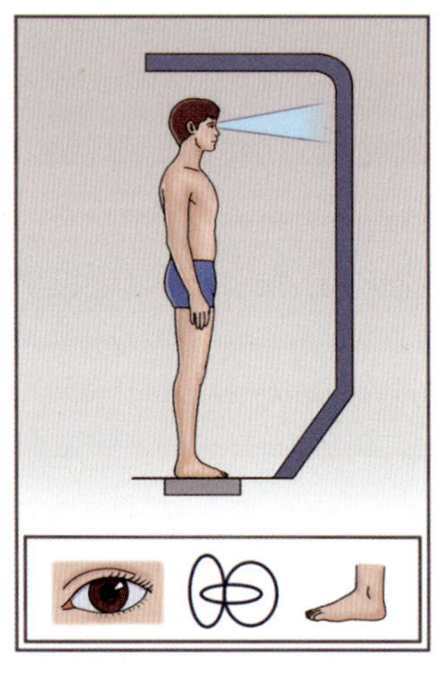

1. 눈을 뜨고 단단한 바닥면 위에서 서기 (시각, 몸감각 및 안뜰 정보 정확)

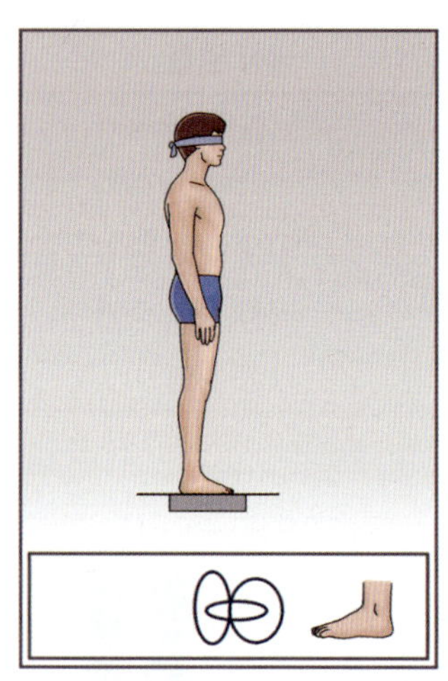

2. 눈을 감고 단단한 바닥면 위에서 서기 (몸감각 및 안뜰 정보 정확)

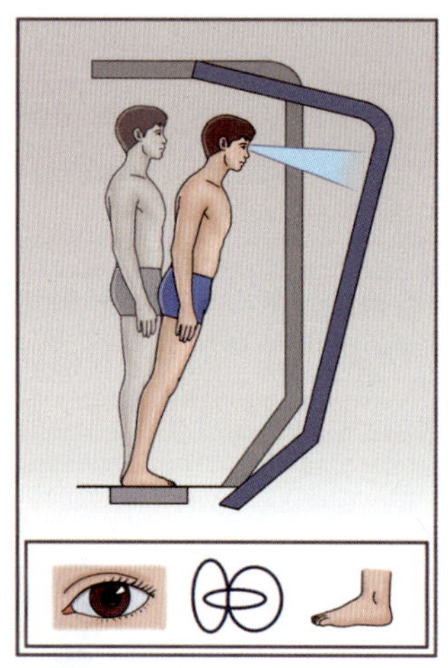

3. 돔을 쓰고 단단한 바닥면 위에서 서기 (시각 정보 부정확, 몸감각 및 안뜰 정보 정확)

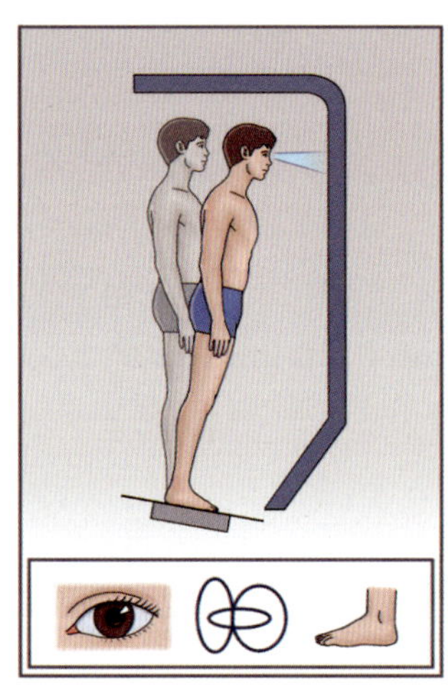

4. 흔들린 지지대 위에서 눈을 뜨고 폼 위에서 서기(시각 및 안뜰 정보 정확, 몸감각 정보 부정확)

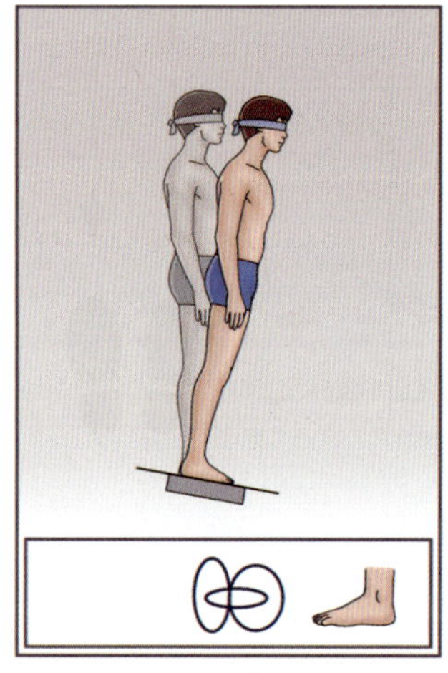

5. 흔들린 지지대 위에서 눈을 감고 폼 위에서 서기(안뜰 정보 정확, 몸감각 부정확)

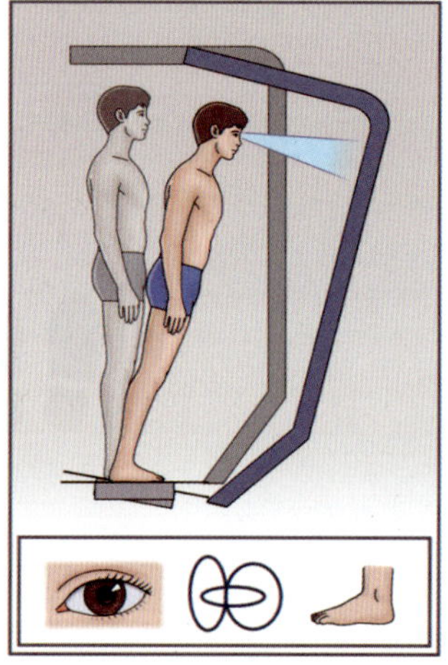

6. 흔들린 지지대 위에서 돔을 쓰고 폼 위에서 서기 (몸감각 및 안뜰정보 정확, 시각 정보 부정확)

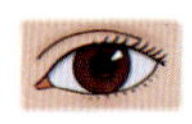

시각입력

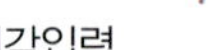

안뜰입력

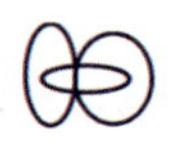

몸감각 입력

그림 6−12 감각조직화 검사

9. 전산화 장비 검사

전산화 균형검사(Computerized balance test)는 균형을 유지하는 개인의 능력을 평가하기 위해 센서를 통해 측정된 자료를 컴퓨터에 저장된 프로그램을 이용하여 분석하는 검사방법이다(그림 6-13). 운동실조의 정도와 눈을 감고 바로 섰을 때, 신체 동요량을 측정하기 위한 장치로 움직임을 측정할 수 있는 센서로 된 발판, 시각적 피드백을 위한 모니터 그리고 자료를 분석하는 컴퓨터로 구성되어 있다.

측정 도구는 정적균형과 동적균형 모두 검사할 수 있다. 정적균형은 바로 선 자세를 유지하는 동안 발생하는 동요의 범위를 측정하며 분석할 수 있으며, 앞을 바라보면서 양팔은 몸에 붙이고 발판에 두 발로 서서 균형을 유지하는 동안에 중력중심(Center of gravity, COG)의 동요거리(Sway length), 동요면적(Sway surface), 동요속도(Sway velocity) 등이 측정된다.

동적균형은 안정성 한계(Limit of stability, LOS)를 측정 분석하는데, 전방에 제시된 전·후·좌·우와 대각선 방향 등 8개의 방향으로 체중 이동 시 압력 중심의 이동 거리와 면적을 측정한다.

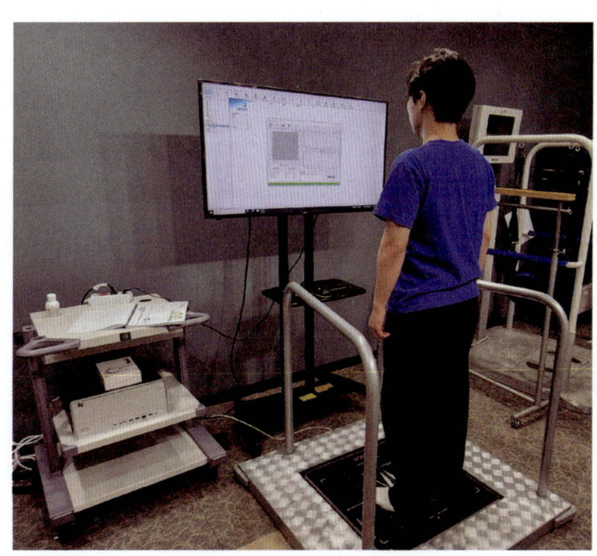

그림 6-13 전산화 균형검사

II 협조성 검사

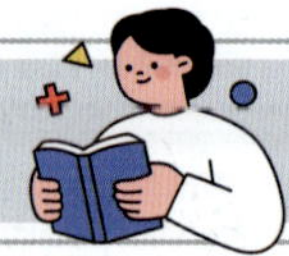

1. 개요

운동조절의 구성요소에는 정상적인 근긴장과 자세반응 기전, 선택적 움직임, 협조성을 포함한다. 협조성(Coordination)은 부드럽고, 정확하고, 조절된 운동 반응을 수행하는 능력이다. 이러한 반응을 일으키기 위해서는 대뇌피질 운동영역에서 척수까지 신경근육계의 완전히 정상적임과 몸감각과 시각, 안뜰감각 입력에 의존한다. 협조성 동작은 적절한 속도, 거리, 방향, 리듬과 근긴장도를 요구하게 된다. 또한 적절한 협동근의 역할, 반대로 움직일 수 있는 대항근의 작용이며, 그리고 먼쪽부위 운동을 위해서는 몸쪽 부위의 고정과 자세유지가 요구된다.

협조성 장애는 중추신경계의 병변으로 특히 소뇌(Cerebellum), 바닥핵(Basal ganglia) 및 척수뒤기둥(Dorsal column)의 문제로 흔들리는 보행, 비정상적인 떨림, 불수적인 움직임, 근긴장도의 증가 등이 나타난다.

협조성 장애를 일으키는 질환으로 파킨슨 질환(Parkinson's disease), 헌팅톤 질환(Huntington's disease), 시데남 무도병(Sydenham's chorea), 다발성경화증(Multiple sclerosis), 뇌성마비(Cerebral palsy), 소뇌성 종양(Cerebllar tumors), 척수매독(Tabes dorsalis), 학습장애(Learning disabilities)등이 있다.

2. 협조성 검사 내용

협조성 검사의 목적은 신체의 움직임을 조절하고 조화롭게 움직이는 능력을 평가하여, 협응 장애를 진단하고 치료 계획을 수립하는 데 있다. 손상을 재조정하기 위한 선행적 목표를 세우고 기능적 제한과 장애를 재조정하기 위해 기대되는 결과를 재정립하는 데 도움이 된다. 협조성 검사의 타당성을 높이기 위해서는 관절운동범위, 근력, 감각계의 기능적 수준은 협조성 동작의 검사가 먼저 수행되어야 한다.

1) 초기 관찰

협조성 검사를 하기 전에 대상자에 대한 정확하고 섬세한 관찰은 매우 중요하다. 조기 관찰을 통해서 일반적인 정보를 얻을 수 있으며, 검사자의 장애 영역을 판단할 수 있는 적절한 검사를 선택할 수 있게 된다(표 6-2).

[표 6-2] 조기 관찰을 통한 얻는 일반적 정보

- 협조성 장애의 변화에 대한 유무 또는 변화시키는 상황이나 사건에 대한 관찰
- 협조성 장애가 분포된 부위(몸쪽부위 또는 몸통에서 먼쪽부위에 대한 관찰)
- 기능적 활동 수행 시 도움의 정도와 보조도구 사용에 대한 관찰
- 흔들림, 불안정, 불필요한 운동, 진동 동요 등에 관찰
- 손상된 팔, 다리의 수에 대한 관찰
- 기능적 활동을 충분히 수행하는 데 걸리는 시간에 대한 관찰
- 안정성 수준에 대한 관찰

2) 검사 특징

협조성 검사는 2개의 중요한 부분으로 큰 운동과 작은 운동으로 나눈다. 큰 운동검사는 큰 근육들이 관여하는 신체의 자세, 균형과 팔다리 운동을 포함한다. 작은 운동검사는 작은 근육들과 관련된 팔다리 운동 평가를 의미한다(표 6-3).

[표 6-3] 협조성 검사의 특징

큰 운동검사	작은 운동검사
신체의 자세	작은 근육 집단을 사용하는 팔다리 운동
균형	
팔다리	
예) 기기, 무릎 서기, 서기, 걷기, 달리기	예) 단추 잠그기, 타자, 손의 정교한 움직임 등

3) 협조성 검사 분류

협조성 검사는 균형검사와 비균형 검사로 분류할 수 있다. 균형검사는 선 자세를 취하고 있을 때 동작의 정적인 요소와 동적인 요소를 고려하며, 주로 큰 운동 활동에서 정적인 자세와 동적인 자세에서 신체의 관찰이 필요하다. 비균형 검사는 앉은 자세를 취하고 있을 때 동작의 정적인 요소와 동적인 요소를 모두 포함되며, 큰 운동과 작은 운동 활동이 모두 포함된다(표 6-4).

[표 6-4] 균형검사와 비균형 검사

균형검사: 선 자세에서의 검사
1. 정상적인 바닥면 지지에 안정된 선 자세 2. 양발을 모으고 바로 선 자세(좁은 바닥면) 3. 한쪽 발을 발 앞에 두고 선 자세(세로로 일렬이 되어 선 자세) 4. 한 다리 선 자세 5. 1~4번의 자세에서 팔의 위치 변경(양팔을 옆으로, 머리 위로, 양손을 허리 위에 놓고 등) 6. 예기치 않게 균형 자세를 이동 7. 선 자세에서 몸통을 앞으로 굽힘시켜서 팔을 뻗침 8. 선 자세에서 한쪽으로 몸통을 가쪽으로 굽힘 9. 눈을 뜨고 눈 감은 채로 선 자세 10. 눈을 뜨고 눈 감은 채로 한쪽 발 앞에 두고 선 자세(세로로 일렬이 되어 선 자세) 11. 걸을 때 한쪽 발을 앞에 두면서 한 줄 세로로 걷는 자세 12. 직선에 줄을 따라 걷도록 하거나 바닥에 발 모양을 그려 놓고 발 모양을 밟으면 걷게 함 13. 옆으로, 뒤로 또는 교차시켜 보행 14. 제자리에서 보행 15. 보행속도 변화(정상 보행, 빠른 보행, 느린 보행 관찰) 16. 보행 시 갑자기 멈추거나 갑자기 시작함 17. 보행하면서 회전을 시킴 18. 원을 따라 보행 방향을 변경시켜 보행 19. 양쪽 발꿈치 또는 양쪽 발가락으로 보행 20. 명령에 따라 머리를 수직에서 수평으로 회전한 채로 보행 21. 발을 높이 들거나 장애물을 넘어 짧게 보행 22. 손을 난간 잡고 또는 잡지 않고 보행(한 계단 또는 한 계단 이상 오르기) 23. 갑자기 뛰어오르기 24. 치료 볼 위에 앉기(무릎을 교대로 굽힘과 폄 운동하기)
비균형 검사: 앉은 자세에서 검사
1. 손가락 닿기(finger to finger test) 2. 손가락으로 치료사 손가락 닿기(finger to therapist's finger test) 3. 손가락으로 코 닿기(finger to nose test) 4. 손가락에서 손가락 닿기와 손가락에서 코 닿기 교대 검사(alternate finger to finger and finger to nose test) 5. 손가락 위치 검사(finger position test) 6. 빠른 교대 반복 엎침 뒤침 검사(rapid alternating pronation supination test) 7. 반동 검사(rebound test) 8. 지시 검사(past pointing test) 9. 발꿈치 정강이 검사(heel to shin test) 10. 발꿈치로 무릎과 발가락 닿기 교대 검사(alternate hill to knee, hell to toe test) 11. 발가락으로 치료사 손가락 닿기 검사(toe to examiner's finger test) 12. 원 그리기 검사(drawing a circle test) 13. 고정 검사(fixation or position holding test)

4) 기타 협조성 검사

협조성 검사는 가동성(Mobility), 안정성(Stability, 정적 자세조절), 조절된 가동성(Controlled mobility, 동적 자세조절) 및 기술(Skill)을 포함한 기본적인 4가지 운동과제 요구를 통합하며, 협조성 검사는 5가지 주요 영역은 교대 또는 상호 교대적인 움직임, 동작 구성, 운동 정확성, 고정성, 평형 동작 능력에 초점을 맞춘다. 협조성 검사 진행은 한쪽의 과제(Unilateral tasts), 양쪽의 대칭적 과제(Bilateal tasks), 양쪽의 비대칭적 과제(Bilateal asymmetrical tasks), 여러 팔다리의 과제의 순서(Multilimb tasks)로 진행된다. 협조성 검사의 측정 척도는 다음과 같다(표 6-5, 표 6-6).

[표 6-5] 협응 검사 시 운동과제 요구와 동작 능력

운동과제 요구	동작 능력
• 가동성: 기능적 움직임에서의 초기 동작	• 교대 또는 상호교대적인 움직임: 서로 반대쪽 근육들의 사이 반대 움직임
• 안정성: 정적 자세조절(중력중심 자세에서 정적인 자세를 유지하는 능력)	• 동작구성: 동작조절은 근육군이 함께 활동함
• 조절된 운동성: 동적자세조설(안정성을 유지하면서 다른 자세 또는 자세변화에 유지하는 능력)	• 운동정확성: 수의적인 운동의 속도와 거리를 판단하거나 정확한 움직임 • 고정성: 양쪽 팔다리 또는 양쪽 팔다리 분절의 고정자세
• 기술: 높은 협조성이 요구되는 운동(보행)	• 평형: 중력중심선과 바닥면의 변화에 대응하여 균형을 유지함(자세안정성)

[표 6-6] 협조성 측정 척도

등급	내용
4	검사의 활동을 정상적으로 수행한다.
3	검사의 활동을 약간 어려움을 가지고 수행한다.
2	검사의 활동을 하는 동안 중등 정도의 어려움이 보이며, 운동 리듬이 맞지 않고 속도가 빨라지면 약화된다.
1	검사의 활동을 하는 동안 매우 어렵고, 운동 리듬이 매우 나쁘며, 심각하고 불안정하고 진동 또는 이질적인 운동이 보인다.
0	검사의 활동을 수행할 수 없다.

3. 협조성 검사 종류

1) 팔 협조성 검사

손가락 닿기(finger to finger test)	
검사자세	대상자는 앉은자세에서 양쪽 어깨관절을 90° 벌림, 팔꿈치관절 폄한 상태로 유지한다.
검사방법	양손을 마주보게 하고 둘째 손가락 끝을 서로 빠르게 닿도록 지시한다.
결과해석	• 정상: 대상자가 어려움 없이 빠르고 자연스럽게 검사를 수행한다. • 비정상: 검사를 수행하는 동안 '손이 흔들림', '부정확한 움직임', '느려지거나 멈추는 행동', '목표 지점을 지나치는 동작' 등을 보인다.
고려사항	• 치료사는 대상자의 거리 또는 방향을 변화시키는 능력과 움직이는 힘을 검사하기 위해서 손가락의 위치를 바꾸어 수행한다. • 검사 시 속도를 빠르게 변경시킬 때 반응을 확인한다.

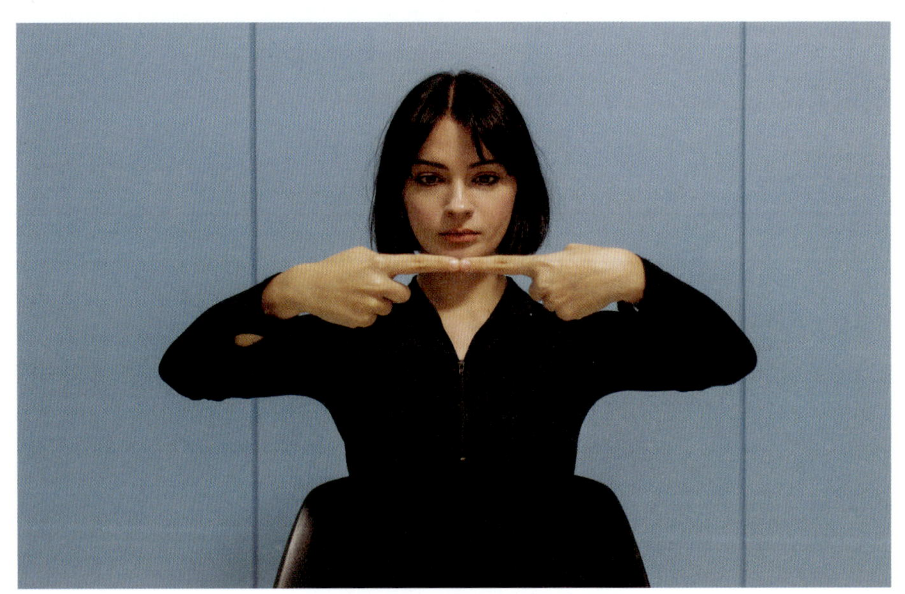

손가락으로 치료사 손가락 닿기(finger to therapist's finger test)	
검사자세	치료사는 대상자와 마주 보고 앉은자세를 취한다.
검사방법	치료사는 자신의 둘째 손가락을 대상자 앞에 내밀고 멈추고 있다. 대상자에게 둘째손가락 끝부분을 치료사 둘째 손가락에 닿도록 지시한다.
결과해석	• 정상: 대상자가 어려움 없이 빠르고 자연스럽게 수행한다. • 비정상: 검사를 수행하는 동안 '손이 흔들림', '부정확한 움직임', '느려지거나 멈추는 행동', '목표 지점을 지나치는 동작' 등을 보인다.
고려사항	• 치료사는 대상자의 거리 또는 방향을 변화시키는 능력과 움직이는 힘을 검사하기 위해서 손가락의 위치를 바꾸어 수행한다. • 검사 시 속도를 빠르게 변경시킬 때 반응을 확인한다.

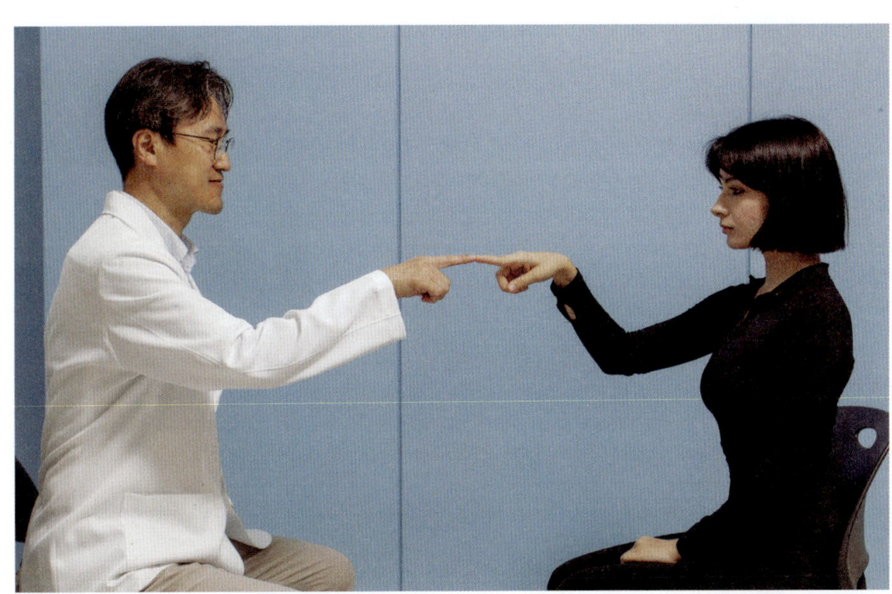

손가락에서 손가락 닿기와 손가락에서 코 닿기 교대 검사(alternate finger to finger and finger to nose test)	
검사자세	치료사는 대상자와 서로 마주보며 앉은 자세를 취한다.
검사방법	대상자에게 어깨관절 90° 벌림, 팔꿈치관절을 폄한 상태에서 둘째 손가락끝으로 대상자의 코끝을 빠르게 닿기를 한 후 치료사의 손가락 끝을 교대로 빠르게 닿도록 지시한다.
결과해석	• 정상: 대상자가 어려움 없이 빠르고 자연스럽게 수행한다. • 비정상: 검사를 수행하는 동안'움직임을 시작할 때 지연', '끝에서 떨림', '겨냥이상', '검사를 하는 동안 시간적 문제' 등을 보인다.
고려사항	• 치료사는 대상자의 거리 또는 방향을 변화시키는 능력과 움직이는 힘을 검사하기 위해서 손가락의 위치를 바꾸어 수행한다. • 검사 시 속도를 빠르게 변경시킬 때 반응을 확인한다. • 목표 지점에 손가락을 대려고 할 때 현저하게 활동떨림이 나타나며 소뇌성 떨림의 특징이다.

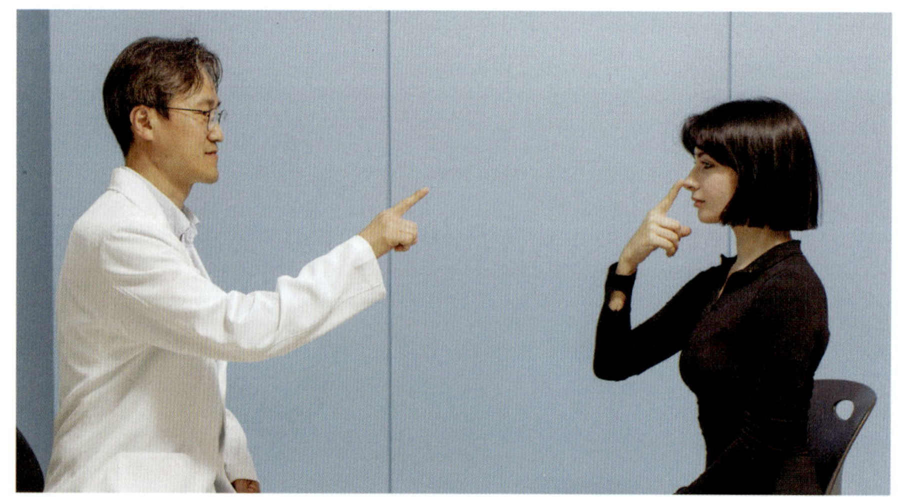

시작자세

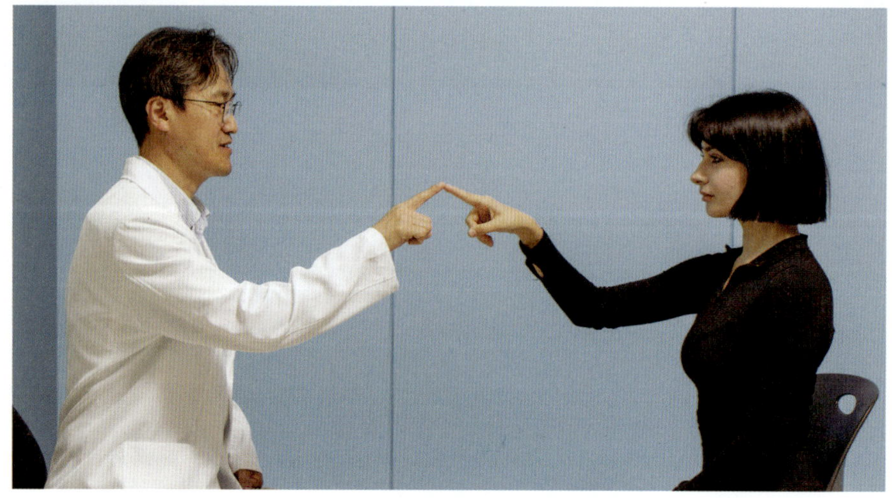

끝자세

손가락 위치 검사(finger position test)	
검사자세	대상자는 앉은 자세에서 어깨관절을 몸통에 붙이고, 팔꿈치관절 굽힘하고 아래팔을 뒤침 상태로 유지한다.
검사방법	대상자에게 첫째 손가락 끝으로 둘째~다섯째 손가락 끝 부위를 순서대로 빠르게 닿도록 지시한다.
결과해석	• 정상: 대상자가 어려움 없이 빠르고 자연스럽게 수행한다. • 비정상: 검사를 수행하는 동안 '손이 흔들림', '부정확한 움직임', '느려지거나 멈추는 행동', '목표 지점을 지나치는 동작' 등을 보인다.
고려사항	검사 시 손가락을 움직이는 속도를 점차 빠르게 변경하도록 지시하고 반응을 확인한다.

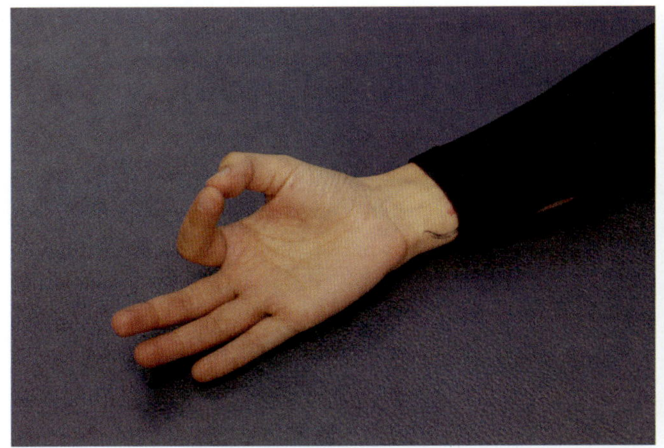
2번째 손가락

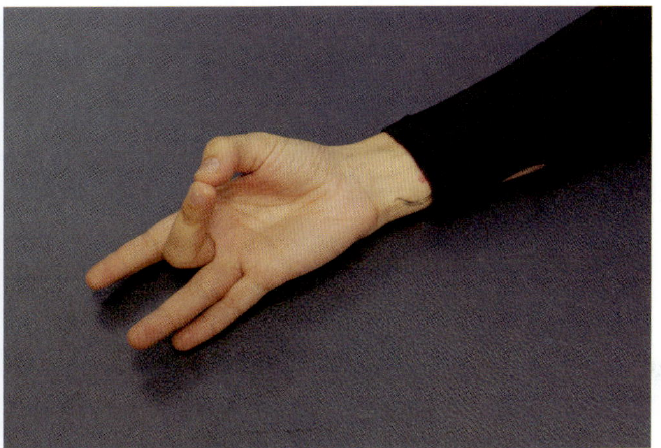
3번째 손가락

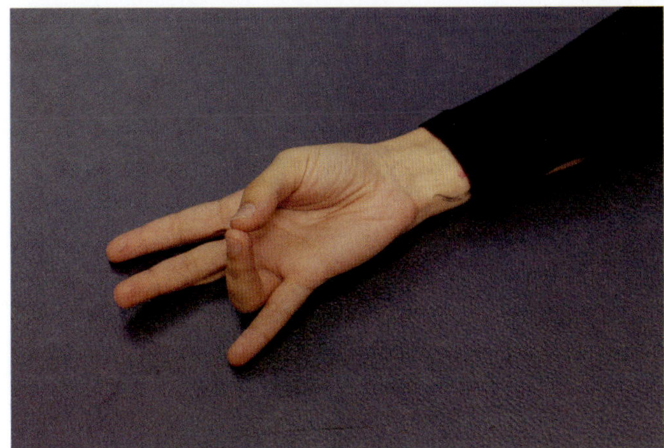
4번째 손가락

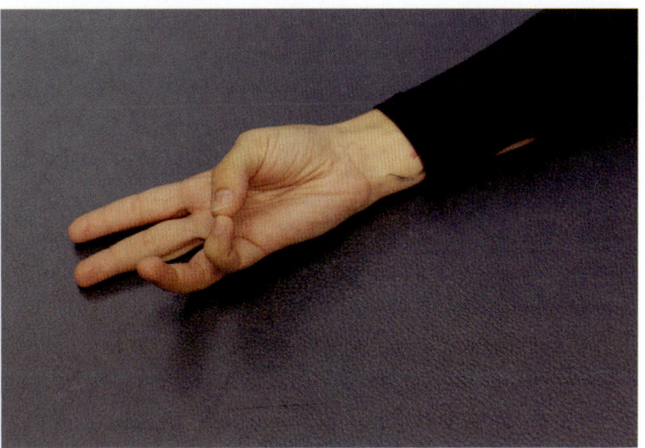
5번째 손가락

빠른 교대 반복 엎침 뒤침 검사(rapid alternating pronation supination test)	
검사자세	대상자는 앉은 자세에서 어깨관절을 몸통에 붙이고 팔꿈치관절을 90° 굽힘 상태로 유지한다.
검사방법	대상자에게 양쪽 아래팔을 동시에 엎침과 뒤침을 하도록 지시한다. 또는 오른쪽 손은 뒤침, 왼쪽 손은 엎침한 상태에서 양손을 교대로 반복하도록 지시한다.
결과해석	• 정상: 대상자가 어려움 없이 빠르고 자연스럽게 수행한다. • 비정상: 검사를 수행하는 동안 '손이 흔들림', '부정확한 움직임', '느려지거나 멈추는 행동', '교대로 움익이는 동안 어려움', 움직이는 리듬의 흐트러짐' 등을 보인다.
고려사항	• 검사 시 손가락을 움직이는 속도를 점차 빠르게 변경하도록 지시하고 반응을 확인한다. • 팔꿈치관절, 손가락, 무릎관절, 발목관절 등의 관절에서도 굽힘과 폄을 교대로 검사할 수 있다.

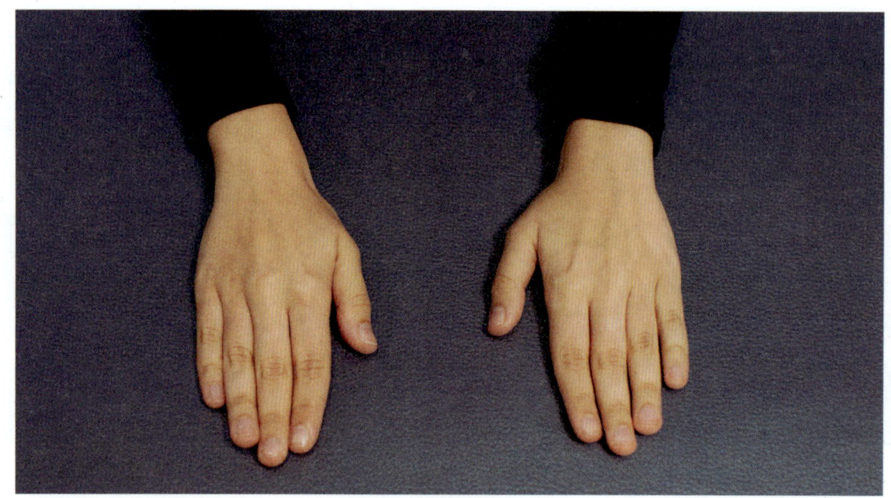

시작자세

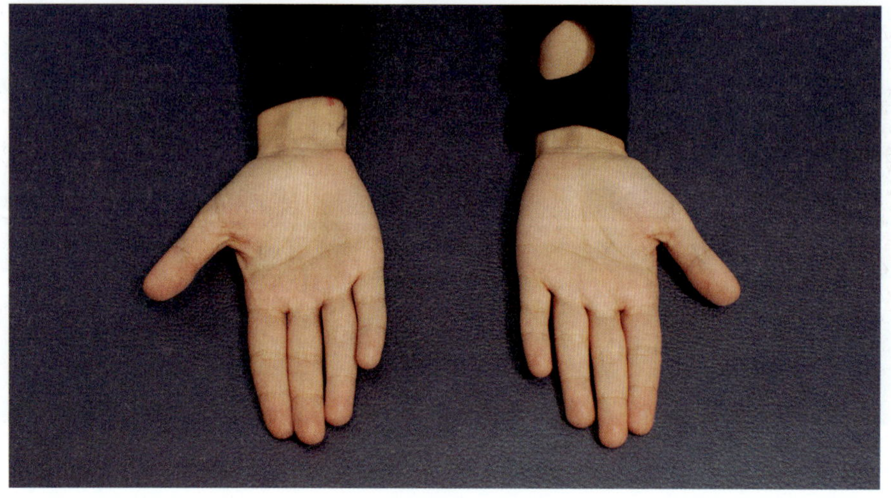

끝자세

반동 검사(rebound test)	
검사자세	대상자는 앉은 자세에서 어깨관절 굽힘, 팔꿈치관절 90° 굽힘, 아래팔을 뒤침 상태로 유지한다.
검사방법	치료사는 대상자의 아래팔 부위에 저항을 주면서 대상자에게 위팔두갈래근의 강한 등척성 수축을 유도하도록 지시한 후 갑자기 저항을 없앤다.
결과해석	• 정상: 대상자는 어려움 없이 팔이 처음 위치에서 움직임을 멈추거나 작은 진폭의 움직임이 따르며 검사를 수행한다. • 비정상: 검사를 수행하는 동안 저항에 대한 반발로 움직임이 억제되지 않고 과도한 범위로 움직여 자신을 치는 모습이 보인다.
고려사항	어깨관절, 손목관절, 무릎관절, 발목관절 등의 관절에서도 검사를 할 수 있다.

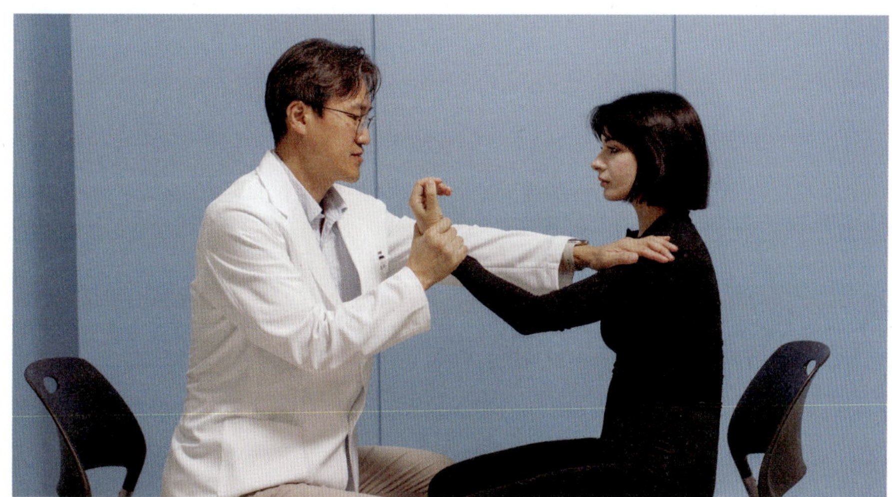

시작자세

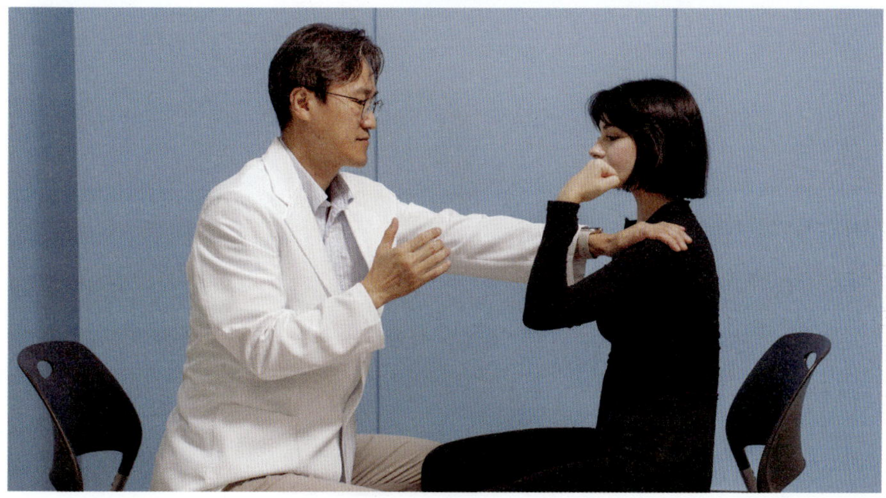

끝자세

지시 검사(past pointing test)	
검사자세	치료사는 대상자와 마주 보고 앉은 자세에서 치료사의 둘째 손가락을 공중에 위치하도록 한다.
검사방법	대상자에게 팔을 머리 위로 올린 다음 팔을 내리면서 둘째 손가락 끝으로 치료사의 둘째 손가락 끝에 닿도록 지시한다. 반복적으로 여러번 수행한 후 눈을 감고 검사를 수행한다.
결과해석	• 정상: 대상자가 어려움 없이 빠르고 자연스럽게 수행한다. • 비정상: 검사를 수행하는 동안 '손이 흔들림', '부정확한 움직임', '느려지거나 멈추는 행동', '목표 지점을 지나치는 동작' 등을 보인다.
고려사항	• 치료사는 대상자의 거리 또는 방향을 변화시키는 능력과 움직이는 힘을 검사하기 위해 손가락 위치를 바꾸어 실시한다. • 검사 시 손가락을 움직이는 속도를 점차 빠르게 변경하도록 지시하고 반응을 확인한다.

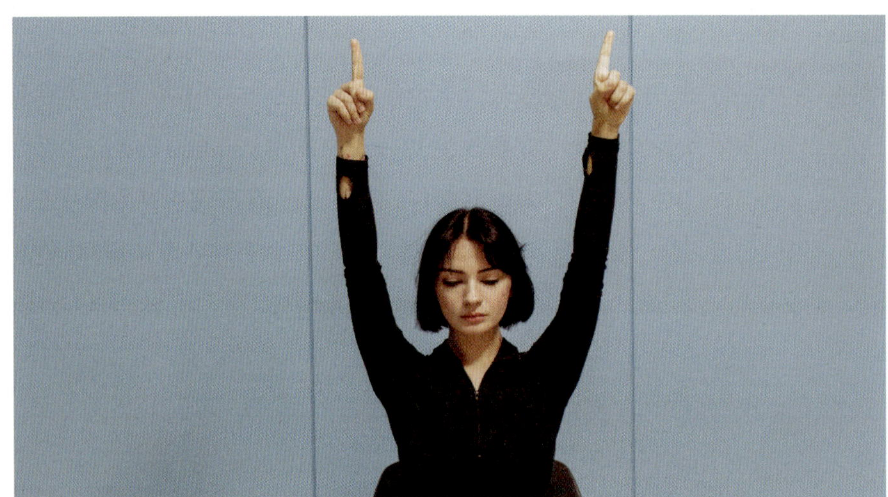

시작자세

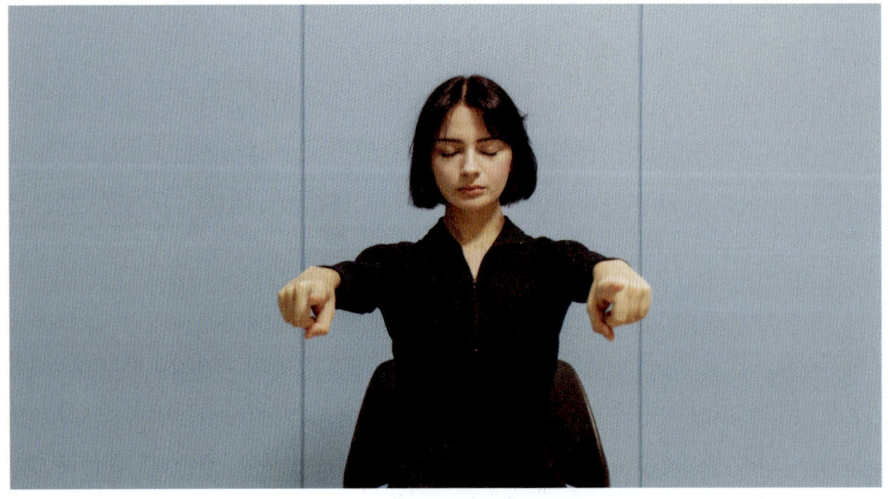

끝자세

2) 다리 협조성 검사

발꿈치 정강이 검사(heel to shin test)	
검사자세	대상자는 바로누운자세에서 한쪽 발꿈치를 반대쪽 무릎관절 아래 정강이뼈 위에 놓는다.
검사방법	대상자에게 발꿈치로 정강이뼈를 따라 발목까지 아래 방향으로 내려가고 위 방향으로 올라오도록 지시한다.
결과해석	• 정상: 대상자가 어려움 없이 빠르고 자연스럽게 수행한다. • 비정상: 검사를 수행하는 동안 '손이 흔들림', '부정확한 움직임', '느려지거나 멈추는 행동', '목표 지점을 지나치는 동작' 등을 보인다.
고려사항	• 대상자에게 발꿈치를 움직이는 속도를 빠르게 움직이도록 지시하고, 반응을 확인한다. • 발꿈치를 무릎관절 아래 정강이뼈 위에 위치하는 것이 어려우면 겨냥이상이다.

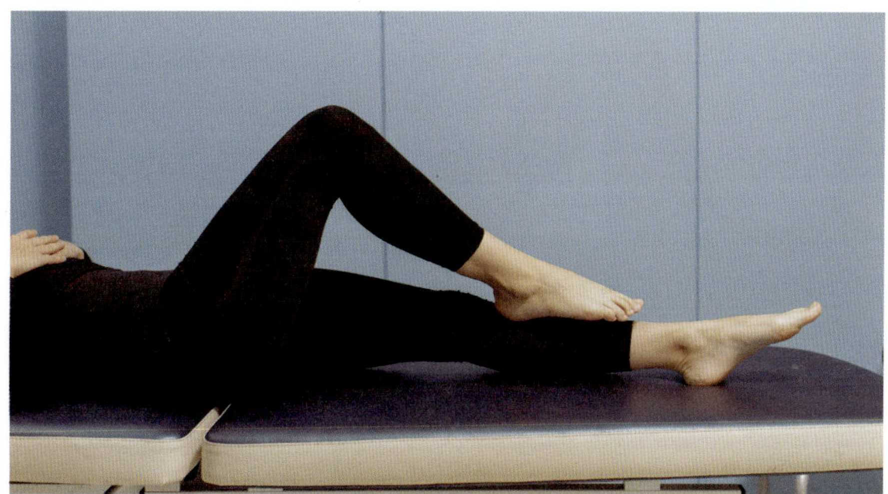

시작자세

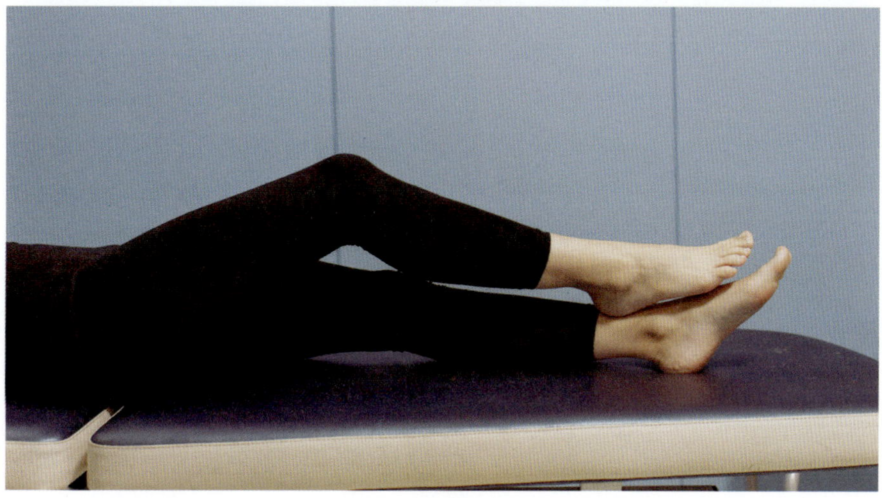

끝자세

발꿈치로 무릎과 발가락 닿기 교대 검사(alternate hill to knee, hell to toe test)	
검사자세	대상자에게 바로누운자세에서 한쪽 발꿈치로 반대쪽 무릎에 닿도록 지시한다.
검사방법	대상자에게 한쪽 발꿈치로 반대쪽 무릎과 첫째 발가락에 닿도록 지시한다.
결과해석	• 정상: 대상자가 어려움 없이 빠르고 자연스럽게 수행한다. • 비정상: 검사를 수행하는 동안 '손이 흔들림', '부정확한 움직임', '느려지거나 멈추는 행동', '목표 지점을 지나치는 동작' 등을 보인다.
고려사항	대상자에게 발꿈치를 움직이는 속도를 점진적으로 빠르게 움직이도록 지시하고, 반응을 확인한다.

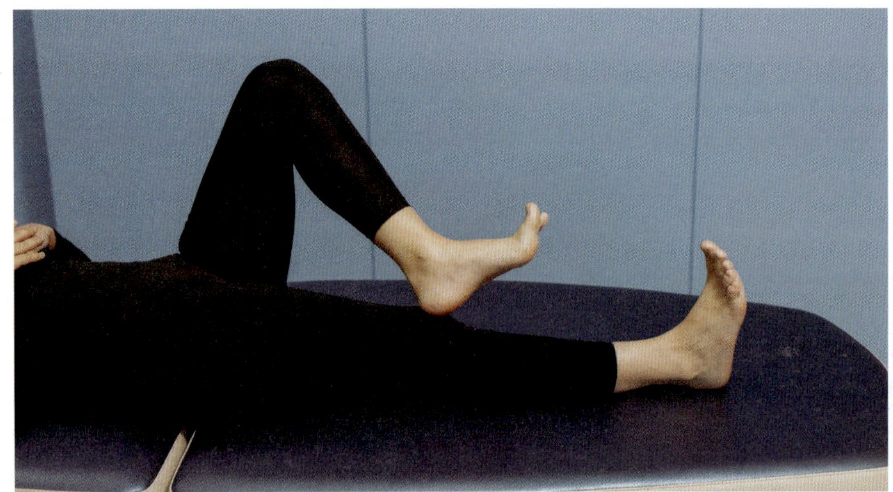

시작자세

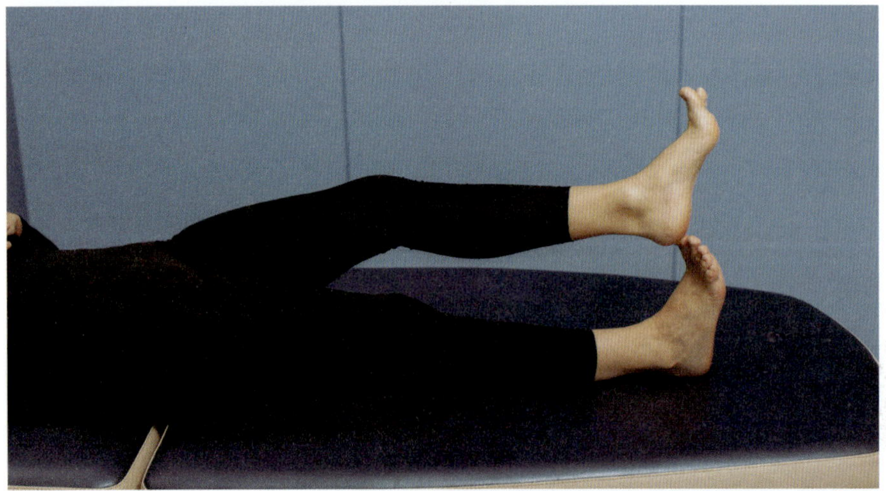

끝자세

발가락으로 치료사 손가락 닿기 검사(toe to examiner's finger test)	
검사자세	대상자는 앉은 자세를 취하도록 한다.
검사방법	대상자는 앉은 자세에서 엄지발가락으로 치료사의 손가락에 닿도록 지시한다.
결과해석	• 정상: 대상자가 어려움 없이 빠르고 자연스럽게 수행한다. • 비정상: 검사를 수행하는 동안 '손이 흔들림', '부정확한 움직임', '느려지거나 멈추는 행동', '목표 지점을 지나치는 동작' 등을 보인다.
고려사항	대상자에게 발꿈치를 움직이는 속도를 점진적으로 빠르게 움직이도록 지시하고, 반응을 확인한다.

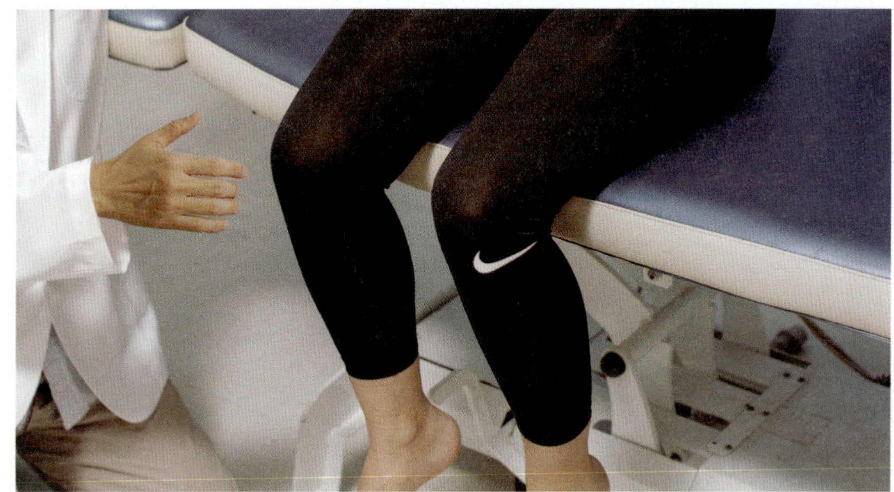

시작자세

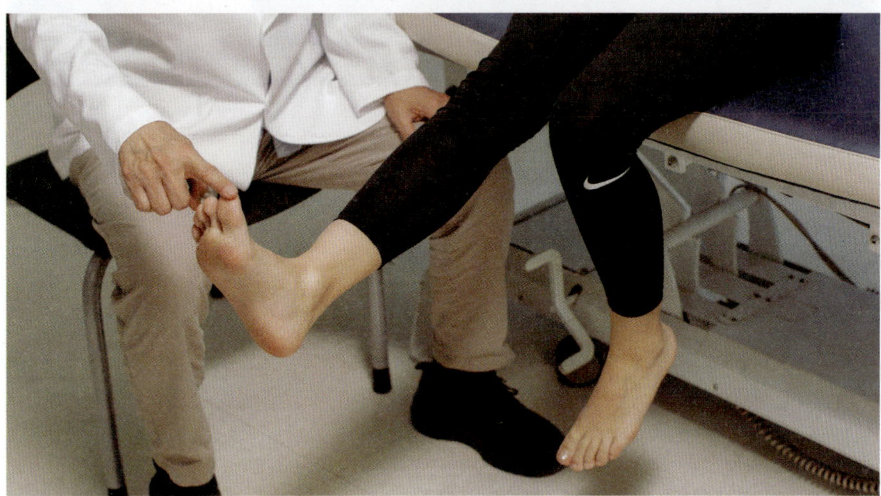

끝자세

원 그리기 검사(drawing a circle test)	
검사자세	대상자는 바로누운자세를 취한다.
검사방법	대상자는 누운자세에서 다리로 원을 그리도록 지지한다.
결과해석	• 정상: 대상자가 어려움 없이 빠르고 자연스럽게 수행한다. • 비정상: 검사를 수행하는 동안 '손이 흔들림', '부정확한 움직임', '느려지거나 멈추는 행동', '목표 지점을 지나치는 동작' 등을 보인다.
고려사항	대상자에게 발꿈치를 움직이는 속도를 점진적으로 빠르게 움직이도록 지시하고, 반응을 확인한다.

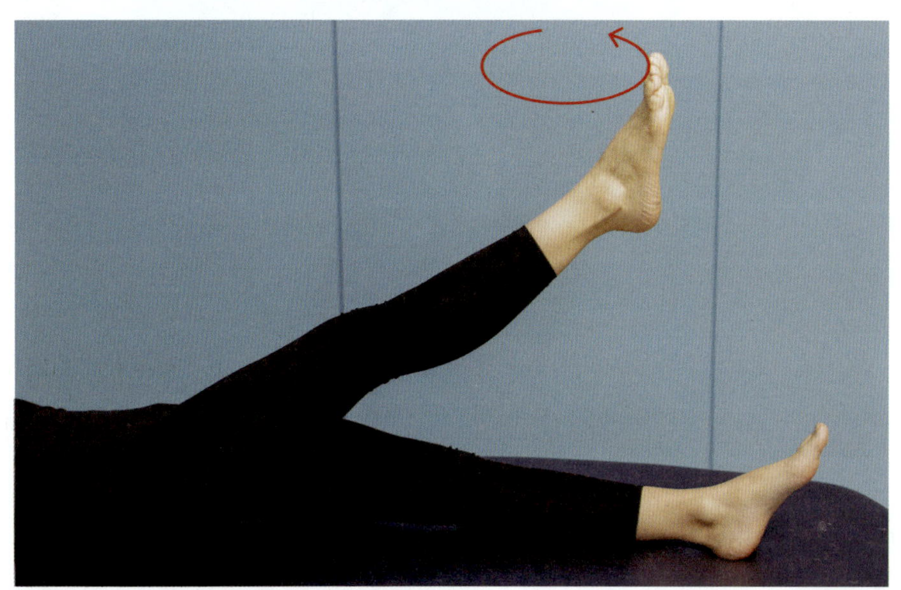

3) 협조성 검사 척도

(1) 국제협력실조평가척도

국제협력실조평가척도(International cooperative ataxia rating scale, ICARS)는 실조 환자의 기능과 운동 능력을 체계적으로 평가하기 위해 개발된 도구이며, 자세 및 보행장애(Posture and gait disturbance), 운동기능(Kinetic function), 언어장애(Speech disorder), 안구운동장애(Oculomotor disorder)의 4개 영역과 19개의 하부항목으로 구성되어 있다. 총 100점만점이며, 점수가 높을수록 증상이 심한 것을 의미한다(표 6-7).

[표 6-7] **국제협력실조평가척도(International cooperative ataxia rating scale, ICARS)**

I. 자세 및 보행장애(posture and gait disturbance) 점수:	
1. 걷기 능력 약 1.5 미터 거리의 벽 근처에서 반쯤 돌기를 포함한 10미터 검사를 통해 관찰함	0: 정상 1: 자연스럽게 거의 정상이나 발을 앞뒤로 하며 걸을 수는 없음 2: 도움 없이 걷기는 하나 비정상적이거나 불규칙적임 3: 도움 없이 걷기는 하나 상당한 정도의 비틀거림이 있으며, 반쯤 돌기에 어려움이 있음 4: 스스로 걷기가 불가능하며, 10미터를 걷는 동안 벽을 사용함 5: 한 개의 지팡이가 있어야 걸을 수 있음 6: 두 개의 특수 지팡이를 사용하나 스트롤러가 있어야 걸을 수 있음 7: 도와주는 사람이 있어야 걸을 수 있음 8: 도와주는 사람이 있어도 걸을 수 없음(휠체어)
2. 보행속도 이전 검사에서 1~3점을 받은 환자의 경우에만 관찰함. 4점 이상을 받은 환자는 자동적으로 이 검사에서 4점을 받게 됨	0: 정상 1: 약간 감소됨 2: 뚜렷하게 감소됨 3: 매우 느림 4: 스스로 걷기가 불가능함
3. 눈을 뜨고, 서기 능력 환자로 하여금 한 발로 서라고 함. 가능하지 않으면, 발을 앞뒤로 하고 서라고 함. 이 자세도 불가능하면, 두 발을 모은 상태로 서라고 함. 자연스러운 자세는 편하게 느끼는 선 자세를 말함	0: 정상, 10초 이상 한 발로 서있을 수 있음 1: 발을 모은 상태로 서 있을 수는 있으나, 10초 이상 한 발로 서있을 수는 없음 2: 발을 모은 상태로 서 있을 수는 있으나, 발을 앞뒤로 하고 서 있을 수는 없음 3: 발을 모은 상태로 서 있을 수 없으나, 자연스러운 자세로는 아무 도움 없이도 서 있을 수 있고, 이때 전혀 흔들림이 없거나 약간의 흔들림이 있음 4: 자연스러운 자세로 아무 도움 없이 서 있을 수는 있으나, 상당한 정도의 흔들림이 있고 자세를 다시 잡아야 함 5: 양팔을 꽉 잡아주지 않으면 서 있을 수 없음 6: 양팔을 꽉 잡아주더라도 전혀 서 있을 수 없음
4. 눈은 뜨고 지지 없이 자연스러운 자세 발 벌림 편안한 자세로 서라고 한 후 안쪽 복사 사이의 거리를 측정함	0: 정상, < 10cm 1: 약간 벌어짐, > 10cm 2: 분명히 벌어짐, 25cm < 간격 〈 35 cm 3: 매우 많이 벌어짐, > 35cm 4: 자연스러운 자세로 서 있기가 불가능함

5. 눈을 뜨고 양발로 서기 시 신체 흔들림	0: 정상 1: 약간의 흔들림 2: 중간 정도의 흔들림(머리가 < 10cm 흔들림) 3: 서 있기가 어려울 정도로 매우 많이 흔들림(머리가 > 10cm 흔들림) 4: 곧바로 넘어짐
6. 눈을 감고 양발로 서기 시 신체 흔들림	0: 정상 1: 약간의 흔들림 2: 중간 정도의 흔들림(머리가 < 10 m 흔들림) 3: 서 있기가 어려울 정도로 매우 많이 흔들림(머리가 > 10cm 흔들림) 4: 곧바로 넘어짐
7. 앉아 있는 자세의 모습 넓적다리를 붙이고 팔짱을 낀 채로 딱딱한 면에 앉아서 진행	0: 정상 1: 약간 몸의 흔들림이 있음 2: 중간 정도의 몸과 다리의 흔들림이 있음 3: 상당한 정도의 평형 이상 4: 불가능함
자세 및 걸음걸이 점수(정적 점수)	/ 34

II. 운동기능(kinetic function) 점수:	
8. 무릎-정강이 검사 움직임의 해리(decomposition) 및 활동떨림 환자가 머리를 들고 바로 누워 시각적으로도 몸의 움직임을 조정할 수 있는 상태에서 실행함. 환자로 하여금 한 쪽 다리를 들어 발끔치를 다른 쪽 무릎에 올려놓고 그 발꿈치를 정강이 따라 발목 부근까지 천천히 내리라고 함 발꿈치가 발목에 오면 약 40cm 높이로 다리를 들어보라고 함. 이러한 동작을 반복하되 각 다리 당 적어도 3번 이상 반복해야 적절한 평가가 가능함	0: 정상 1: 발꿈치가 세로축으로 정강이 따라 내려가지만, 그 움직임에 여러 번 움직임의 해리가 있음. 하지만, 발이 툭툭거리거나 매우 느리게 움직이지는 않음 2: 축 안에서 정강이를 따라가기는 하지만 툭툭거림 3: 정강이를 옆으로 벗어나면서 툭툭거리며 내려감 4: 정강이를 매우 심하게 옆으로 벗어나면서 툭툭거리며 내려가거나 검사 자체가 불가능함 (분절화: 움직임이 연속적이지 않고 끊어짐) 우: 좌:
9. 발꿈치-무릎 검사에서 활동떨림 이전 검사와 동일하게 진행함. 환자가 한 쪽 다리를 들어 발꿈치를 다른 쪽 무릎에 올려놓고 그 발꿈치가 정강이를 따라 발목부근까지 내리기 전, 무릎 위치에서 몇 초간 머무르게 함. 환자가 스스로의 움직임을 볼 수 있어야 함	0: 아무 문제 없음 1: 발꿈치가 무릎에 놓이자마자 떨림이 중단됨 2: 발꿈치가 무릎에 놓인 후 10초가 되기 전 떨림이 중단됨 3: 발꿈치가 무릎에 놓인 후 10초 이상 떨림이 지속됨 4: 떨림이 멈추지 않거나 검사가 불가능함 우: 좌:

10. 손가락– 코 검사 해리 및 겨냥이상 환자가 의자에 앉아 손을 무릎 위에 얹은 상태에서 시작함. 환자는 눈으로 자신의 움직임을 확인할 수 있어야 하며, 적절한 검사를 위해 각 손 당 3번 검사를 진행해야 함	0: 아무 문제 없음 1: 분절화된 움직임은 없으나 흔들림은 있음 2: 손가락이 코에 닿기 전 두(2)번 이상 움직임이 끊기거나 운동조절장애가 어느 정도 보임 3: 손가락이 코에 닿기 전 두(2)번 이상 움직임이 끊기거나 상당한 운동조절장애가 있음 4: 운동조절장애가 심해 손가락을 코에 닿게 하지 못함 우: 좌:
11. 손가락–코 검사 손가락 활동떨림 검사하고자 하는 손가락 활동떨림은 검사의 시작 단계에서 확인됨. 환자가 의자에 편안히 앉아 손을 넓적다리 위에 얹은 상태, 그리고 눈으로 자신의 움직임을 확인할 수 있는 상태에서 시작되며, 적절한 검사를 위해 각 손 당 3번 검사를 진행해야 함	0: 아무 문제 없음 1: 간단한 흔들림이 있음 2: 대략 10 cm 이하의 떨림이 있음 3: 대략 10~40 cm 정도의 떨림이 있음 4: 대략 40 cm 이상의 강렬한 떨림이 있음 우: 좌:
12. 손가락–손가락 검사 활동떨림 및 불안정 앉은 자세에서 눈을 뜨고 보면서, 양손 검지를 가슴 높이에서 1cm 정도 거리를 두고 약 10초 동안 서로를 바라보도록 함	0: 정상 1: 약간의 불안정 2: 대략 10cm 이하의 손가락 흔들림 3: 대략 10~40cm 정도의 손가락 흔들림 4: 40cm 이상의 툭툭거림 우: 좌:
13. 엎침–뒤침 교대 운동 앉은 자세에서 팔을 수직으로 들어올린 후 손바닥을 앞뒤로 번갈아 흔들게 함. 오른손 왼손을 따로 진행함	0: 정상 1: 약간의 고르지 않음 및 느려짐 2: 확실히 고르지 않음 및 느려짐. 팔꿈치의 흔들림은 없음 3: 심하게 고르지 않음 및 느려짐. 팔꿈치의 흔들림이 있음 4: 움직임 자체가 완전히 이상하거나 불가능함 우: 좌:
14. 그림 그려진 페턴위에 아르키메데스 나선 그리기 환자로 하여금 책상 앞에 편하게 앉게 함 책상 위에는 워크시트를 고정시켜 놓음 환자로 하여금 시간제한 없이 주어진 작업을 하게 함. 각 검사마다 같은 조건을 갖추어야 함	0: 정상 1: 장애와 분절화된 움직임이 있음, 주어진 점선을 약간 벗어나지만 측정과대증 흔들림(hypermetric swerve)은 없음 2: 주어진 점선에서 완전히 벗어나긴 하나 선을 겹치거나 측정과대증 흔들림은 없음 3: 측정과대증과 분절화된 움직임에 의해 심각한 어려움이 있음 4: 그리기가 완전히 잘못되거나 불가능함 (측정과대증: 과도하게 빗나가는 모양)
운동 점수(팔다리 조정력):	/ 52

» 예시 페이지

아르키메데스의 나선 그리기 검사의 채점

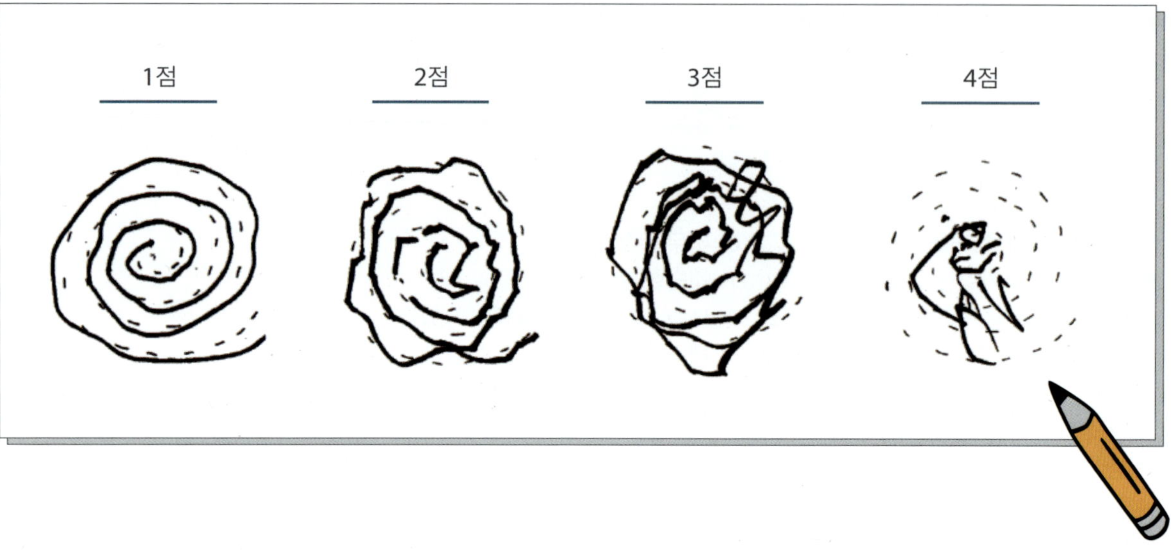

III. 언어장애(speech disorder) 점수:	
15. 조음장애: 언어의 유창성 환자로 하여금 기본적인 문장을 똑같이 여러 번 반복하도록 지시함.	0: 정상 1: 약간의 유창성 부족 2: 중간 정도의 유창성 부족 3: 상당히 느리며 구음장애가 있음 4: 말을 하지 못함
16. 조음: 언어의 명확성	0: 정상 1: 약간 불분명함 2: 확실히 불분명하지만 무슨 말을 하는지 알아들을 수는 있음 3: 심하게 불분명하며 무슨 말을 하는지 알아들을 수 없음 4: 말을 하지 못함
구음장애 점수:	/ 8

IV. 눈돌림장애(oculomotor disorder) 점수:	
17. 응시 유도 눈 떨림 환자로 하여금 검사관의 손가락을 측면으로 보게 함. 눈돌림은 주로 좌우로 움직이는 것을 측정하는 것이나, 사선으로나 둥글게 돌거나 수직적인 움직임도 있을 수 있음	0: 정상 1: 일시적. 2: 지속적이나 심하지는 않음 3: 지속적이며 심함
18. 안구 추적의 비정상 환자로 하여금 검사관이 천천히 좌우로 움직이는 손가락을 따라보게 함	0: 정상 1: 약간의 신속(saccadic)이 있음 2: 확실히 신속(saccadic)이 있음
19. 신속눈운동의 겨냥이상 검사관의 두 검지를 환자의 각 눈의 시야에 놓고 환자로 하여금 눈을 좌우로 움직이게 함. 환자의 안구가 너무 많은 또는 작은 폭으로 움직이는지 평가함	0: 장애가 없음 1: 양측으로 확실한 지나침이나 도달하지 못함이 있음
눈돌림근 운동 점수:	/ 6
총 실조 점수:	/ 100

(2) 실조의 평가와 비율 척도

실조의 평가와 비율 척도(Scale for the assessment and rating of ataxia, SARA)는 Schmiz-Hubsch 등에 의해서 개발된 도구로 소뇌 실조의 장애 범위를 평가하고 국제 협력 실조 평가 척도보다 간단하게 평가할 수 있으며 짧은 시간에 평가가 가능하다. 평가 항목은 보행, 선 자세, 앉기, 언어장애, 손가락 따라가기, 코 손가락 검사, 빠른 교대 손 움직임, 발꿈치 정강이검사의 8개 항목으로 구성되어 있으며, 총점은 40점 만점이며, 점수가 높을수록 실조가 심하다는 것을 의미한다(표 6−8).

[표 6−8] 실조의 평가와 비율 척도(Scale for the assessment and rating of ataxia, SARA)

평가항목	평가 방법 및 정도
1. 보행	일직선으로 걷기(0~8점)
2. 서기	양발을 맞대고 자연스럽게 눈뜨고 서 있기(0~6점)
3. 앉기	양발을 지지 없이 침대에 앉아서 눈을 뜨고 팔을 앞으로 뻗은 후 검사(0~4점)
4. 언어	언어는 정상적인 대화를 하는 동안 평가(0~6점)
5. 손가락 단계 검사	겨냥이상의 정도 평가(0~4점)
6. 코−손가락 검사	환자의 코에서 검사자의 검지손가락까지 닿는 동안 떨림 검사(0~4점)
7. 빠른 교대 손 움직임	앉아서 손을 넓적다리에 놓은 후 뒤침과 엎침 10회 실시(0~4점)
8. 발꿈치−정강이 검사	누워서 무릎에서 발목까지 내려가기(0~4점)

참고문헌(REFERENCES)

1. Billek-Sawhney B, Gay J. The functional reach test: Are 3 trials necessary?. Topics in Geriatric Rehabilitation. 2005 Apr 1;21(2):144-8.
2. Clendaniel R. A. (2000). Outcome measures for assessment of treatment of the dizzy and balance disorder patient. Otolaryngologic clinics of North America, 33(3), 519-533.
3. Johnson BL, Nelson JK. Practical measurements for evaluation in physical education. 4th Edit. Minneapolis: Burgess, 1979.
4. Olmsted LC, Carcia CR, Hertel J, Shultz SJ. Efficacy of the star excursion balance tests in detecting reach deficits in subjects with chronic ankle instability. Journal of athletic training. 2002 Oct;37(4):501.
5. Schmitz-Hubsch, T., Tezenas du Montcel, S., et al. (2006). "Reliability and validity of the International Cooperative Ataxia Rating Scale: a study in 156 spinocerebellar ataxia patients." Mov Disord 21(5): 699-704. Find it on PubMed
6. Schmitz-Hübsch T, Fimmers R, Rakowicz M, Rola R, Zdzienicka E, Fancellu R, Mariotti C, Linnemann C, Schöls L, Timmann D, Filla A. Responsiveness of different rating instruments in spinocerebellar ataxia patients. Neurology. 2010 23;74(8):678-84.

찾아보기

국문

S

T

V

W

측정 및 평가

2026년 03월 03일 초판 발행

저 자 측정 및 평가 교재편찬위원회
발행인 윤 진 영
발행처 도서출판 대학서림
주 소 03076 서울시 종로구 혜화로 2길 8
전 화 02) 763-1220, 744-2811
팩 스 02) 744-1210
등 록 1965. 1. 20
번 호 1-88
정 가 45,000원

ISBN 978-89-6940-364-3

www.daihaks.com

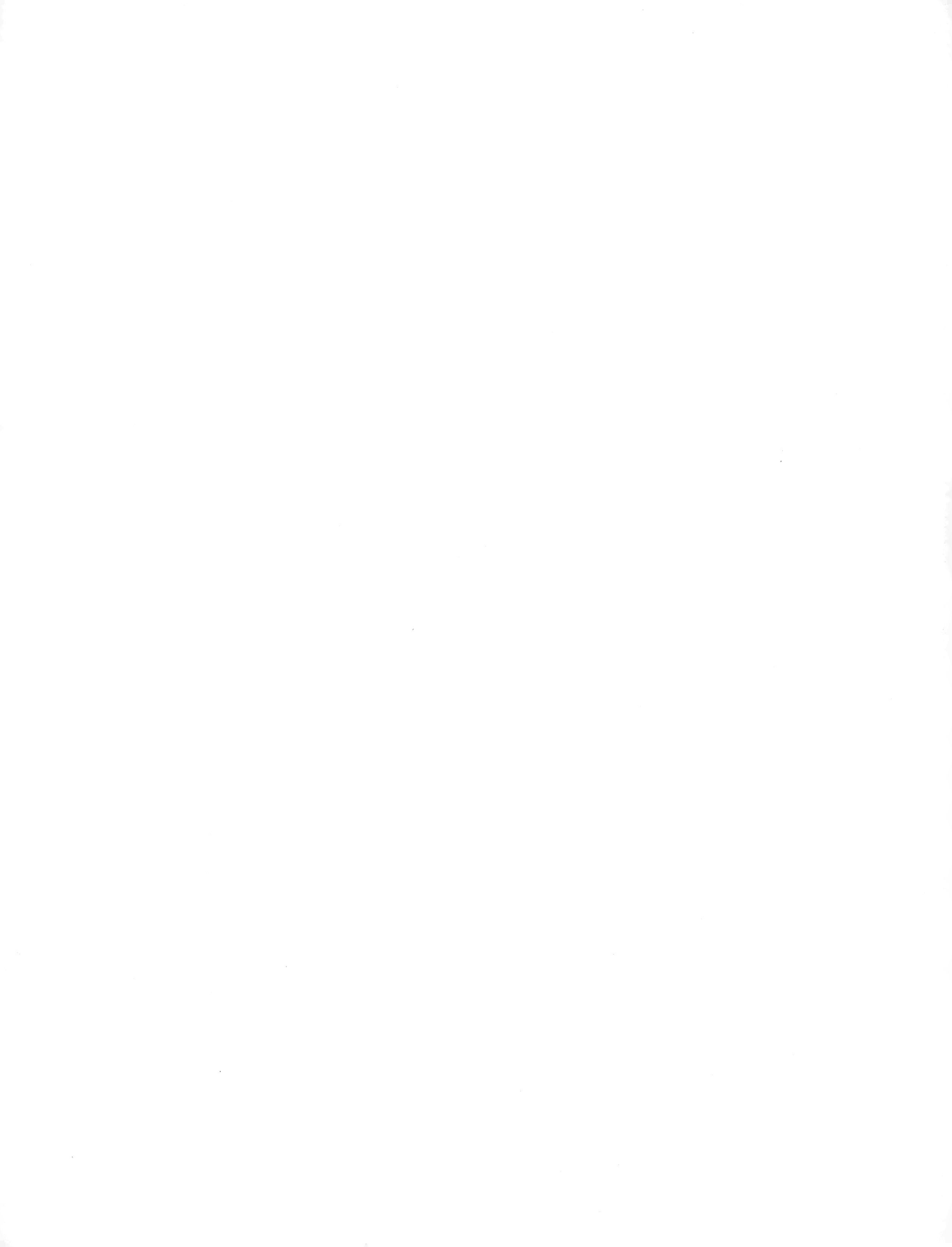